AF475055

EXPLORATION

DE

L'APPAREIL URINAIRE

CHARTRES — IMPRIMERIE DURAND, RUE FULBERT.

EXPLORATION

DE

L'APPAREIL URINAIRE

PAR

LE Dr GEORGES LUYS

ANCIEN ASSISTANT DU SERVICE DES VOIES URINAIRES A L'HOPITAL LARIBOISIÈRE
LAURÉAT DE LA FACULTÉ DE MÉDECINE DE PARIS

AVEC 165 FIGURES DANS LE TEXTE
ET CINQ PLANCHES EN COULEUR

PARIS
MASSON ET Cie, ÉDITEURS
LIBRAIRES DE L'ACADÉMIE DE MÉDECINE
120, BOULEVARD SAINT-GERMAIN

1907

PRÉFACE

Exposer aux praticiens de quels moyens ils disposent pour établir un diagnostic précis dans les maladies des voies urinaires, afin d'assurer ensuite une thérapeutique efficace, tel est le but de ce livre.

Bénéficiant des découvertes scientifiques récentes, les méthodes d'exploration des voies urinaires sont aujourd'hui complètement transformées, et n'ont plus que de lointains rapports avec ce qu'elles étaient il y a vingt ans seulement.

Ici doit être inscrit le nom du Pr Albarran, sous l'ardente impulsion duquel est né le renouveau de ces procédés d'exploration. Grâce à ses importants travaux, universellement connus et appréciés, les méthodes se sont précisées et ont permis d'obtenir des indications plus exactes dans les maladies des organes urinaires.

S'il est toujours vrai que c'est à la Clinique que nous devons comme autrefois demander tout d'abord le guide qui nous conduira vers le diagnostic, il faut avouer cependant aussi, que, dans bien des circonstances, celle-ci peut se trouver en défaut, et que la précision ne peut être donnée que par l'emploi des méthodes nouvelles d'exploration.

La longueur des canaux vecteurs de l'urine, la profondeur à laquelle sont situés les reins, sont deux conditions qui empêchent l'exploration facile des organes urinaires, et les mettent dans la nécessité d'être étudiés par des méthodes instrumentales. L'Endoscopie urétrale permet, en effet, actuellement, de localiser exactement dans telle ou telle partie de l'urètre, les foyers qui entretiennent l'urétrite chronique. De même, grâce à l'exploration de la vessie par le cystoscope, on peut aussi déterminer l'origine d'une hématurie, dans telle partie de l'appareil urinaire, et poser, par exemple, d'une façon précise, le diagnostic de tumeur vésicale. L'exploration rénale méthodique permet enfin de dire à coup sûr, avant l'intervention, et mieux même qu'au moment de l'opération, quel est le rein malade, quelle lésion présente cet organe, et quelle est la conduite à tenir à son égard. Aussi, en présence des perfectionnements importants apportés au cours de ces dernières années dans le domaine de l'exploration des voies urinaires, il semble tout à fait illogique de ne pas toujours utiliser le précieux concours instrumental.

Qu'avant tout, les phénomènes cliniques soient étudiés à fond dans toutes leurs modalités, dans toutes leurs formes, c'est là, certes, la première chose à faire. Mais, garantir encore la recherche scientifique et surtout l'interprétation personnelle toujours susceptible d'erreurs, par un fait expérimental net, précis et surtout *impersonnel,* constitue, pour tout esprit véritablement scientifique, une base solide de tout premier ordre, sur lequel devra s'appuyer le diagnostic.

Depuis sept ans, nous nous sommes consacré à la question si intéressante de l'exploration des voies urinaires, et, dans les méthodes qui sont devenues nôtres, le but que nous avons toujours poursuivi, a été la simplification des procédés compliqués. Autant dans l'exploration urétrale que vésicale ou rénale, nous avons toujours donné la préférence aux moyens qui, tout en conservant un grand caractère de simplicité, fournissaient cependant des résultats d'une exactitude rigoureuse.

Parmi ces moyens, quelques-uns étaient, avant nos travaux, sinon complètement ignorés, du moins peu pratiqués en France. Nos méthodes d'urétroscopie, de cystoscopie à vision directe et de séparation endo-vésicale des urines, discutées, il est vrai à leur apparition, se sont imposées néanmoins aujourd'hui, moins cependant par les luttes énergiques que nous avons dû soutenir pour elles, que par la perfection des résultats qu'obtenaient avec elles, tous les chirurgiens impartiaux qui en faisaient l'essai loyal.

De même que la fonction crée l'organe, de même l'utilisation de nos instruments perfectionnés a permis de pousser plus loin les investigations, et de dévoiler des secrets pathologiques qu'une instrumentation rudimentaire ne permettait pas de découvrir.

Parmi les ouvrages que nous avons déjà publiés sur ces questions, le dernier, traitant de l'Endoscopie de l'urètre et de la vessie, a été rapidement épuisé, en moins d'un an. Nous avons pensé, plutôt que de refaire une deuxième édition de ce sujet, relativement limité, qu'il était préférable d'édifier un travail d'ensemble plus complet. C'est pourquoi nous avons voulu rassembler dans ce volume que nous présentons, tous les modes d'exploration de l'appareil urinaire, épars jusqu'ici dans les ouvrages classiques, de manière à en former un faisceau destiné à armer le praticien pour la lutte contre les maladies des voies urinaires.

Ce livre est divisé en quatre parties :

Première partie : Exploration de l'urètre.

Deuxième partie : Exploration de la vessie.

Troisième partie : Exploration de l'uretère et du bassinet.

Quatrième partie : Exploration du rein.

Dans cette dernière partie, nous avons eu recours à la compétence toute spéciale que M. le Dr Mauté s'est acquise, pour le prier d'écrire le chapitre si important, de l'étude des urines séparées, tant au point de vue chimique et bactériologique des urines, qu'à celui de l'histologie des sédiments urinaires. Nous tenons à le remercier de sa précieuse collaboration.

L'illustration de ce livre a été de notre part l'objet d'une attention toute particulière. La plupart des figures qui y sont représentées sont originales, et nous nous sommes efforcé, dans un grand nombre d'entre elles, de donner au lecteur l'impression que c'est lui-même qui opère, et que les mains représentées sur les figures ne sont autres que les siennes.

Presque tous les dessins sont l'œuvre de M. Frantz ; l'éloge de cet habile collaborateur n'est plus à faire ; nous lui adressons nos meilleurs remerciements.

Nous nous reprocherions de ne pas dire à nos Éditeurs, MM. Masson et Cie, toute la gratitude que nous leur vouons, pour le soin qu'ils ont apporté à cette publication.

Georges Luys.

Paris. Mars 1907.

TABLE DES MATIÈRES

Pages.

PREMIÈRE PARTIE

DEUXIÈME PARTIE

TROISIÈME PARTIE

Exploration de l'uretère et du bassinet.

QUATRIÈME PARTIE

PLANCHES EN COULEURS

40

EXPLORATION
DE L'APPAREIL URINAIRE

PREMIÈRE PARTIE

EXPLORATION DE L'URÈTRE

L'exploration du canal de l'urètre est complexe, et il ne suffit pas pour prendre connaissance de ce conduit, d'examiner simplement ses parois. A celles-ci sont en effet annexés des appareils glandulaires variés et multiples, qui viennent déverser à la surface de la muqueuse urétrale leurs produits de sécrétion, lesquels doivent être examinés séparément.

C'est donc l'examen des sécrétions de l'urètre qui sera étudié ici tout d'abord, et secondairement seront décrits les modes d'exploration des parois urétrales.

CHAPITRE PREMIER

EXPLORATION DES SÉCRÉTIONS URÉTRALES

L'étude des sécrétions fournies par la muqueuse urétrale ne doit pas comprendre seulement l'écoulement qui se montre au méat, mais elle doit envisager aussi les sécrétions qui séjournent pendant un certain temps dans l'urètre et qui ne sont évacuées qu'au moment de la miction ; ce sont les filaments.

Il convient donc d'examiner séparément et successivement :

1° L'écoulement urétral proprement dit;

2° Les filaments qui sont contenus dans les urines.

I. EXAMEN DE L'ÉCOULEMENT

L'écoulement est-il d'origine urétrale?

Avant toute chose il sera nécessaire de s'assurer que l'écoulement dont se plaint le malade est bien d'origine urétrale, et ne prend pas sa source dans une balano-posthite mal soignée ou même ignorée. Souvent, en effet, chez les individus atteints de phimosis, les lèvres d'un prépuce trop étroit empêchent la découverte complète du sillon balano-préputial, au fond duquel, à la faveur soit d'une ulcération banale, soit d'un chancre, soit d'une végétation, prend naissance un écoulement purulent dont la véritable origine peut être un instant méconnue.

Il n'est pas rare de rencontrer des malades dans ces conditions se faisant des injections urétrales répétées, se lésant même ainsi leur muqueuse urétrale en y développant de cette façon une urétrite chimique, lorsqu'un simple examen médical bien fait, aurait empêché ces désordres.

Examen physique de l'écoulement.

L'examen de l'écoulement doit être fait d'abord *au point de vue physique*.

On devra s'enquérir :

1° *De son abondance*. Est-il *continu*, se reproduisant une demi-heure ou une heure après une miction, ce qui est la marque d'une urétrite aiguë en cours d'évolution ? Ou bien n'existe-t-il qu'à l'état de goutte, ce qui est plutôt l'indice d'une urétrite chronique ? Pendant toute la journée ? Ou seulement le matin ? (c'est alors la vraie *goutte militaire*). Est-il si *peu abondant* qu'il n'arrive tout au plus qu'à se concréter à l'orifice externe de l'urètre sous la forme de pellicules ou de petites croutelles, agglutinant les lèvres du méat, donnant lieu à ce qu'on appelle le *méat collé* ?

2° *De sa couleur*. Est-il blanc ? jaune ? vert ? grisâtre ? opalin ? ou clair, limpide ; chacune de ces teintes étant évidemment en rapport avec l'abondance plus ou moins considérable des cellules de pus dont est chargé l'écoulement.

3° *De sa consistance*. Est-il bien lié, ou avec des grumeaux, ou visqueux et filant, empesant le linge où il se dépose ?

Assez souvent l'écoulement se montre sous la forme d'une goutte claire comme de l'eau, qui ne se présente que le matin, et qui pendant la journée, agglutine seulement l'orifice urétral ; il s'agit là seulement d'une simple *urorrhée*, que Diday avait décrite sous le nom de *suintement muqueux*. Ce mucus est clair comme de l'eau et ne contient que de rares éléments épithéliaux, aucune cellule de pus, et parfois, des microbes divers en petite quantité.

Examen microscopique de l'écoulement.

Plus important est l'*examen microscopique* de l'écoulement qui permet de se rendre compte de la nature des microbes qui y sont contenus et de la présence ou de l'absence de gonocoques. Cette recherche est *absolument indispensable*, car c'est le seul moyen d'éviter de grossières méprises, elle ne doit pas être unique, mais répétée fréquemment au cours d'un traitement bien conduit.

Nécessité de provoquer la réaction de la muqueuse urétrale. — Au début, si le premier examen microscopique n'a pas montré la présence de gonocoques typiques, il est nécessaire d'avoir recours à la *réaction*. Voici en quoi elle consiste : après avoir fait uriner le malade, on lui injecte dans l'urètre une solution de nitrate d'argent à 1/1000 soit avec la seringue (urètre antérieur), soit mieux, avec le bock dans les deux urètres. On lui recommande ensuite de boire de la bière abondamment, le soir avant de se coucher, et si possible, de se présenter de nouveau à la consultation, le lendemain matin avant la première miction.

On constate alors l'une de ces deux alternatives : ou bien l'écoulement a augmenté notablement et contient des gonocoques typiques, ou bien il a diminué beaucoup, et c'est dans ce cas, que le traitement d'*épreuve* devient un *véritable traitement curateur*.

Ce moyen diagnostique par la réaction est excellent et donne très souvent d'excellents résultats. Il faut cependant avouer qu'il n'en est pas toujours ainsi, car il existe sûrement des cas, où l'observation ultérieure prouve que, en dépit de nombreuses irritations artificielles, le gonocoque persiste dans l'urètre à l'état latent et ne se réveille que longtemps après. C'est ce qui arrive par exemple, dans cette complication si tenace qui est constituée par l'inflammation chronique des glandes de Littre.

Il ne suffit donc pas de faire une seule recherche, mais il faudra les multiplier, pendant plusieurs jours de suite, et à intervalles plus ou moins éloignés, surtout lorsque l'urètre n'a pas reçu de traitement local depuis quelque temps.

Technique de la recherche des gonocoques.

La méthode la plus simple est celle-ci : avec un fil de platine recourbé à son extrémité, préalablement stérilisé à la flamme et refroidi, on recueille au niveau du méat bien nettoyé auparavant avec un coton boriqué, une goutte de pus que l'on a eu soin d'obtenir après une pression légère du canal. Cette pression doit être exercée modérément de manière à ne pas provoquer des lésions des glandes par le fait d'une compression trop brutale ; elle doit être faite non seulement sur l'urètre pénien, mais également sur l'urètre périnéal, et scrotal ; et pour la bien effectuer, on recommandera au malade de presser la paroi inférieure de l'urètre, en suivant avec la pulpe de son doigt, son canal depuis l'anus jusqu'au méat.

La goutte est alors étalée largement et non pas « en tas », sur une lame de verre, et séchée à l'air. On fixe ensuite la préparation en la passant trois fois dans la flamme d'une lampe à alcool ou d'un bec Bunsen, puis on colore.

La meilleure coloration est certainement obtenue par le bleu phéniqué de Kühne, dont la formule est la suivante :

Alcool absolu. . . . . 10^{cc}
Bleu de Méthylène . . . . $1^{gr},50$

Faire dissoudre, et ajouter après 24 heures :

Eau phéniquée à 5 % . . . . . . 100^{cc}

On laisse quelques minutes la solution agir, et on lave à l'eau courante. On sèche alors la lame de verre avec une soufflerie quelconque et on obtient ainsi en moins de cinq minutes une préparation prête à être examinée.

Comme on le sait[1], le gonocoque est un diplocoque intra-leucocytaire qui cependant ne pénètre jamais le noyau du leucocyte. Chaque élément à la forme d'un haricot ou d'un grain de café dont les parties concaves (encoche d'Eschbaum) se regarderaient.

Les caractères distinctifs et pathognomoniques du gonocoque sont :

La forme, qui est celle d'un haricot ou d'un grain de café toujours en diplocoques, réunis deux à deux, leurs faces légèrement concaves situées en regard l'une de l'autre.

Le groupement, toujours en amas, en petits tas, jamais en chaînettes.

Les propriétés de coloration. Si les gonocoques se colorent facilement par les couleurs d'aniline et en particulier par le bleu de méthylène, ils se décolorent aussi très aisément par la méthode de Gramm.

Fig. 1. — Aspect microscopique des gonocoques (Thoinot).

La situation. Ils sont intra-leucocytaires.

Le nombre. Quand le pus est nettement blennorrhagique, il y a toujours beaucoup de gonocoques. D'après Finger, l'existence de diplocoques tout à fait clairsemés, siégeant même dans les cellules, n'est pas probante.

1. Voir Marcel Sée. Le gonocoque. Thèse, Paris, 1896.

Il est certain qu'un œil exercé voit très rapidement s'il s'agit ou non de gonocoques.

Les débutants doivent, au contraire, avoir souvent recours à la méthode de Gramm qui est fondée sur ce principe que le gonocoque est décoloré par la méthode de Gramm, tandis que les autres microbes banaux restent colorés.

Cette méthode est la suivante :

Après séchage et fixage de la préparation, on commence par la colorer pendant quelques secondes, au violet phéniqué dont la formule est la suivante :

Violet de gentiane.	1gr
Alcool absolu.	10cc
Faire dissoudre, et ajouter après 24 heures :	
Eau phéniquée à 1 %.	100cc

On égoutte alors le violet et on le remplace sans lavage préalable par la solution iodo-iodurée dont la formule est celle-ci :

Iode	1gr
Iodure de potassium.	2gr
Eau distillée.	200cc

On laisse en contact quelques secondes en renouvelant deux fois le liquide à la surface de la préparation, puis on décolore par l'alcool absolu. Enfin on colore le fond, en laissant agir pendant une minute quelques gouttes d'une solution alcoolique d'éosine, dont la formule est la suivante :

Solution saturée d'éosine dans l'alcool à 95°.	1 vol.
Alcool à 95°.	2 vol.

On lave finalement à l'eau et on sèche la préparation : les gonocoques sont teintés en rose et à peine visibles : les microbes ordinaires, au contraire, sont fortement teintés en violet.

Le microscope.

Les microscopes qui sont généralement aujourd'hui d'un usage courant sont tellement perfectionnés qu'on ne peut en préconiser tel ou tel modèle.

Il est seulement bon de rappeler que pour examiner d'une manière complète une préparation afin de savoir si elle contient, ou non, des gonocoques, il faut employer un objectif à immersion, et un oculaire n° 1. Quand, dans les cas douteux, on veut préciser un point il est alors bon d'utiliser un oculaire plus fort, n° 2 ou 3 ou même 4.

Culture de l'écoulement.

Parfois lorsqu'il s'agira de faire sûrement le diagnostic des gonocoques, il importera de faire la culture de l'écoulement ou des filaments [1].

Un milieu très souvent employé est le sérum-agar de Wertheim [2] qui est un mélange à parties égales de sérum, de sang humain et de gélose (gélose 2, peptone 1, chlorure de sodium 0,5, pour 100 grammes de bouillon).

Plus tard on a substitué au sérum de sang humain, de la sérosité ascitique ou pleurétique.

De Christmas [3] a pu cultiver le gonocoque sur du sérum de sang de lapin coagulé par la chaleur.

Enfin Bezançon et Griffon ont établi un milieu véritablement pratique pour la culture du gonocoque qui est le *sang gélosé* [4].

1. Voir sur cette question la thèse de Le Fahler, Les milieux de culture du gonocoque, Paris, 1900, faite sous l'inspiration du Dr V. Griffon.

2. Wertheim. Reinzuchtung des Gonokokkens Neissers mittels des Platten Verfahrens. *Deutsche med. Wochenschrift*, 10 décembre 1891, t. XVII, p. 1351.

3. De Christmas, *Annales de l'Institut Pasteur*, 1897 et 1900.

4. Bezançon et Griffon. Culture du gonocoque sur le sang gélosé. *Société de Biologie*, 30 juin 1900.

Le sang gélosé de Bezançon et Griffon permet d'obtenir des colonies caractéristiques de gonocoques et constitue un excellent milieu de diagnostic : d'autre part le gonocoque ainsi cultivé peut se conserver vivant pendant plusieurs mois.

Infections secondaires de la muqueuse urétrale.

Si le gonocoque est l'agent pathogène de beaucoup le plus souvent observé au cours des urétrites, il n'en est

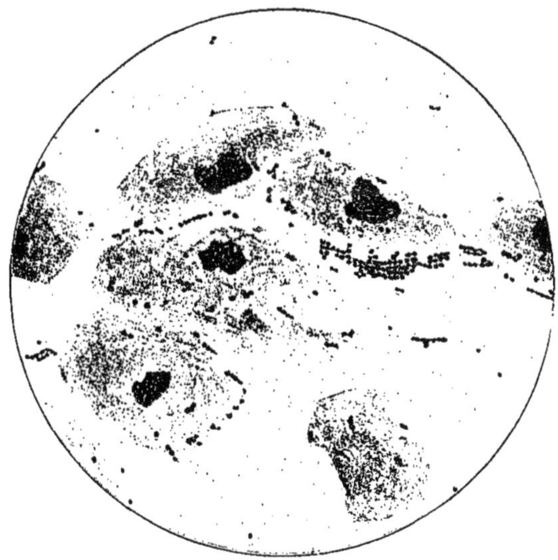

Fig. 2. — Microbes d'infection secondaire disposés en chaînette (Wossidlo) [1].

pas moins vrai qu'on peut trouver encore assez souvent dans les écoulements urétraux bien d'autres microbes.

Un de ceux qui sont le plus fréquemment rencontrés est un petit bacille court et grêle, disposé en amas ou en chaînette et extrêmement abondant. D'après Finger, il serait un des hôtes habituels du cul-de-sac préputial. Ce petit bacille se rencontre au cours des vieilles urétrites

1. Les figures 2 et 3 sont tirées de l'ouvrage du Dr Wossidlo. Die Gonorrhoe des Mannes und ihre Komplicationen, Berlin. Emslin. 1903.

dont l'origine est lointaine et qui ont été traitées pendant longtemps.

En dehors de ce petit bacille, on peut encore rencontrer quantité d'autres microbes[1], parmi lesquels on a signalé le streptocoque, le staphylocoque, le colibacille, le pneumocoque, des sarcines, le bacille de la diphtérie, le bacille de Koch, le micrococcus fallax[2], etc.

En résumé, il est facile de voir combien l'examen microscopique de la sécrétion urétrale est important et comment

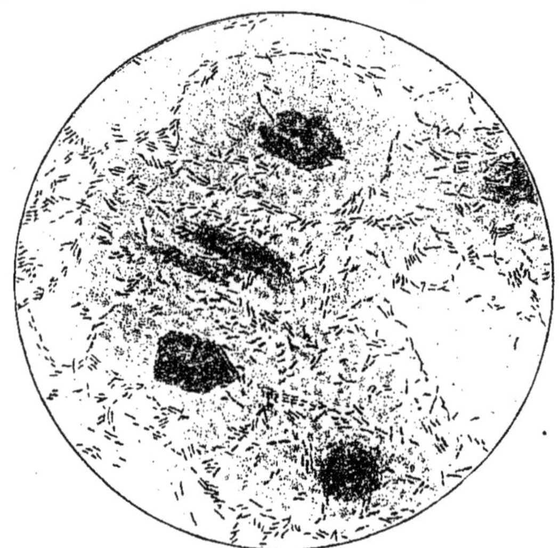

FIG. 3. — Nombreux petits bacilles d'infection secondaire avec cellules épithéliales (Wossidlo).

ce premier examen, absolument indispensable à pratiquer avant tout autre, pourra donner les renseignements les plus utiles.

II. EXAMEN DES FILAMENTS CONTENUS DANS LES URINES

L'étude minutieuse des filaments contenus dans les

1. Legrain. Thèse de Nancy, 1888.
2. Rousseau. Contribution à la flore des urétrites. Thèse de pharmacie. Paris, 1905.

urines et leur différenciation sont très importantes et doivent toujours être faites : c'est grâce à leur examen méthodique qu'un œil exercé peut arriver d'emblée, à établir à première vue, les bases d'un diagnostic.

La perfection serait de faire porter l'examen sur la première urine émise au réveil, mais en pratique, c'est là chose difficile à obtenir des malades, et il suffira, le plus souvent, de leur recommander de retenir leur miction au moins pendant trois ou quatre heures.

Avant tout autre examen, si les urines sont troubles, on devra s'assurer que ce trouble n'est pas dû à la précipitation de sels, principalement de phosphates dans une urine alcaline. Pour cela, on versera quelques gouttes d'acide acétique, dans l'urine trouble, qui se clarifiera instantanément, si l'on a affaire à des phosphates, ce qui évitera une cause d'erreur éminemment regrettable.

Afin de pouvoir différencier l'origine exacte des filaments contenus dans les urines, de nombreux procédés ont été préconisés — qui seront tous ici successivement passés en revue.

Procédé de Thompson.

Un moyen simple, mais bien infidèle aussi, a été préconisé par Thompson, et consiste à faire uriner le malade dans deux verres seulement.

Dans cette épreuve le 1er verre montre théoriquement l'état de l'urètre antérieur et le 2e montre l'état de l'urètre postérieur.

Étant donné que nous éliminons ici toutes les maladies de la vessie ou des reins pouvant donner des urines troubles et s'accompagnant d'une symptomatologie bien particulière, pour ne nous occuper uniquement que des cas d'urétrite, tous les cas peuvent se résumer en trois groupes :

1° Les deux verres sont troubles ;

2° Le premier verre est trouble et le second est clair ;

3° Les deux verres sont clairs, mais l'un ou les deux contiennent des filaments.

Chacun de ces cas a une signification particulière :

Les deux premiers (urines troubles) veulent dire tous deux : *lésion superficielle, diffuse, aiguë ou récente*. Mais tandis que le premier indique une urétrite totale, le second est l'indice d'une urétrite antérieure seule.

Le troisième cas (urines claires avec des filaments), de beaucoup le plus fréquent, veut dire la plupart du temps : *lésion chronique localisée*.

Mais la localisation de la lésion à l'urètre antérieur ou à l'urètre postérieur est dans ce cas parfois extrêmement difficile.

En effet, le principe de l'épreuve des deux verres de Thompson est basé sur ce fait que l'urètre est anatomiquement et physiologiquement divisé en deux portions distinctes, par la présence du muscle sphincter externe. C'est ce muscle qui constitue une barrière telle, que tous les produits pathologiques qui se forment dans la partie antérieure sont aussitôt rejetés vers le méat, tandis que les sécrétions formées dans la partie postérieure de l'urètre s'écoulent dans la vessie, et vont se mêler à l'urine. C'est là une considération plutôt théorique que pratique, car, dans l'immense majorité des cas, que les filaments soient formés dans l'urètre antérieur ou dans l'urètre postérieur, ils apparaissent bien souvent dans le 1er verre, chassés qu'ils sont par le premier jet d'urine, sans que le second verre en contienne.

L'épreuve des deux verres de Thompson ne peut donc donner aucun renseignement rigoureusement précis.

Une des principales causes d'erreur se trouve constituée, lorsque le malade n'ayant émis que trop peu d'urine dans le 1er verre, le premier jet a été insuffisant pour évacuer tous les filaments ; il en reste encore quelques-uns dans le second verre qui peuvent alors parfaitement ne provenir que du seul urètre antérieur.

D'autre part même dans les cas d'urétrite postérieure avérée, le 1er verre peut contenir du pus et des débris, tandis que le 2e verre est absolument clair. Ceci étant expliqué par ce fait que la première urine nettoie l'urètre postérieur et que la deuxième urine passant par un urètre nettoyé apparaît dans le 2e verre absolument claire. Il y a donc dans ce cas une erreur notable d'interprétation.

Il n'en est pas moins vrai, d'un autre côté, que lorsque des filaments gros et lourds existent dans le second verre, il s'agit souvent, dans ce cas, d'urétrite postérieure, mais ce fait doit alors toujours être contrôlé par les autres moyens d'investigation. (Interrogatoire du malade, pour savoir s'il n'a pas eu d'orchite ou de cystite antérieurement, et surtout examen soigneux de la prostate par le toucher rectal.)

Procédé de Kollmann.

Quoi qu'il en soit, l'épreuve des deux verres préconisée par Thompson étant un procédé inconstant pour diagnostiquer l'origine antérieure ou postérieure des filaments, le Pr Kollmann (de Leipzig) a conseillé l'utilisation du procédé des cinq verres dont il est l'auteur.

L'épreuve doit se faire de préférence avant la première miction du matin. Le malade étant debout, on irrigue l'urètre antérieur, soit directement à la seringue, soit au moyen d'une sonde molle, introduite jusqu'au bulbe, mais en ayant bien soin, de ne pousser l'eau de lavage que très doucement de manière à ne pas forcer le sphincter. On recueille alors l'eau de lavage dans un *premier verre,* et l'on y déverse successivement tout ce qui sort du canal, à chaque lavage, aussi longtemps que celui-ci entraîne des filaments. Lorsque l'eau de lavage est absolument claire, ce qui n'est guère obtenu qu'après le passage d'un demi-litre à 1 litre d'eau, on la conserve dans un *second verre,* qui témoigne du parfait lavage de l'urètre antérieur ; puis, le malade urine dans *trois derniers verres*. Si dans un de ces trois verres d'urine il y a des filaments, ou si l'urine est trouble (élimination faite des phosphates), c'est que l'urètre postérieur est pris. Si au contraire l'urine ne contient aucune trace de filaments, l'eau du premier lavage en étant pleine, c'est qu'il s'agit uniquement d'urétrite antérieure.

Ce procédé des cinq verres de Kollmann donne des résultats absolument précis lorsqu'il est fait avec soin.

Procédé de Jadassohn-Goldenberg.

Ce procédé consiste à laver soigneusement l'urètre antérieur avec une seringue jusqu'à ce que l'eau de lavage ressorte claire. Cette eau de lavage contient alors sûrement les sécrétions de l'urètre antérieur seul.

Le malade urine ensuite dans deux verres et il est manifeste que si du pus ou des débris purulents se trouvent alors dans l'urine, ces produits doivent venir de l'urètre postérieur.

Si cette épreuve différencie bien l'urètre antérieur de l'urètre postérieur, elle ne saurait cependant pas distinguer d'une manière précise les sécrétions de l'urètre postérieur de celles de la vessie. Il en est de même du procédé suivant, dû à Kromayer.

Procédé de Kromayer.

Le procédé de Kromayer consiste à faire une injection ou une instillation dans l'urètre antérieur, avec 4 ou 5 centimètres cubes d'une solution de bleu de méthylène à 1/1000. Après avoir laissé cette solution quelques minutes dans le canal, en obturant le méat, on la laisse sortir. On fait ensuite uriner le malade dans des verres différents et si l'on constate alors la présence de filaments colorés en bleu, c'est qu'ils proviennent de l'urètre antérieur;

s'il existe d'autre part des filaments blancs, c'est que ceux-ci viennent de l'urètre postérieur.

Presque analogue est le procédé suivant dû à Lohnstein.

Procédé de Lohnstein.

Lohnstein utilise le procédé suivant plus frappant encore : avant la première miction du matin, on injecte au lieu d'eau simple dans l'urètre antérieur, une solution à 5 pour 1000 de ferrocyanure de potasse, jusqu'à ce que le liquide ressorte bien clair, mais en ayant bien soin de ne pas forcer le sphincter.

On lave ensuite abondamment jusqu'à ce qu'il ne reste plus dans l'urètre, trace de ferrocyanure, ce dont on peut s'assurer en ajoutant à l'eau de sortie quelques gouttes de perchlorure de fer qui donne une coloration bleue caractéristique.

Une fois qu'on est sûr d'avoir enlevé tout le réactif, on fait uriner le malade dans trois verres, et l'on examine s'il existe ou non des filaments. On ajoute à chacun des verres d'urine un peu de la solution de perchlorure de fer. Si une trace de liquide ou de filaments de l'urètre antérieur est passée dans l'urètre postérieur, alors la réaction bleue doit se montrer. On peut donc ainsi vérifier d'une manière rigoureuse si l'épreuve a été bien faite.

Tous ces procédés ne différencient pas complètement ce qui appartient à l'urètre postérieur, à la vessie et à la prostate. Le procédé de Wolbarst vient combler cette lacune.

Procédé de Wolbarst[1].

Il consiste à employer 4 verres et la technique en est la suivante :

1° L'urètre antérieur est lavé soigneusement et l'eau de

1. Abr. L. Wolbarst (de New-York). *Medical Record*, 21 avril 1906, p. 627.

lavage est recueillie dans le verre n° 1, c'est l'état de l'urètre antérieur.

2° Une sonde molle est introduite dans la vessie et recueillie dans un verre n° 2, c'est l'urine de la vessie pure.

3° La vessie est lavée à fond jusqu'à ce que l'eau ressorte claire, puis on injecte de l'eau dans la vessie et on retire le cathéter.

A ce moment l'urètre antérieur et la vessie sont absolument lavés.

4° Le malade urine dans un verre, une partie du liquide injectée, verre n° 3, c'est l'expression de l'urètre postérieur.

On a ainsi les produits séparés des 2 portions de l'urètre et de la vessie.

5° On pratique le massage de la prostate et on fait uriner à fond le malade, c'est là l'expression de la prostate.

L'auteur n'a jamais vu cette méthode être mise en défaut, et, il la considère comme absolument sûre.

Ces procédés sont évidemment excellents et très recommandables lorsqu'il est nécessaire dans un cas difficile de faire un diagnostic précis ; leur seul inconvénient est d'être délicats et un peu compliqués.

Procédé pratique.

Dans l'immense majorité des cas on pourra se contenter de faire uriner simplement le malade dans *quatre verres*, et l'on pourra de cette façon bien suffisamment différencier les lésions de l'urètre antérieur et de l'urètre postérieur.

En effet, si l'urètre antérieur n'est pas balayé complètement encore par l'urine du 1er verre, il le sera certainement par celle du second et *a fortiori* par celle du 3e, et si on constate de gros grumeaux lourds dans le 4e verre, alors qu'il n'en existe que peu dans le 2e et pas dans le 3e, on peut à coup sûr diagnostiquer une urétrite postérieure. C'est un procédé éminemment simple qui donne toujours des résultats suffisants.

La différenciation entre l'urètre antérieur et l'urètre postérieur est ici absolument nettement faite par les 2e et 3e verres.

Il arrive cependant parfois que le second verre contient des filaments. C'est le plus souvent que le malade n'a émis que trop peu d'urine dans le 1er verre et que le premier jet a été insuffisant pour évacuer tous les filaments ; il en reste alors quelques-uns dans le 2e verre.

Quoi qu'il en soit, les cas typiques, les plus fréquemment observés, sont les trois suivants :

I	1er verre clair ou trouble avec filaments lourds ; 2e, 3e et 4e verres clairs sans filaments.	veut dire :	Urétrite antérieure seule.
II	1er verre clair ou trouble avec filaments lourds ; 2e et 3e verres clairs sans filaments ; 4e verre clair ou trouble avec filaments lourds.	veut dire :	Urétrite antérieure et urétrite postérieure.
III	1er verre clair avec quelques filaments lourds ; 2e et 3e verres clairs avec quelques rares ou sans filaments ; 4e verre trouble avec filaments lourds.	veut dire :	Urétrite postérieure.

Examen macroscopique des filaments.

Les filaments doivent être examinés avec soin car ils présentent des modalités différentes.

Tantôt les filaments sont *très longs, muqueux, filants et*

surtout légers : ils flottent dans le liquide ; loin de gagner le fond du verre ils s'élèvent à la partie supérieure de l'urine. Ils veulent dire *irritation, congestion superficielle* plutôt que lésion profonde, et se rencontrent très souvent dans le premier verre d'urine des urétrites traitées par les grands lavages au permanganate : ce sont les filaments légers ou muqueux.

Tantôt ils sont *épais, lourds, tombant rapidement au fond du verre* ; ceux-là indiquent qu'ils sont chargés de cellules de pus, et sont la marque d'une lésion encore en évolution : *ce sont les filaments dangereux.* Contenus dans le seul premier verre, ils sont souvent la marque d'une lésion de l'urètre antérieur ; contenus dans le ou les 2 derniers verres d'urine, et ayant la forme de petits grumeaux épais, ils sont l'indice d'une lésion de l'urètre postérieur.

Entre ces deux modalités se trouvent évidemment de nombreuses variantes, mais il suffira d'attendre quelques instants pour voir les filaments évoluer dans un sens ou dans l'autre.

Tantôt, ils sont *en virgule.* D'après Furbringer et Finger ces filaments spéciaux proviendraient des glandes prostatiques dont elles représenteraient le moule, et lorsqu'on les constate il serait de toute nécessité d'explorer la prostate par le toucher rectal.

Il n'en est pas moins vrai qu'à côté des filaments en virgules épaisses, lourdes, tombant de suite au fond du dernier verre d'urine et indiquant une lésion de la prostate, il en est d'autres aussi en virgule qui, beaucoup moins connus, se différencient essentiellement des précédents, non seulement par leur aspect absolument caractéristique, mais aussi par leur origine.

Ces filaments figurent presque toujours une petite virgule bien formée ou un petit croissant très net ; leur caractéristique est leur ténuité et bien souvent leur légèreté. De plus ils sont toujours situés dans le 1er verre d'urine où ils se montrent souvent en grande abondance.

Leur importance est grande car ils permettent de localiser presque à coup sûr aux glandes de Littre, les lésions de la muqueuse urétrale.

L'origine de ces filaments caractéristiques et bien spéciaux semble en effet être bien exactement dans les glandes de Littre de l'urètre pénien. Car, chaque fois qu'ils existent dans le 1er verre d'urine, on peut à coup sûr diagnostiquer des lésions de ces glandes, et il est facile alors de vérifier ce diagnostic, soit à l'aide de l'urétroscope qui permet de voir les orifices glandulaires nettement enflammés (voir planche III, fig. 1, 2, 3, 4), soit à l'aide de la palpation urétrale (voir page 38) qui permet de sentir sur la paroi inférieure du canal de petites nodosités de la grosseur d'un grain de millet à un grain de chènevis. Enfin comme dernière preuve de leur véritable origine, on pourra constater que lorsqu'une thérapeutique convenable bien appliquée aura eu raison de l'inflammation de ces glandes de Littre, les filaments caractéristiques de leurs lésions, disparaîtront aussi.

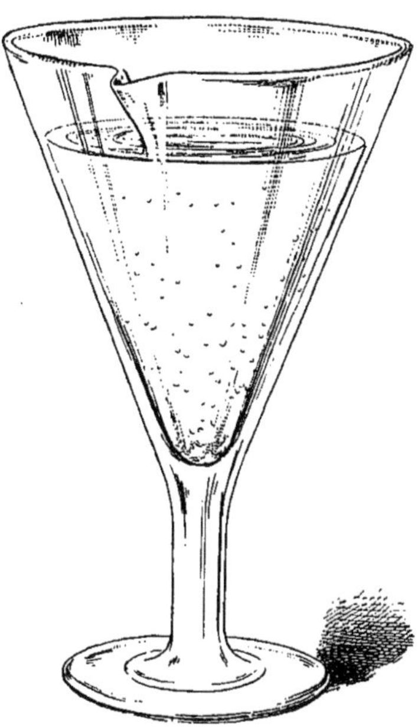

Fig. 4. — On voit ici, en suspension dans l'urine, de tout petits filaments légers spéciaux et typiques en virgule décelant des lésions des glandes de Littre.

Examen microscopique des filaments.

L'examen microscopique des filaments est très important à effectuer, car lorsqu'on se trouve dans l'impossibilité d'examiner l'écoulement proprement dit, c'est à cet examen qu'il faudra absolument avoir recours.

On pourra ainsi de cette manière différencier facilement les éléments microbiens qui ne proviennent seulement que du sillon balano-préputial ou du méat, et qui n'existent pas dans l'urètre. En effet, dans ce cas, l'examen microscopique montrera l'absence de microbes dans les filaments, alors qu'il en avait prouvé la présence dans l'écoulement prélevé sur le méat.

La technique de cet examen est extrêmement simple : avec un fil de platine recourbé en crochet à son extrémité, et flambé, on prélève dans l'urine un ou deux filaments que l'on étale ensuite sur une lame de verre. On sèche alors avec une soufflerie, puis on fixe la préparation en la passant trois fois dans la flamme d'un bec Bunsen. Enfin on colore suivant le procédé décrit plus haut (voir page 6).

Culture des filaments.

Lorsque l'écoulement fait absolument défaut et qu'il y a un très gros intérêt à savoir si les filaments sont absolument aseptiques, comme le cas peut se rencontrer au moment d'un mariage, on peut avoir à cultiver les filaments, et l'on emploie alors soit des milieux de culture ordinaires tels que la gélose, la gélatine ou le bouillon, soit des milieux spéciaux tels que le sang gélosé par exemple (Milieu de Bezançon et Griffon).

CHAPITRE II

EXPLORATION DE L'URÈTRE PROPREMENT DIT

L'examen de l'urètre proprement dit comprend principalement l'étude des parois de ce conduit. Il doit cependant être précédé toujours de l'inspection du méat et du prépuce.

EXAMEN DU MÉAT

L'inspection du méat doit être faite d'abord soigneusement. Si les lèvres en sont rouges hyperémiées et œdématiées, on pourra craindre une lésion inflammatoire, aiguë et récente du canal. Si au contraire ses lèvres sont violacées, à peine humides, ou enfin agglutinées et collées par des pellicules, on pourra y voir plutôt l'indice d'un état chronique.

Le méat est-il normal ou anormal? epispadias ou hypospadias? avec des diverticules multiples, véritables repaires de microbes?

Les *conduits para-urétraux* seront recherchés minutieusement dans les environs du méat et du frein. Leur exploration sera facilitée par un petit speculum urétral et par un fin stylet qui pourra permettre de les cathétériser.

C'est, en effet, l'existence de ces fistules et de ces trajets para-urétraux qui très souvent tient en échec l'action médicamenteuse des grands lavages urétro-vésicaux, car ceux-ci passent sur eux sans pénétrer dans leur profondeur.

Mais si ceux qui se voient au dehors et qui ont été bien décrits par Janet[1], sont relativement faciles à traiter, ceux au contraire qui sont situés dans l'intérieur de la muqueuse urétrale ne peuvent être vus qu'au moyen de l'urétroscope.

Les premiers qu'on peut appeler externes s'ouvrent souvent par un tout petit orifice dont le seul aspect ne peut certainement pas faire soupçonner la longueur du trajet dont ils sont l'aboutissant. Il est nécessaire de les cathétériser non pas avec une bougie en gomme, qui n'a pas la résistance nécessaire pour pénétrer, mais bien avec une très fine pointe de stylet. Et c'est ainsi que nous appellerons l'attention sur un repaire microbien assez fréquent qui est constitué par les glandes de Tyson infectées. Pour traiter et guérir ces trajets para-urétraux, une seule méthode réussit, c'est la mise à ciel ouvert, de tout le trajet.

Les seconds (fistules internes) sont certainement fréquents. Grâce à l'urétroscopie il est aisé de les voir, et de leur appliquer le même traitement qu'aux fistules externes.

L'inspection du méat ne doit pas se borner à regarder le méat fermé. On devra saisir les lèvres du méat entre le pouce et l'index et les écarter l'une de l'autre : on pourra ainsi voir souvent des détails intéressants. Tel, par exemple, un jeune malade qui m'avait été envoyé par le Dr Barbier sur lequel un examen superficiel de l'orifice urétral ne permettait de rien découvrir d'anormal, mais chez lequel l'écartement des lèvres du méat faisait saillir à

1. Janet. Les repaires microbiens de l'urètre. *Ann. des mal. des org. génit. urin.*, 1902, p. 897.

l'extérieur deux grosses saillies polypeuses — analogues aux végétations du gland — et qui constituaient chez ce malade une véritable urétrite polypeuse.

De la Méatotomie.

L'inspection du méat doit enfin permettre de se rendre compte si l'orifice de l'urètre n'est pas trop étroit, et s'il permet l'introduction facile dans l'urètre, d'instruments destinés soit à un examen, soit au traitement. On sait en effet que normalement c'est le méat et le collet de la fosse naviculaire qui sont les portions les plus étroites de l'urètre, et dans les cas d'étroitesse de cette partie du canal il est tout à fait indiqué d'en pratiquer la section ce qui est une petite opération très simple. Celle-ci devra se faire soit avec le *méatotome à bascule,* soit avec *le galvano-cautère.*

L'emploi du méatotome à bascule a des avantages : c'est la rapidité avec laquelle on agit ; l'opération est faite en quelques secondes, l'inconvénient est de produire une plaie qui saigne quelquefois assez abondamment. Quoi qu'il en soit, pour débrider le méat, on introduit après asepsie de la région, le méatotome fermé, dans l'urètre, puis on fait saillir

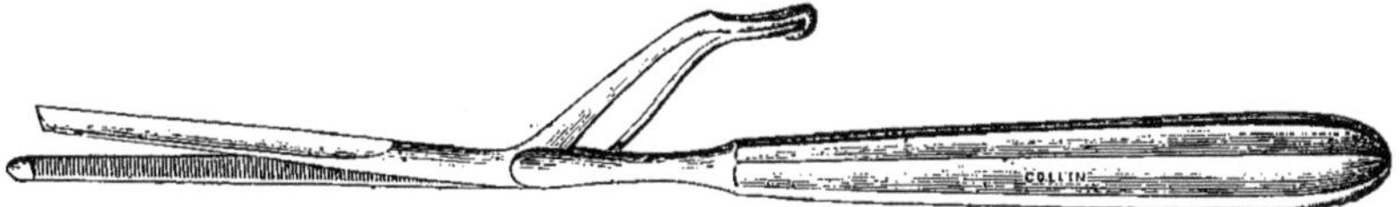

Fig. 5. — Méatotome à bascule.

la lame par un mouvement de bascule et on ramène au dehors l'instrument tout ouvert. La lame doit toujours être tournée vers la paroi inférieure et la saillie de la lame doit être suffisante. Si l'on a soin de bien faire la section juste sur la ligne médiane, on n'a presque pas de sang généralement. Mais si l'on s'en écarte un peu, on a presque toujours une hémorragie, parfois d'assez longue durée. C'est dans ces cas qu'il est excellent de placer dans les lèvres de la plaie un petit tampon imbibé d'adrénaline qui arrête complètement le sang, un simple petit pansement ouaté est ensuite appliqué. Il sera bon de recommander au malade d'avoir soin les jours suivants d'écarter doucement mais fréquemment l'une de l'autre les lèvres de la plaie qui ont toujours tendance à s'accoler et à se ressouder.

L'emploi du galvano-cautère pour effectuer la méatotomie remédie à l'inconvénient de l'hémorragie car pendant et après cette petite opération, la perte de sang est tout à fait insignifiante, mais l'intervention est plus compliquée et moins facile à effectuer. On commence par anesthésier par une injection sous-cutanée de quelques gouttes de stovaïne à 1/100, la partie inférieure du méat. On introduit ensuite dans le méat un petit speculum destiné à écarter les lèvres de l'orifice, puis avec le galvano-cautère, on sectionne franchement la paroi sur la ligne médiane, non pas seulement sur la paroi extérieure ce qui ferait l'opération insuffisante, mais surtout *dans l'intérieur même du canal* et au même niveau, dans l'étendue de quelques millimètres.

Pour juger si le débridement est suffisant, on peut mesurer de suite le résultat obtenu, en introduisant un gros Béniqué droit n° 55 ou 58 et en constatant que l'instrument est admis facilement dans le canal.

EXAMEN DU PRÉPUCE

Le prépuce doit être complètement rabattu pour être bien examiné. Le sillon balano-préputial bien nettoyé avec des tampons d'ouate sera minutieusement inspecté et l'on devra tenir compte, non seulement de son inflammation, mais aussi des orifices anormaux ou enflammés qu'il peut présenter comme par exemple les embouchures des glandes de Tyson dont il vient d'être question.

La longueur plus ou moins grande du prépuce sera aussi soigneusement notée, car c'est à la faveur d'un prépuce trop long que la balano-posthite s'installe et entretient parfois pendant très longtemps des urétrites chroniques.

CATHÉTÉRISME EXPLORATEUR DE L'URÈTRE

Le cathétérisme explorateur de l'urètre se fera avec *les explorateurs à boule olivaire*. Ces instruments se composent d'une tige, assez longue pour aller jusque dans la vessie, assez mince pour ne pas entrer en contact avec la paroi

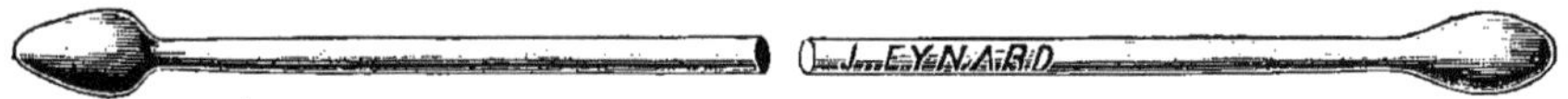

Fig. 6. — Explorateur à boule olivaire.

urétrale, assez rigide pour ne pas se couder devant le moindre obstacle, mais assez souple aussi pour pouvoir se modeler sur les courbures du canal. Cette tige est surmontée d'une boule en forme d'olive. La saillie de l'olive au point de rencontre avec la tige sera accentuée et formera une sorte de talon tout en conservant une forme arrondie.

Contre-indications de l'exploration instrumentale de l'urètre.

L'introduction d'instrumdents ans l'urètre ne devra se faire qu'après avoir examiné les urines dans plusieurs verres. Cette précaution essentielle permettra d'éviter de graves mécomptes. En effet si au cours d'une inflammation aiguë de l'urètre, on voulait quand même effectuer des manœuvres intra-urétrales, on s'exposerait à produire des complications : lorsque l'urètre postérieur est sain, tandis que l'urètre antérieur est enflammé, un instrument peut facilement transporter ainsi des germes infectieux de l'un dans l'autre.

On peut donc poser comme principe que, lorsqu'on se trouvera en présence d'un malade ayant des urines troubles dans le premier verre, et claires dans le second, on s'abstiendra expressément de toute introduction d'instrument dans l'urètre, car, il y a dans ce cas des lésions superficielles, diffuses et récentes, qu'une manœuvre intempestive peut aggraver.

Ce ne sera que dans le cas d'urines claires avec filaments, c'est-à-dire quand les lésions sont localisées, que l'on pourra, sans inconvénient, explorer la muqueuse urétrale.

Technique.

Lorsqu'on ne possède pas de renseignements spéciaux sur le canal, on fera bien le plus souvent de choisir pour commencer l'exploration de l'urètre, un explorateur n° 18.

Le méat est d'abord nettoyé, puis l'urètre antérieur est aseptisé. Mieux encore, la vessie est garnie, par un grand lavage urétro-vésical fait sans sonde, avec un bock, d'une certaine quantité d'eau boriquée. On présente alors avec la main droite, l'explorateur préalablement lubréfié, au méat. En même temps les doigts de la main .gauche maintiennent la verge modérément tendue. La boule olivaire est d'abord insinuée doucement dans le méat grâce à de petits mouvements de rotation, puis ensuite poussée dans la portion pénienne. Dans un urètre sain et normal, l'instrument progresse facilement sans difficulté et sans provoquer la moindre douleur — jusqu'à ce qu'on ait atteint la portion membraneuse : là, normalement, la boule est arrêtée. Il est indispensable de prévenir le malade de l'existence de cet obstacle physiologique qui existe dans tous les urètres, non seulement afin d'éviter au malade la surprise d'une sensation douloureuse, désagréable et inattendue, mais aussi et surtout pour lui recommander d'aider au passage de l'instrument soit en faisant effort comme pour uriner, soit en se laissant complètement aller, comme pendant un profond sommeil, et en respirant largement. Dans la grande majorité des cas, on peut alors franchir aisément le sphincter membraneux et cet obstacle étant surmonté, l'explorateur passe sur la prostate et arrive dans la vessie où il se trouve en pleine liberté.

Mais il est loin d'en être toujours ainsi, et souvent chez les nerveux, malgré la bonne volonté du malade, la boule butte contre le sphincter fermé et contracté, et ne passe pas : c'est qu'il existe alors un *spasme du sphincter membraneux*.

Dans ces conditions, un des procédés les plus simples consiste d'abord à appuyer sur le sphincter en insistant légèrement avec la main droite, tandis que la main gauche attire la verge en haut (cathétérisme appuyé) : on évite ainsi que la boule soit arrêtée par un pli de la muqueuse et non par le sphincter lui-même.

Mais parfois, cette manœuvre reste vaine, l'explorateur n'est pas admis et le sphincter contracturé ne laisse rien passer.

Plusieurs méthodes peuvent être alors employées : la plus simple est d'essayer d'abord de faire le chemin avec une fine bougie un peu ferme, qui surprend le sphincter, et le force. Ce procédé réussit assez souvent, et l'on peut après la bougie, passer les explorateurs.

Un deuxième procédé consiste à instiller quelques

gouttes d'une solution stérilisée de stovaïne à 1 pour 100 avec un instillateur, au niveau du sphincter membraneux, et tenter ensuite le passage : cela réussit aussi fréquemment. Plus simplement, on peut faire une injection dans l'urètre antérieur de 10 centimètres cubes de stovaïne à 1 pour 100 et on l'y laissera séjourner pendant quelques minutes avant l'examen.

Un autre procédé enfin consiste à prendre un gros Béniqué courbe n° 40 ou 42, et à le passer dans le canal.

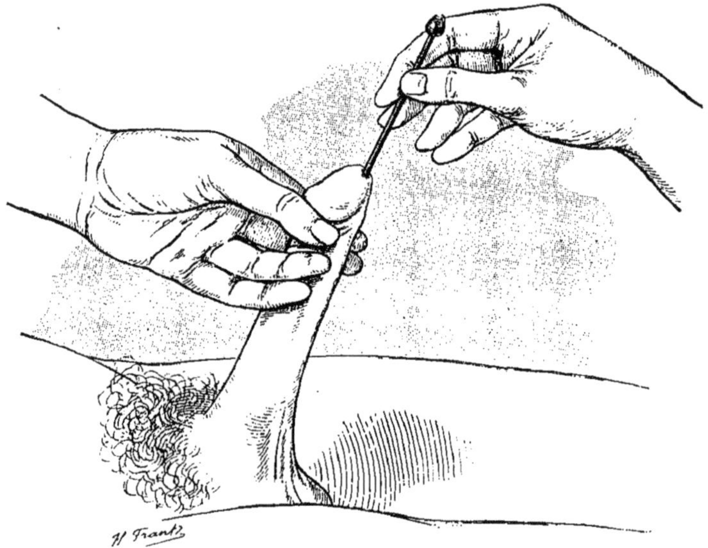

Fig. 7. — Cathétérisme explorateur de l'urètre.

C'est ce qui réussit le plus souvent, comme par exemple chez un de mes malades, jeune homme de 27 ans, qui était porteur d'une urétrite chronique, et chez lequel toutes les manœuvres d'exploration avaient échoué. Bien que le malade pût uriner sans difficulté, aucun instrument pas même la plus petite bougie filiforme ne pouvait franchir l'urètre membraneux contracturé. Aussitôt que le sphincter membraneux était touché, ce muscle se fermait violemment, et en même temps le triceps fémoral gauche du malade était animé de contractions spasmodiques. Une instillation de cocaïne ne permit pas davantage de passer. L'introduction d'un Béniqué courbe n° 40 fut alors tentée : il passa facilement dans tout le canal antérieur, mais aussitôt que sa pointe eut touché le sphincter, le malade eut un soubresaut tel, qu'il fut nécessaire de retirer rapidement le Béniqué. Ce ne fut qu'à la deuxième introduction que le même Béniqué passa alors le plus facilement du monde. Après lui tous les explorateurs passaient ensuite très aisément.

Quoi qu'il en soit, c'est le sphincter membraneux qui constitue un point de repère fixe et précieux, permettant de déterminer en quel endroit du canal, des sensations anormales sont ressenties avec la boule de l'explorateur. Pour préciser davantage la place exacte d'un point malade, on devra s'aider du toucher. On recherchera donc par le palper le relief que produit sous les téguments, la boule olivaire, et l'on y parviendra très aisément grâce à quelques mouvements de va-et-vient donnés à l'olive. On déterminera ainsi la localisation précise de l'affection.

D'une manière générale le cathétérisme explorateur de l'urètre nous fournira des données extrêmement précieuses : véritable prolongement des doigts, l'instrument explorateur permet non seulement de percevoir les inégalités du canal mais aussi de préciser leur siège exact.

Résultats fournis par le cathétérisme explorateur de l'urètre.

1° Les renseignements les plus précieux sont fournis par l'explorateur à boule olivaire dans l'*urétrite chronique*. C'est en effet au cours de cette affection que l'existence des foyers d'induration ou d'infiltration dure sera décelée par cet instrument, et c'est de la localisation précise des foyers indurés, que l'on déduira des indications thérapeutiques utiles.

Comme les foyers sont parfois peu marqués, constituant alors ce que l'on appelle les *rétrécissements larges* il faudra toujours les rechercher avec beaucoup de délicatesse et de soin.

On prendra dans ces cas, de préférence des olives un peu grosses : on commencera par une olive n° 20, mais si l'on n'a perçu ainsi que peu de renseignements il ne faudra pas hésiter à utiliser une olive plus grosse et prendre même une olive n° 25 ou 27 avec laquelle les sensations perçues seront beaucoup plus nettes.

On introduira l'explorateur lentement, en recueillant attentivement toutes les sensations d'induration ou de rudesse de la muqueuse, et après avoir parcouru tout le canal, on ramènera avec grande précaution l'instrument, car, c'est surtout *au retour,* que le talon de la boule buttant contre un obstacle, si petit qu'il soit, doit donner les renseignements les plus précieux.

Tantôt, et c'est le cas le plus fréquemment observé, c'est au retour, aussitôt après le sphincter membraneux, qu'on sent nettement, soit des rugosités, soit des inégalités râpeuses. Tantôt, c'est dans la portion périnéale ou scrotale, qu'on percevra un petit anneau plus ou moins complet qui arrête le talon de l'instrument.

Il y a une importance extrême à bien connaître la présence et la localisation précise *des rétrécissements larges,* car outre que ceux-ci sont extrêmement fréquents au cours des urétrites chroniques, de plus, suivant leur siège, la thérapeutique à leur appliquer sera toute différente.

2° L'explorateur à boule olivaire servira surtout à étudier *les rétrécissements de l'urètre.* — Comme ceux-ci sont très souvent multiples il convient de prendre d'abord une olive un peu grosse, un n° 20 par exemple. En opérant différemment, et en prenant de suite une petite olive on s'exposerait à méconnaître des rétrécissements de l'urètre antérieur pénien, pour ne croire qu'à l'existence de rétrécissements plus profonds, périnéaux par exemple.

On notera donc d'abord en quel endroit précis est arrêtée une olive n° 20, puis on prend une deuxième olive n° 18 ou n° 15, et on voit où elle est de nouveau arrêtée, enfin on choisit des olives de plus en plus petites, jusqu'à ce qu'on ait trouvé celle qui peut enfin pénétrer jusque dans la vessie. En ramenant l'instrument, on accroche avec le talon de l'olive les rétrécissements, on sent au niveau de chacun d'eux un ressaut caractéristique et de cette façon on note leur siège précis, leur calibre et leur nombre.

3° *L'exploration de la prostate* peut être faite dans une certaine mesure grâce à l'explorateur à boule olivaire. Pour ce faire, on introduit d'abord un de ces instruments n° 20 jusque dans la vessie, on le retire peu à peu jusqu'au moment où l'on sent une très légère résistance qui indique le col vésical. On note alors avec les doigts sur la tige de l'explorateur le point qui correspond au méat ; puis, on retire peu à peu l'explorateur jusqu'au point presque toujours facile à percevoir, où la boule quitte le contact avec le sphincter membraneux. En mesurant sur la tige de l'explorateur la distance qui sépare le méat, du point de repère fourni par les doigts, on peut apprécier la longueur de l'urètre prostatique.

4° L'explorateur à boule olivaire est enfin un instrument pratique pour diagnostiquer *le siège des corps étrangers* de l'urètre, soit qu'il s'agisse de calculs ou de fragments de sondes brisées dans le canal, ou enfin de corps étrangers introduits dans l'intérieur de l'urètre avec un but tout différent.

CHAPITRE III

EXPLORATION DES GLANDES ANNEXES DE L'URÈTRE

L'exploration des glandes annexes de l'urètre est au moins aussi importante à pratiquer que l'exploration de l'urètre lui-même, car c'est dans leur intérieur que très souvent les gonocoques se localisent, et c'est ce qui explique la désespérante ténacité des urétrites chroniques.

Aussi convient-il d'explorer méthodiquement ces organes, et si Ricord « tâtait le pouls » à la vérole, on doit aujourd'hui savoir « tâter le pouls à la blennorrhagie[1] ».

DISPOSITIONS ANATOMIQUES DE LA MUQUEUSE URÉTRALE

Les glandes de Littre constituent au sein de la muqueuse de l'urètre antérieur un appareil glandulaire extrêmement important qui joue un rôle considérable dans la prolongation des écoulements urétraux. En effet lorsqu'elles sont infectées, ces glandes forment avec les lacunes de Morgagni, des repaires microbiens qui, fermés par des bouchons muqueux, ne déversent leur contenu dans l'urètre que d'une façon intermittente. Aussi les lavages, les injections, les instillations constituent, dans ces conditions, autant de

1. Luys. Comment on tâte le pouls à la blennorrhagie. « La Clinique », 13 avril 1906.

moyens thérapeutiques sans effet, car les liquides passent sur la surface de la muqueuse urétrale, ne modifient qu'elle seule, et ne pénètrent pas dans la profondeur des culs-de-sac glandulaires.

On comprend que de ce foyer pourront partir de successives infections nouvelles, qui désespèreront le malade autant que le chirurgien. Celles-ci donnent lieu à des récidives continuelles, lorsqu'un traitement par des lavages urétro-vésicaux bien conduits avait fait espérer une terminaison complète de l'écoulement urétral.

Voulant me rendre compte des dispositions anatomiques normales de la muqueuse urétrale, j'ai entrepris des recherches sur le cadavre, et j'ai été frappé du nombre et de l'importance des *lacunes de Morgagni*. On sait qu'on désigne ainsi à l'état normal des petits culs-de-sac qu'on rencontre presque exclusivement sur la paroi supérieure du canal. Ces petits culs-de-sac uniquement constitués par des invaginations de la muqueuse sont plus ou moins profonds. Le plus développé et celui qui semble à peu près constant est désigné sous le nom de *valvule de Guérin*; et situé dans la région balanique à un ou deux centimètres du méat. Mais cette valvule de Guérin est loin d'être unique. En effet, lorsqu'on a fendu un urètre suivant toute sa longueur et son axe transversal, et qu'on étale avec soin sa paroi supérieure, on peut pénétrer très facilement, avec un stylet dans les lacunes ; et il est très fréquent de pouvoir constater, non pas une seule grande lacune, mais deux, trois et même quatre dans la région pénienne, avec les mêmes dispositions et les mêmes dimensions que celles de la valvule de Guérin.

La figure ci-contre, dessinée d'après nature, montre cette disposition sur un homme de 45 ans : de petites masses de suif ont été injectées dans l'intérieur des lacunes de Morgagni de manière à bien montrer leur béance et leurs dimensions.

Mes recherches ont porté sur 14 sujets dont les âges variaient de 17 à 75 ans. Dans un seul cas (homme de 55 ans) il n'y avait aucune lacune et toute la muqueuse urétrale était absolument lisse.

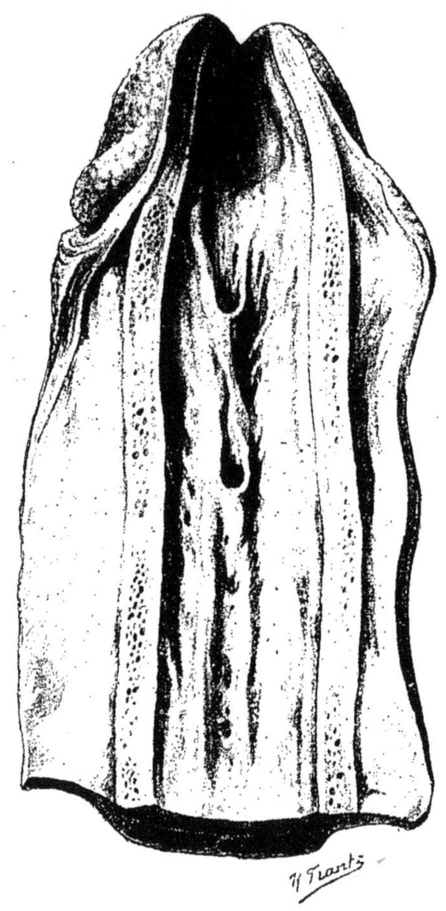

Fig. 8. — Coupe longitudinale de la verge. — Aspect de la paroi supérieure de l'urètre. — Vue des lacunes de Morgagni et des glandes de Littre.

Une seule fois, il n'y avait qu'une seule lacune, et celle ci n'était pas dans la région balanique, mais bien dans la portion moyenne de la région pénienne (homme de 68 ans).

Quatre fois, il y avait deux grandes lacunes dans la région balanique (valvule de Guérin) et l'autre dans la portion moyenne de la région pénienne (Hommes de : 34, 45, 48 et 50 ans).

Six fois, il y en avait trois : une dans la région balanique (valvule de Guérin) et les deux autres étagées dans la portion moyenne de l'urètre pénien (Hommes de : 17, 28, 39, 54, 60, 65 ans).

Deux fois, il y en avait quatre étagées dans la portion pénienne (Hommes de : 58 et 75 ans).

La profondeur de ces lacunes variait entre 5 et 12 millimètres. Mais on sait qu'il en existe parfois de beaucoup plus grandes puisque Cruveilhier en a observé qui mesuraient jusqu'à 27 millimètres de profondeur.

Quoi qu'il en soit, la disposition en nid de pigeon de ces lacunes de Morgagni fait comprendre de suite quel rôle important elles peuvent jouer au cours de l'infection blennorrhagique aiguë ou chronique. Ce sont de véritables hottes dans le fond desquelles le gonocoque peut pulluler pendant très longtemps et constituer des foyers qui restent tout à fait à l'abri des lavages médicamenteux, lesquels passeront sur eux sans pouvoir les atteindre.

Supposons en effet qu'au cours d'une infection gonococcique une lacune de Morgagni, ou un groupe de glandes de Littre, se trouve plus spécialement contaminé. Ainsi que l'ont bien montré de Keersmaecker et Verhoogen[1], l'inflammation produit tout d'abord l'occlusion du conduit excréteur des glandes, ou de l'orifice des lacunes de Morgagni, et les gonocoques se trouvent ainsi parqués dans un véritable petit kyste, constitué par la dilatation glandulaire : tantôt celui-ci reste complètement fermé, tantôt il s'ouvre partiellement dans le canal. En tous cas, il constitue un véritable repaire microbien sur lequel les liquides antiseptiques passeront, sans pénétrer dans leur profondeur et sans avoir aucune action.

1. De Keersmaecker et Verhoogen. *L'urétrite chronique d'origine gonococcique.* Bruxelles, 1898.

EXPLORATION DES GLANDES DE LITTRE

Pour explorer les glandes de Littre, deux procédés doivent être employés. Ce sont :

A) L'*urétroscopie* qui permettra de voir directement les orifices glandulaires. Comme ce procédé d'exploration est complètement traité dans le chapitre suivant, il sera ici simplement indiqué.

B) Le *palper urétral* qui permettra d'apprécier grossièrement le volume, la forme, le nombre des glandes de Littre malades.

Palper urétral.

Le palper urétral est un mode d'examen sur lequel Motz a appelé l'attention et qui a été décrit par lui en 1901 [1].

Si l'on voulait, sans instrument, pratiquer directement la palpation de l'urètre, on n'aurait que des résultats absolument incomplets et imparfaits. Il est nécessaire pour obtenir des renseignements exacts, d'introduire dans l'urètre pénien un Béniqué d'aussi gros calibre que le méat le permettra. Bien entendu cette exploration ne devra être pratiquée que lorsque tout phénomène inflammatoire aura complètement disparu, et autant que possible seulement lorsque les urines du premier verre d'urine seront claires.

Quoi qu'il en soit, un Béniqué droit n° 40 (au moins) étant introduit dans l'urètre antérieur, on tire avec les doigts de la main gauche sur le gland de manière à élonger la verge et à bien tendre l'urètre. En même temps, la pulpe des premiers doigts de la main droite explore attentivement la paroi urétrale, maintenue résistante par la présence du Béniqué (voir fig. 9). Si l'on perçoit, de cette ma-

1. Motz. *C. R. de l'Assoc. franç. d'urologie*, 1901, p. 219.

nière, des grains durs dont la grosseur rappelle un grain de chènevis ou un grain de millet, on peut être assuré qu'il y a là dans l'urètre pénien des repaires de gonocoques, qui, placés sous la muqueuse, ne sont pas atteints par les lavages, et perpétuent la blennorrhagie.

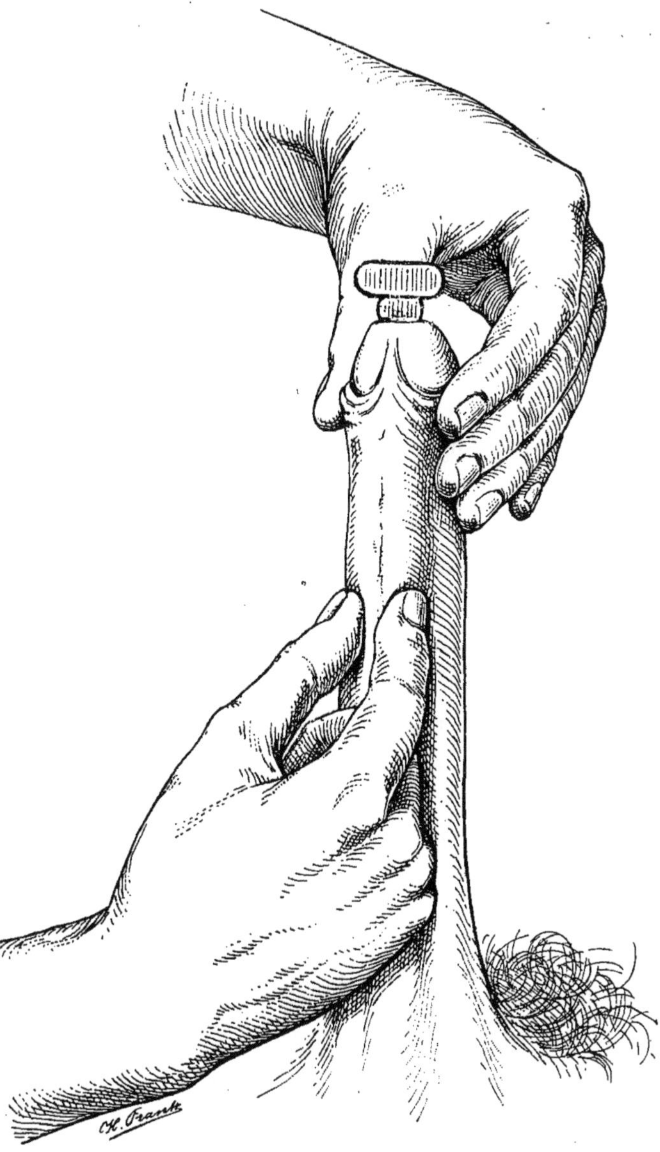

Fig. 9. — Palpation de l'urètre. Recherche des glandes de Littre chroniquement enflammées.

Cet examen est extrêmement utile à pratiquer dans tous les cas d'urétrite chronique : il donnera les plus précieux renseignements, pour connaître un des foyers les plus fréquents qui entretiennent les écoulements chroniques.

Il faut bien ajouter cependant que ce mode d'exploration ne nous renseigne que sur les 3/4 de la circonférence du canal urétral. En effet, il est de cette façon difficile de percevoir avec la pulpe des doigts la partie supérieure du canal qui se trouve au-dessous des corps caverneux.

C'est cette portion, dont il sera nécessaire de compléter l'examen par l'urétroscopie.

EXPLORATION DES GLANDES DE COWPER

Les glandes de Cowper peuvent également être explorées par : l'urétroscopie, l'inspection, la palpation.

Les deux derniers moyens seront seuls décrits ici.

Pour explorer les *glandes de Cowper*, on fait coucher le malade horizontalement sur un lit. Après lui avoir fait écarter les cuisses, on soulève son scrotum, et l'on explore attentivement le périnée par le toucher et par la vue. Si l'on découvre sur les parties latérales du raphé périnéal médian, non loin de l'anus, une petite tumeur, grosse comme un pois ou une cerise, douloureuse à la pression, parfois recouverte d'une peau rouge, tendue et chaude, c'est qu'il s'agit vraisemblablement, d'une glande de Cowper enflammée.

Le diagnostic sera confirmé par le toucher rectal, qui montrera que cette petite collection est tout à fait indépendante de la prostate. L'index de la main droite étant introduit dans le rectum est placé près de l'anus, en avant du bec de la prostate, de manière que sa pulpe soit collée contre le bulbe de l'urètre. Pendant ce temps, le pouce de la même main vient s'appliquer sur la peau du périnée, au niveau de la partie latérale correspondante du raphé en se mettant en contact avec la pulpe de l'index. On perçoit alors facilement entre les deux doigts la présence d'une glande de Cowper enflammée.

CHAPITRE IV

EXPLORATION DE LA PROSTATE ET DES VÉSICULES SÉMINALES

I. — EXPLORATION DE LA PROSTATE

La prostate est la plus volumineuse des glandes annexées à l'urètre : par le fait de sa situation, elle participe fréquemment à l'inflammation de l'urètre et de la vessie : aussi est-il indispensable dans un très grand nombre d'affections des organes urinaires d'examiner attentivement et minutieusement cette glande.

L'étude de la prostate peut être faite par de multiples procédés qu'il convient d'examiner successivement en indiquant les indications et les résultats fournis par chacun d'eux.

Ces procédés sont :

1° Le toucher rectal ;
2° L'expression de la prostate ;
3° L'exploration par l'explorateur à boule olivaire ;
4° L'exploration par l'explorateur vésical métallique ;
5° L'urétroscopie ;
6° La cystoscopie.

1° Le toucher rectal.

La palpation de la prostate par le toucher rectal, étant avant tout destinée à fournir des renseignements précis sur la *forme,* la *consistance,* le *volume* de la glande, il est préférable pour obtenir ces notions, de faire prendre au malade la position horizontale.

Technique. — Une excellente précaution à prendre avant l'examen consiste à faire d'abord uriner le malade, dans quatre verres différents afin de procéder ainsi à l'examen des urines, puis à garnir sa vessie avec une petite quantité d'eau boriquée que l'on introduira par un lavage urétro-vésical fait avec un bock. En agissant ainsi, les sécrétions prostatiques évacuées de la glande, par le fait du toucher, tomberont dans un liquide légèrement antiseptique et ne produiront par là même aucun dommage ; de plus, elles pourront être examinées, immédiatement, lorsque aussitôt après l'examen, on fera uriner au malade l'eau boriquée placée auparavant dans la vessie.

Le malade étant couché, les jambes écartées et un peu fléchies il est bon de soulever légèrement son siège, soit par un coussin, soit, plus simplement, en faisant placer au malade ses poings fermés sous ses fesses.

On introduit ensuite l'index recouvert d'un doigtier de caoutchouc bien enduit de vaseline, dans l'intérieur du rectum. C'est ce doigt qui explore alors méthodiquement la prostate on palpant successivement son bec, ses lobes latéraux, et sa portion médiane. Et c'est ainsi que l'on apprécie la forme, le volume et la consistance de la glande. Mais en dehors de ces notions, il convient aussi de prendre connaissance de la *réaction douloureuse* que présente la prostate à la pression (Lebreton). La différenciation entre la douleur de la prostate elle-même, et celle de l'urètre profond, s'obtient en interrogeant tour à tour les lobes latéraux et la portion médiane. La douleur médiane appartient à l'urètre profond, les douleurs latérales appartiennent aux lobes de la prostate.

Indications du toucher rectal. — Le toucher rectal doit être pratiqué :

A) *Dans toutes les urétrites,* afin qu'on puisse ainsi s'assurer s'il existe ou non de la prostatite et si la prostate ne renferme pas de foyers qui non atteints par les lavages, éternisent les écoulements. Bien plus, il doit être pratiqué d'une façon précoce au cours du traitement de l'urétrite aiguë à gonocoques, afin de dépister dès son apparition les premiers signes de l'envahissement de l'urètre postérieur par les gonocoques.

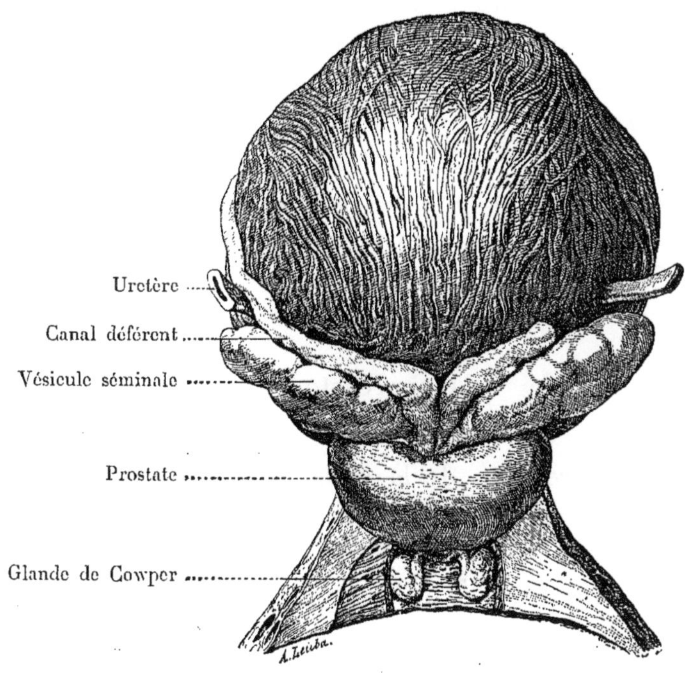

Fig. 10. — Vue de la face postérieure de la prostate des vésicules séminales et de la vessie, d'après Spalteholz. (Poirier).

B) *Au cours de l'hypertrophie de la prostate.* — Dans ce cas particulier, il y a avantage à ne pas garnir au préalable la vessie d'eau boriquée, de manière d'une part à éviter que le bombement de l'organe ne soit simplement dû à la réplétion vésicale, et d'autre part de permettre de s'aider plus facilement de la palpation abdominale.

Pour acquérir avec soin la notion du volume de la prostate, il y a en effet grand avantage à combiner le toucher rectal avec la palpation hypogastrique : on prend ainsi connaissance de la prostate de la même façon qu'on examine un utérus.

C) Au cours du *cancer de la prostate,* c'est le toucher rectal qui fera le diagnostic en montrant que la prostate est volumineuse, de la consistance du bois — avec des bosselures dures et acuminées.

D) Au cours de *la tuberculose de la prostate.* — Dans ce cas, la prostate est moins dure que dans le cancer, mais ce qui la caractérise alors, c'est la présence de noyaux durs, noyés dans un tissu de consistance encore normale (Guyon).

2° L'expression de la prostate.

L'expression de la prostate est destinée à permettre d'examiner le *contenu de la glande* — et la *sécrétion prostatique.*

Technique. — On commence par faire uriner le malade. En agissant ainsi, on ne sera pas exposé à rapporter à la prostate des débris purulents qui, tenus en suspension dans les urines, peuvent avoir leur origine, soit dans le rein, soit dans la vessie, soit même dans l'urètre. On fait ensuite un grand lavage urétrovésical, et l'on s'assure que le liquide à sa sortie de la vessie, est absolument clair de manière à éliminer ainsi toutes les sécrétions nées de l'urètre. Une fois ce résultat obtenu, on garnit la vessie avec de l'eau boriquée, puis, on prie le malade de se mettre dans la position du massage.

Pour celle-ci, le malade peut être debout, les jambes droites et roidies, pendant que le haut du corps profondément courbé en avant, appuie par l'intermédiaire des coudes sur un plan résistant. Avec le bras gauche, le malade se maintient sur le plan résistant, avec la main droite,

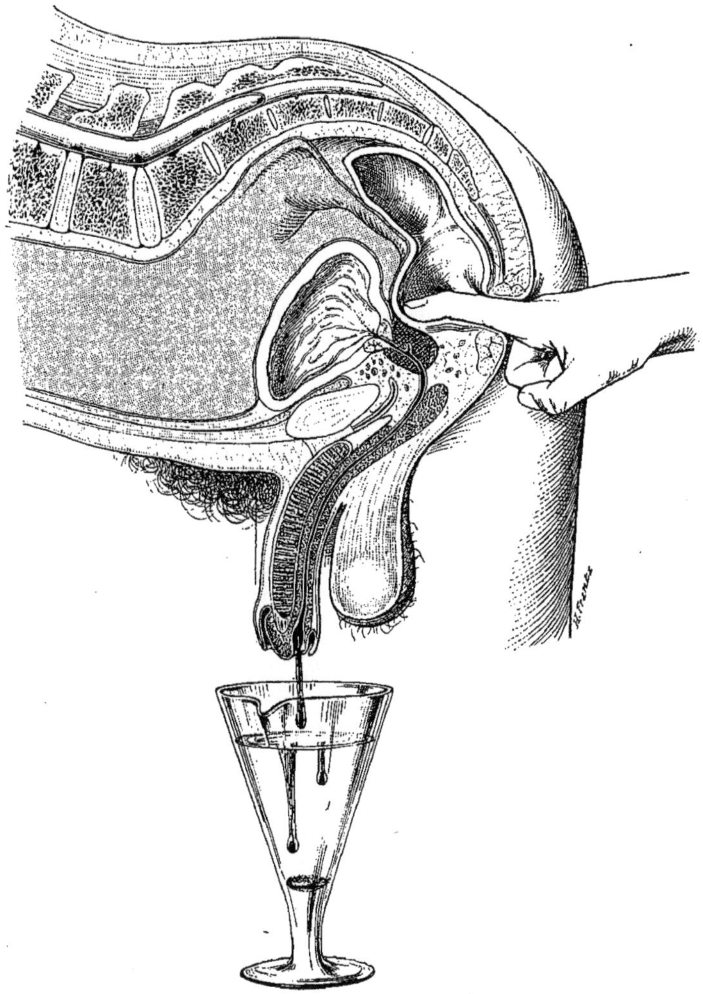

Fig. 11. — Expression de la Prostate.

La sécrétion prostatique est recueillie dans un verre à demi rempli d'eau ; de cette façon, les grumeaux de pus, agités dans le verre, se différencient mieux du liquide prostatique normal qui est opalescent.

il place un verre sous le méat, destiné à recueillir la sécrétion prostatique exprimée, laquelle devra être ensuite examinée au microscope.

Le malade étant ainsi placé, le doigt de l'opérateur enduit de vaseline est introduit dans l'anus. Il va à la re

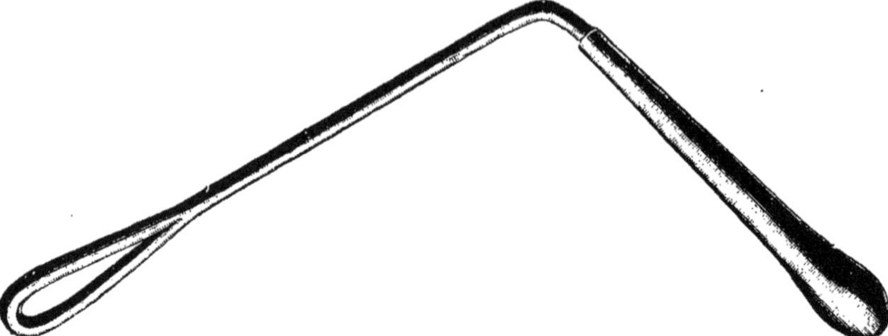

Fig. 12. — Masseur de Feleki pour la Prostate.

cherche des lobes de la prostate et même plus haut des vésicules séminales, il déprime les saillies glandulaires et expulse leur contenu, qui se répand dans l'urètre et, de là, dans le verre disposé pour les recueillir. Quand il s'agit d'un abcès intra-prostatique, le doigt perçoit souvent la sensation d'une partie molle dans laquelle il s'enfonce et marque son empreinte. C'est là, parfois, la même sensation que celle que ressent le doigt s'enfonçant dans une étoffe souple tendue sur un cadre résistant (Guyon).

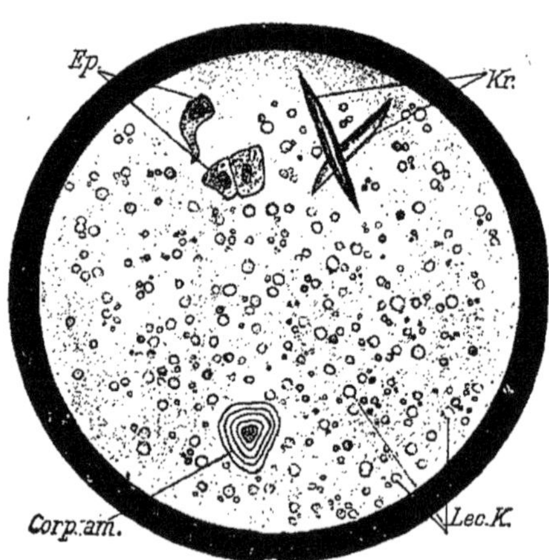

Fig. 13. — Aspect microscopique de la sécrétion normale de la Prostate (Oberländer et Kollmann).

Ep., épithélium de la Prostate. — *Kr.*, cristaux de spermacétine. — *Corp. am.*, corps amylacés.

Certains malades éprouvent de violentes douleurs au moment des premiers massages : quelques-uns peuvent parfois même perdre connaissance. Il faut donc, au début, n'agir que doucement et ne pratiquer que des pressions douces ; celles-ci peuvent être augmentées et devenir plus fortes et plus prolongées, à mesure que le malade s'habitue mieux au traitement.

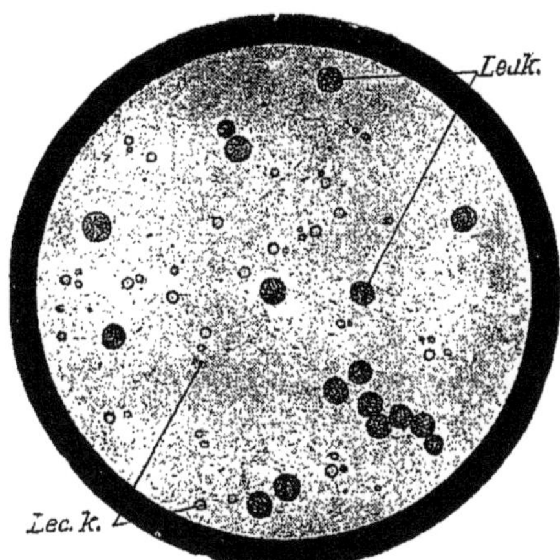

FIG. 14. — Aspect microscopique de la sécrétion prostatique dans l'inflammation légère de la Prostate (Oberländer et Kollmann).

Leuk., leucocytes. — *Lec. k.*, globules de lécithine.

Ceci fait, on prie alors le malade d'uriner dans quatre verres l'eau boriquée qu'on lui avait préalablement introduite dans la vessie, et l'on peut ainsi se rendre compte des détritus prostatiques, plus ou moins nombreux, plus ou moins abondants, que le massage de la prostate a pu faire sortir de la glande.

Cette méthode de massage de la prostate paraît être la plus recommandable et, de tous les instruments préconisés pour atteindre ce but, comme le masseur de Feleki par exemple (voir fig. 12), il semble qu'aucun n'est supérieur au doigt et ne peut le remplacer.

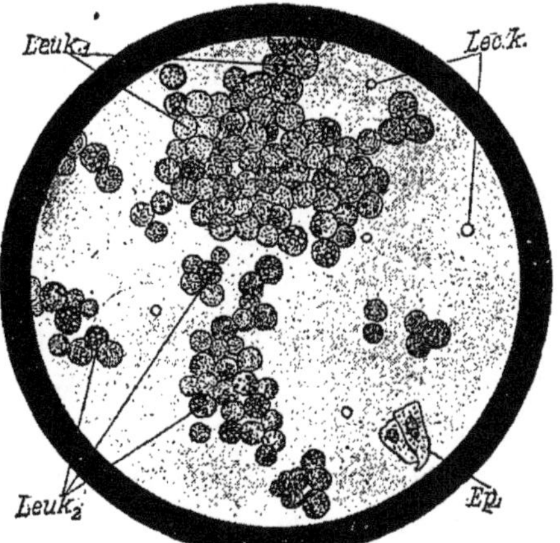

FIG. 15. — Aspect microscopique de la sécrétion prostatique dans l'inflammation forte de la Prostate (Oberländer et Kollmann).

Leuk., leucocytes. — *Lec.*, globules de lécithine. — *Ep.*, épithélium de la Prostate.

Indications.— L'expression de la prostate doit être faite chaque fois que l'on est en droit de soupçonner que la glande contient du pus ou des produits de rétention. L'examen microscopique des produits exprimés rendra les plus grands services au point de vue du diagnostic. Il devra donc être pratiqué dans toutes les prostatites[1].

Dans les figures ci-jointes qui sont empruntées à l'ouvrage d'Oberländer et Kollmann[2] on pourra se rendre compte des divers aspects microscopiques que l'on peut rencontrer suivant que la prostate est plus ou moins enflammée.

Parmi les recherches entreprises sur ce sujet il convient de citer celles de Ernst Frank (de Berlin[3]) qui a examiné le produit de sécrétion de la prostate dans 210 cas de malades atteints de prostatite, et qui y a trouvé 179 fois le gonocoque, 20 fois d'autres bactéries et 11 fois seulement une sécrétion aseptique.

3° Exploration par l'explorateur à boule olivaire.

Ce procédé constitue un véritable *toucher intraprostatique* (Guyon).

Technique. — La vessie étant au préalable garnie d'eau boriquée, on introduit l'explorateur à boule dans l'urètre jusqu'à son passage dans l'urètre membraneux. Aussitôt après, commence l'exploration de la portion prostatique pendant laquelle on note attentivement la sinuosité du trajet, la surélévation de la paroi inférieure, la longueur ou la déformation du trajet, qui constituent autant de précieux renseignements.

Le degré de congestion de la prostate pourra aussi être apprécié car lorsqu'après l'introduction de l'explorateur

1. Voir sur cette question: les travaux de Guépin, de Le Für (Des prostatites chroniques. Assoc. urol., 1902) et de M. Picot. *Thèse*, Paris, 1906.

2. Kollmann und Oberländer. Die Chronische Gonorrhoë. Lepzig, 1901 Verlag George Thieme.

3. Frank. Die gonorrhoische Erkrankung der Vorsteherdrüse, in *Monatschrift für Harnkrankheiten und sexuelle Hygiene*, III Jahrgang, 1906, Heft 1.

olivaire sagement et doucement conduit, on constate que l'urètre saigne, on peut conclure à la friabilité et à la congestion intense de la prostate (Guyon).

Enfin on peut de cette façon mesurer la longueur de la traversée prostatique.

Ce mode d'exploration a déjà été mentionné plus haut (voir page 32).

Indications. — C'est dans l'hypertrophie de la prostate qu'il est indiqué d'explorer la glande de cette manière, car de cet examen pratiqué attentivement, on peut recueillir des renseignements très importants et féconds au point de vue thérapeutique.

4° Exploration par l'explorateur vésical métallique.

Par l'explorateur métallique on peut arriver à connaître la saillie plus ou moins grande de l'ensemble de la glande, ou principalement du lobe médian dans l'intérieur de la vessie — de plus et surtout, cet instrument pourra indiquer quelle est la profondeur du bas-fond vésical.

5° Exploration urétroscopique.

L'examen urétroscopique de la portion prostatique de l'urètre ne donnera que des renseignements limités sur la prostate elle-même — car le tube urétroscopique ne permet d'examiner que la portion superficielle de l'urètre prostatique. Ce seront donc le veru-montanum et les lacunes prostatiques qui seront explorés de cette façon, mais avec une grande précision et une grande netteté.

L'utilité de l'exploration urétroscopique de la prostate est très grande dans tous les cas d'urétrites chroniques postérieures, rebelles aux moyens thérapeutiques ordinaires ; elle sera reconnue par l'observation suivante :

OBS. — *Granulations et végétations du Veru-montanum traitées par la galvano-caustique intra-urétrale.*

Un jeune homme de 26 ans m'avait été adressé par le Dr Ph. Pagniez une première fois en mai 1903, porteur depuis 3 mois d'une urétrite compliquée de prostatite. Quelques massages de la prostate combinés avec des instillations de nitrate d'argent eurent rapidement raison de cet écoulement blennorrhagique qui était le premier et après un mois de traitement de cette nature, le malade se trouvait guéri, n'ayant plus trace d'écoulement urétral, et possédant des urines limpides sans filaments. Il resta ainsi tout à fait indemne pendant treize mois.

En *juillet* 1904, le Dr Pagniez me renvoyait son malade porteur d'un nouvel écoulement survenu 4 jours après un coït. L'écoulement assez abondant, examiné à plusieurs reprises ne contenait que des leucocytes et des cellules, mais pas de gonocoques.

La femme qui avait été la cause de cet accident, ayant été examinée, n'avait pas de signes d'urétrite, mais par contre elle présentait de la métrite, et une volumineuse salpingite droite très douloureuse.

Quelques lavages au nitrate d'argent, d'abord ; quelques instillations argentiques ensuite, et quelques passages de gros béniqués, enfin, jusqu'au n° 57, le tout combiné avec des massages de la prostate, amenèrent rapidement une amélioration considérable, qui pouvait être considérée à la fin de juillet 1904 presque comme une complète guérison. Il n'avait, en effet, à cette époque, plus trace d'écoulement; les urines ne contenaient plus de filaments, seul le premier verre était encore louche.

Le malade resta dans cet état satisfaisant pendant 15 jours. Mais, peu après, il constatait que l'écoulement revenait.

Dans les premiers jours d'octobre 1904, il revenait me voir, avec un écoulement très minime il est vrai, mais existant néanmoins, et des filaments dans son premier verre d'urine. La prostate était absolument normale, souple, non douloureuse, et toute petite. Le canal était libre, à l'olive n° 24. Comme il était impossible de localiser par les moyens habituels un foyer pathologique quelconque, c'est alors que l'urétroscope vint donner des renseignements précieux.

Les premiers examens faits à l'urétroscope ne furent pas concluants, car l'urètre postérieur saignait très facilement, et il était impossible de bien voir dans son ensemble les détails de cette région.

C'est alors que l'emploi de l'adrénaline fut suivi du meilleur résultat, car de cette façon, je pus voir d'une manière extrêmement nette et précise, que la lésion siégeait justement sur le veru-montanum. Cet organe, en effet, extrêmement hypertrophié, était recouvert de productions papillomateuses, très considérables, avec lesquelles il faisait corps, et qu'il était impossible de détacher de lui.

Pour attaquer cette grosse lésion, les difficultés étaient extrêmes, car d'une part, le gros volume du néoplasme empêchait de le détruire complètement en une fois, et d'autre part, l'impossibilité qu'il y avait à séparer le tissu pathologique néoplasique d'avec le tissu propre du veru-montanum faisait qu'il ne fallait pas songer à employer des moyens par trop violents, pour ne pas détruire du même coup tout le veru-montanum lui-même. L'attaque de la lésion se fit donc en plusieurs séances. Deux ou trois applications de fines pointes de galvano-cautère parvinrent à réduire d'une façon notable le volume de la tumeur. Mais, pour arriver à faire disparaître complètement toutes les saillies papillomateuses qui se trouvaient encore au-dessus et autour du veru-montanum, il fut nécessaire de faire une ou deux applications locales d'une solution très forte de glycérine résorcinée.

Quoi qu'il en soit, le 30 décembre 1904, le malade ne présentait plus du tout d'écoulement étant resté trois heures sans uriner. Ses urines étaient limpides, avec seulement quelques filaments légers dans le seul premier verre. A l'urétroscope, le veru-montanum ne se présentait plus que sous la forme d'une masse extrêmement réduite, laissant apercevoir en avant de lui, les deux canaux éjaculateurs, qui faisaient saillie, sous la forme de deux canons de fusil. On pouvait donc conclure à ce moment, que le malade était complètement guéri.

6° Examen cystoscopique de la prostate.

Pour bien apprécier le relief déterminé dans la vessie par une prostate notablement hypertrophiée, il convient de pratiquer un examen cystoscopique. Un des meilleurs instruments à employer dans ce cas paraît être le cystoscope à prisme rétrograde de Schlaginweit, qui permet de voir parfaitement tout le pourtour du col vésical et de se rendre un compte exact des saillies prostatiques. Pour les détails de cet instrument et son utilisation nous renvoyons page 156 où cette question est traitée.

Qu'il suffise pour le moment d'indiquer que l'examen cystoscopique de la prostate hypertrophiée est extrêmement utile à pratiquer, lorsqu'on veut décider une intervention opératoire. On pourra ainsi juger quelle est la saillie intra-vésicale de la prostate, et déduire de cet examen des données au point de vue des indications de la prostatectomie transvésicale [1]; on pourra aussi constater directement une hypertrophie du lobe médian — et cet examen montrera si cette hypertrophie est pédiculée. De plus, enfin, la cystoscopie permettra d'établir le diagnostic, dans les cas de néoplasme prostatique.

II. — EXAMEN DES VÉSICULES SÉMINALES

L'examen des vésicules séminales est aussi extrêmement important à pratiquer et il ne se fera que par :

1° Le toucher rectal;

2° L'expression vésiculaire ;

3° L'urétroscopie.

1° Le toucher rectal.

Cet examen se fera dans les mêmes conditions que nous avons décrites à propos de la prostate (voir page 40), lorsque les vésicules séminales sont enflammées. L'index profondément introduit dans le rectum percevra au-dessus de la prostate, et en arrière des lobes de cet organe, un corps dur allongé, parfois empâté — revêtant plus ou moins la forme de la vésicule séminale et pré-

1. Voir à ce sujet le remarquable travail de Robert Proust : « La Prostatectomie dans l'hypertrophie de la Prostate. » Paris, 1904.

sentant le plus souvent, dans les cas d'inflammation de ces organes, de l'infiltration péri-vésiculaire. A l'état normal, les vésicules séminales sont plus difficilement perceptibles au toucher — et ne se distinguent parfois pas du tout des tissus environnants principalement lorsqu'elles ont été vidées par un coït récent.

Indications. — Les vésicules séminales doivent être soigneusement examinées au cours de l'*infection blennorrhagique*. En effet l'envahissement des vésicules séminales par le gonocoque n'est annoncé que par des symptômes le plus souvent vagues et obscurs, ce qui fait que la plupart du temps, le diagnostic n'est pas établi parce qu'on ne pense pas à examiner systématiquement les vésicules séminales chez tous les malades atteints d'urétrite postérieure.

Les vésicules séminales seront aussi interrogées dans la tuberculose — et la présence de noyaux durs — coïncidant avec des lésions semblables du côté de la prostate et des épididymes feront faire le diagnostic.

2° Expression des vésicules séminales.

La technique sera la même que pour l'expression de la prostate. Seulement, pour exprimer les vésicules, l'index devra être introduit très profondément au-dessus de la prostate et ramené peu à peu jusqu'à la région prostatique. On parvient ainsi bien souvent à vider les vésicules séminales par expression dans l'urètre.

Mais il existe également des cas dans lesquels toutes les pressions les plus énergiques sont vaines, et, malgré tous les efforts, on ne peut parvenir à vider par le massage, la poche vésiculaire. Ce dernier cas constitue une fort désagréable complication de la blennorrhagie, les urines restent troubles pendant fort longtemps et les moyens d'action sont extrêmement limités.

Quoi qu'il en soit, l'expression des vésicules étant recueillie dans un verre, on doit l'examiner au microscope comme il a été indiqué plus haut pour l'expression prostatique.

3° Exploration urétroscopique des vésicules séminales.

L'exploration urétroscopique des vésicules séminales se réduit simplement à l'examen de l'utricule prostatique et des canaux éjaculateurs par le moyen d'un tube urétroscopique.

Cette inspection est le plus souvent difficile à effectuer — et elle n'est véritablement profitable que dans les cas où les canaux éjaculateurs sont malades — car à l'état de santé, l'utricule prostatique ainsi que les canaux éjaculateurs sont à peine visibles.

L'exploration pratiquée de cette manière peut rendre de grands services lorsqu'on se trouve en présence de troubles de l'éjaculation, comme par exemple dans les cas d'éjaculations sanglantes.

L'observation suivante en est un bel exemple :

Obs. — *Éjaculations sanglantes guéries par des injections d'une solution de nitrate d'argent, faites dans l'utricule prostatique.*

J. D..., homme de 24 ans, avait eu 2 ans auparavant, une blennorrhagie, compliquée d'orchite droite. Depuis cette époque, il a continué à avoir un léger écoulement, surtout abondant le matin ; lorsqu'il se présente en mai 1904, cet écoulement recueilli au microscope ne contient que des leucocytes et des cellules. Les urines sont très troubles dans les 4 verres où elles sont examinées. La prostate présente un lobe droit nettement sensible et douloureux. L'urètre présente une bride périnéale très nette à l'olive n° 20.

Le traitement institué consista, à cette époque, en massages de la prostate, et en passages de béniqués jusqu'au n° 54.

Sous cette influence, tout écoulement avait complètement cessé, les urines étaient limpides, sans trace de filaments.

Un examen urétroscopique, fait le 25 mai 1904, montra que presque tout l'urètre était en bon état, mais que, cependant, au niveau du veru-montanum, on pouvait apercevoir sur la partie latérale droite de l'utricule prostatique, un petit orifice donnant un peu de suintement blanchâtre.

Cette constatation ayant peu attiré l'attention, étant donnée l'absence d'écoulement et de filaments dans les urines, fut négligée; et le malade resta dans cet état jusqu'en décembre 1904.

C'est à ce moment, soit 7 mois après, qu'il se présenta de nouveau, n'ayant toujours aucun écoulement, conservant des urines limpides, mais se plaignant d'avoir depuis un mois et demi, des éjaculations sanglantes. C'est en présence de ce symptôme si net, que l'urétroscopie permit de voir très nettement que le veru-montanum, hypertrophié, était déjeté à gauche, et que dans sa partie latérale droite, on pouvait voir l'orifice de l'utricule prostatique, volumineux et enflammé. Sur cet orifice fut appliquée une pointe de crayon de nitrate d'argent; puis, le massage de la prostate montra que si la prostate était normale, la vésicule séminale droite, au contraire, était nettement douloureuse. Il n'existait, cependant, aucune trace de noyau d'induration, ni dans la prostate, ni dans la vésicule séminale.

Le 30 janvier 1905, un tube urétroscopique n° 26, ayant permis de bien examiner le veru-montanum, donne la faculté d'injecter dans l'intérieur même de l'utricule prostatique à l'aide d'une longue et très fine canule en platine, quelques gouttes d'une solution de nitrate d'argent à 5 pour 100. Aussitôt après cette injection, il est très aisé de se rendre compte de la pénétration du nitrate, par ce fait que le veru-montanum tout entier était devenu turgescent, aussitôt l'injection, de plat qu'il était avant.

Le 7 février 1905, le malade nous dit qu'il a eu une très légère douleur du côté du testicule droit, à la suite de cette intervention, mais que, par contre, il a constaté, d'une façon indubitable, la diminution du sang dans ses éjaculations.

Une deuxième injection de nitrate d'argent fut faite ce jour même, dans les mêmes conditions que précédemment.

Le 18 février, une grande amélioration était de nouveau notée par le malade, et une troisième injection semblable aux précédentes était pratiquée. Il revenait, enfin, nous voir le 22 février 1905, nous déclarant qu'il n'avait plus trace de sang dans ses éjaculations, et qu'il se sentait en parfait état.

CHAPITRE V

DE L'URÉTROSCOPIE

I. — IMPORTANCE DE L'URÉTROSCOPIE

L'urétroscopie est, à proprement parler, l'étude de la muqueuse urétrale sous le contrôle direct de la vue, au moyen de l'urétroscope.

Pour se faire une idée précise de l'utilité de l'urétroscopie, et de l'importance capitale de l'examen direct du canal, il faut tout d'abord bien comprendre les services considérables que peut rendre ce mode d'examen dans les maladies de l'urètre, et particulièrement dans celle qui de beaucoup est la plus fréquente : l'urétrite chronique.

Utilité de l'urétroscopie dans l'urétrite chronique.

On sait aujourd'hui, que l'urétrite chronique est une maladie locale, et que les foyers d'infection qui l'entretiennent, sont dans l'immense majorité des cas, bien localisés et bien circonscrits. Connaître ces foyers, pour les traiter ensuite suivant leurs variétés, constitue le secret de la guérison de l'urétrite chronique.

Aussi, comprend-on que les instruments et les méthodes destinés à explorer l'urètre et ses annexes aient été nombreux et depuis longtemps employés. Parmi ces méthodes d'exploration, l'endoscopie urétrale a réellement une valeur de premier ordre dans le diagnostic et le traitement des maladies de l'urètre.

Ce que le stétoscope est au cœur, ce que les rayons de Rœntgen sont aux fractures, ce que le laryngoscope est au larynx, ce que l'ophtalmoscope est à l'œil, l'urétroscope est à l'urètre. Si, en effet, il n'est pas besoin du stéthoscope pour diagnostiquer grossièrement une lésion cardiaque, il n'en est pas moins vrai que l'utilisation de ce précieux instrument permettra de préciser et de localiser très exactement un souffle cardiaque. De même aussi si le diagnostic de fracture des os était aisément donné par un ensemble de symptômes cliniques pathognomoniques, il n'en est pas moins vrai que les rayons de Rœntgen et l'écran fluorescent ont permis dans bien des cas de connaître exactement la direction du trait de fracture, et d'en déduire une thérapeutique appropriée et bienfaisante pour le malade. C'est exactement dans les mêmes conditions, mais avec une nécessité plus grande encore, que l'urétroscope permet de localiser la lésion très exactement à telle ou telle partie de l'urètre.

Il doit répugner, en effet, à tout esprit véritablement scientifique, d'instituer une thérapeutique active, contre un élément pathologique qui ne soit pas exactement connu, dans toutes ses modalités. Ce serait agir là tout à fait à l'aveugle, et réduire le traitement des urétrites à un traitement empirique qui n'est plus de notre temps.

Or, les parois urétrales échappent naturellement au regard, et les moyens ordinairement employés ne permettent de reconnaître que les grosses lésions urétrales.

Le but que se propose, au contraire, l'Urétroscopie, est de *voir* la lésion urétrale localisée, de connaître sa situation exacte, son étendue et sa forme. Ce mode d'investigation permet donc d'appliquer à la muqueuse urétrale le principe de toute chirurgie rationnelle, c'est-à-dire de faire un diagnostic exact des lésions urétrales en les regardant directement, et de les traiter ensuite suivant le diagnostic posé.

Il est donc bien certain que pour connaître l'état de tous ces replis, de toutes ces cachettes, une seule méthode convient : c'est la vue directe grâce à l'urétroscope.

C'est aussi l'urétroscope qui, mieux qu'aucun autre mode d'exploration, permettra de parfaitement localiser à telle ou telle partie de l'urètre les lésions localisées de l'urétrite chronique.

Si, en effet, l'examen des urines et des filaments qui y sont contenus, effectué dans plusieurs verres séparés, permet de différencier grossièrement le siège des lésions soit dans l'urètre postérieur, soit dans l'urètre antérieur, il n'en est pas moins vrai que ce procédé est absolument impuissant à nous faire savoir si les lésions sont situées dans telle ou telle portion de l'urètre antérieur, par exemple.

En effet, l'urètre antérieur a une longueur relativement considérable, et les méthodes de traitement qui doivent être appliquées, aux lésions qu'il présente, sont dissemblables, et se font avec des instruments absolument différents, suivant que l'une ou l'autre de ses parties est malade.

Des lésions des glandes de Littre de l'urètre pénien ne se traitent pas de la même façon que les lésions situées au niveau du cul-de-sac bulbaire. Et comment être sûr de la localisation, si l'on n'a pas vu la place exacte de la lésion ?

Seul l'urétroscope peut répondre à ce desideratum.

Ajouterons-nous encore qu'en dehors de la précision du diagnostic de localisation que permet l'urétroscopie, cette méthode donne aussi la possibilité d'agir localement d'une façon très énergique et de traiter directement les lésions examinées ? Si l'étude du *traitement urétroscopique proprement dit* ne rentre pas dans le cadre de cet ouvrage, la grande valeur et l'importance de cette méthode thérapeutique doivent cependant être indiquées ici, et il convient de signaler combien il serait illogique de vouloir traiter chirurgicalement une lésion sans la voir, et de diriger « à l'aveugle » ses manœuvres thérapeutiques.

Il semble qu'après tout ce que nous venons de dire, les critiques généralement adressées à la méthode urétroscopique doivent tomber.

L'argument si souvent donné, que la méthode urétroscopique ne nous apprend rien que nous ne puissions prévoir d'avance par les signes cliniques, ne nous semble pas devoir nous arrêter longtemps.

Il suffit, en effet, de jeter un coup d'œil sur les figures que nous publions, pour comprendre comment, grâce à la seule méthode urétroscopique, le voile mystérieux jeté sur les causes de certaines urétrites rebelles s'écarte, pour laisser voir en pleine lumière la véritable cause de l'échec des traitements précédemment suivis.

Quant aux accidents qui peuvent résulter de l'emploi de la méthode, tels que l'épididymite, la cystite, etc... il suffira de renvoyer le lecteur aux chapitres de la technique.

Jamais l'urétroscope ne doit servir à diagnostiquer des lésions inflammatoires aiguës, diffuses et récentes ; il ne doit être utilisé que dans des conditions bien précises que nous spécifierons plus loin. Et dans ce cas, lorsqu'il est mené doucement et avec précaution, jamais il n'occasionnera le moindre accident.

En résumé l'urétroscope doit être actuellement considéré comme un instrument habituel d'exploration urétrale. Il donne, au point de vue diagnostic, des renseignements infiniment plus précieux qu'aucun autre mode d'investigation, et permet au point de vue thérapeutique, d'agir d'une manière précise et étonnamment efficace.

Du reste, quand on a pratiqué pendant quelque temps la méthode endoscopique, que ce soit dans l'urètre ou dans la vessie, et qu'on en a bien en main le manuel opératoire et instrumental, on a peine à concevoir qu'on ne se serve pas toujours de ce précieux mode de diagnostic et de traitement, essentiellement pratique et puissant.

Les points congestifs, les ecchymoses, les infiltrations gélatiniformes de la muqueuse, tout cela se voit admirablement, et, quand on sait prendre son temps, quand on a un bon outillage, on a conscience de faire véritablement œuvre scientifique, chirurgicale et utile.

Importance considérable de l'Urétroscopie pour déterminer la guérison absolue d'une urétrite.

Il est inutile d'insister sur l'énorme importance qu'il y a à savoir si un malade préalablement atteint d'urétrite est, ou non, complètement guéri. C'est là, comme chacun sait, un point capital, car il permettra d'éviter des conséquences lointaines, aussi fatales que terribles.

Certes, pour apprécier la guérison, la recherche attentive de l'écoulement du malade resté plusieurs heures sans uriner, et l'examen minutieux des filaments qui peuvent être contenus dans l'urine, peut donner de précieux renseignements ; de même le massage de la prostate, et l'exploration de la muqueuse urétrale tendue sur un béniqué, pourront toujours nous fournir de précieuses indications. Mais il n'en est pas moins vrai qu'en dépit de ces recherches, on est parfois bien désagréablement surpris par des récidives, en apparence inexpliquables, et qui, dans les cas où le mariage a été prématurément permis, peuvent avoir des suites fatales.

Aussi, dans ce dernier cas particulier, devrait-on s'entourer de toutes les précautions possibles, afin d'éviter pour l'avenir, un désastre. Parmi ces précautions, la plus importante, est l'examen minutieux de toute la muqueuse urétrale à l'aide de l'urétroscope, car, c'est ainsi qu'on pourra avoir les renseignements les plus rigoureusement précis, pour apprécier la guérison absolue, et donner au fiancé le « bulletin de santé » qui lui permettra d'aborder le mariage en toute sécurité morale et physique.

Nous ne saurions mieux faire que de reproduire ici l'opinion des Prs Oberländer et Kollmann sur ce sujet[1]: « Quelle que soit l'apparente bénignité du cas observé, on ne doit pas se contenter pour en apprécier la guérison, d'une seule recherche, mais on doit pratiquer plusieurs examens non seulement à quelques jours d'intervalle, mais aussi à des semaines de distance... et chaque fois, il faudra avoir soin d'urétroscoper, le malade n'ayant pas uriné depuis 5 ou 6 heures, et surtout de ne pas se servir de cocaïne... On examinera tout le canal d'un bout à l'autre, et, on pourra être assuré que la guérison est complète, lorsque le canal examiné remplit toutes les conditions suivantes :

« La muqueuse doit présenter des plis normaux, et une striation longitudinale parfaite. Il ne doit y avoir aucune différence au point de vue de la coloration, entre les points primitivement malades, et les parties restées saines. L'épithélium doit être partout aussi brillant. Les lacunes et les glandes de Littre doivent présenter des conduits excréteurs non irrités, les infiltrations périglandulaires et les cicatrices des glandes disparues ne doivent faire aucune saillie à la surface de la muqueuse, et se présenter comme toutes les autres parties, avec une surface épithéliale, saine.

« Les autres cicatrices qui ont pu se produire, et qui sont sous-épithéliales, ne doivent plus pouvoir se distinguer, et doivent être recouvertes d'une surface épithéliale d'un aspect et d'un éclat normaux. »

1. Oberländer et Kollmann. *Die chronische gonnorrhoe.* Leipzig, 1901, p. 168.

CHAPITRE VI

HISTORIQUE DE L'URÉTROSCOPIE

L'urétroscopie est loin d'être une science nouvelle, puisque ses débuts semblent remonter à près d'un siècle. Quelques tentatives d'endoscopie, infructueuses du

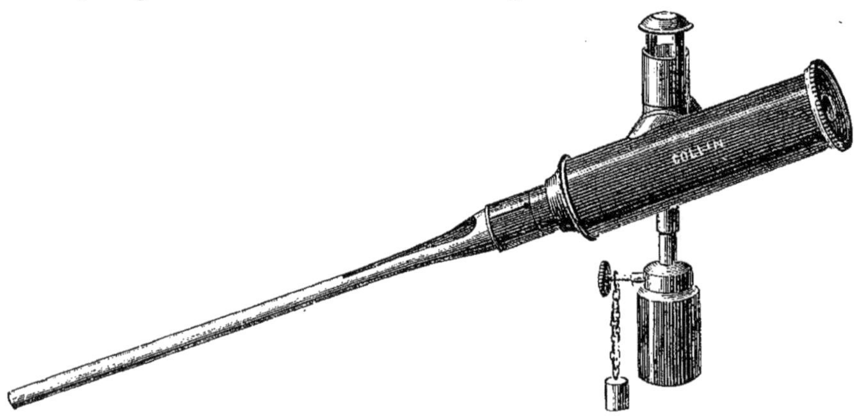

FIG. 16. — Urétroscope de Desormeaux.

reste, avaient été faites par Bozzini, de Francfort en 1805[1] et par Ségalas en 1826[2]. Mais c'est en France, en 1853, que Desormeaux[3] fit, le premier, construire un endoscope

1. Bozzini. Der Lichtleiter oder Beschreibung einer einfachen Vorrichtung und ihrer Anwendung zur Erleuchtung innerer Höhlen und Zwischenräume des lebenden animalischen Körpers. Weimar, 1807.

2. Ségalas. *Compte rendu de l'Académie des sciences*, 1826. Traité des rétentions d'urine. Paris, 1828.

3. Desormeaux. *Bulletin de l'Académie de médecine*, 1853. — De l'endoscope et de ses applications au diagnostic et au traitement des maladies de l'urètre et de la vessie. Paris, 1865.

utilisable, et ce sont les travaux de cet auteur qui marquent bien, en réalité, le début des études urétroscopiques.

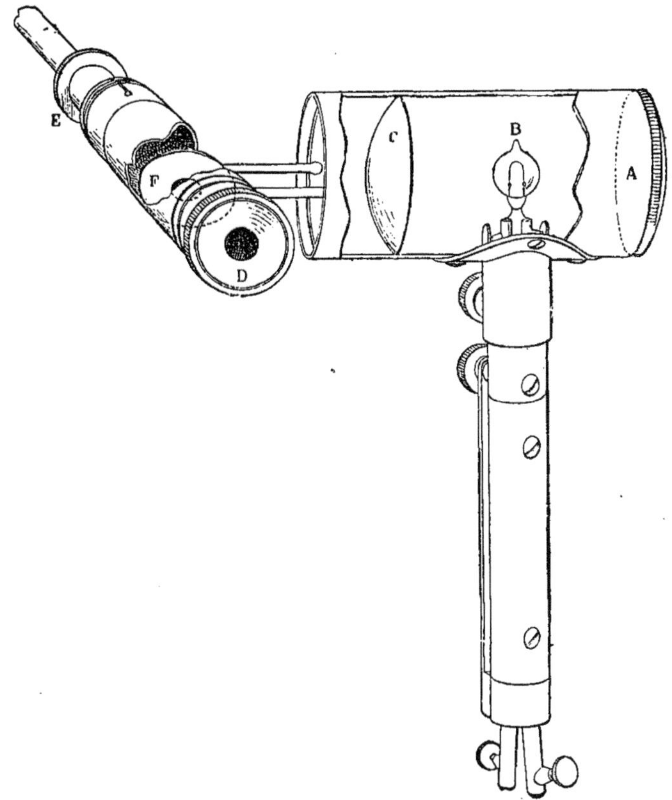

Fig. 17. — Urétroscope d'Horteloup.

Le cylindre dans lequel est placé la lampe est fermé ; au fond en A se trouve un miroir concave, en C est une forte lentille augmentant l'intensité de la lumière qui vient se réfléchir sur un miroir incliné en F pour être envoyée dans les speculums qui s'y adaptent au moyen d'une virole E. A l'extrémité de la lorgnette D, existe un jeu de lentilles.

Après lui, l'urétroscopie a suscité de très nombreux travaux ; tels ceux de Hacken[1] en 1862, ceux de Cruise[2] en

1. Hacken. Dilatatorium urethræ zur Urethroscopie. *Wiener med. Wochenschrift*, 1862, n° 12.

2. Cruise. The utility of the endoscop. Dublin, *Qualerly Journal of med. sciences*, mai 1865.

1865, ceux d'Andrews[1] en 1867, de Furstenheim[2] en 1870, de Stein[3] en 1874.

Le premier travail très complet et très documenté sur cette question paraît être celui de Grünfeld[4], de Vienne.

Cet auteur modifia les urétroscopes proposés jusque-là. Tandis que ces derniers, pour obtenir l'éclairage néces-

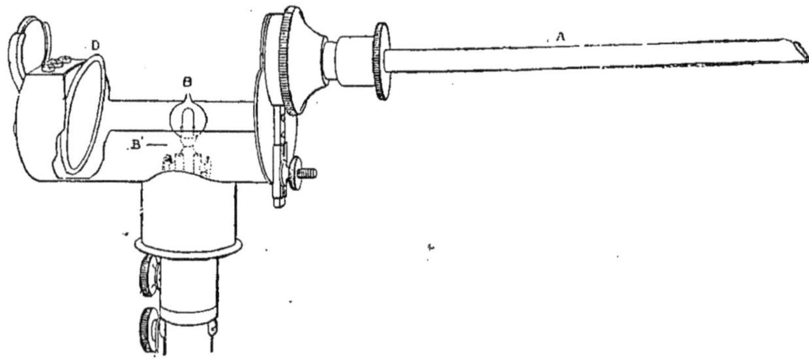

Fig. 18. — Panélectroscope de Leiter.

Il est ouvert à la partie supérieure. La lumière se réfléchit sur le miroir D pour être envoyée dans le speculum A. Une lentille C sert de grossissement.

saire, empruntaient la lumière d'une lampe fixée sur l'instrument, ce qui rendait le maniement difficile et incommode, Grünfeld, au contraire, se servit d'une source lumineuse indépendante, et employa une source de lumière fixe, dont il réfléchissait les rayons, au moyen d'un miroir frontal, dans l'axe du tube endoscopique.

Après Grünfeld apparurent de nombreux travaux, et de multiples appareils furent inventés, parmi lesquels il faut citer l'aéro-urétroscope d'Antal[5];

1. Andrews. The urethra viewed by a Magnesium Light. *The Med. Record*, vol. II, p. 107, 1867.

2. Fürstenheim. *Berlin. klin. Wochenschrift*, 1870, n°s 3 et 4. *Œsterr. Zeitsch. für pract.* Heilk, 1870, n° 25.

3. Stein. Das Photoendoscop. *Berlin. klin. Wochensch.*, 1874, n° 3.

4. Grünfeld. Die Endoscopie der Harnröhre und Blase. In *Deutsche Chirurgie* von Billroth und Luecke. Lieferung, 51, 1881.

5. Von Antal. Aéro-Urétroscope. *Centralblatt für Chirurgie*, 1887, n° 20. Spezielle Chirurgische Pathologie der Harnröhre und Harnblase, 1888.

Cet instrument était surtout destiné à écarter les unes des autres et à déplisser les parois urétrales afin d'en découvrir une plus grande étendue. Le tube urétroscopique était fermé du côté externe au niveau de son pavillon par une glace et muni d'un ajutage permettant d'envoyer avec une soufflerie, de l'air dans le canal de l'urètre. Pendant l'examen urétroscopique, la glace retenait l'air sans empêcher d'y voir, tandis qu'un aide comprimait l'urètre soit au niveau du périnée, soit dans la région membraneuse par le rectum. Par ce procédé les parois urétrales étaient écartées par la pression de l'air et pouvaient être examinées sur un espace de plusieurs centimètres.

Cet instrument fut modifié par Fenwick de Londres[1].

Puis vinrent successivement et rappelant les mêmes dispositions :

Le diaphotoscope de Schutz, de Vienne[2];

Le panélectroscope de Leiter (voir fig. 18)[3] ;

L'électroscope de Casper (voir fig. 19)[4] ;

L'urétroscope d'Otis[5] (voir fig. 20).

Plus tard, Nitze, en 1870, eut l'heureuse idée d'introduire une source lumineuse jusqu'au fond du tube urétroscopique, tout près de la surface à examiner : il obtenait ainsi un éclairage très supérieur à tous les autres.

Oberländer[6] fit alors construire son appareil qui se

1. Fenwick. Electric illumination of the male urethra by means of the new incandescent lamp uretroscope. *Brit. med. Journ.*, 1888, p. 462.

2. Schütz. Das diaphotoskop Monatshefte f. prakt. Dermatologie, 1887, VI, nos 20 et 23.

3. Leiter. Neue beleuchtungs apparate nut Zugrund elegung des elektrischen Lichteszudiagnostischen und operativen Zwecken. Wien, 1887.

4. Casper. Un nouvel urétroscope pour l'urètre. Berliner. *Klin, Wochenschrift,* 1891, p. 844 — Über die Greuzen und den Wert der Uretroskopie-Berliner. *Klin. Wochenschrift,* 1894, n° 38.

5. Otis (William). Urétroscope moderne. *Ann. des mal. des org. génit.-urin.*, 1901, p. 1063.

6. Oberländer und Neelsen. Beiträge zur pathologie und Therapie des chron. Trippers. *Vierteljahrschrift für Derm. und Syph.*, 1888. — Oberländer. Lehr-

montra bien meilleur que ceux employés jusque-là. De plus, il prouva qu'on pouvait sans dommage pour l'urètre utiliser des tubes urétroscopiques, d'un diamètre plus considérable, que ceux employés jusqu'alors. Il obtenait ainsi une surface d'examen beaucoup plus considérable, ce qui permettait une vision bien meilleure.

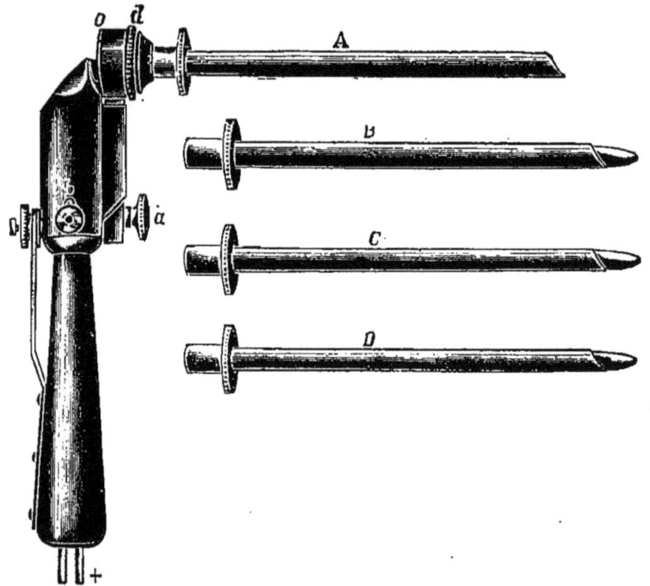

Fig. 19. — Électroscope de Casper.

Après Oberländer, nous signalerons encore les travaux de Burckhardt[1], de Janet[2], de Boisseau du Rocher[3], d'Horteloup qui modifia l'urétroscope primitif de Desormeaux en lui adaptant la lumière électrique[4] (voir fig. 17)

buch der Urethroskopie. Leipzig, 1893. — Oberlænder et Kollmann. Die chronische Gonorrhoe der männlichen Harnröhre. Leipzig, 1901.

1. Burckhardt. Endoscopie und Endoscopische Therapie der Krankheiten der Harnröhre und Blase. Tubingen, 1889.

2. Janet. *Annales gén.-urin.*, juillet 1891. — *Revue gén. des sciences*, 15 mars 1892. — Endoscopie urétrale, in *Leçons clin.* de Guyon, 1903, p. 214.

3. Boisseau du Rocher. *Ann. gén.-urin.*, 1892.

4. Horteloup. *Leçons sur l'urétrite chronique.* Paris, Masson, 1892.

(1892), de Keersmaecker et Verhoogen[1] (1898), de Clado[2] (1898), de Fenwick[3], de Kollman[4] (1891), de Valentine[5] (1900), d'Azevedo Albuquerque[6] (1903), de Frank de Berlin,

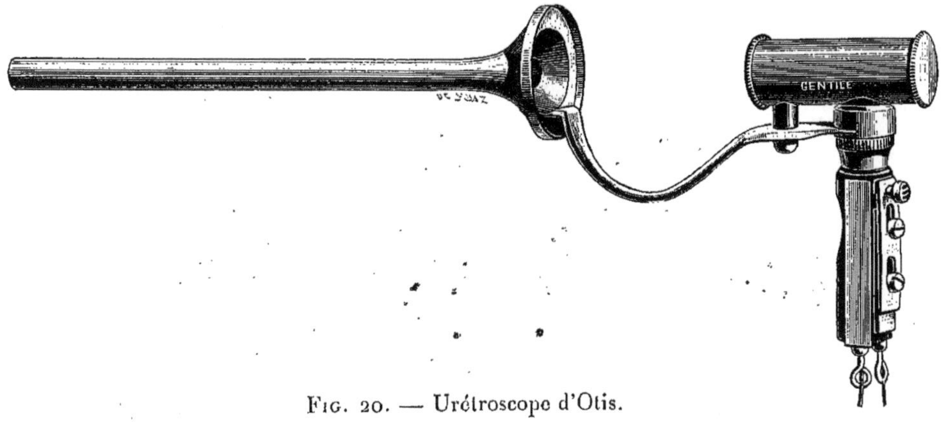

Fig. 20. — Urétroscope d'Otis.

de Luys[7] (1903 et 1905), de Wossidlo[8] (1903) (de Berlin), de von Frisch[9] (1904), de Wormser[10] (1906) et de Goldschmidt (de Berlin)[11] : celui-ci, adaptant à l'urétroscope, le

1. Keersmæcker et Verhoogen. Urétrites chroniques d'origine gonococcique. Bruxelles, 1898.

2. Clado. *Traité d'hystéroscopie*, 1898.

3. Fenwick. Obscur disease of the urethra. London, 1902.

4. Kollmann. Die photographie des Harnröhre innern. *Centralblatt für die physiol. und path. der Harn und Sexualorgan*, 1891.

5. Valentine. The irrigation treatment of gonorrhea. New-York, William Wood et C°, 1900, p. 188.

6. Azevedo Albuquerque. Endoscopia do Appareilho Urinario. *Thèse de Porto*, 1903.

7. Luys. Diagnostic et traitement urétroscopique des urétrites chroniques. *Presse médicale*, 22 avril 1903.

Compte rendu de l'Assoc. franç. d'urol., 1903, p. 789.

Endoscopie de l'urètre et de la vessie. Paris (Masson, 1905).

8. Wossidlo. Die Gonorrhoe des Mannes und ihre Komplicationen. Berlin. Otto Emslin, 1903.

9. Von Frisch et Zuckerkandl. Handbuch der Urologie Erster Band, p. 550 et suiv. Wien. — Hölder, 1904.

10. Wormser. *Journal des Praticiens*, 4 août 1906.

11. Goldschmidt. Die Endoskopie der Harnrohre. Berliner Klin-Wochenschrift. 1906. N° 6. 5 Février 1906.

principe de la cystoscopie à eau, dilate l'urètre avec de l'eau maintenue sous pression et pratique ainsi l'examen de la muqueuse urétrale.

Le Dr Wasserthal (de Karlsbad), reprenant l'idée déjà ancienne, émise par Von Antal, fit construire en se servant des derniers perfectionnements apportés à l'instrumentation urétroscopique, un urétroscope à air,

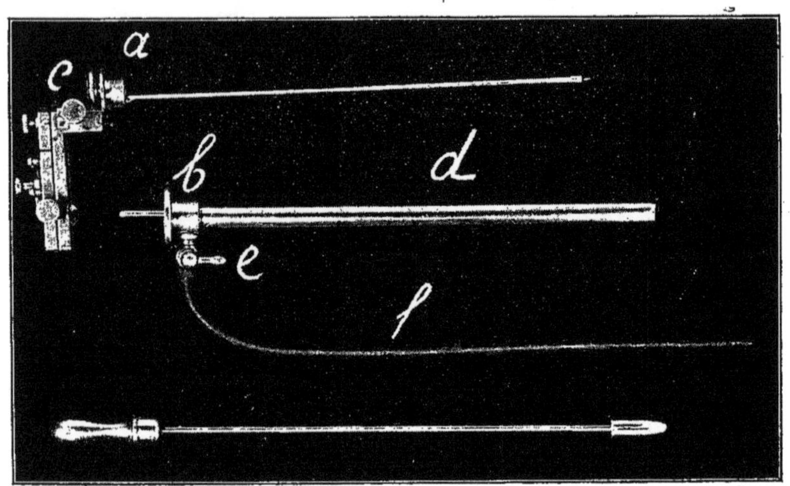

Fig. 21. — Aéro-urétroscope de Wasserthal.

destiné à examiner la muqueuse urétrale déplissée sous l'influence de l'air comprimé[1].

Enfin il convient encore de citer parmi les derniers travaux parus l'intéressante thèse du Dr de Gouvea parue à Rio de Janeiro[2] sur le traitement des urétrites chroniques — dans laquelle l'auteur montre la part importante que doit occuper l'urétroscopie.

Tous les urétroscopes construits depuis l'instrument

1. Wasserthal. Ein Lüfturethroscop, in *Centralblatt für die Krankheiten der Harn und Sexualorgan*, XV Band, Heft 6, 23 Juni 1904.

2. Soares de Gouvea. Tratamento racionaldas Urethrites Chronicas. Rio de Janeiro, 1905.

primitif de Désormeaux ont pour but d'écarter les parois urétrales normalement en contact et d'éclairer la cavité ainsi créée. Mais tandis que les premiers appareils étaient munis d'une source lumineuse située en dehors du tube urétroscopique, les plus récents, au contraire, possèdent leur source lumineuse, dans l'intérieur du tube, au contact même de la muqueuse urétrale.

Il faut donc distinguer deux groupes bien distincts d'urétroscopes :

1° Les urétroscopes à lumière externe (située en dehors du tube urétroscopique) ;

2° Les urétroscopes à lumière interne (située dans le tube urétroscopique).

1. Urétroscopes à lumière externe.

Ce groupe comprend deux types.

Dans un premier type, *la source de lumière est fixée à l'appareil optique* et ses rayons sont projetés par réflexion dans l'axe de cet appareil, de manière à éclairer le champ qui se présente à l'extrémité du tube endoscopique. C'est ce dispositif qu'avait adopté Désormeaux, puis après lui Leiter, puis Casper, puis, plus récemment, William Otis. Au début, la source de lumière était une lampe à huile, puis ensuite une lampe à pétrole ; mais l'éclairage ainsi fourni était évidemment notoirement insuffisant. Aussi fallut-il l'éclairage électrique pour rendre à ce mode d'examen la place qu'il devait occuper.

Dans un deuxième type, *la source de lumière est indépendante de l'appareil optique,* et peut être fixée au front de l'opérateur. C'est le procédé qu'avait adopté Grünfeld, de Vienne. Cette source lumineuse consiste essentiellement en une lampe électrique placée au foyer d'un miroir concave. C'est le photophore de Clar.

L'avantage de ces urétroscopes à lumière extérieure au tube urétroscopique, était que les manœuvres dans le tube étaient relativement aisées : les tampons d'ouate qui y devaient être introduits ne pouvaient salir la source de lumière. Mais par contre, ils avaient l'immense inconvénient de ne pas permettre une vision véritablement nette et précise. La source lumineuse, si intense fût-elle, était toujours trop faible là où elle aurait dû être la plus forte, c'est-à-dire dans le fond du tube. De plus, dans les instruments à source de lumière indépendante de l'appareil optique, tels que le photophore de Clar, par exemple, il

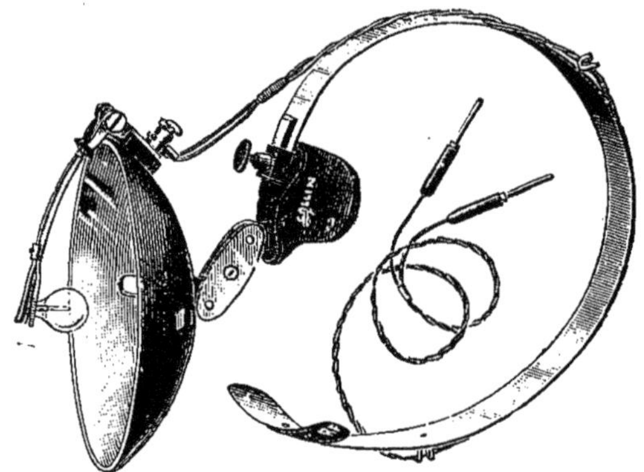

Fig. 22. — Photophore de Clar.

fallait vraiment une grande habitude et beaucoup de tâtonnements pour arriver à projeter bien exactement au fond du tube le faisceau lumineux.

Le tube urétroscopique d'une part, le miroir réflecteur d'autre part, étaient mobiles ; et pour qu'ils puissent conserver tout de même leur solidarité respective, l'observateur devait garder une attitude immobile et fixe, difficile et pénible à conserver.

Lorsque la source lumineuse est fixée au pavillon de l'endoscope, l'orifice de l'urétroscope est caché, l'œil ne peut regarder que par l'orifice d'un miroir percé, ou bien dans d'autres cas l'appareil est muni d'un système de réflexion à lentilles qui alourdit l'instrument et le rend peu pratique.

De nouveaux perfectionnements ont été proposés pour tenter de rendre ce genre d'instrument plus pratique.

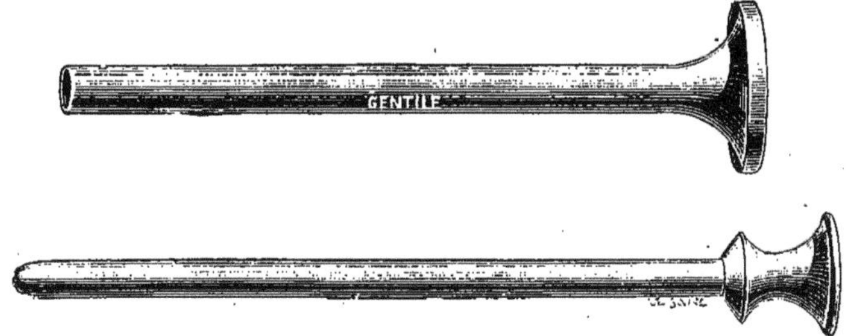

Fig. 23. — Tube urétroscopique ordinaire et son mandrin.

Ainsi Auspitz employait un urétroscope à 2 valves mobiles s'ouvrant dans l'urètre, de manière à en montrer de plus grandes surfaces, sans toutefois dilater le méat. Cette

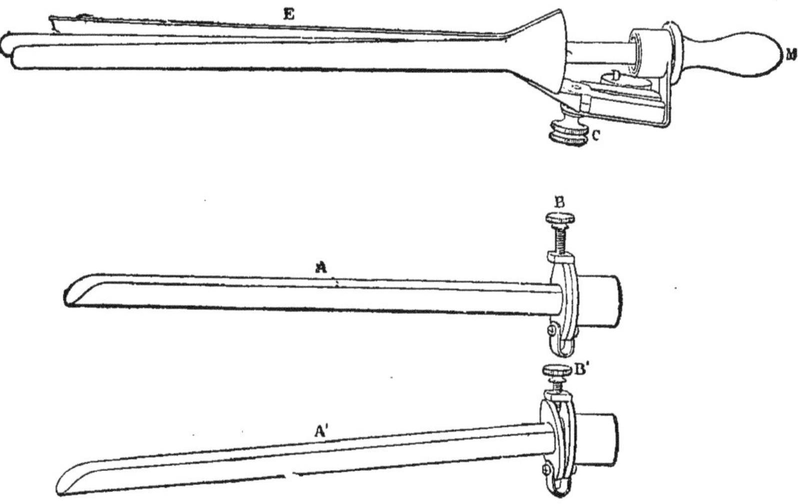

Fig. 24. — Speculum bivalve d'Horteloup.

Par l'éloignement des branches, au moyen de la vis D, on augmente le champ d'examen du fond de l'urètre.

disposition a été aussi adoptée par Oberländer et par Horteloup (voir fig. 24).

Mais il n'en est pas moins vrai, qu'en dehors même de

la complexité instrumentale nécessitée par la disposition des urétroscopes à lumière externe, il y a un fait indéniable, c'est que la lumière est la plus faible, là où elle devrait être la plus intense. C'est au fond du tube urétroscopique qu'on a besoin du maximum d'intensité lumineuse, et c'est précisément là qu'il y en a le moins. Du reste quelle que soit la puissance lumineuse employée, quelle que soit l'intensité ou la grosseur des lampes adoptées dans les urétroscopes à lumière externe, jamais on n'obtiendra avec eux un éclairage aussi vif qu'avec les petites lampes mises en contact direct du point à éclairer, c'est-à-dire de la muqueuse urétrale.

2. Urétroscope à lumière interne.

Dans ce groupe, la source de lumière a été d'abord représentée par un petit fil de platine porté à l'incandescence qui, fixé à l'extrémité interne du tube endoscopique, éclairait directement le champ qui l'encadrait. Un système de circulation d'eau évitait l'échauffement de l'appareil. Ce procédé, inventé par Nitze et Leiter, a été repris et perfectionné par Oberländer, de Dresde.

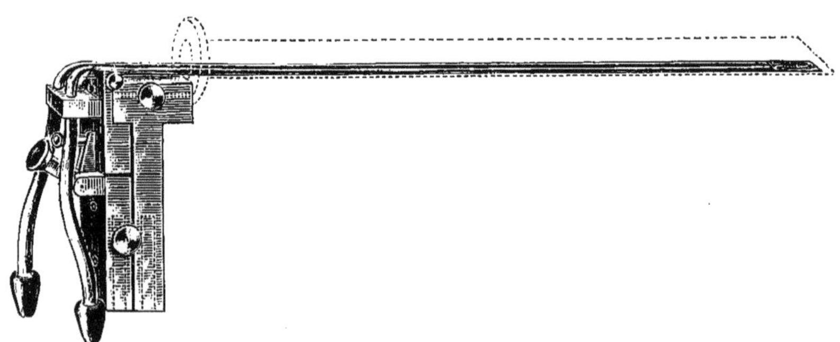

Fig. 25. — Urétroscope d'Oberlænder.

L'urétroscope d'Oberländer (voir fig. 25) a le grand

avantage de permettre une vision très précise. Le fil de

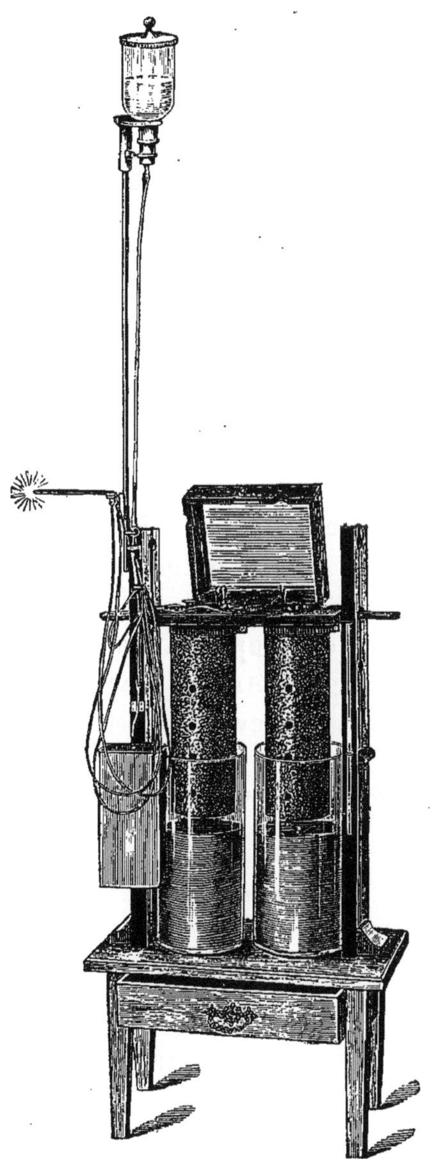

Fig. 26. — Appareillage nécessaire pour l'urétroscope d'Oberländer (Piles et circulation d'eau).

platine, source de lumière, fait une saillie très minime

dans la lumière du tube urétroscopique et permet une vision très nette sur une surface étendue de la muqueuse urétrale.

Mais l'instrument d'Oberlænder a deux gros inconvé-

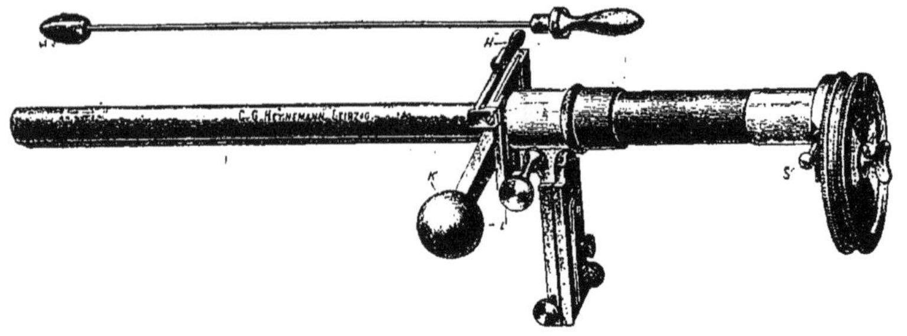

Fig. 27. — Urétroscope photographique (nouveau modèle) de Kollmann.

nients : 1° de nécessiter une circulation d'eau pour refroidir la lampe, ce qui oblige à avoir une installation spéciale compliquée et coûteuse ; 2° de forcer l'opérateur à retirer la lampe de l'appareil chaque fois qu'il veut tamponner la muqueuse urétrale observée.

Le Pr Valentine, de New-York a remédié très heureuse-

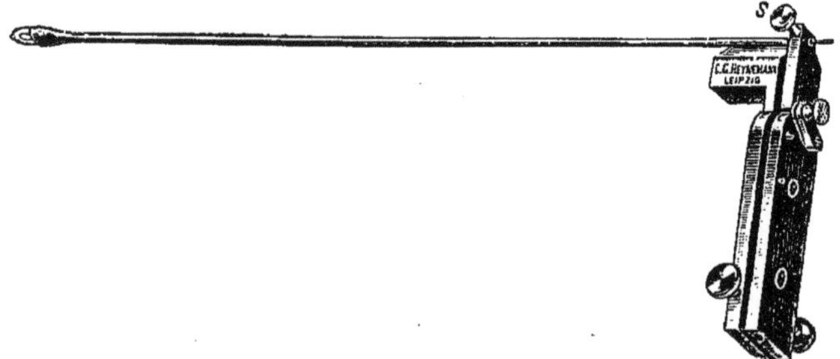

Fig. 28. — Urétroscope de Valentine.

ment à ces inconvénients en remplaçant le fil de platine incandescent par une minuscule ampoule électrique montée sur une fine tige métallique, qui permet de porter cette source de lumière au fond du tube, en l'y faisant affleurer (Voir fig. 28). La petite lampe électrique (dite lampe froide) ne donne au malade aucune sensation de chaleur appréciable, est toujours parfaitement tolérée sans la moindre douleur et permet de faire un examen

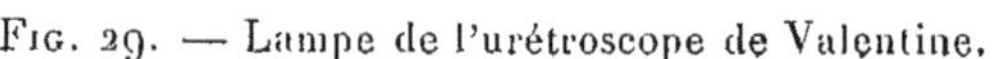

FIG. 29. — Lampe de l'urétroscope de Valentine.

méthodique complet de la muqueuse urétrale, car celle-ci est admirablement éclairée.

C'est du reste grâce à cet appareil modifié que le Pr Kollmann, de Leipzig, a pu obtenir des photographies

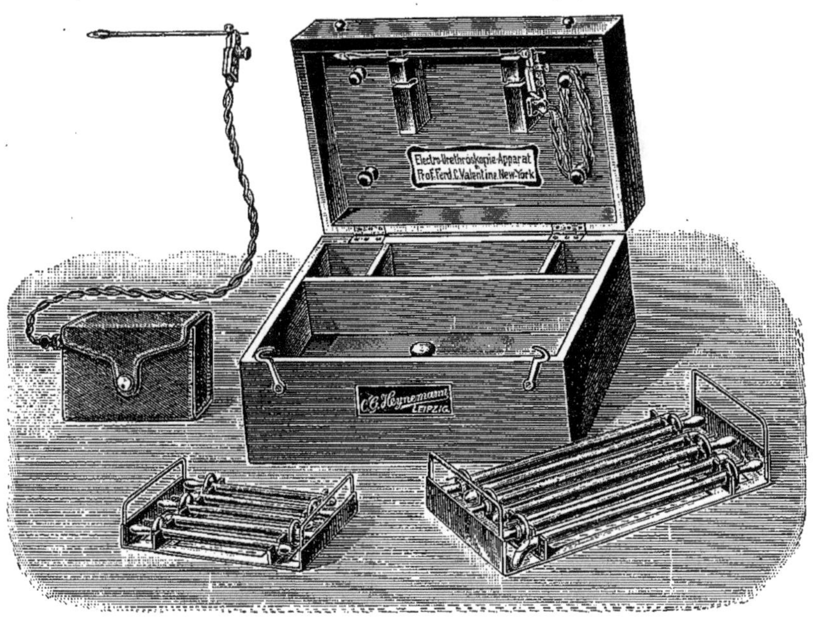

FIG. 30. — Trousse de l'urétroscope de Valentine.

de la muqueuse urétrale[1]. Son urétroscope photographique nouveau modèle est représenté dans la figure ci-contre (fig. 27).

1. Kollmann. Die photographie des Harnröhreinnern. *Centralbl. f. n. Krankheiten d. Harn. u. sexual organe,* 1891, II, p. 227, n. 391.

L'urétroscope de Valentine avait néanmoins, au point de vue pratique, plusieurs inconvénients : 1° lorsqu'une lampe venait à se briser ou à être brûlée, il fallait longtemps et de minutieuses précautions pour la changer ; 2° la lampe elle-même était très fragile, car si une goutte de liquide venait se loger dans la petite armature métallique du porte-lampe, il s'établissait un court circuit qui éteignait la lampe ; 3° les lésions urétrales, quoique nettement vues, pouvaient cependant, lorsqu'elles étaient peu accentuées, passer quelquefois inaperçues car les images ne pouvaient être agrandies ; 4° la petite lampe et

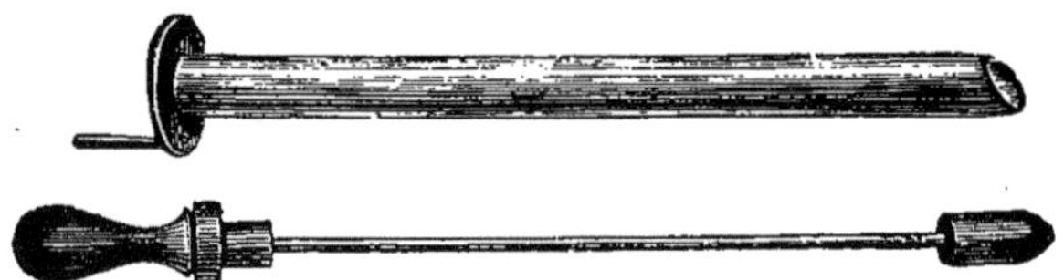

FIG. 31. — Tube de l'urétroscope de Valentine.

la tige qui la supportaient faisaient une saillie appréciable dans la lumière du tube urétroscopique, en diminuant ainsi d'autant le champ visuel.

C'est pour remédier à ces multiples inconvénients que j'ai apporté à cet instrument d'importantes modifications, dont les premières furent présentées à la Société de chirurgie, le 24 décembre 1902.

J'ai d'abord fait ajouter à l'urétroscope une *loupe mobile* dont le foyer correspondait exactement à la longueur du tube urétroscopique. Les lésions urétrales sont ainsi grossies et aucune d'elles ne peut passer inaperçue. Pour bien voir et voir nettement, la présence de la loupe est vraiment extrêmement utile, et permet de percevoir des détails intéressants, que la vision à l'œil nu pourrait laisser échapper. En effet, l'urétroscope étant un instrument destiné avant tout à poser un diagnostic précis, on comprendra facilement combien l'aide de la loupe est précieux et indispensable pour percevoir toutes les particularités de la muqueuse urétrale. C'est pourquoi il semble au moins étrange de voir certains expérimentateurs simplistes ne pas vouloir se servir de cet important perfectionnement, sous le prétexte qu'on est obligé de l'écarter au moment des interventions endoscopiques !

Ensuite la cupule du *porte-lampe* a été perfectionnée ; l'espace vide compris entre la petite armature métallique et l'ampoule de verre a été comblée par une masse isolante, de telle façon qu'aucune goutte de liquide ne peut s'introduire entre ces deux parties et occasionner la production d'un court circuit. De plus, le changement des lampes est extrêmement facile à faire, et peut s'effectuer en quelques secondes. Les lampes sont aussi montées sur des tiges de différentes longueurs qui correspondent à des tubes urétroscopiques longs ou courts, suivant qu'on veut examiner plus spécialement l'urètre antérieur ou l'urètre postérieur.

Enfin les tubes urétroscopiques ont été sur mes indications, creusés d'une petite rigole, située sur toute la longueur du tube, et destinée à loger et à cacher la lampe et sa tige.

La stérilisation des tubes urétroscopiques se fait facilement dans l'eau bouillante ; la stérilisation des lampes s'effectue comme celle des cystoscopes dans les étuves à formol.

C'est avec cet instrument que j'ai toujours opéré et avec la plus entière satisfaction : il évite tous les reproches qu'on pourrait lui adresser. En effet tout d'abord, les dangers de brûlures sont absolument nuls, car les lampes employées, dites *lampes froides,* ne donnent aucune chaleur appréciable. Jamais, dans tous les examens que j'ai pratiqués, un seul malade ne s'est plaint d'une sensation de chaleur désagréable.

D'autre part, les manœuvres à effectuer dans le tube

urétroscopique sont parfaitement possibles sans qu'on ait à retirer la lampe, elles se font très facilement et directement sous la vue.

Enfin, l'éclairage de la muqueuse urétrale est parfait, et de beaucoup supérieur à celui fourni par les urétroscopes à lumière externe.

3. Description de l'urétroscope Luys.

Au total, mon urétroscope se compose de deux parties bien distinctes :

1° Les tubes urétroscopiques avec leur mandrin ;

2° Le manche de l'urétroscope ou porte-lumière.

1. TUBES URÉTROSCOPIQUES. — Les tubes urétroscopiques proprement dits présentent à considérer : un corps et deux extrémités.

Le corps se compose d'un tube qui n'est pas complètement cylindrique. En effet sur l'une de ses parois, se trouve creusée dans toute la longueur du tube, une petite rigole destinée à loger le corps de la lampe et la petite tige qui la supporte. De cette manière, la tige et la lampe, au lieu

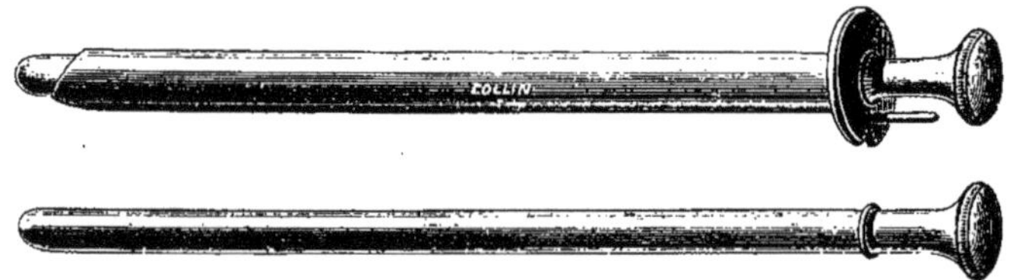

FIG. 32. — Tube urétroscopique long de Luys et son mandrin.
A la partie inférieure du tube, on peut voir la dépression longitudinale destinée à loger la lampe et sa tige.

de faire saillie sur la partie interne du tube, se trouvent dissimulées dans l'épaisseur même de sa paroi, ce qui augmente d'autant la lumière du tube, et par suite agrandit le champ visuel.

Des deux extrémités du tube urétroscopique, l'une est destinée à s'articuler avec le manche ; elle présente un large pavillon qui porte lui-même une petite tige métallique, sur laquelle viendra se fixer le manche de l'urétroscope et un cran d'arrêt pour assurer la solidarité absolue entre le manche et le tube. L'autre extrémité, extrémité profonde, est *mousse,* contrairement à celle des tubes habituellement usités en Allemagne, de manière à ne pouvoir blesser en aucune façon la muqueuse urétrale.

Longueur des tubes. — Les tubes urétroscopiques que j'emploie habituellement sont de longueurs variées, suivant les différentes portions du canal de l'urètre sur lesquelles on se propose de faire porter son examen.

Les tubes longs mesurent 14 centimètres ; ils sont destinés surtout à l'examen de l'urètre postérieur.

Les tubes courts destinés seulement à l'urètre pénien ne mesurent que 7 centimètres.

Les tubes moyens destinés à l'examen de tout l'urètre

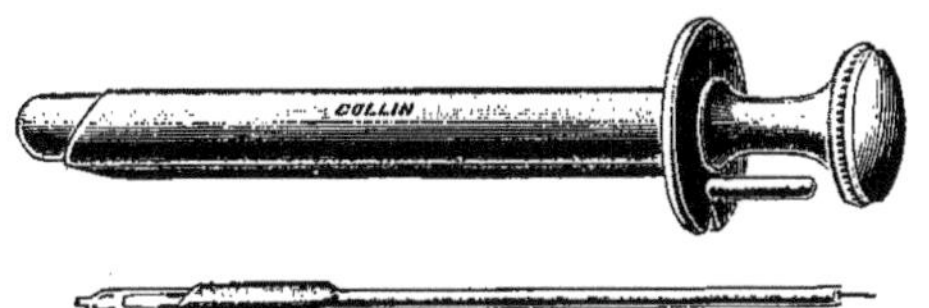

Fig. 33. — Tube urétroscopique court et sa lampe.

antérieur mesurent 13 centimètres. Ce sont ces derniers qui sont le plus généralement employés.

Calibre. — Pour établir le calibre le plus avantageux des tubes urétroscopiques à employer, Oberländer et Kollmann ont, à ce point de vue, examiné 300 malades [1] et

1. De Keersmaecker et Verhoogen. Urétrite chronique d'origine gonoc. Bruxelles, 1898.

sur ce nombre ils ont trouvé que 2 à 3 pour 100 seulement des sujets ont un méat trop étroit pour admettre le 23 Charrière, tandis que pour le grand nombre (69 à 70 pour 100) on peut très bien employer le 27 et même le 29.

Chez 10 pour 100, il faut employer le 23;

Chez 25 pour 100, il faut employer le 25.

Ces recherches montrent donc que le plus grand nombre des malades ont un méat assez large, pour admettre au moins un n° 25. Et, de fait, mes observations personnelles sont absolument d'accord avec ces chiffres,

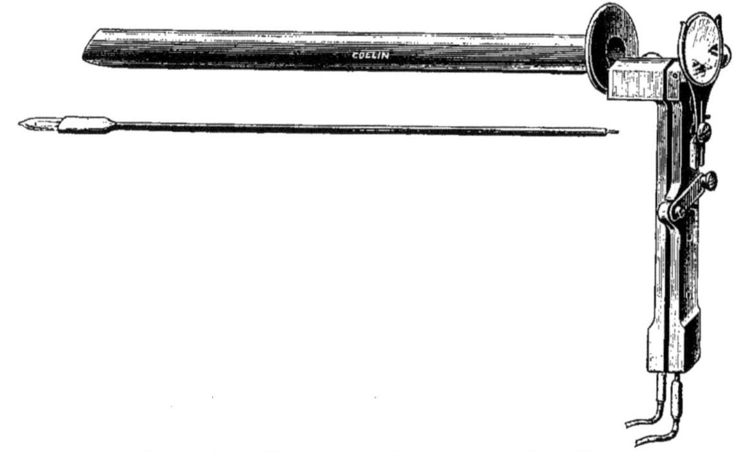

Fig. 34. — Urétroscope Luys complet (profil).

de telle manière que, dans l'immense majorité des cas, j'emploie le tube urétroscopique n° 26.

D'une façon générale, il y a grand avantage à se servir du tube le plus large possible, car la surface d'examen devient alors plus étendue, et les plis de la muqueuse s'effacent de telle façon, que les petites lésions qu'ils pourraient recouvrir et cacher, apparaissent facilement.

Composition. — Les tubes que j'utilise sont métalliques et nickelés. C'est, en effet, de cette manière qu'ils sont le plus facilement nettoyés, stérilisés et maniés.

Quelques auteurs préfèrent les tubes de verre, parce qu'ils forment un corps isolant, et que lorsqu'on manœuvre dans le canal des tiges chargées d'électricité, il se produit parfois des court-circuits lorsque celles-ci viennent au contact des tubes métalliques. C'est là un minime inconvénient, facile à éviter avec quelques précautions.

D'autre part, la fragibilité des tubes de verre peut faire redouter qu'ils ne viennent à se briser dans le canal, produisant ainsi de graves accidents.

Certains auteurs (Grünfeld, par exemple) ont préconisé les tubes de caoutchouc durci. Mais il ne semble pas que ces tubes doivent être préférés aux tubes métalliques, bien au contraire.

Les mandrins, à l'encontre de ceux qui sont fabriqués en Allemagne, sont des tiges métalliques nickelées pleines. Leur manœuvre et leur sortie du tube, lorsque celui-ci a été introduit, m'ont semblé beaucoup plus faciles de cette façon que dans les autres modèles. Dans les premiers modèles de mon urétroscope une petite rainure avait été ménagée dans toute leur longueur ; elle était destinée à permettre le passage de l'air lorsque, le tube étant introduit, on voulait retirer le mandrin. Grâce à ce dispositif la muqueuse n'était pas aspirée dans le fond du tube ; il n'y avait ni blessure produite, ni douleur ressentie. Cette disposition ne devient plus utile depuis que j'ai fait creuser d'une rigole la paroi du tube urétroscopique ; celle-ci tient lieu de tous les avantages de la petite rainure qui se trouvait auparavant sur le mandrin.

2. Le manche. — Le manche de mon urétroscope se compose d'un corps métallique assez long pour être bien en main et muni d'un interrupteur destiné à établir ou à couper le courant. A son extrémité inférieure viennent se fixer les deux fils électriques qui amènent le courant. A son extrémité supérieure se trouve la loupe, facilement

mobile dans le sens transversal. La loupe elle-même, engainée dans une petite chape métallique, est très aisément démontable, de telle sorte que, suivant la longueur du tube employé, on peut facilement la changer.

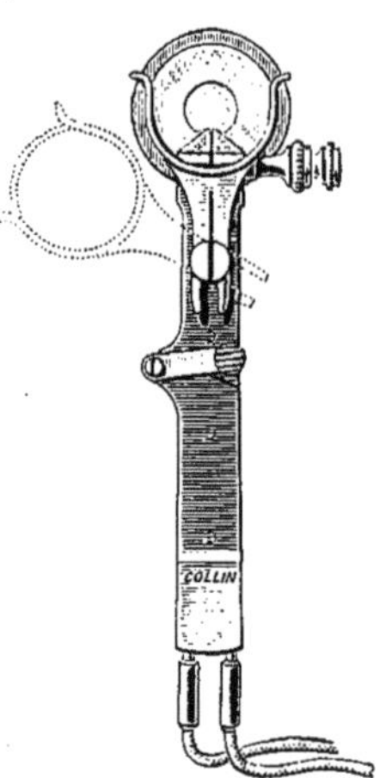

Fig. 35. — Manche de l'urétroscope Luys avec la loupe et les fils (vu de face).

A chaque longueur de tube, en effet, correspond une loupe dont le foyer répond très exactement à la longueur du tube.

Enfin, sur cette extrémité supérieure, vient se fixer la petite lampe électrique, montée sur sa tige plus ou moins longue, suivant la longueur du tube. Ces tiges sont calculées de manière à ce que l'ampoule arrive tout près de l'extrémité du tube endoscopique, sans cependant pouvoir entrer en contact avec la muqueuse.

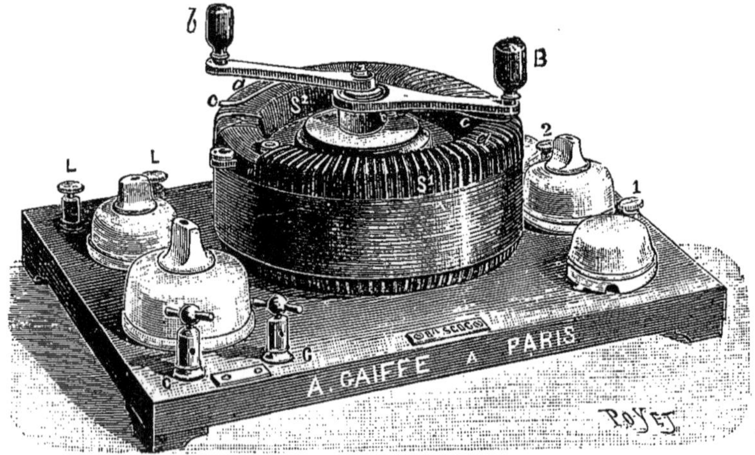

Fig. 36. — Rhéostat pour lumière et cautère s'adaptant sur le courant de la ville (Gaiffe).

La facilité et la promptitude avec lesquelles une lampe

peut être changée sont extrêmes, quelques secondes suffisent.

Le courant électrique peut être celui de la ville, sur lequel on branche un rhéostat tel que l'un de ceux qui sont

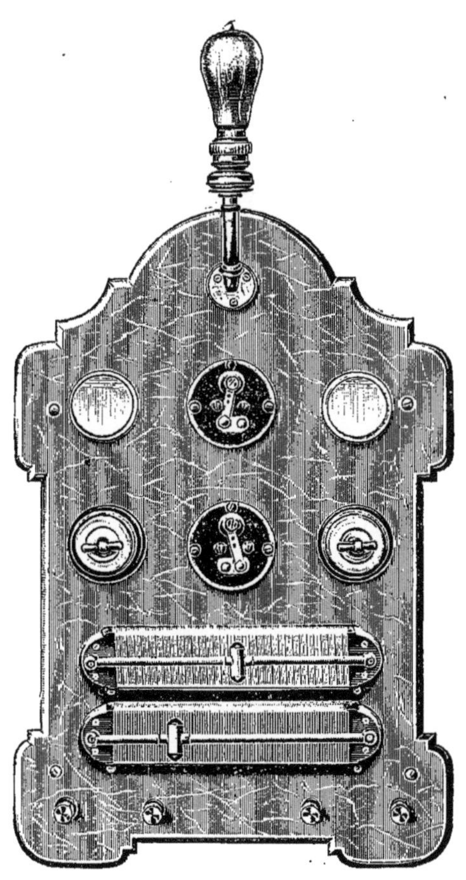

FIG. 37. — Rhéostat s'adaptant sur le courant de la ville pour lumière et cautère (Heller).

représentés ici (voir fig. 36 et 37) et qui est destiné à graduer à volonté l'éclat lumineux des lampes.

J'ose opérer que la facilité du maniement, la précision de vision, la sûreté de diagnostic que donne mon instrument, permettront à beaucoup de médecins de revenir à l'urétroscopie, car beaucoup, même des plus convaincus, avaient été rebutés de ce précieux mode d'investigation, dès leurs premières tentatives, par les difficultés de maniement des urétroscopes précédemment employés.

Si jusqu'ici, en France, on a très peu pratiqué l'urétroscopie, il faut en voir la raison surtout dans ce fait, que les instruments, mis à la disposition des médecins, étaient véritablement bien incommodes, ou bien compliqués.

Mais actuellement que mon urétroscope, simple et pratique, permet de bien voir les lésions urétrales, ce mode d'investigation doit entrer dans la pratique urétrale courante, au même titre que les explorations par les explorateurs à boule olivaire.

CHAPITRE VII

TECHNIQUE DE L'URÉTROSCOPIE

Préparation des instruments.

Le lit qui doit servir à l'examen urétroscopique devra être élevé : autant que possible il sera muni d'un dossier mobile. Sur ses montants antérieurs seront fixées deux pédales, sur lesquelles s'appuieront les pieds du malade.

L'urétroscope sera monté et essayé. Pour bien monter la lampe on aura soin de remarquer que la tige qui la supporte, présente, près de son extrémité fixe, une petite encoche qui servira de point de repère, et devra être placée exactement dans la partie libre de la rainure du manche ; elle sera bien assujettie et le contact sera assuré au moyen d'une vis qui la fixera.

On devra aussi s'assurer que la tige porte-lampe est très exactement rigide et rectiligne, et ne forme en aucune façon « arc-de-cercle » car si ce fait se présentait, la vision dans le tube urétroscopique serait de beaucoup réduite. De plus, enfin, l'ampoule de la lampe devra être bien horizontale et parfaitement appliquée au tube urétroscopique ; elle ne devra pas être oblique et encore bien moins verticale car la présence de la lampe mal placée diminuerait beaucoup l'étendue du champ visuel et gênerait considérablement les manœuvres endoscopiques.

La source de lumière électrique employée sera, ou une

batterie fixe d'accumulateurs, ou un accumulateur portatif. Mieux encore, si l'on peut disposer d'une prise de courant électrique de la ville, on utilisera un tableau de résistance analogue à l'un de ceux qui sont figurés cidessus (voir fig. 36 et 37).

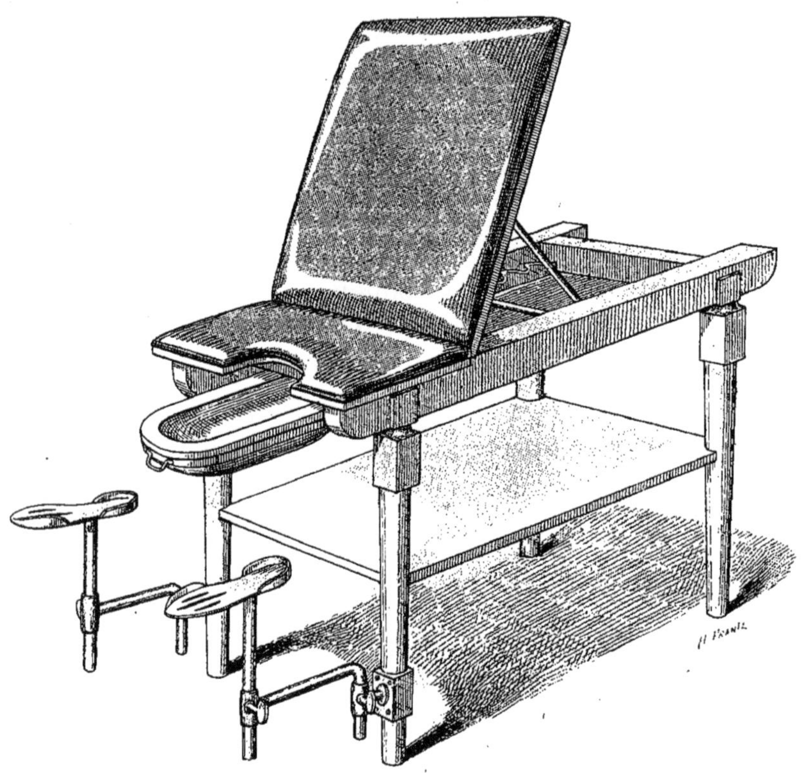

Fig. 38. — Table pour examens urétroscopiques (installation particulière).

La lampe sera alors progressivement portée à l'incandescence, de manière qu'on puisse obtenir une lumière bien blanche.

Les tubes urétroscopiques seront choisis pour chaque cas particulier. Si l'on ne veut examiner que la partie antérieure de l'urètre pénien, on prendra de préférence un tube court de 7 centimètres, car la vision est, de cette façon, plus nette. Si, au contraire, on veut examiner tout l'urètre, les tubes longs de 13 centimètres seront choisis.

Si l'on veut plus spécialement étudier l'urètre postérieur et les lésions prostatiques, c'est surtout aux tubes longs de 14 centimètres qu'on devra recourir.

Avec chaque tube, bien entendu, doit être utilisée la lampe de longueur correspondante qui sera fixée aisément sur le manche de l'urétroscope.

Les tubes les plus souvent employés sont ceux du calibre 24, 26 ou 28.

La *loupe* correspondant au foyer visuel du tube urétro-

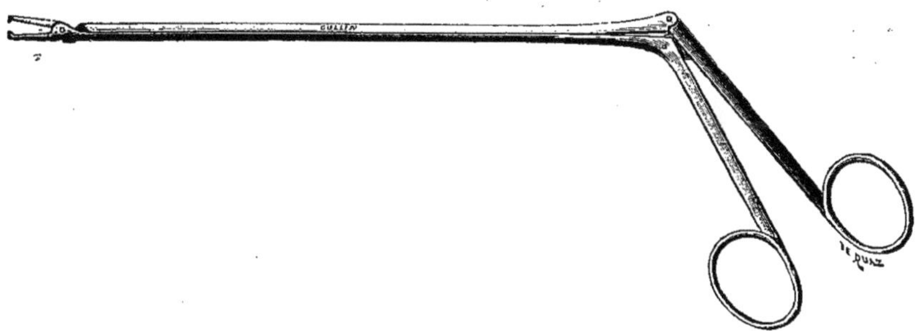

Fig. 39. — Pince spéciale pour manœuvres intra-urétrales.

scopique que l'on veut employer sera également assujettie au manche.

Sur une table, placée à la droite de l'opérateur, seront disposés les instruments spéciaux nécessaires à la thérapeutique du canal de manière à faire, en une seule séance, le traitement en même temps que le diagnostic. Ce seront : des porte-tampons, constitués simplement par de fines tiges de bois, entourées de coton à leurs deux extrémités [1], une longue pince spéciale (voir fig. 39), destinée à aller chercher dans le tube urétroscopique les tampons

1. La stérilisation de ces porte-tampons devra être faite de préférence dans l'étuve à vapeur sèche, les vapeurs de formol étant mal supportées par la muqueuse urétrale.

d'ouate qui auraient pu se détacher des porte-tampons, des tiges porte-caustiques, de fins galvano-cautères et l'aiguille électrolytique de Kollmann.

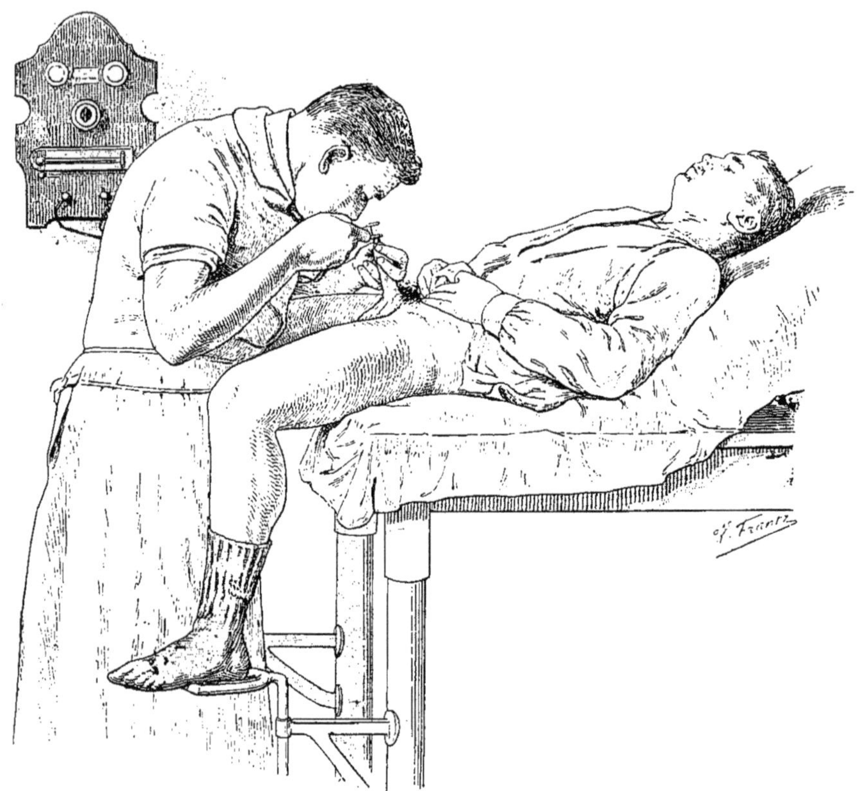

Fig. 40. — Examen de l'urètre antérieur.
Position de l'opérateur et du malade.

Les tubes urétroscopiques, munis de leurs mandrins, ont dû être préalablement stérilisés par l'ébullition.

Préparation du malade.

Le malade ne doit être vêtu seulement que de sa chemise : autant que possible, il n'aura pas uriné depuis plusieurs heures. Il devra se placer sur le lit, de telle manière que ses jambes soient pendantes et les pieds soutenus par des pédales; son siège doit très exactement affleurer le bord du lit. Le malade devra être presque couché pour l'examen de l'urètre postérieur, et pourra garder la même position pour l'examen de l'urètre antérieur.

Néanmoins lorsqu'on veut plus spécialement examiner l'urètre postérieur il y a grand intérêt à relever les cuisses et les jambes du malade de manière à les mettre sur le même niveau que son siège, et, en somme, de placer le

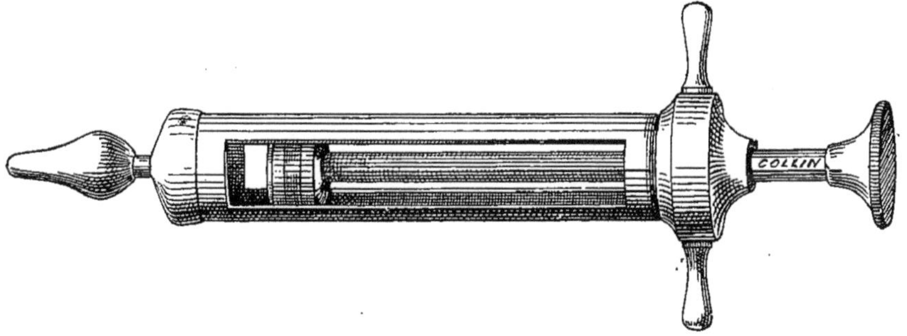

Fig. 41. — Seringue de 10 cmc., stérilisable dans l'eau bouillante pour injections intra-urétrales de cocaïne ou de stovaïne.

malade dans la même position que celle préconisée pour la cystoscopie à prisme (voir page 161).

Les choses étant ainsi disposées, on aura soin d'aseptiser convenablement le gland et le méat du malade.

Dans une séance précédente, on se sera assuré que le méat n'est pas trop étroit et que le canal ne présente pas de rétrécissement serré, interdisant l'accès d'un tube urétroscopique. Le méat constitue toujours, dans un canal normal, la portion la plus étroite de l'urètre ; dans les cas où l'urétroscopie sera jugée utile, il sera donc nécessaire de pratiquer, auparavant, la méatotomie, de manière à permettre au tube urétroscopique de passer ensuite facilement et sans douleur.

A moins d'indications spéciales on ne fera, avant l'examen urétroscopique, aucune injection dans l'urètre, car le liquide pourrait entraîner certains produits pathologiques, sécrétés par les glandes de Littre, qu'il serait parfois utile de voir. On pratiquera donc cet examen avant d'avoir fait uriner le malade de telle manière que lorsque l'exploration urétroscopique sera terminée, le canal pourra être balayé de suite d'arrière en avant par une miction naturelle.

Parfois cependant, il sera nécessaire chez des sujets sensibles ou nerveux, d'anesthésier la muqueuse urétrale et le meilleur moyen nous paraît être, pour atteindre ce but, d'injecter, à canal fermé, avec une petite seringue (voir fig. 41), dans l'urètre antérieur, 8 à 10 centimètres cubes d'une solution de stovaïne à 1 pour 100.

Manuel opératoire.

Le tube urétroscopique, muni de son mandrin, ayant été choisi pour chaque cas particulier, est abondamment lubréfié avec de la glycérine stérilisée. Cette substance, a en effet, le grand avantage de conserver à la muqueuse urétrale toute sa transparence et de permettre une vision très nette. Le tube urétroscopique est alors introduit d'après les principes classiques du cathétérisme rectiligne. Il est poussé doucement, au-dessous du pubis, jusqu'à la région membraneuse, et son passage à ce niveau est facilité lorsque avec une main on déprime fortement les tissus de l'hypogastre et qu'on abaisse ainsi les ligaments sous-pubiens. On porte très fortement en bas le pavillon du tube urétroscopique, ce qui permet le passage facile dans l'urètre postérieur, et lorsqu'on sent cesser toute résistance, on s'arrête, car on est alors allé trop loin puisqu'on est arrivé à ce moment dans la vessie, ce dont on s'aperçoit par l'écoulement d'urine par le tube urétroscopique.

C'est alors qu'on retire en arrière peu à peu le tube, jusqu'à ce qu'on se soit assuré qu'il ne s'écoule plus d'urine, ce qui signifie qu'on a quitté la vessie; puis on enlève le mandrin. On tamponne ensuite avec plusieurs tampons d'ouate les sécrétions qui peuvent se trouver à ce niveau dans l'urètre postérieur, puis une fois une sécheresse relative obtenue, on introduit la lampe de façon

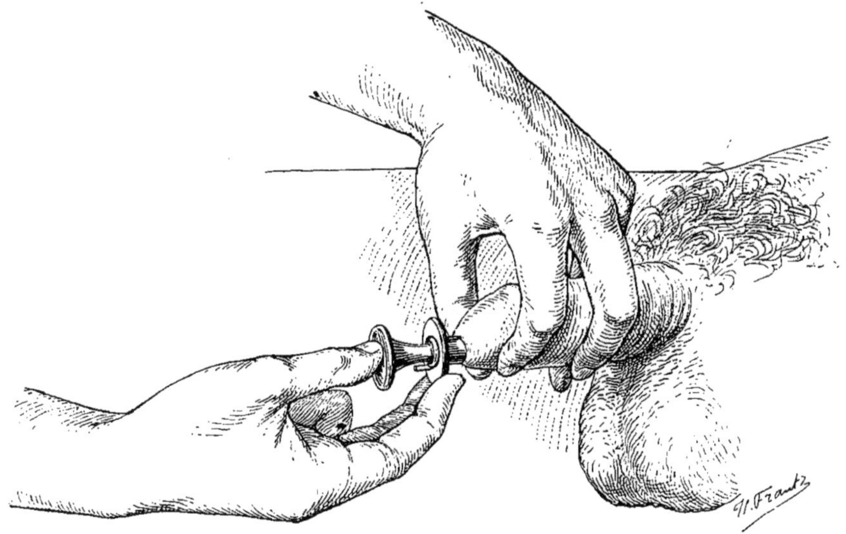

Fig. 42. — Introduction du tube urétroscopique dans l'urètre postérieur.

que le manche de l'urétroscope soit verticalement en bas. C'est, en effet, de cette manière que l'introduction de la lampe est le plus aisée. Mais la position de cette lampe à la partie inférieure de l'orifice interne du tube urétroscopique a un double inconvénient; d'abord la masse même de la lampe vient cacher à ce niveau une partie de la paroi inférieure du canal, et c'est précisément sur cette paroi inférieure que se trouve la portion intéressante à étudier.

Ensuite, de par le fait de la pesanteur, les sécrétions accumulées dans l'urètre postérieur tendent à gagner cette même paroi inférieure et lorsqu'elles sont abondantes elles viennent en contact avec la lampe, peuvent l'obscurcir et même l'éteindre.

Il est donc de toute nécessité de placer la lampe à la

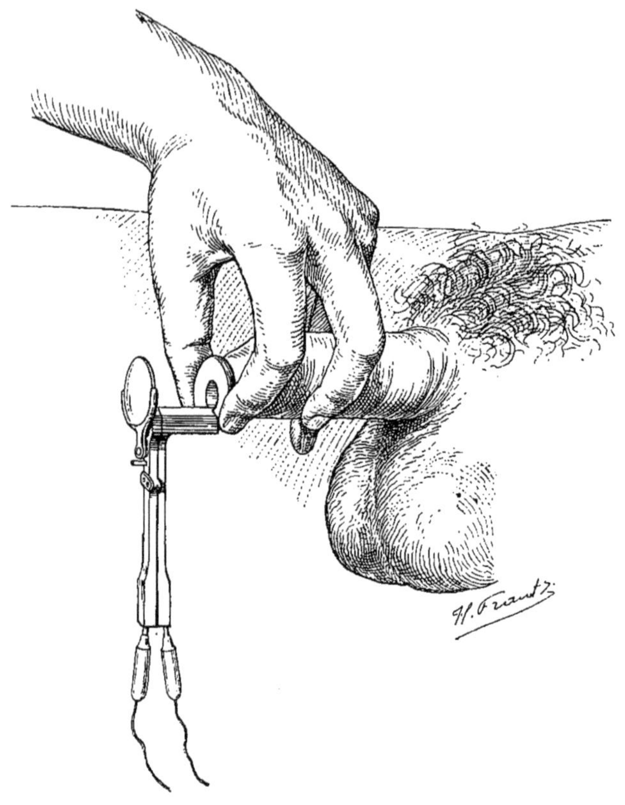

Fig. 43.
Le tube urétroscopique ayant été introduit, le mandrin a été retiré, et le manche de l'urétroscope a été placé à sa place (lampe en bas).

partie supérieure du tube, et ceci est extrêmement facile à obtenir, en faisant tourner le tube urétroscopique fixé par une vis au manche de l'urétroscope, d'un demi-cercle.

De cette façon la lampe est en haut, inondant de lumière tout le fond du tube. Le véru-montanum est en bas, susceptible d'être débarrassé de toutes les sécrétions qui peuvent en rendre la vision moins distincte, par l'application directe contrôlée par la vue, de tampons d'ouate.

On retire ensuite peu à peu le tube urétroscopique et

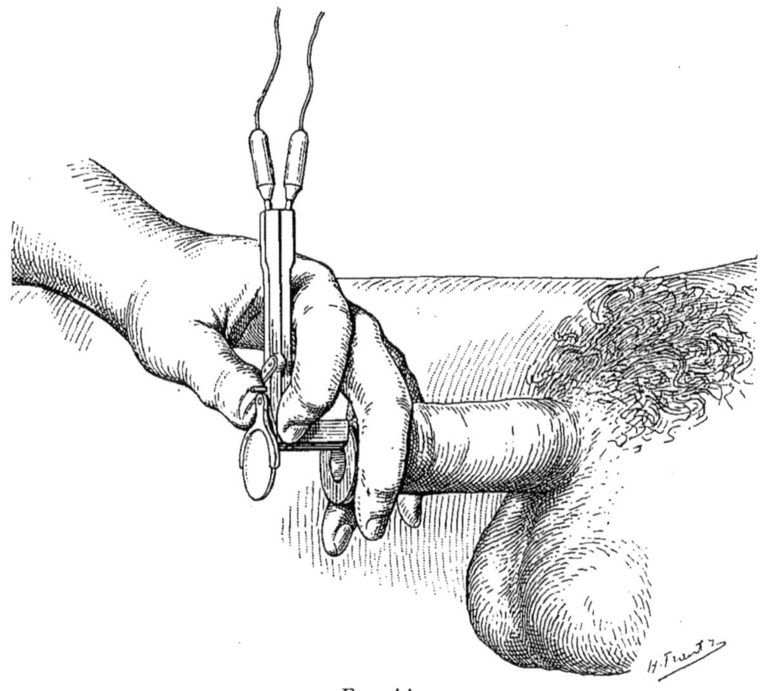

Fig. 44.

Pour l'examen de l'urètre postérieur, le manche de l'urétroscope est tourné en haut, la lampe aussi est alors en haut, à l'abri des sécrétions urétrales, qui, par le fait de la pesanteur, s'accumulent à la partie inférieure, déclive, du tube.

on fait alors défiler devant soi toutes les différentes portions du canal.

La facilité avec laquelle s'effectue avec des tampons d'ouate le nettoyage de la muqueuse urétrale inspectée est ici remarquable. — En effet, tandis que dans les anciens urétroscopes à lumière interne, comme l'urétroscope d'Oberländer par exemple, il était nécessaire d'enlever chaque fois la lumière avant de tamponner, ici, au contraire, la lampe peut parfaitement rester à sa place, non seulement sans gêner d'aucune façon mais de plus en aidant et en éclairant les manœuvres à effectuer dans l'intérieur du tube urétroscopique.

On comprend aussi de cette façon, combien il est facile de porter les caustiques ou les agents thérapeutiques juste sur le point malade, grâce à la vision directe.

Contre-indications de l'urétroscopie.

Les recherches urétroscopiques ne doivent pas se faire indifféremment dans toutes les urétrites ; et, dans les cas

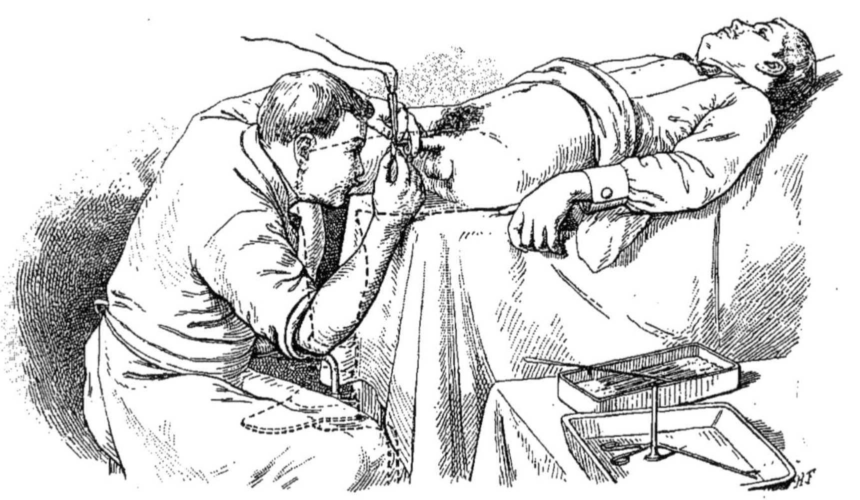

Fig. 45. — Examen de l'urètre postérieur.
Position de l'opérateur et du malade.

d'écoulements aigus ou récents, il faut évidemment, ici comme toujours, s'interdire toute introduction d'instrument dans un canal enflammé. Ce n'est donc, d'une part, que lorsqu'il n'existera aucune douleur en urinant et pendant les érections, et d'autre part, lorsque les urines seront devenues claires qu'on pourra recourir à l'urétroscope.

On devra de même ajourner tout examen urétroscopique lorsqu'à la suite d'un traitement un peu actif, l'urètre sera encore sensible.

D'une manière générale aussi, il est très important de

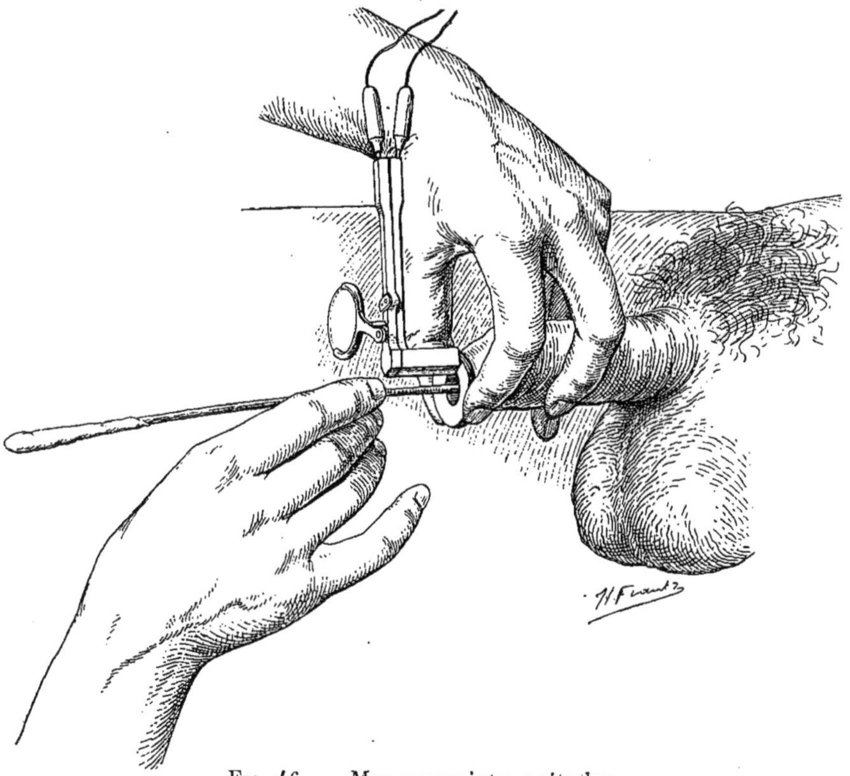

Fig. 46. — Manœuvres intra-urétrales.
Assèchement de la muqueuse par des tampons d'ouate.

ne jamais urétrocosper un malade dont on ne connaît pas bien le calibre urétral.

Il est, en effet, extrêmement imprudent de passer immédiatement un tube urétroscopique à un malade que l'on voit pour la première fois. On s'exposerait en agissant ainsi à être arrêté par un méat trop étroit ou par un rétrécissement inattendu de l'urètre, de telle manière qu'on provoquerait de cette manière des douleurs ou des hémorragies regrettables.

L'examen d'un urètre à la lumière doit donc toujours être précédé dans une séance antérieure de l'examen de ce conduit avec les explorateurs à boule olivaire appropriés. Et même il sera bien souvent indiqué d'assouplir le canal par quelques séances préalables de dilatation aux Béniqués.

C'est grâce à ces précautions indispensables que l'on pourra éviter bien des accidents, tels que l'œdème des lèvres du méat, les hémorragies du pénis, etc., etc.,

De même, il faudra encore se garder d'avoir recours à l'urétroscope lorsqu'il existera des complications inflammatoires du côté de l'urètre postérieur, comme l'épididymite, la prostatite aiguë, etc.

Enfin, l'urétroscopie sera encore contre-indiquée, lorsqu'on aura des raisons de soupçonner l'envahissement de l'urètre postérieur par la tuberculose ou par le cancer.

En résumé, comme recommandation principale et de premier ordre, *il ne faudra jamais urétroscoper un canal qu'on n'a pas encore étudié.*

De l'adrénaline en urétroscopie.

L'adrénaline est d'un précieux secours dans l'examen de l'urètre à l'urétroscope. En effet, il arrive parfois qu'on a le plus grand besoin d'examiner à fond une région bien localisée de l'urètre, et l'on est déçu lorsque, arrivant précisément à cet endroit, on constate malheureusement qu'il y a un suintement sanguinolent tellement abondant que tout examen est rendu impossible. On a beau alors multiplier les tampons, le saignement ne s'arrête pas, bien au contraire. C'est alors que l'emploi de l'adrénaline intervient de la façon la plus heureuse, car il suffit d'imbiber un tampon avec une goutte d'une solution d'adrénaline à 1/1000 pour qu'instantanément tout écoulement sanglant soit arrêté.

Mais il en est dans ce cas comme de l'hémostase par le pincement des vaisseaux. Si l'on touche bien avec le tampon imbibé d'adrénaline juste le point qui saigne toute hémorragie s'arrête ; mais lorsque la nappe sanguinolente empêche de voir le point qui saigne et qu'on applique l'adrénaline un peu au hasard, on n'a bien entendu, absolument aucun effet.

Quoi qu'il en soit, l'adrénaline constitue un aide extrêmement précieux dans les examens urétroscopiques.

Il convient cependant de signaler un inconvénient très important dans l'emploi de ce médicament; c'est que, si l'adrénaline est au point de vue immédiat un vaso-constricteur de premier ordre, sitôt que son action éphémère est passée, il se produit immédiatement une vaso-dilatation pouvant amener elle-même une hémorragie secondaire extrêmement désagréable.

CHAPITRE VIII

URÉTROSCOPIE DE L'URÈTRE NORMAL ET PATHOLOGIQUE

I. — URÉTROSCOPIE DE L'URÈTRE NORMAL

Généralités.

Avant d'aborder l'étude urétroscopique de l'urètre il est utile d'examiner d'abord quelques généralités communes à toutes les portions de l'urètre.

La *consistance, l'épaisseur* de la muqueuse est essentiellement variable suivant les individus. Cette muqueuse est plus mince et plus fragile chez les individus dont les organes génitaux sont plus petits ou plus ou moins atrophiés, plus ferme et plus solide, au contraire, chez les sujets vigoureux.

La *coloration* de la muqueuse diffère aussi profondément d'un sujet à l'autre. Elle varie à l'état normal du gris rougeâtre au rouge sang suivant l'intensité de la vascularisation. Elle varie aussi suivant le calibre du tube urétroscopique employé. En effet, la paroi du tube peut par la pression qu'il exerce surtout lorsqu'il est un peu gros pour le canal auquel il est adapté, provoquer de l'anémie de la muqueuse. S'il appuie plus ou moins sur une paroi, il détermine sur celle-ci une pâleur localisée qu'un observateur inexpérimenté pourra prendre pour pathologique, mais en faisant varier la position du tube, il est bien facile de s'apercevoir que ces variations de couleur sont dues seulement à la présence du tube urétroscopique. De même, nous n'insisterons pas sur la coloration particulière de l'urètre sous l'influence de la cocaïne qui fait légèrement pâlir la muqueuse.

L'aspect général de toute figure urétroscopique permet d'y distinguer deux parties importantes :

La *figure centrale* ;

La *surface muqueuse proprement dite*.

La *figure centrale* est constituée par un orifice représentant le centre du canal de l'urètre. Normalement, en effet, le canal de l'urètre a ses parois accolées, de telle manière que sa lumière centrale est virtuelle. Au moment où l'on fait passer l'endoscope, ses parois s'écartent symétriquement au niveau de l'extrémité de l'instrument en présentant par leur béance un aspect semblable à celui d'un entonnoir dont le fond serait constitué par le centre du conduit urétral et dont les parois seraient celles mêmes de l'urètre.

Cet entonnoir est plus ou moins marqué, plus ou moins bien dessiné, suivant la position que l'on donne au tube endoscopique. Si, en effet, on abandonne le tube à lui-même, l'entonnoir est peu marqué. Si on le pousse en cherchant à l'enfoncer, la muqueuse vient faire hernie à l'intérieur du tube endoscopique, l'entonnoir devient alors très court et s'efface même presque complètement. Si, au contraire, on tire le tube à soi, l'entonnoir devient beaucoup plus profond, et si, en plus, dans l'urètre pénien, en solidarisant par une pression des doigts le tube urétroscopique avec la verge, on tire sur l'ensemble, on peut alors former un très long entonnoir pouvant même prendre l'aspect d'un véritable cylindre. Ces différentes manières d'examiner l'urètre présentent chacune leurs avantages.

En effet, lorsqu'on fait saillir la muqueuse dans le tube, on peut examiner de face des points bien localisés.

Lorsqu'au contraire, on tire sur la verge et sur le tube urétroscopique, on peut alors examiner les lésions de profil, et ce mode d'examen a un intérêt considérable, quand il s'agit de découvrir les petites inflammations glandulaires chroniques ne faisant qu'une petite saillie légère dans la lumière du canal.

Pour bien voir, et pour tout voir, il faut savoir alterner l'un et l'autre de ces modes d'examen.

De même encore, lorsqu'on veut examiner un point bien spécial de la muqueuse, on incline le tube urétroscopique sur l'axe de l'urètre ; on se trouve alors en *position excentrique,* si la figure centrale est encore visible, — en *position pariétale* si elle a complètement disparu.

L'aspect de cette figure centrale varie beaucoup dans les différentes portions de l'urètre. Au niveau du gland, elle a la forme d'une petite fente ovale, au niveau de la région pénienne, elle est comme un point ; au niveau de la région bulbaire, elle a la forme d'une fente verticale (voir planche en couleur, n° I, fig. 4). Au niveau du veru-montanum, enfin, elle prend un aspect absolument particulier dû à la saillie du veru (voir planche I, fig. 1 et 2).

La surface de la muqueuse, proprement dite, présente des *plis longitudinaux* en forme de rayons de roue. Ces plis sont plus ou moins marqués suivant que la muqueuse est plus ou moins tendue et, par conséquent, suivant la grosseur du tube employé. Bien accentués dans un urètre sain, ils subissent des modifications dans l'urètre pathologique.

La muqueuse de l'urètre sain présente encore des *stries longitudinales* rougeâtres, de couleur plus ou moins vive, formant des rayures d'un beau rouge vif tranchant bien sur le fond de la muqueuse qui est d'un rose légèrement jaunâtre.

Enfin, la surface de l'urètre à l'état normal est lisse et brillante dans toute son étendue, tandis qu'elle devient irrégulière et mate à l'état pathologique.

A l'état normal, les orifices des petites lacunes de Morgagni sont à peine visibles ; ils se montrent sous la forme de petits points ou de petites piqûres d'aiguille légèrement béants ; ils sont situés sur la paroi supérieure de l'urètre. De même, les glandes de Littre sont presque absolument invisibles sur un urètre sain. Ces deux sortes d'orifices passent donc à peu près inaperçus dans un urètre normal. Nous verrons plus loin, qu'au contraire, sous l'influence de l'altération pathologique, ils deviennent saillants, congestifs, entourés d'une zône rougeâtre et très facilement visibles.

Examen de l'urètre antérieur normal.

La *figure centrale* a, dans presque tout l'urètre antérieur, un aspect peu différent. Cependant, dans la région du gland, elle a plutôt la forme d'une fente perpendiculaire, et même légèrement ovale. Dans la portion pénienne elle a la forme d'un point ; et elle s'élargit souvent pour prendre la forme d'une fente transversale hérissée de petites dentelures.

Les *plis longitudinaux* apparaissent comme les rayons d'une roue ; ils sont plus visibles si l'on emploie un petit tube, et moins facilement reconnaissables si l'on emploie un gros tube. Ils n'existent pas dans la région du gland, où la muqueuse est lisse ; leur nombre est, en général, de 4 à 10.

La *striation longitudinale,* due à des ramifications vasculaires, est mieux marquée sur les sujets vigoureux.

EXPLICATION DE LA PLANCHE I

Fig. 1. — **Aspect normal du veru-montanum, vu à l'urétroscope.** — Le veru montanum est vu en plein dans sa plus grande largeur. L'utricule prostatique n'est pas visible. Dans la partie supérieure, la muqueuse urétrale finement plissée en bourrelets constitue un point de repère précieux dans l'appréciation de la forme et des limites du veru-montanum.

Fig. 2. — **Aspect normal de la partie antérieure du veru-montanum, vu à l'urétroscope,** lorsque le tube urétroscopique a été ramené en avant de la figure précédente. La saillie du veru a diminué de hauteur et de largeur ; en avant du veru, on voit nettement le frein du veru-montanum. Dans la partie supérieure le bourrelet de muqueuse finement plissée a augmenté d'épaisseur.

Fig. 3. — **Coupe longitudinale d'un urètre normal, vu directement.** — On y voit nettement en haut, la fosse naviculaire, puis plus bas, deux grandes lacunes de Morgagni en forme de hotte. On voit encore de nombreux orifices de lacunes plus petites et l'on peut comprendre ainsi, d'une part, comment est difficile à obtenir la désinfection complète de tous ces petits diverticules, lorsqu'ils ont été envahis par le gonocoque, et d'autre part, l'action bienfaisante de la dilatation.

Fig. 4. — **Aspect normal du bulbe urétral, vu à l'urétroscope.** — La figure centrale revêt la forme d'une fente verticale. L'aspect de cette région est caractéristique.

Fig. 5. — **Aspect normal d'une grande lacune de Morgagni, vue à l'urétroscope,** qui revêt la forme d'un V à pointe inférieure. En comparant les figures 3 et 5, on comprend très bien l'aspect urétroscopique représenté par la figure 5. — La pointe du V est plus aiguë dans la figure 5, par le fait de la pression du tube urétroscopique et de la distension ainsi provoquée, de la muqueuse urétrale.

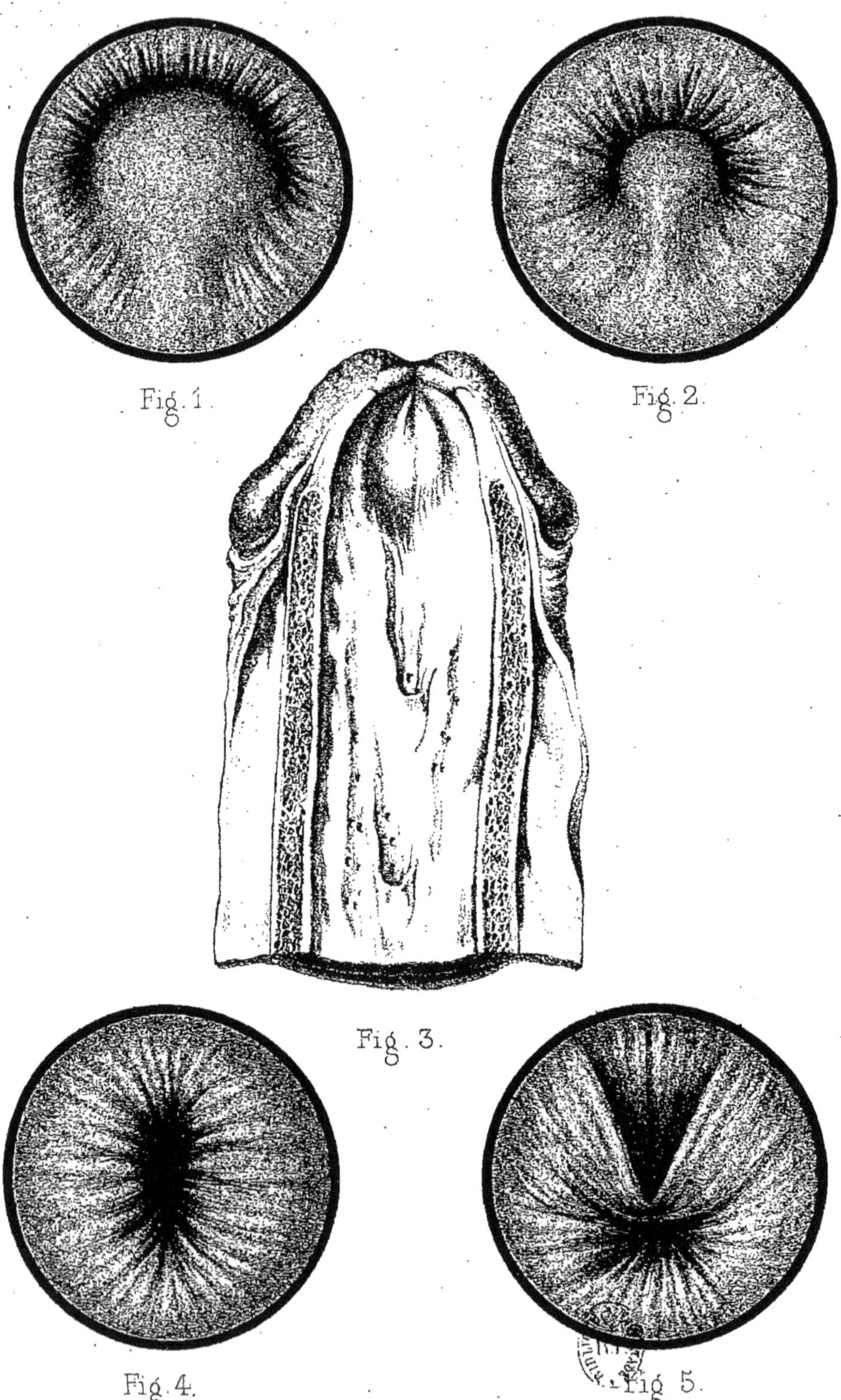

Leuba, lith.
Masson et Cie, éditeurs.
Imp. L. Lafontaine, Paris.

Les *lacunes de Morgagni* ont leurs orifices tous situés sur la paroi supérieure de la région pénienne. Ces orifices se présentent sous la forme de petites fosses dont la couleur ne diffère pas de celle des environs. A l'état normal, leurs parois ne s'élèvent pas au-dessus des tissus avoisinants.

Les grandes lacunes de Morgagni, examinées en position pariétale, sont parfaitement reconnaissables à ce fait qu'elles affectent la forme d'un V dont la pointe est tournée en bas (voir planche en couleur n° I, fig. 5) et dont les branches limitent bien les parois de la poche.

Les *glandes de Littre* se montrent en grand nombre sur toute la surface de l'urètre. A l'état normal, cependant, elles ne sont pas visibles et ne le deviennent qu'à l'état pathologique.

Les *glandes de Cowper* s'ouvrent sur la muqueuse de l'urètre par des orifices qui ne sont pas toujours visibles. Ceux-ci sont souvent cachés par des replis de la muqueuse : à leur niveau, le repli de la muqueuse revêt souvent l'aspect d'un V, dont la pointe regarde l'isthme et dont l'ouverture correspond à l'orifice externe.

Examen de l'urètre postérieur normal.

Si l'on a introduit l'urétroscope profondément dans la vessie, on peut parfaitement apercevoir la muqueuse vésicale pâle avec ses vaisseaux caractéristiques. Malheureusement, dans ces conditions, l'urine sécrétée constamment par les uretères ne permet pas de bien examiner à loisir la muqueuse vésicale ; car elle vient constamment troubler le champ visuel. Pour obvier à cet inconvénient, il est nécessaire d'user d'un artifice un peu spécial qui est décrit plus loin (Voir : p. 187).

En retirant ensuite peu à peu le tube et en abaissant bien le pavillon de l'urétroscope, on peut observer le col vésical qui apparaît sous l'aspect de plis radiés partant d'un point central. Si l'on n'a pas fortement abaissé le pavillon de l'urétroscope, c'est la paroi inférieure de l'urètre qui apparaît alors, nous montrant une série de plis longs et bien marqués, convergeant vers le haut.

Plus en avant se voit très facilement le veru-montanum sous l'aspect d'un fuseau, allongé d'avant en arrière. Sur la figure 1 de la planche en couleur I, on peut l'apercevoir en plein dans son milieu sous la forme d'une saillie lisse bombant nettement en haut et relativement volumineuse. Sur la ligne médiane on peut parfois voir une fente verticale qui est l'orifice du sinus prostatique, mais le plus souvent cet orifice n'est pas visible.

De même, sur ses parties latérales, on peut quelquefois apercevoir les conduits éjaculateurs plus ou moins remplis de pus. C'est ainsi que dans un cas d'orchi-épididymite blennorrhagique chronique gauche, j'ai pu voir, très aisément, le canal éjaculateur gauche donnant issue à du pus, et surplombé par un veru-montanum très congestionné et dévié.

Au-dessus du veru, on aperçoit la muqueuse urétrale finement plissée ayant l'aspect d'un bourrelet occupant toute la partie supérieure du tube urétroscopique et formant un véritable croissant à concavité inférieure encadrant le veru. C'est là un point de repère précieux dans l'appréciation de la forme et des limites du veru-montanum.

La figure 2 de la planche en couleur I montre la partie antérieure du veru-montanum lorsque le tube urétroscopique a été ramené en avant de la figure précédente. La saillie du veru a diminué de hauteur et de largeur; en avant du veru se voit nettement le frein du veru-montanum.

Pour bien voir le veru-montanum, il est nécessaire comme nous l'avons déjà dit plus haut (page 91) de faire tourner d'un demi-cercle tout le tube urétroscopique. La lampe se trouve alors à la partie supérieure du tube et illumine l'ensemble du veru-montanum qui apparaît nettement visible. De plus, il est également facile d'assécher complètement la muqueuse et de faire disparaître les sécrétions accumulées au bas du tube, avec de petits tampons d'ouate montés sur des joncs.

L'inspection de tout l'urètre postérieur est rendu de cette façon extrêment facile, et la vue des moindres détails est parfaite.

Plus en avant le veru disparaît complètement, et pendant ce temps le bourrelet de muqueuse qui occupait tout à l'heure la seule partie supérieure du tube augmente progressivement, et l'on n'a plus devant soi, qu'une figure assez régulière dans toutes ses parties, présentant un orifice central d'où partent des plis radiés : c'est la région membraneuse, qui est elle-même fréquemment le siège d'inflammation chronique.

Un peu plus en avant, la figure urétroscopique change subitement d'aspect, et présente alors en son milieu une fente verticale très longue, et très bien marquée : c'est le bulbe urétral, point de repère précieux dans l'examen de l'urètre. Il est aussi facile à reconnaître car aussitôt qu'on est arrivé à ce niveau le tube urétroscopique, auparavant fortement fixé par la portion membraneuse, récupère de suite sa liberté. La figure 4 de la planche en couleur I donne un aspect caractéristique du bulbe urétral. Rappelons que l'aspect tout particulier de la fente verticale de la figure centrale est dû à la compression latérale exercée par les muscles bulbo et ischio-caverneux à ce niveau.

II. — URÉTROSCOPIE DE L'URÈTRE PATHOLOGIQUE

A. Généralités.

Les lésions de l'urétrite chronique telles qu'elles se

présentent dans le tube urétroscopique ont été magistralement décrites, en 1893, par Oberländer, dans son « Lehrbuch der Urethroskopie » (Leipzig, Verlag von George Thieme, 1893), puis, plus tard, dans un autre travail qu'il fit, en 1901, avec le Pr Kollmann[1]. Nous citerons aussi les importants travaux de Keersmaecker et Verhoogen, « L'urétrite chronique d'origine gonococcique » (Bruxelles, Lamertin 1898) et le livre récemment paru de Wossidlo, « Die Gonorrhoe des Mannes » (Berlin 1903) ; enfin, ceux de Janet parus en 1891 et 1903[2].

Nous avons fait de fréquents emprunts à chacun de ces principaux ouvrages et nous résumerons ici les opinions de ces différents auteurs, en y ajoutant l'exposé de nos constatations personnelles.

Avec Oberländer on peut, suivant l'évolution même du processus blennorrhagique, distinguer deux parties bien distinctes dans l'étude des lésions chroniques inflammatoires de l'urétrite chronique.

La première est l'*infiltration molle,* caractérisée macroscopiquement par une turgescence de la muqueuse et histologiquement par l'infiltration de la sous-muqueuse par de petites cellules embryonnaires, le tout étant accompagné de dilatation vasculaire.

La seconde est l'*infiltration dure,* caractérisée macroscopiquement par une pâleur spéciale de la muqueuse qui prend une coloration gris jaunâtre et histologiquement par l'envahissement de la sous-muqueuse par des fibrilles conjonctives qui prennent peu à peu la place des cellules embryonnaires de l'infiltration molle et transforment, petit à petit, la sous-muqueuse en tissu fibreux. C'est la présence de ce tissu fibreux qui étrangle les vaisseaux,

1. Oberländer et Kollmann. Die chronische Gonorrhoe der männlichen Harnröhre. Leipzig, George Thieme, 1901.

2. Janet. *Annales des maladies des organes génito-urinaires,* 1891.

— Endoscopie urétrale, in *Leçons cliniques* de Guyon. Paris, 1903.

entrave la circulation et détermine cette teinte particulière de la muqueuse.

Le degré le plus léger de cette forme correspond au rétrécissement large décrit par Otis, tandis que le degré le plus élevé de cette forme, constitue le rétrécissement de l'urètre proprement dit.

L'infiltration molle suit et accompagne même les lésions inflammatoires de l'urétrite aiguë, et se rencontre principalement dans les premières périodes de l'urétrite chronique. C'est par la suite, et par l'évolution du processus inflammatoire que l'infiltration molle est remplacée par l'infiltration dure.

Mais s'il est indubitable que ces deux formes sont absolument dissemblables, non seulement par leur aspect urétroscopique, mais aussi par leur constitution anatomique, il n'en est pas moins vrai qu'elles ne sont, à proprement parler, que des phases successives d'une même évolution morbide. De plus, ces deux sortes de lésions peuvent coexister l'une avec l'autre dans un même canal.

L'urétrite chronique a, ainsi qu'on le sait, comme caractéristique de se manifester par des points d'inflammation chronique bien localisés. Or, chacune de ces localisations morbides peut parfaitement évoluer isolément pour son propre compte. De telle manière que, dans un même urètre, on peut très bien voir alterner les portions de muqueuse absolument saine, avec des portions atteintes d'infiltration molle et avec d'autres, enfin, atteintes d'infiltration dure.

On peut donc voir, en résumé, que si cette distinction en infiltration molle et en infiltration dure est commode et pratique au point de vue de la description, il ne faut pas cependant en déduire que chacune d'elles constitue une entité morbide bien distincte et que tel canal ne présentera dans toute son étendue que de l'infiltration molle, tandis que tel autre, au contraire, n'offrira à considérer dans toute son étendue que de l'infiltration dure. Bien au contraire, encore une fois, ces lésions coexistent le plus souvent dans un même canal, et alternent non seulement l'une avec l'autre, mais également aussi avec des parties de muqueuse saine.

Quoi qu'il en soit, nous allons donc étudier maintenant successivement les lésions urétrales rencontrées au cours de l'infiltration molle et au cours de l'infiltration dure et, dans chacun de ces chapitres, nous examinerons successivement l'urètre antérieur et l'urètre postérieur.

Nous devons enfin signaler les localisations les plus fréquentes de l'urétrite chronique. Ce sont la partie moyenne de la région pénienne, la région bulbaire et la région membraneuse. Bien souvent, du reste, plusieurs régions de l'urètre bien différentes peuvent être atteintes en même temps.

B. Infiltration molle.

L'introduction du tube urétroscopique dans un canal atteint d'infiltration molle seule, ne présente aucune espèce de difficulté. Tout au plus cependant la muqueuse peut saigner légèrement soit au passage même du tube urétroscopique, soit encore lorsqu'on cherche à la sécher avec des tampons d'ouate.

L'*aspect* général que présente la muqueuse urétrale atteinte d'infiltration molle est celui d'une muqueuse hyperémiée, enflammée et turgescente : le plus souvent elle est lisse et luisante (voir planche en couleur II, fig. 1).

La *couleur* varie du rose foncé au rouge sang et au rouge cyanosé.

Le *siège* de l'infiltration molle est le plus souvent localisé en foyers irrégulièrement disséminés, et les endroits dans lesquels on la rencontre le plus souvent sont : la région bulbaire et la région membraneuse

Les *dimensions* de chacun des foyers malades sont absolument variables et n'ont rien de fixe ; tantôt réduits à un simple demi-anneau, ils peuvent parfois s'étendre à plusieurs centimètres.

Le *nombre des foyers* est aussi essentiellement variable ; parfois uniques, le plus souvent multiples, ces foyers sont dans l'immense majorité des cas séparés les uns des autres par du tissu absolument sain.

La *forme* est aussi très irrégulière ; les bords des foyers ne sont pas bien délimités, mais se confondent peu à peu avec le tissu sain qui les entoure.

L'*épithélium* a, au début, d'abord un éclat plus brillant ; mais lorsque les lésions ont duré un certain temps il se desquamme, ou du moins il s'amincit et devient plus friable ; c'est alors qu'il perd peu à peu, son poli et qu'il devient opaque et rugueux. Par places, il peut manquer, et la couche papillaire mise alors à nu prolifère en donnant lieu à de petites granulations, analogues à celles que l'on rencontre dans les plaies cutanées mais moins accusées. Ces petites granulations apparaissent sous forme de petites taches rougeâtres et irrégulièrement dessinées. Leur surface, très rouge, saigne très facilement ; elles sont très fréquentes au niveau du bulbe.

Les *plis longitudinaux* de la muqueuse sont changés. Au lieu des nombreux plis qui existent normalement sur une muqueuse saine, on n'en voit plus que deux ou trois mal délimités faisant saillie dans la lumière du canal et obstruant même parfois la lumière centrale.

La *striation longitudinale* ne se voit presque plus ; elle est perdue dans l'hyperémie et la tuméfaction de la muqueuse, celle-ci ne se présentant plus que sous la forme d'une surface uniformément lisse.

La *figure centrale* est presque toujours fermée ; elle ne présente aucune béance, même lorsqu'on retire le tube urétroscopique.

Les *lacunes de Morgagni et les glandes de Littre* sont toujours atteintes au cours de l'infiltration molle. Leur irritation donne lieu, tout d'abord, à une augmentation de la sécrétion glandulaire. La muqueuse qui les recouvre est rouge et légèrement boursoufflée. Les conduits excréteurs apparaissent comme des saillies rouges grosses comme des têtes d'épingles formant une petite tuméfaction dont les rebords sont surélevés et vitreux. De cet orifice on peut voir sortir une sécrétion muqueuse ou purulente qu'il est facile de recueillir pour l'examiner au microscope avec la pipette construite dans ce but sur les indications du Pr Kollmann (de Leipzig).

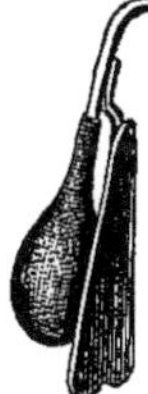

Fig. 47. — Pipette de Kollmann pour recueillir par aspiration les sécrétions glandulaires.

Les glandes de Littre ne sont, à proprement parler, pas visibles au cours de l'infiltration molle.

Les lacunes de Morgagni ont le plus souvent leurs bords gonflés et l'aspect vitreux. Elles forment à la surface de la muqueuse une saillie qui peut atteindre les dimensions d'un petit pois, ou bien elles se présentent comme un nodule rouge de la grosseur d'une tête d'épingle, sur le sommet ou sur le côté duquel on découvre parfois un orifice dont les bords sont gonflés et translucides, et par lequel se déversent des produits de sécrétion muqueux ou purulents.

Dans l'urètre postérieur le veru-montanum atteint d'infiltration molle est rouge sombre, gonflé et augmenté de volume. Il prend un aspect lisse et devient comme frippé.

Fig 1.

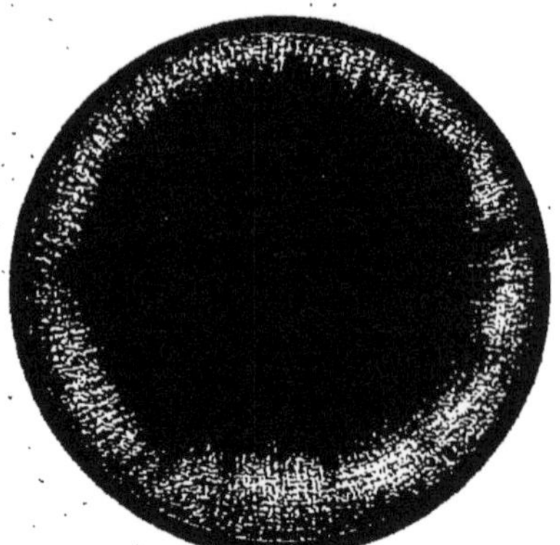

Fig. 2.

Fig. 3.

Fig. 4.

Fig. 5.

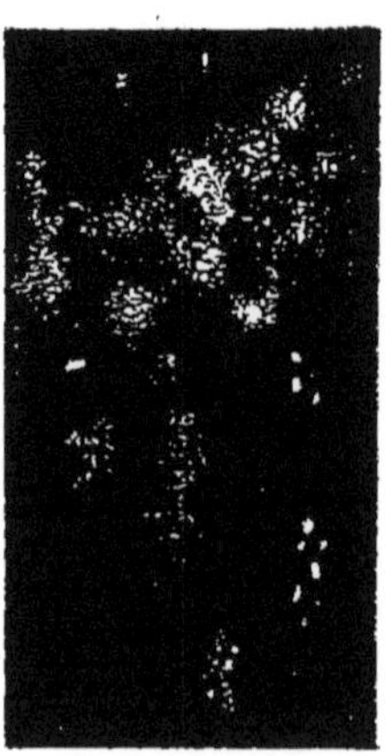

Fig. 6.

Leuba, lith. Masson et C.ie éditeurs. Imp. L. Lafontaine, Paris.

L'orifice de l'utricule prostatique est béant, enflammé et donne lieu à une sécrétion muqueuse ou purulente. Bien souvent le gonflement du veru-montanum est tellement prononcé que cet orifice ainsi que ceux des conduits éjaculateurs est perdu dans l'épaisseur de la muqueuse et reste caché à la vue. Lorsqu'on peut apercevoir ces ouvertures et celles des glandes prostatiques, elles paraissent rouges, gonflées, entourées d'un rebord saillant.

La région membraneuse, congestionnée, cyanosée même perd complètement son éclat luisant. Ses plis deviennent plus gros, plus gonflés, et la muqueuse vient faire saillie et même hernie dans le tube urétroscopique.

Les *papillomes* accompagnent souvent l'infiltration molle: parfois petits et isolés, ils sont d'autres fois longs, minces et fragiles ; d'autres fois enfin, courts et épais, faisant saillie dans la lumière du tube urétroscopique.

Ces papillomes sont presque toujours semblables à ceux qui se forment sur le prépuce ; ils proviennent d'une prolifération excessive du derme muqueux en des points où ses papilles se trouvent mises à nu par suite de la desquamation de l'épithélium.

Parfois ils sont réunis en petits amas, parfois ils sont assez volumineux pour obstruer le canal ; on les rencontre le plus souvent dans la région bulbaire ou dans la région du veru-montanum.

Oberländer les a vus dans un cas s'étendre tout le long de l'urètre et envahir même la vessie. La figure 6 de la planche en couleur II qui lui est personnelle et qu'il a bien voulu nous autoriser à reproduire, montre un cas de ce genre.

Grünfeld a publié et représenté de nombreux exemples de papillomes dans son travail sur l'endoscopie [1].

1. Grünfeld. Die Endoskopie der Harnröhre und Blase. *Deutsche Chirurgie* von Billroth und Luecke Lieferung, 51, 1881.

J'en ai fait représenter moi-même plusieurs ci-contre.

Sur la figure 3 de la planche en couleur II, on peut voir représenté un assez gros polype dont un malade du Dr Wormser était porteur : ce petit polype put être très facilement détruit par une fine pointe de galvano-cautère.

« De même, Oberländer fut le premier qui au moyen de l'urétroscope put faire le diagnostic d'un carcinome primaire de l'urètre. La tumeur siégeait au bulbe. Après que l'examen histologique d'une petite portion de la tumeur eut confirmé le diagnostic, la tumeur fut chirurgicalement enlevée[1]. »

Dans la figure 4 de la planche en couleur II ci-contre, dessinée d'après nature, il s'agissait d'un jeune Américain de vingt-quatre ans qui m'avait été adressé par le Dr Barbier. Ce malade était porteur de végétations recouvrant les lèvres du méat à tel point que la miction en était gênée. Ces végétations du méat ayant été brûlées au galvano-cautère, l'exploration de l'urètre par l'urétroscopie ne fut d'abord pas possible à cause de la présence de plusieurs rétrécissements péniens. Mais la muqueuse ayant été assouplie après le passage d'un certain nombre de béniqués, un tube urétroscopique n° 24 put être introduit, et permit de constater dans la partie profonde de l'urètre pénien, près de la portion scrotale, le polype que j'ai fait dessiner (fig. 4 de la planche en couleur II).

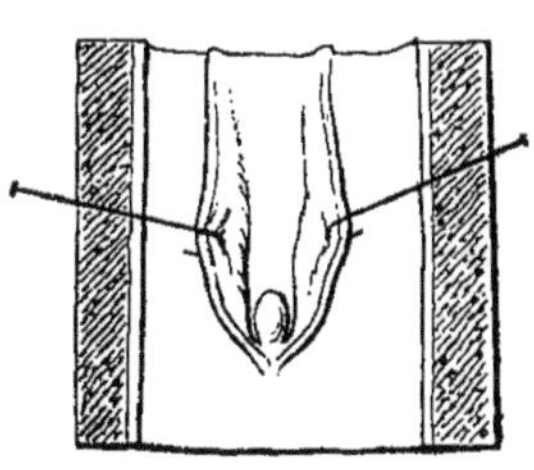

Fig. 48. — Schéma de la lésion de la figure 5 de la planche en couleur II vue à l'urétroscopie.

Chez un autre malade âgé de vingt-six ans et porteur d'une urétrite chronique datant de deux ans et demi, qui m'avait été adressé par le Dr Hartmann, l'urétroscopie m'avait fait découvrir sur la paroi antérieure de l'urètre pénien, près de la

1. Menahem Hodara. *Annales génito-urinaires*, septembre 1895, p. 798.

racine de la verge, une grande lacune de Morgagni dont la valve réduite à deux lambeaux flottants avait été en partie détruite ; au fond de la lacune et près de l'insertion des lambeaux flottants des débris de la valve se trouvait un petit polype bourgeonnant dont l'aspect est représenté dans la figure ci-contre (fig. 48).

C. Infiltration dure.

Au contraire de tout ce qui se passe dans l'infiltration molle, l'introduction du tube urétroscopique dans un canal atteint d'infiltration dure présente une certaine résistance plus ou moins accentuée, selon le degré de l'infiltration. Celle-ci est parfois tellement marquée, qu'on se trouve dans l'impossibilité d'introduire même les plus petits tubes urétroscopiques, il s'agit alors là d'un véritable rétrécissement serré.

Le *manque de souplesse* est la caractéristique de toutes les infiltrations dures ; il est dû à la transformation progressive de l'infiltration de petites cellules en tissu conjonctif. A mesure que ce tissu conjonctif devient plus serré et plus dense, la circulation sanguine de la muqueuse est altérée, et celle-ci perd sa couleur et son élasticité. C'est au degré le plus extrême de l'hyperplasie du tissu conjonctif que la muqueuse se change en un tissu raide et résistant.

L'*aspect général* que présente la muqueuse urétrale atteinte d'infiltration dure se caractérise par une diminution de l'intensité de sa coloration (voir fig. 2 de la planche en couleur II).

La *couleur* de la muqueuse, d'abord simplement pâle et anémique, apparaît dans les cas plus accentués blanc-gris ou jaunâtre, pour revêtir dans les cas de vrai rétrécissement, l'aspect uniformément blanc-gris. Ces diverses modifications dans la coloration sont sous la dépendance de la prolifération plus ou moins active du tissu conjonctif. Celui-ci, en effet, en augmentant d'épaisseur et de densité, amène des troubles plus ou moins marqués dans la circulation sanguine qu'elle entrave à des degrés divers.

C'est donc la présence du tissu fibreux qui étrangle les vaisseaux et apporte une gêne à la circulation. Et c'est ainsi qu'on peut comprendre que, dans les rétrécissements vrais, ceux dans lesquels on ne peut pratiquer un examen urétroscopique sans avoir, au préalable, effectué quelques dilatations urétrales, la muqueuse apparaît uniformément pâle, grisâtre, avec un aspect mortifié.

Le *siège* est, comme dans l'infiltration molle, localisé en foyers, et les endroits dans lesquels on la rencontre le plus souvent sont la partie moyenne de la région pénienne, la région bulbaire et la région membraneuse. Au point de vue histologique, le tissu fibreux se rencontre principalement autour des glandes, mais il peut aussi se montrer, quoique plus rarement, dans le tissu même de la muqueuse; et ce tissu affecte alors la forme de petites cicatrices, de un centimètre environ, ou de petites étoiles cicatricielles de un à deux millimètres.

Mesure de l'infiltration dure. — L'infiltration dure se manifeste d'une façon plus ou moins intense, de telle sorte que la mesure exacte de son envahissement est sinon impossible, du moins extrêmement difficile.

Oberländer distingue trois degrés :

Le premier degré est celui dans lequel le canal conserve son calibre normal.

Le deuxième degré est celui dans lequel le canal, quoique rétréci, admet encore le tube urétroscopique n° 23.

Le troisième degré est celui dans lequel le tube 23 ne peut être admis.

C'est là, évidemment, une division arbitraire, mais néanmoins qui peut être parfaitement appliquée et rendre même grand service.

D'une façon moins précise encore, on pourrait adopter la division plus simple qui consiste à ne considérer que deux sortes de formes :

Des formes légères correspondent à ce qu'on appelle les « rétrécissements larges d'Otis » et en formes graves, ou vrai rétrécissement.

En réalité, il semble que les formes de transition qui font passer de la forme simple bénigne à l'autre forme grave, sont si nombreuses, qu'il soitdifficile d'établir des divisions absolument nettes et bien tranchées.

L'*épithélium* présente dans l'infiltration dure des altérations pathologiques, qui sont dues à son défaut de nutrition.

Dans un premier degré, l'épithélium perd son éclat, sa transparence normale et prend un aspect mat. A un degré plus accentué, on constate un processus de desquamation, dû à une prolifération de l'épithélium, ces phénomènes se trouvant surtout localisés aux points les plus malades. La surface épithéliale de l'urètre se montre alors irrégulièrement bosselée ; elle présente de petites saillies d'environ un millimètre de haut, et, à côté de celles-ci, des pertes de substance, plus ou moins grandes et facilement sanguinolentes. La prolifération épithéliale est la cause de la formation de petites taches plus ou moins bien marquées, rondes en général, de couleur gris perle. Ces taches sont différentes dans leur grosseur ; tantôt elles sont minimes et petites, de la dimension d'une tête d'épingle, et se distinguent à peine de la muqueuse avoisinante ; tantôt, elles sont plus épaisses de plusieurs millimètres, elles ont un centimètre de long et se différencient aisément des tissus avoisinants. Le processus de prolifération épithéliale peut, au lieu de provoquer la formation de petits îlots, s'étendre à plus de la moitié de l'urètre, sans qu'on puisse trouver des places dans lesquelles le processus de desquamation soit visible. On a alors l'aspect d'une surface épithéliale épaisse et proliférée, que l'on appelle « pachydermie ».

La muqueuse prend dans ces cas, un aspect mat, de couleur grisâtre, qui, par places seulement, laisse percevoir la couleur rose de la muqueuse. Celle-ci apparaît alors comme recouverte d'un voile de poussière.

Les *plis longitudinaux* de la muqueuse diminuent considérablement au cours de l'infiltration dure et tendent même à disparaître complètement dans les cas graves qui aboutissent au rétrécissement serré. L'urètre apparaît à l'urétroscope, comme un tuyau rigide qui reste ouvert lorsqu'on retire l'urétroscope, et constitué par un tissu complètement dépourvu d'élasticité et à parois raides et unies.

La *figure centrale* se transforme presque toujours en un *entonnoir* dont les parois sont rigides et de plus en plus profondes. Dans les rétrécissements, cet entonnoir peut avoir 1 ou 2 centimètres. L'aspect est alors absolument caractéristique : les parois urétrales, retenues qu'elles sont par le tissu fibreux qui les entoure, ne viennent pas au contact les unes des autres, comme à l'état normal, et constituent de cette manière un vrai entonnoir, ou un tunnel, dont les parois pâles et sans plis paraissent avoir la consistance du carton. La figure 2 de la planche en couleur II donne un aspect caractéristique des lésions observées au cours de l'infitration dure : les parois urétrales ont la consistance du carton et restent écartées les unes des autres.

D. Lésions lacunaires et glandulaires.

Les *lacunes de Morgagni* et les *glandes de Littre* sont toujours atteintes à des degrés divers dans l'infiltration dure. On peut, avec Oberländer, distinguer deux formes bien différentes :

Deux circonstances peuvent, en effet, se produire : ou bien le conduit excréteur reste perméable, le contenu de la glande peut s'écouler ; *c'est la forme glandulaire.* Ou bien, le conduit excréteur s'obstrue par compression des tissus voisins, ou par rétraction de ses propres parois. Les produits de sécrétion sont alors retenus, s'accumulent dans la glande ainsi transformée en une sorte de petit kyste. *C'est la forme folliculaire ou sèche.* Ce terme de forme sèche n'est appliqué qu'en raison de l'aspect de la muqueuse privée de glandes. Mais elle s'accompagne, au contraire, presque toujours, d'un écoulement plus ou moins purulent et tenace.

a. — Dans la forme glandulaire, les orifices des glandes de Littre se montrent grossis et entourés d'un cercle inflammatoire. Cet orifice a un aspect cratériforme et présente souvent une sécrétion liquide. Très souvent, en appuyant seulement légèrement l'extrémité du tube endoscopique, on fait bâiller les lèvres de l'orifice glandulaire et l'on voit alors du liquide tantôt purulent, tantôt clair, sortir de cette ouverture. Quelquefois, ces orifices atteignent des dimensions énormes et par la pression du tube, donnent issue à une véritable ondée.

Les lacunes de Morgagni présentent aussi de semblables modifications (voir planche en couleur III, fig. 4). Les bords de leurs orifices ont aussi un aspect cratériforme dont on peut également voir sortir un produit muqueux ou purulent. Si, au contraire, l'infiltration périlacunaire est très développée, alors les conduits excréteurs des lacunes saillent au-dessus du niveau de la muqueuse et se présentent sous la forme de petites protubérances rouges dans le champ visuel.

Dans les cas où quelques dilatations ont été déjà faites,

il n'est pas rare de voir des orifices lacunaires ou glandulaires agrandis et augmentés, éclater parfois avec des parois fendillées[1].

Cette disposition était tout à fait frappante dans l'observation suivante: Un jeune confrère étranger ayant, lors d'un passage à Paris, contracté une urétrite à gonocoques, fut d'abord soumis à plusieurs séries de grands lavages urétro-vésicaux au permanganate. Mais, en dépit de ces lavages, l'écoulement ne se tarissait pas, et le malade présentait encore après 6 mois de lavages, un suintement urétral. De plus, le premier des quatre verres d'urine contenait des filaments assez nombreux et lourds. En même temps, il avait remarqué que sur le raphé médian de la face postérieure de la verge, il présentait une petite nodosité grosse comme un grain de chènevis. Le malade fut alors soumis à l'examen à l'urétroscope, le 16 mars 1903. Toute la portion scrotale de la muqueuse urétrale paraissait saine; mais, dans la portion moyenne de la région pénienne, la pression urétroscopique fit tout à coup apparaître sur la paroi postérieure, une grosse gouttelette de pus, lequel, examiné au microscope, contenait des leucocytes et des gonocoques typiques. Derrière la gouttelette de pus, se trouvait un orifice rouge, enflammé, entouré d'un hallo caractéristique, répondant à l'orifice de la petite tumeur sentie par le toucher sur la surface extérieure de la verge. En effet, un stylet en baïonnette pouvait être introduit dans cet orifice, et était senti à l'extérieur au milieu de la petite tumeur pénienne.

Il s'agissait donc bien ici, d'une glande de Littre dont l'orifice avait été bouché et qui s'était remplie peu à peu de gonocoques.

1. Consulter sur ce sujet: Donnadieu, Du rôle de la dilatation dans les urétrites chroniques, in *Gazette hebdomadaire des Sciences médicales de Bordeaux*, 4 novembre 1906.

b. — Dans la *forme sèche ou folliculaire,* par suite de la pression exercée par l'envahissement de l'infiltration conjonctive, les conduits excréteurs des glandes sont fermés, et les glandes elles-mêmes sont oblitérées, de telle manière qu'elles se trouvent ainsi transformées en des petites cavités kystiques sous-épithéliales, qui sont remplies par une masse colloïde.

Ces glandes sont parfois transformées en de véritables petits kystes purulents, lesquels peuvent se montrer tantôt disséminés, tantôt plus souvent, groupés en un ou plusieurs amas.

Sur la planche en couleur III, on peut voir des aspects bien caractéristiques de semblables lésions, lorsque ces glandes ont été envahies par l'infection.

Dans les deux figures 1 et 2, de la planche en couleur III, il s'agissait d'un jeune sergent-major de 25 ans, en garnison à Paris. Ce malade était porteur d'un écoulement datant de 15 mois, et contre lequel les lavages et les instillations étaient restés inefficaces. Cliniquement, on ne pouvait constater chez ce malade, qu'un léger écoulement peu abondant ; les urines claires ne contenaient que quelques filaments, dans le seul premier verre d'urine. L'urètre était absolument libre à l'olive n° 21. L'inspection de l'urètre pénien à l'urétroscope fit découvrir la présence d'une série de petits points blancs très nombreux, donnant à la muqueuse un aspect grenu, ressemblant à un semis de points blanchâtres et purulents. Chacun de ces points pris en particulier était très petit, mais leur nombre était considérable ; chacun d'eux représentait une glande de Littre enflammée à contenu purulent.

Étant donné le nombre infini de ces glandes malades, il était impossible de songer à les attaquer séparément une par une. Il était infiniment plus rationnel de les traiter localement, mais toutes en bloc. C'est ce qui fut fait par l'application de la grosse dilatation, qui fut entreprise méthodiquement avec le dilatateur droit de Kollmann. Après deux mois de ce traitement, il y avait une grosse amélioration, mais la guérison n'était pas encore obtenue.

Un nouvel examen urétroscopique fut alors pratiqué et permit de constater un fait extrêmement intéressant : en effet, tandis que dans la portion de l'urètre pénien qui avait subi le maximum de la dilatation par le fait de l'écartement complet des branches du dilatateur, tous les petits kystes purulents avaient complètement disparu et que la muqueuse, à ce niveau, avait repris son aspect tout à fait normal, au contraire, dans la seule petite portion qui, avoisinant le méat, n'avait pas subi la dilatation, là seulement, on pouvait voir encore les mêmes petits kystes purulents.

C'est la disparition d'une grande quantité de ces kystes purulents qui avait amené une amélioration notable, mais la guérison ne pouvait être totale, puisqu'il en subsistait encore. Du reste, la grosse dilatation effectuée aux seuls points précis qui restaient encore malades permit de rendre à la muqueuse son aspect tout à fait normal, et de guérir complètement le malade.

Ces kystes, dont on peut voir un exemple typique, dans la figure 5 de la planche en couleur III peuvent avoir un volume plus considérable et faire souvent saillie dans la lumière urétrale. Parfois ils crèvent sous l'œil de l'observateur par la seule pression du tube urétroscopique, inondant ainsi le champ endoscopique.

C'est là un cas qui n'est pas rare ; je l'ai observé plusieurs fois, principalement chez un malade de M. le Dr Cheurlot. Ce malade, âgé de 26 ans, était atteint d'une urétrite datant de un an et demi, se trouvait porteur de nombreux kystes semblables dans tout l'urètre pénien. La dilatation, méthodiquement conduite, parvint à faire disparaître complètement ces lésions et à guérir le malade.

J'ai observé un cas, plus typique encore, de glandes de

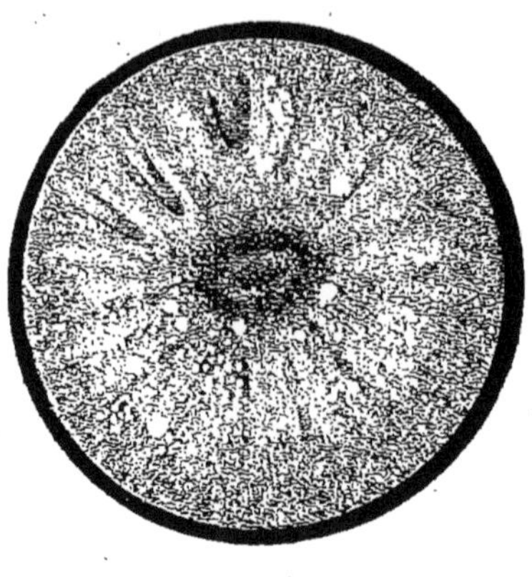

Fig. 1.

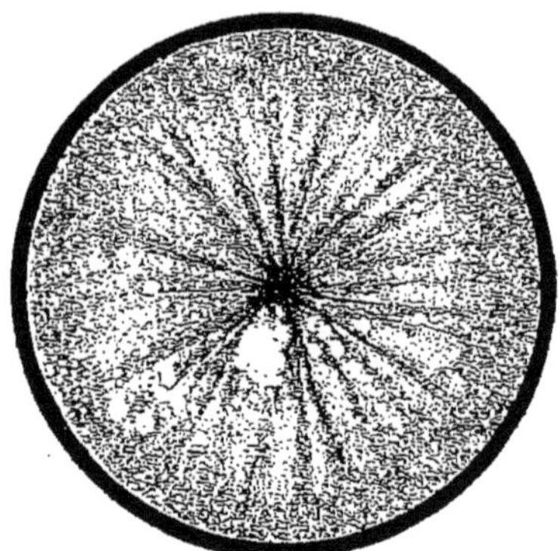

Fig. 2.

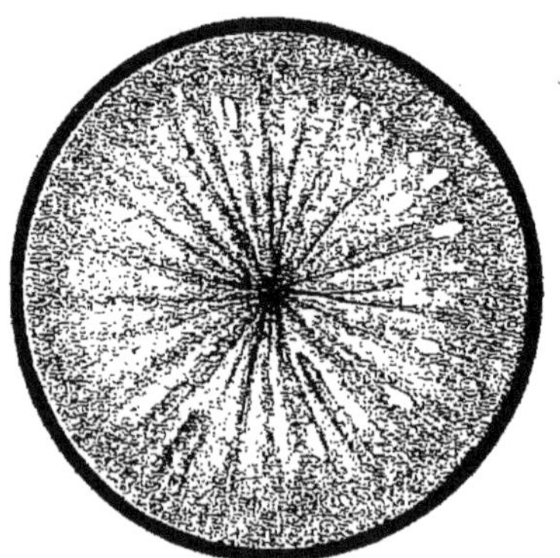

Fig. 3.

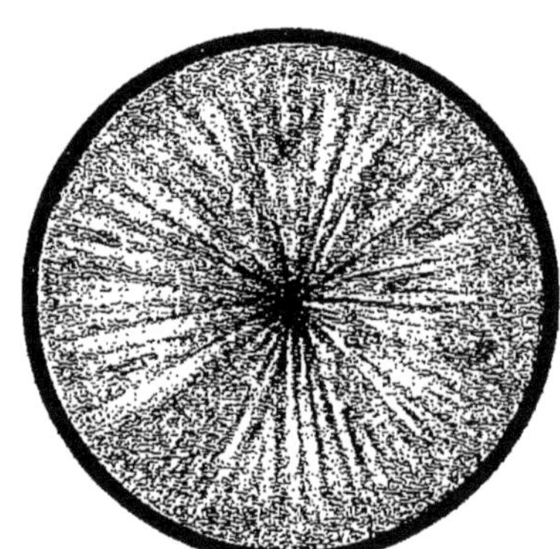

Fig. 4.

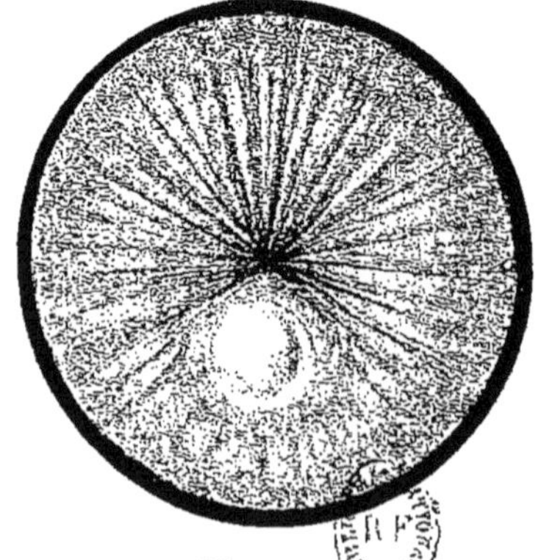

Fig. 5.

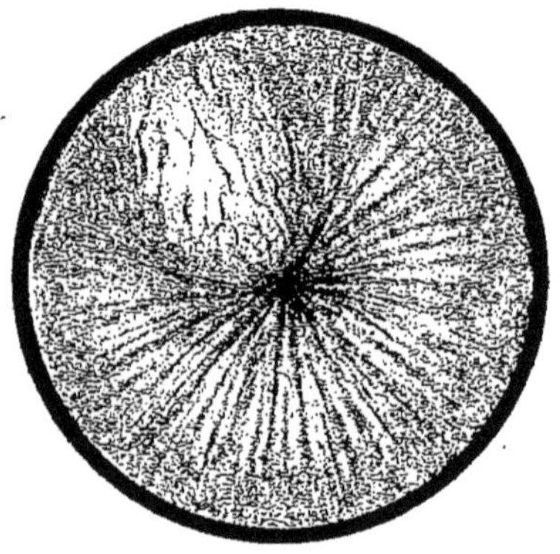

Fig. 6.

Leuba, lith.

Imp. L. Lafontaine, Paris.

Masson et Cie, éditeurs.

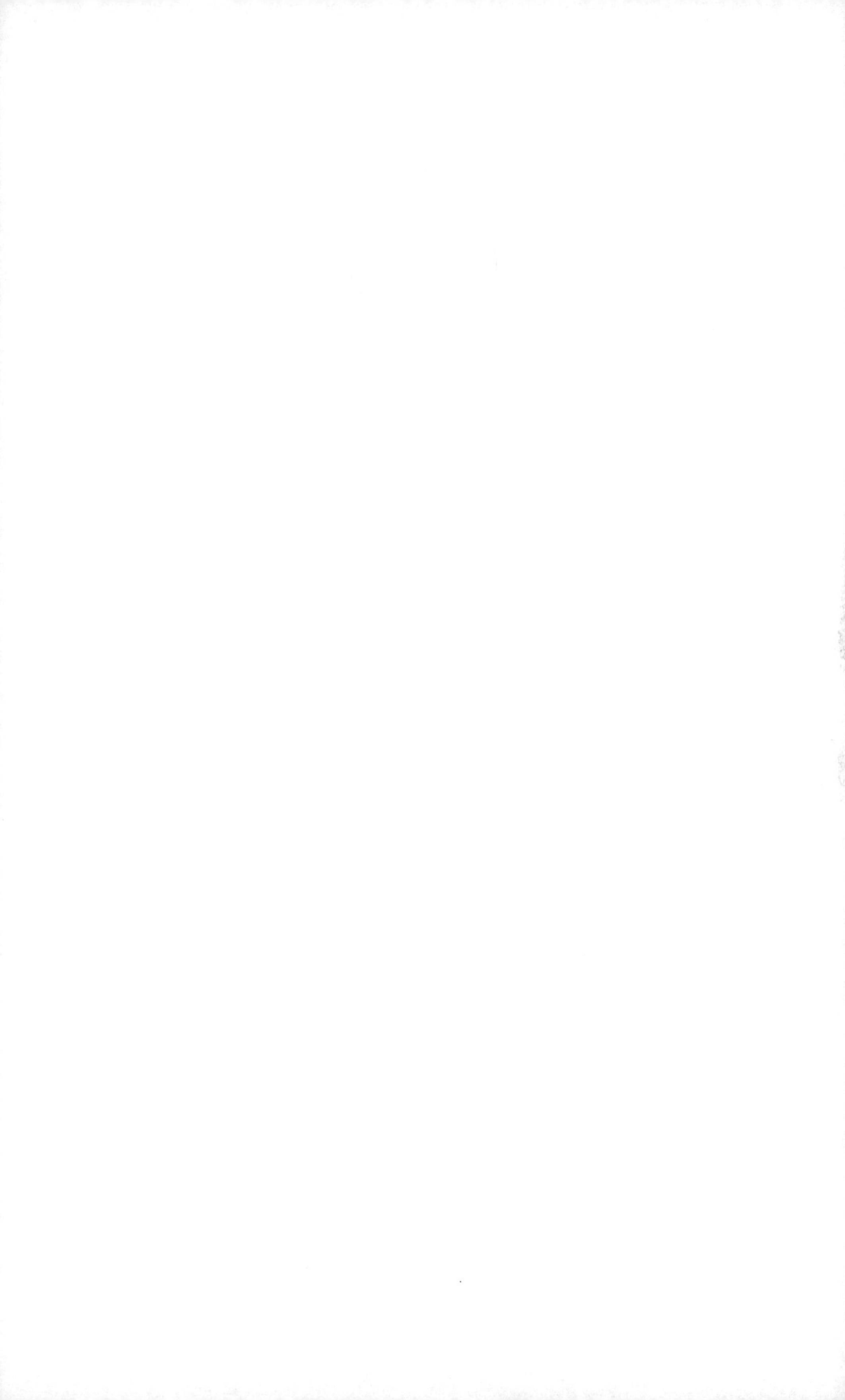

Littre transformées en kystes, analogue à celui qui est représenté dans la figure 5 de la planche en couleur III, dans les conditions suivantes :

Il s'agissait d'un jeune homme âgé de 25 ans, qui était porteur d'un écoulement datant de 11 mois. Cet écoulement, examiné au microscope, ne contenait que des leucocytes et des cellules. Les urines étaient claires, mais contenaient de gros filaments lourds, dans le seul premier verre. L'urètre, qui présentait du spasme membraneux, était cependant absolument libre à l'olive n° 20. Une série d'instillations au nitrate d'argent ayant été d'abord pratiquée, ne donna qu'un résultat presque nul. Ce fut alors que l'examen de l'urètre antérieur à l'urétroscope montra dans la portion moyenne de l'urètre pénien, une série de glandes de Littre, plus ou moins volumineuses, faisant une légère saillie dans la lumière de l'urétroscope, et paraissant pour la plupart, recouvertes par une petite cuticule blanchâtre. Une de ces glandes de Littre était plus considérable ; elle avait bien nettement la forme d'un kyste caractéristique assez volumineux, et c'est celui que j'ai fait dessiner sur la figure ci-contre.

La dilatation appliquée méthodiquement à l'urètre antérieur, avec le dilatateur droit de Kollmann, fut faite pendant 3 mois. Au bout de ce temps, on était arrivé sans aucun incident jusqu'au n° 44, et à ce moment, le malade n'avait plus aucune trace d'écoulement, les urines étaient limpides sans filaments ; enfin, un examen fait avec l'urétroscope permettait de constater la disparition complète de toute espèce de kyste dans l'urètre pénien, et un aspect absolument normal de la muqueuse à ce niveau.

Nombreux, certes, sont les cas de la forme sèche ou folliculaire, dans lesquels les conduits excréteurs des glandes de Littre sont oblitérés, mais dans lesquels les glandes font encore une saillie appréciable sous la muqueuse, et sont, par conséquent, bien visibles à l'urétroscope.

Mais, bien nombreuses aussi sont les formes dans lesquelles la prolifération de l'épithélium urétral et de l'infiltration conjonctive est tellement considérable à la superficie de la muqueuse, qu'elle refoule complètement les glandes dans la profondeur.

C'est dans ces cas, et ce sont de beaucoup les plus mauvais, les plus résistants au traitement et les plus difficiles à guérir, que le palper de la muqueuse urétrale tendue sur un béniqué introduit dans l'urètre donne aussi des renseignements très précis.

Il arrive, en effet, souvent, que lorsqu'on a introduit un béniqué dans l'urètre, si l'on palpe la paroi inférieure de ce conduit, on y trouve des petites saillies très nettes, le plus souvent isolées les unes des autres, arrondies comme de petits kystes et dont le volume ordinaire varie entre celui d'un grain de millet et celui d'un grain de chènevis. Parfois elles peuvent atteindre un volume beaucoup plus considérable, celui d'une noisette ou même d'une noix, qui venant s'ouvrir extérieurement, forme consécutivement une fistule urinaire.

Lorsqu'après avoir repéré sur l'urètre la place exacte d'une de ces petites saillies, on introduit l'urétroscope, et que l'on regarde l'aspect de la muqueuse juste à ce niveau, en inclinant même le tube en position latérale de manière à bien tendre la muqueuse, on est tout étonné de ne voir bien souvent qu'une muqueuse lisse et ne présentant presque aucun orifice visible. Le fait est donc bien prouvé dans ces conditions, qu'il s'agit là d'oblitération complète d'une glande, laquelle n'a plus aucune communication avec la muqueuse.

L'observation suivante paraît absolument caractéristique.

Un jeune Externe des hôpitaux de Paris, âgé de 24 ans avait contracté une blennorrhagie dont il avait poursuivi le traitement pendant 3 mois. Au bout de ce temps, il ne voyait presque plus d'écoulement. Depuis 3 semaines même c'est à peine si, de temps à autre, il voyait simplement une petite goutte matutinale.

Lorsqu'il vint me trouver, le 5 octobre 1903, il se plaignait d'avoir depuis 3 semaines une petite tumeur située sur la face inférieure de l'urètre, à 5 centimètres environ du méat. Cette petite tumeur, grosse d'abord comme un petit pois et de la consistance d'un grain de plomb, avait subitement grossi depuis 6 jours et avait pris alors le volume d'une olive, à tel point qu'elle avait, par compression, provoqué de l'œdème du prépuce et que, d'autre part, on pouvait craindre son ouverture à la peau et, par suite, une fistule urinaire consécutive.

C'est en présence de ces symptômes si nets que je me décidai à l'examiner à l'urétroscope.

Le tube ayant été introduit assez profondément et retiré peu à peu, il me fut impossible de reconnaître au niveau de la muqueuse urétrale un point net m'indiquant que je me trouvais bien exactement sur la tumeur. Chose curieuse, tandis que la tumeur, grosse comme une olive, faisait une saillie extrêmement nette à l'extérieur, c'est à peine si elle bombait légèrement dans le tube urétroscopique.

Quoi qu'il en soit, la tumeur ayant été bien repérée à l'extérieur, l'extrémité du tube urétroscopique ayant été, d'autre part, amenée très exactement juste au niveau de cette petite tumeur, j'incisai alors franchement la muqueuse avec un petit couteau de Kollmann, et j'enfonçai la lame jusque dans la tumeur. Malgré une incision assez longue je ne pus voir sortir uniquement que du sang; mais, fixant d'une main l'urétroscope et la verge, tandis qu'avec l'autre main j'appuyais fortement sur la tumeur en l'exprimant, je pus voir alors tout d'un coup jaillir un gros bourbillon d'une masse mollasse, mais cependant consistante, tout à fait analogue au bourbillon que l'on observe lorsqu'on exprime un furoncle. La tumeur avait certes légèrement diminué d'une façon immédiate, mais il n'en est pas moins vrai qu'elle était encore nettement volumineuse, constituée par une coque fibreuse extrêmement résistante.

Les suites opératoires furent extrêmement simples. L'œdème disparut quelques jours après, et le malade put bientôt commencer la dilatation régulière méthodique de son urètre antérieur avec des Béniqués droits. Cette dilatation fut poussée jusqu'au n° 60 Béniqué.

Je pus revoir le malade 5 mois après, en mars 1904. Il n'avait plus aucune espèce d'écoulement, et à la place de la tumeur dont il était porteur et qui était primitivement grosse comme une olive, on ne sentait plus qu'un petit noyau fibreux de la grosseur d'un grain de chènevis environ.

Cette observation semble intéressante à plus d'un titre. Elle nous montre en effet :

1° Que lorsque les glandes ont perdu toute communication avec la surface de la muqueuse urétrale, l'inspection urétroscopique de la muqueuse urétrale reste muette au sujet de la place et de l'état de ces glandes ;

2° Que le contenu de ces follicules n'est pas liquide, mais, bien au contraire, constitué par un bourbillon analogue à celui des furoncles ;

3° Que ce qui constitue essentiellement ces kystes, c'est l'infiltration conjonctive et fibreuse des parois de la glande ;

4° Qu'il est très facile d'aborder chirurgicalement au moyen de l'urétroscope ces glandes lorsqu'elles menacent de se terminer par la suppuration. On pourrait, de cette façon, éviter leur ouverture spontanée ou chirurgicale à la peau, et empêcher ainsi la production d'une fistule urinaire consécutive.

Les lacunes de Morgagni arrivent aussi par suite de l'oblitération de leurs conduits excréteurs à l'engorgement et à l'épaississement de leur contenu.

L'aspect urétroscopique est alors tout à fait caractéristique. On ne voit presque plus, ou même plus, d'orifices glandulaires. Çà et là, aux lieu et place d'un orifice lacunaire, par exemple, se voit une petite dépression grisâtre ou jaunâtre qui est la marque d'un follicule fermé et qui se présente comme de petits boutons ayant la grosseur d'un grain de millet. Ce sont ces follicules qui sont parfaitement sensibles lorsqu'on pratique la palpation de l'urètre.

J'ai fait dessiner un cas de ce genre (voir planche en couleur III, figure 6) dans lequel il s'agissait d'une semblable lacune de Morgagni oblitérée. Je l'ai observée chez un homme de 29 ans, porteur d'un écoulement urétral depuis plus d'un an, et qui avait des localisations d'urétrite chronique multiples : lésions de prostatite chronique, lésions d'infiltrations dures au périnée, et enfin, lésions glandulaires et lacunaires dans l'urètre pénien. A l'urétroscope on pouvait voir très nettement sur la paroi supérieure une petite saillie ovalaire grosse comme un grain de blé environ et recouverte par une muqueuse jaune, lisse, ne présentant que quelques stries rougeâtres.

Sur cette lésion bien localisée, la dilatation faite, même avec le Kollmann droit jusqu'au numéro 42, ne produisit aucun effet, et cette lésion, vue après ce traitement, était exactement semblable à ce qu'elle était, avant le traitement. Pour la faire disparaître, il suffit de faire en une seule fois deux ou trois piqûres assez rapprochées avec l'aiguille électrolytique de Kollmann, et après cette intervention on n'en vit plus aucune espèce de trace.

Le malade ne fut pas encore guéri de ce fait et dut être encore soigné pendant longtemps à cause des lésions de prostatite chronique.

Dans cette forme l'épithélium n'a plus d'éclat et il est exfollié dans sa plus grande partie. Cette forme sèche de l'infiltration dure se caractérise par la ténacité de l'écoulement et la difficulté de la guérison.

Enfin il n'est pas rare de rencontrer en même temps sur un urètre les deux formes glandulaire et sèche de l'infiltration dure.

C'est ce qui constitue la *forme mixte*. Cette forme mixte se rencontre très exceptionnellement d'emblée, avant tout traitement. Le plus souvent, elle s'observe lorsqu'on traite les urétrites de la forme sèche par la dilatation ; car alors les kystes s'ouvrent, s'atrophient ou se détruisent, les conduits excréteurs des glandes devenus libres s'ouvrent au dehors, et l'on passe peu à peu à la forme mixte puis à la forme glandulaire.

L'urètre postérieur est modifié aussi profondément dans l'infiltration dure.

La région membraneuse prend une coloration rouge grisâtre, légèrement jaunâtre : son éclat brillant disparaît pour faire place à une apparence mate, sèche et sans reflets.

L'épithélium se desquame facilement ; aussi est-il parfois dénudé sur une étendue très considérable et c'est à cette desquamation plus ou moins complète qu'il faut attribuer les hémorragies qui se produisent si facilement pendant l'introduction de l'urétroscope.

Les plis de la muqueuse, si nombreux à l'état normal au niveau de la région membraneuse, disparaissent presque complètement sous l'influence de l'infiltration fibreuse. Lorsque celle-ci est très prononcée on peut ne plus voir qu'un tube rigide de coloration jaunâtre ou blanc nacré. Lorsque cette dernière teinte est bien accentuée c'est qu'il y a de la pachydermie.

Les orifices de l'utricule prostatique et des conduits éjaculateurs sont parfois rétrécis ou étranglés par l'infiltration fibreuse. On les distingue alors plus difficilement, car ils sont petits, fermés et entourés d'une auréole légèrement rougeâtre.

Le veru-montanum devient, sous l'influence de l'infiltration dure, de coloration jaunâtre et prend un aspect comme desséché.

Enfin, pour terminer je signalerai ici une remarquable observation d'un cas unique d'*angiome de l'urètre* dans laquelle on pourra se rendre compte de l'utilité incontestable de l'urétroscopie au double point de vue du diagnostic et du traitement. Elle est due à MM. Forgue et Jeanbrau (de Montpellier).

Urétrorrhagies abondantes, chez un garçon de quatorze ans, provoquées par un angiome diagnostiqué à l'aide de l'urétroscope de Luys. Traitement par l'électrolyse sous le contrôle de l'urétroscope. Guérison.

Par MM. Forgue et Jeanbrau (de Montpellier).

Cette observation, communiquée au Congrès d'Urologie de 1906, se rapporte à un garçon de 14 ans qui, en novembre 1905, a présenté des urétrorrhagies *spontanées* très abondantes. Tous les moyens hémostatiques employés échouent et l'hémorragie continue goutte par goutte, nuit et jour, au point d'affaiblir notablement cet enfant. Celui-ci est adressé à M. le Pr Forgue qui pense à un angiome de la muqueuse urétrale. Après avoir fendu le méat au galvano-cautère de façon à laisser passer le tube n° 48, MM. Forgue et Jeanbrau pratiquent l'examen urétroscopique avec l'urétroscope Luys. En retirant lentement le tube enfoncé jusque dans le col vésical, on reconnaît que l'urètre paraît normal jusqu'au milieu du pénis. Mais dans le tiers antérieur de l'urètre spongieux, on reconnaît l'existence d'une boursouflure bleuâtre, bosselée, ressemblant absolument aux angiomes des muqueuses, en particulier des muqueuses minces comme celle du plancher buccal. En certains points cette boursouflure entoure toute la circonférence du canal et obstrue sa lumière ; en d'autres, elle ne recouvre qu'une partie de la paroi urétrale. La figure 1 montre la tumeur en un point où elle n'occupe qu'un tiers de la circonférence urétrale. Plusieurs petits orifices, ressemblant à des piqûres d'aiguilles, disséminées à la surface de cette tumeur laissaient sourdre du sang d'une manière continue. C'était donc bien là la source de l'hémorragie qui affaiblissait l'enfant depuis plus d'un mois.

Il s'agissait donc d'un angiome de la muqueuse urétrale. Après avoir prévu les inconvénients qui résulteraient d'une résection de trois centimètres d'urètre (l'angiome avait à peu près cette longueur) MM. Forgue et Jeanbrau décidèrent d'essayer l'électrolyse interstitielle sous le contrôle de l'urétroscope. Voici comment ils ont procédé : après avoir introduit un tube urétroscopique de Luys, n° 48, de 4 centimètres environ de longueur, on enfonçait en plein angiome une aiguille de platine soigneusement isolée et reliée au pôle positif. Le pôle négatif était relié à une plaque d'étain entourée de coton mouillé, placée sur la cuisse de l'enfant. On faisait passer un courant de 5 à 10 milli-ampères et on voyait une petite escarre se former au niveau de l'aiguille. En 14 séances, espacées sur une durée de trois mois, l'angiome avait entièrement disparu. L'urétrorrhagie avait cessé dès la huitième séance.

La guérison a été constatée plusieurs mois après l'urétroscopie : le canal est souple, ne présente ni rigidité, ni induration ; toute la région qui était le siège de l'angiome est blanc rosé avec des bandes de tissu cicatriciel blanchâtre comme le montre la figure 2. Mais la muqueuse a gardé son élasticité : elle fuit et revient sur elle-même quand on enfonce ou qu'on retire le tube, aussi facilement que celle des régions saines. Le pôle positif donnant des cicatrices molles et non rétractiles, on n'a pas à craindre de rétrécissement.

MM. Forgue et Jeanbrau n'ont pas trouvé de cas analogue dans la littérature. Ils ajoutent que sans l'urétroscope, ils n'auraient pu ni diagnostiquer ni traiter cet angiome. Il eût fallut ouvrir l'urètre, le réséquer et chez un enfant de 14 ans, il en serait résulté soit une incurvation de la verge, soit un rétrécissement cicatriciel. Grâce à l'urétroscope, ils ont pu traiter et guérir cet angiome avec la même précision et la même sécurité qu'on l'eût fait pour un angiome des téguments.

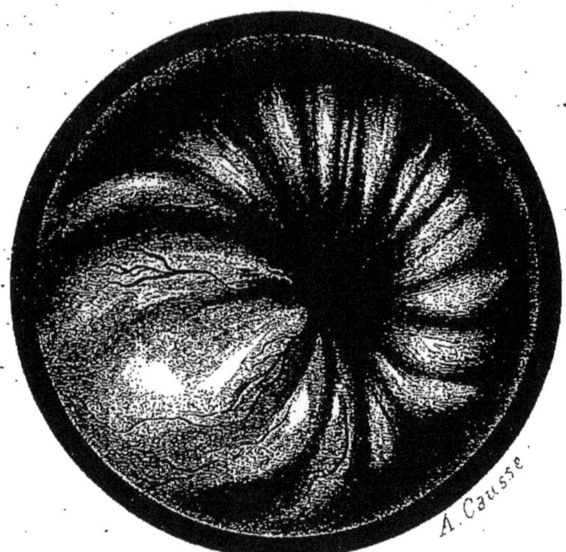

Fig. 1. **Angiome de l'urètre** *vu à l'urétroscope en un point où il n'occupe qu'une partie de la circonférence du canal.*

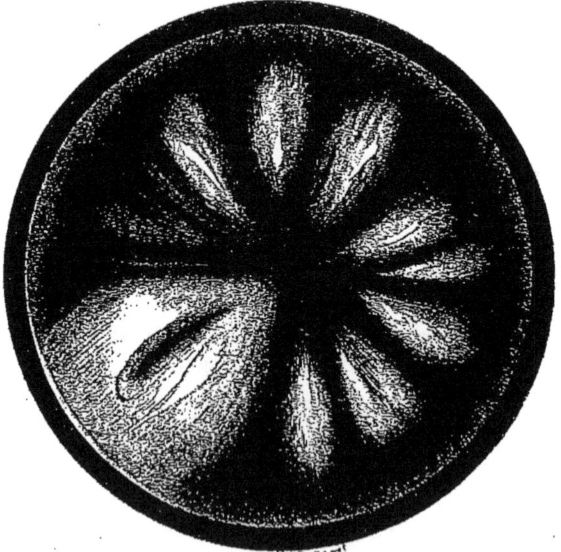

Fig. 2. *Aspect du canal après guérison par l'électrolyse interstitielle.*

Imp. Monrocq, Paris E. Oberlin, lith.

CHAPITRE IX

EXPLORATION DE L'URÈTRE DE LA FEMME

L'exploration de l'urètre de la femme doit être fait par différents procédés qui sont :

1° l'inspection ;

2° la palpation ;

3° le cathétérisme explorateur ;

4° l'examen urétroscopique.

1° Inspection.

Par l'inspection, on pourra prendre connaissance du méat.

Après avoir placé la femme dans la position du spéculum, on écarte les unes des autres les grandes et les petites lèvres, et on inspecte le méat en en écartant légèrement les lèvres.

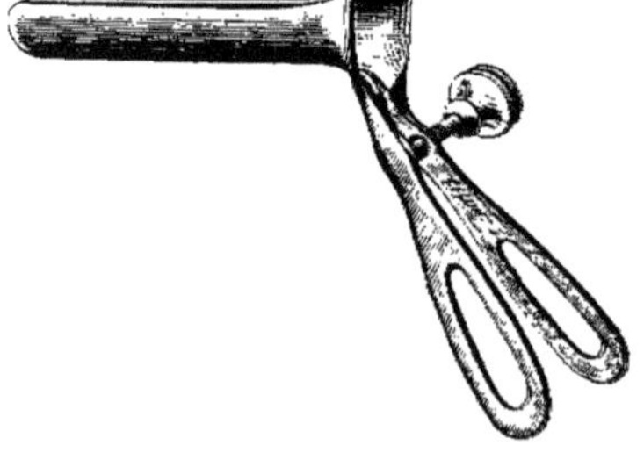

Fig. 49. — Petit spéculum de Minet pour l'urètre de la femme.

On se rend ainsi compte si la muqueuse est rouge ou enflammée, ou bien, comme cela est fréquent, s'il existe une petite tumeur rougeâtre, implantée sur une des parois de l'urètre et qui n'est autre qu'un polype de l'urètre. On verra encore si la muqueuse ne fait pas hernie à l'extérieur : c'est qu'il s'agit alors d'un prolapsus de la muqueuse.

Enfin, on pourra examiner si une goutte blanchâtre de pus ne se présente pas au méat : cette goutte de pus

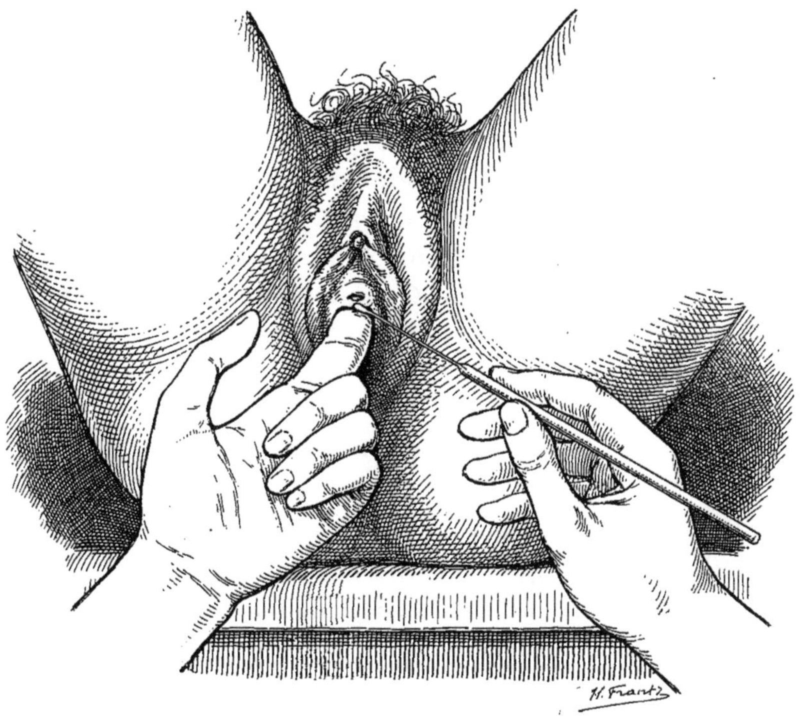

Fig. 50. — Examen de l'urètre de la femme.

devra être recueillie avec précaution pour être ensuite étudiée au microscope.

L'examen du méat peut être extrêmement facilité par l'emploi d'un petit spéculum spécial lequel, en écartant bien les lèvres du méat urétral, permet de se rendre compte de détails intéressants, tels que le lieu précis de l'insertion du pédicule d'un polype, etc.

2° La palpation.

La palpation donne souvent des renseignements précis dans le cas d'inflammation urétrale.

Cette palpation se fera avec l'index qui préalablement lubréfié avec de la vaseline sera introduit dans le vagin de manière que la face palmaire s'applique bien exactement contre la paroi inférieure de l'urètre.

D'abord enfoncé profondément l'index revient ensuite ainsi appliqué d'arrière en avant jusqu'au méat et en agissant ainsi on arrive parfois à faire sourdre au niveau du méat une goutte de pus. Ce pus recueilli sur une lame de verre sera examiné ensuite au microscope (voir fig. 50).

3° Le cathétérisme explorateur.

Le cathétérisme explorateur se fera avec l'explorateur à boule olivaire qui, introduit d'abord presque dans la vessie, sera ramené ensuite doucement et peu à peu vers le méat : il renseignera sur la perméabilité de ce conduit, et son degré de dilatabilité.

4° Examen urétroscopique.

L'examen urétroscopique de l'urètre de la femme devra être fréquemment pratiqué, car il peut mieux qu'aucun autre mode d'investigation faire connaître certains détails intéressants.

La façon la plus pratique de faire cet examen est d'employer soit un tube urétroscopique, soit mieux mon cystoscope à vision directe (voir page 188) grâce auquel on pourra voir non seulement l'urètre, mais aussi le col vésical sans être gêné ni par les sécrétions, ni par l'urine.

Le cystoscope étant donc introduit d'abord presque dans la vessie, on le retire peu à peu, et on inspecte point par point toutes les portions du canal. Celui-ci se présente presque constamment sous la forme d'une fente transversale ; ce n'est qu'auprès du méat qu'il affecte la forme d'une fente verticale.

Pendant tout le trajet parcouru d'arrière en avant, toutes les particularités de la muqueuse pourront être soigneusement étudiées : les petits polypes, les proliférations papillomateuses, les orifices des glandes urétrales seront examinés successivement.

La nécessité de l'examen urétroscopique de l'urètre chez la femme s'impose, car cette méthode seule permettra de faire des diagnostics impossibles sans elle, et parfois absolument inattendus.

L'observation suivante le démontrera plus particulièrement.

Une dame de 44 ans m'était adressée le 5 juin 1905 par M. le Pr Terrier. Cette dame disait avoir été opérée cinq ans auparavant d'une tumeur de la vessie, et bien que ses urines fussent limpides et qu'elle n'eût aucune fréquence des mictions, elle se plaignait néanmoins de souffrir beaucoup en urinant et après avoir uriné.

Croyant à une récidive de sa tumeur vésicale, la malade avait été plusieurs fois revoir le chirurgien qui l'avait opérée, mais celui-ci après examen, ne lui avait trouvé aucune lésion. C'est pourquoi elle avait été consulter M. le Pr Terrier qui me l'adressa.

L'examen clinique de la vessie ne révélait absolument rien d'anormal : la capacité de l'organe était de plus de 300 grammes.

Au toucher on pouvait constater que la paroi vésicale était tout à fait indolore et saine.

Je fis d'abord sur cette dame l'examen de la vessie avec le cystoscope à prisme, et constatai que l'organe était absolument sain et ne présentait aucune récidive de tumeur.

Quelque temps après, le 23 juin 1905, je fis un nouvel examen mais avec mon cystoscope à vision directe et constatai tout d'abord comme auparavant que la vessie était complètement indemne de toute lésion. Je me disposais à cesser l'examen, et retirais même mon instrument lentement dans l'urètre, lorsque celui-ci se trouvant encore environ au milieu du canal, la lumière du tube fut tout à coup complètement inondée d'un liquide trouble paraissant nettement purulent.

Lorsque par l'action de la trompe à eau le liquide fut évacué et que la muqueuse fut bien étanche, j'inspectai alors la paroi urétrale et constatai que sur la paroi latérale droite de l'urètre, à 2 centimètres environ en arrière du méat, existait un orifice qui conduisait dans une cavité para-urétrale.

La pression exercée avec le tube cystoscopique sur cette cavité permettait d'en voir sortir un liquide trouble qu'accompagnaient des grumeaux purulents. Il s'agissait donc dans ce cas, d'un abcès para-urétral que la pression exercée par le tube cystoscopique avait probablement fait s'abcéder.

Dans des séances suivantes le fond de la cavité fut cautérisé avec un fin crayon de nitrate d'argent, tandis que pour permettre une plus facile évacuation des sécrétions, l'orifice du conduit para-urétral fut agrandi avec une fine pointe de galvano-cautère.

Sous l'influence de ce traitement les douleurs présentées par la malade cessèrent et disparurent même complètement.

DEUXIÈME PARTIE

EXPLORATION DE LA VESSIE

L'exploration de la vessie se fait par de multiples procédés. Les uns, se font sans le secours de la vue, ils seront étudiés ici les premiers ; les autres se font sous le contrôle de l'œil, ce sont ces derniers qui constituent la Cystoscopie : cette méthode sera exposée en second lieu.

CHAPITRE PREMIER

MÉTHODES D'EXPLORATION DE LA VESSIE SANS LE CONTROLE DE LA VUE

Ces méthodes peuvent elles-mêmes se résumer en deux groupes principaux : l'un comprend les procédés cliniques, l'autre les procédés instrumentaux. A ceux-ci il faut ajouter l'exploration digitale de la vessie, peu usitée aujourd'hui.

1° Procédés cliniques.

A. *L'inspection.* — Ce moyen donne parfois des résultats nets, surtout chez les sujets maigres. En effet, lorsque la vessie est en rétention complète, elle se dessine très nettement sous la peau du bas-ventre sous la forme d'un globe ovalaire médian à grand axe vertical (voir la figure 51 ci-contre).

B. *La percussion* peut aussi permettre de reconnaître approximativement les limites de la vessie, et de diagnostiquer son état de plénitude ou de vacuité. Toutefois la paroi abdominale antérieure, souvent épaisse, se trouve parfois séparée de la vessie par des anses intestinales sonores qui constituent un obstacle quelquefois sérieux à l'emploi de la percussion.

C. *La palpation* permet de connaître avec plus de précision certains détails de la vessie. La forme, la consistance des parois vésicales et la sensibilité de l'organe pourront ainsi être explorées à travers la paroi abdominale. Le sujet étant dans le décubitus dorsal, les jambes légèrement fléchies, on pratiquera la palpation de la vessie en explorant cet organe avec la main posée à plat sur le bas-ventre.

Lorsque le réservoir urinaire présente une sensibilité

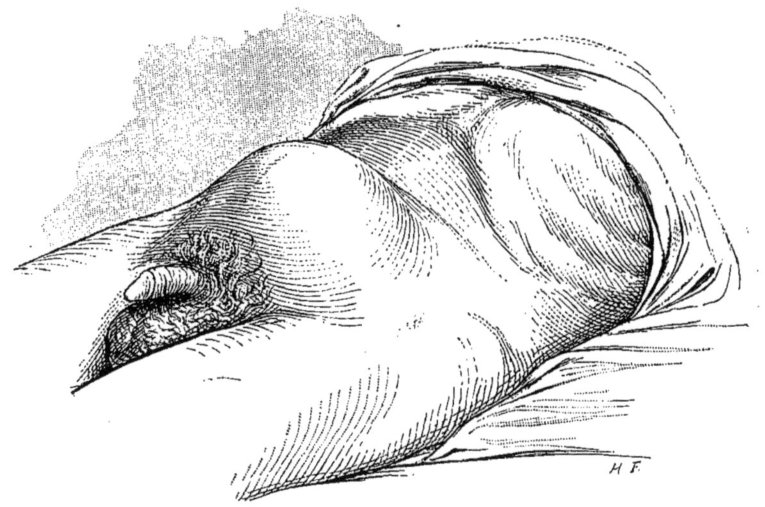

Fig. 51. — Aspect de la vessie hyperdistendue, dans la rétention d'urine (Zuckerkandl)[1].

pathologique, on pourra rechercher celle-ci de la manière suivante : avec la paume de la main placée bien à plat sur l'hypogastre juste au-dessus du pubis, on appuie d'abord lentement et progressivement, en déprimant la paroi abdominale, puis lorsque celle-ci est bien abaissée, on soulève brusquement la main en lui faisant quitter le contact avec la paroi abdominale ; à ce moment précis, le

1. Zuckerkandl in Handbuch der Urologie. Erster Band, p. 728.

malade ressent, dans les cas de cystites assez accentuées, une douleur vive, caractéristique.

D. *La palpation bi-manuelle* se pratiquera chez l'homme avec un doigt d'une main introduit dans le rectum, pendant que l'autre main est placée à plat sur le bas-ventre. Le sujet est pour cette exploration, couché horizontalement sur le dos, la tête appuyée, les épaules basses, les cuisses un peu fléchies sur le bassin, et la vessie étant vide ; le siège sera légèrement soulevé par des coussins. Il sera recommandé au malade de respirer largement, et de laisser les muscles de sa paroi abdominale souples et non contracturés. Le doigt rectal introduit lentement et doucement reconnaît d'abord la prostate, en délimite les lobes et plus haut, au-dessus de cette glande, arrive facilement à percevoir la sensation de souplesse que donne la paroi vésicale inférieure normale. Si pendant ce temps, la main abdominale abaisse la paroi vésicale, on arrive très nettement à prendre connaissance des moindres indurations de la paroi vésicale. Les infiltrations néoplasiques de la paroi inférieure de la vessie, plus généralement latérales que médianes, seront, de cette manière, très aisément perçues.

La palpation bi-manuelle chez la femme est encore plus simple ; le doigt introduit dans le vagin peut explorer extrêmement facilement la paroi inférieure de la vessie, ainsi que les orifices urétéraux.

2° Procédés instrumentaux.

L'examen de la vessie au moyen d'instruments introduits dans son intérieur ne doit se faire que dans des conditions bien déterminées.

Il existe, en effet, une série de contre-indications très nettes à l'introduction d'instruments dans la cavité vésicale. Ce seront, par exemple, une urétrite aiguë, une inflammation aiguë de la prostate, une épidydimite aiguë, ou encore une hématurie intense de nature indéterminée.

Pour effectuer une recherche instrumentale dans la vessie, les précautions d'asepsie les plus minutieuses devront, bien entendu, être prises, car la moindre faute contre l'asepsie pourrait avoir les plus graves conséquences.

Les instruments destinés à l'exploration de la vessie sont les uns creux, les autres pleins, et nous étudierons successivement chacun d'eux.

Instruments creux ou sondes.

Les instruments creux ou sondes sont destinés, soit à explorer la vessie, soit à évacuer l'urine du réservoir vésical, soit à laver cet organe.

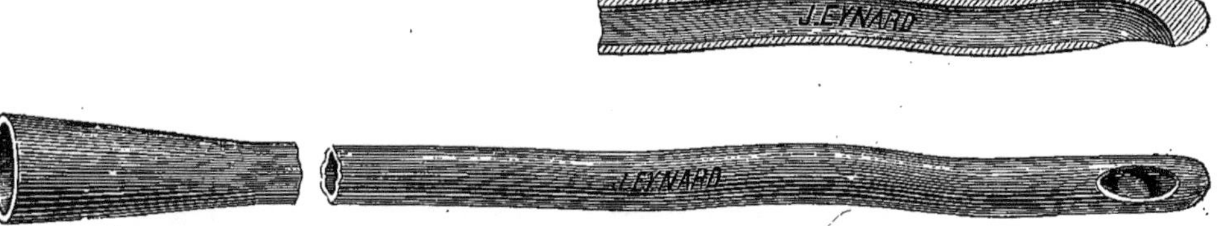

Fig. 52. — Sonde Nélaton.

La *sonde Nélaton,* la plus communément employée, est en caoutchouc rouge, et molle. Elle présente, la plupart du temps, un œil unique, situé près de l'extrémité. Dans les plus récents modèles, cette extrémité, au lieu d'être creuse, est, au contraire, pleine (voir fig. 52), de manière que la désinfection et le nettoyage de la sonde soient rendus plus faciles. La sonde molle a le grand avantage de se modeler sur les différentes parties de l'urètre, et de trouver elle-même son chemin, jusque dans la vessie. Son emploi doit être recommandé lorsque l'urètre est normal.

Il existe, par contre, de nombreuses circonstances dans lesquelles la sonde molle vient buter soit contre le sphincter, soit contre la prostate, et dans ces cas, à cause de sa mollesse même, la sonde ne peut progresser jusque dans la vessie, ou vient à se couder; il est alors nécessaire d'employer d'autres sondes, ce sont les sondes en gomme.

Les *sondes en gomme* sont de deux sortes :

Les unes, légèrement coudées à leur extrémité, sont les

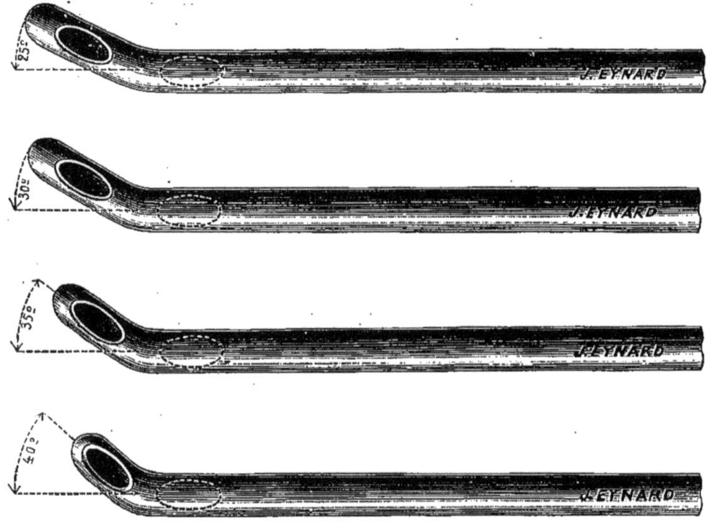

Fig. 53. — Sondes béquille à coudure plus ou moins prononcée.

« *sondes béquille* », qui sont surtout destinées à être utilisées dans les cas où une hypertrophie prostatique rend le cathétérisme difficile.

Les autres, pointues, quoique terminées à leur extrémité par une petite olive, sont les *sondes bougies*. Elles sont principalement utiles à employer dans les rétrécissements de l'urètre.

La coudure des « sondes béquilles » peut être modifiée dans des cas spéciaux où le cathétérisme est particulièrement difficile, grâce à l'introduction dans leur intérieur

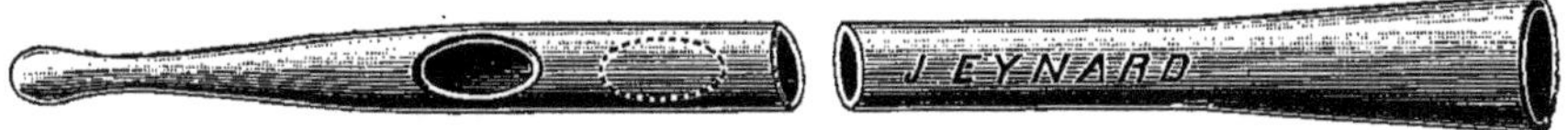

Fig. 54. — Sonde bougie.

d'un mandrin métallique ; c'est alors ce qu'on appelle la *manœuvre du mandrin.*

Parmi les mandrins métalliques, un des plus simples et des plus pratiques paraît être le mandrin métallique de Freudenberg qui a le grand avantage d'être bien « en

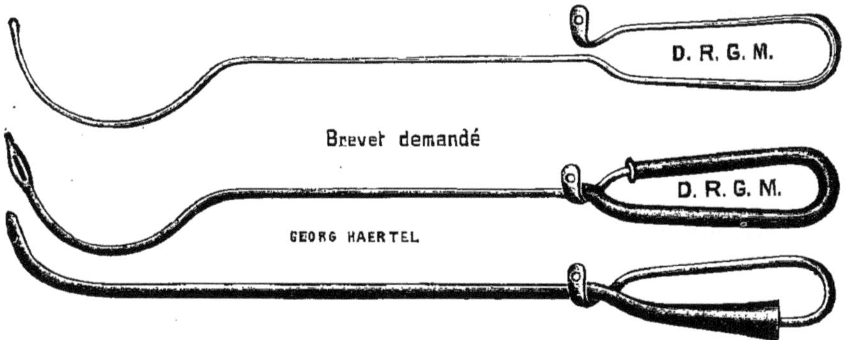

Fig. 55. — Mandrin métallique de Freudenberg.

main » grâce à l'existence d'un manche, et de n'avoir pas une longueur trop grande, ce qui rend son maniement facile (voir figure 55).

Les *sondes métalliques* sont de précieux auxiliaires dans les cas d'hypertrophie prostatique où le cathétérisme est particulièrement difficile. Les plus pratiques sont celles qui sont courbées presque en demi-cercle.

Pour pouvoir profiter de tous les renseignements que

les sondes peuvent donner, il est nécessaire d'avoir une *bonne seringue*, et l'une des plus avantageuses est celle que j'ai fait construire par M. Collin. Elle est essentiellement constituée par un corps en verre de la contenance de 100 grammes et un piston qui est composé d'amiante. Ses principaux avantages sont avant tout la stérilisation

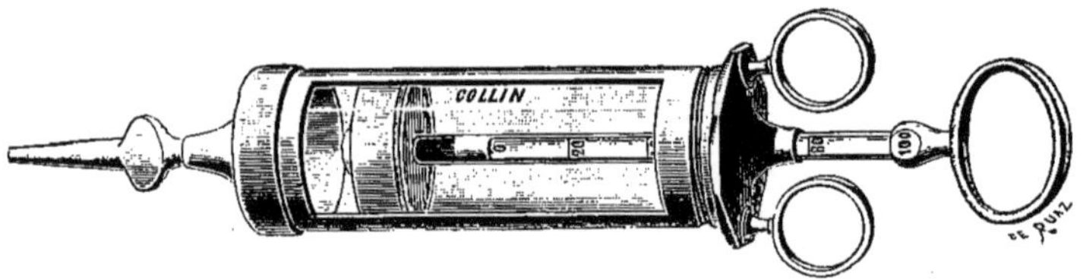

Fig. 56. — Seringue Luys à piston d'amiante, stérilisable dans l'eau bouillante.

facile. Elle peut être immergée toute montée dans l'eau bouillante — sans aucun dommage — de plus elle est extrêmement douce et bien en main, et aisément démontable, ce qui facilite beaucoup le nettoyage mécanique.

Renseignements donnés par les sondes. — C'est avec ces instruments creux ou sondes, que l'on pourra explorer une vessie en mesurant sa *capacité, sa tonicité* musculaire et *son résidu.*

1° *Capacité de la vessie.* — La sonde étant introduite et la vessie vidée, on injecte dans le réservoir vésical avec une seringue graduée, une certaine quantité d'eau boriquée. Lorsque le malade éprouve nettement le besoin d'uriner, on s'arrête, on lit la division correspondant à la quantité d'eau injectée et l'on connaît ainsi quelle est la *capacité de la vessie.* C'est là une notion extrêmement importante pour mesurer le degré d'une cystite.

Il arrive cependant souvent, en opérant de cette manière, que le coup de piston n'est pas assez doucement donné, ou est un peu brusque, ou bien que l'eau boriquée employée est trop chaude ou trop froide. Dans ces conditions, la sensibilité vésicale se trouve trop tôt réveillée. C'est pour remédier à ces inconvénients que l'on peut adapter au pavillon de la sonde un petit entonnoir de verre que l'on remplit au fur et à mesure jusqu'à ce que le niveau du liquide apparaisse dans l'entonnoir montant et descendant avec les mouvements respiratoires. On renverse alors la sonde dans un verre gradué et la capacité est exactement connue.

C'est là certainement une excellente manière de mesurer la capacité de la vessie. Celle-ci, qui mesure en moyenne 200 à 300 grammes, est très diminuée dans les cystites où elle peut descendre à 50, 30 et même 10 grammes seulement.

2° *Tonicité musculaire.* — Par les sondes, on pourra aussi apprécier la *tonicité musculaire* de la vessie. En effet, lorsque le jet du liquide injecté ressort de la vessie avec une trajectoire horizontale et longue, on peut conclure à la musculature énergique de la vessie. Lorsqu'au contraire le jet tombe verticalement formant angle droit avec la sonde, par la simple action de la pesanteur, on peut conclure que la musculature de la vessie est affaiblie ou même nulle.

3° *Résidu vésical.* — Les sondes permettent aussi de connaître si la vessie se vide complètement, ou s'il y a un *résidu vésical.*

On sait qu'on désigne sous le nom de *résidu vésical* la quantité d'urines stagnant inconsciemment dans la vessie pendant l'intervalle des mictions. Il révèle la présence d'un bas-fond, dû soit à une déchéance du muscle vésical produite par le tabès ou une cystite chronique, soit à un obstacle urétral engendré par un rétrécissement de l'urètre ou une hypertrophie de la prostate. La mesure exacte de ce résidu vésical commande des indications thérapeutiques précises.

Enfin les sondes permettent de préciser souvent l'origine d'une hématurie, et d'en indiquer sa provenance vésicale. En effet, lorsqu'au cours d'une hématurie, on observe que les dernières gouttes évacuées par la sonde sont seules teintées de sang ou que le sang vient pur à la fin, on peut souvent avoir des présomptions en faveur de l'origine vésicale de l'hématurie.

Instruments pleins.

A. Un des principaux instruments de cette sorte est *l'explorateur vésical métallique*, principalement destiné à la recherche des calculs vésicaux. Il se compose d'une tige

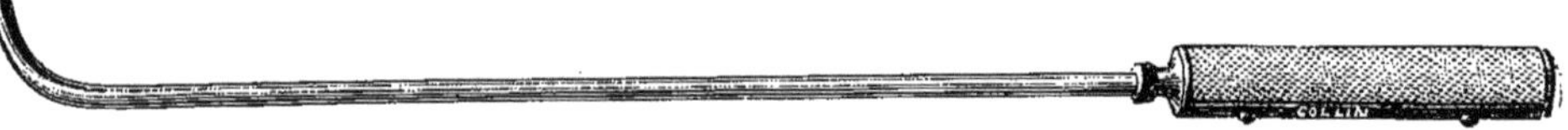

Fig. 57. — Explorateur vésical métallique de Guyon.

métallique pleine coudée à l'une de ses extrémités, et terminée à l'autre extrémité par un cylindre métallique qui sert de résonnateur et permet d'avoir l'instrument bien en main. Le tambour résonnateur a été récemment modifié par M. Collin. Grâce à ce perfectionnement les sons rendus par les calculs sont amplifiés. Il existe de cet instrument plusieurs modèles qui varient suivant la courbe

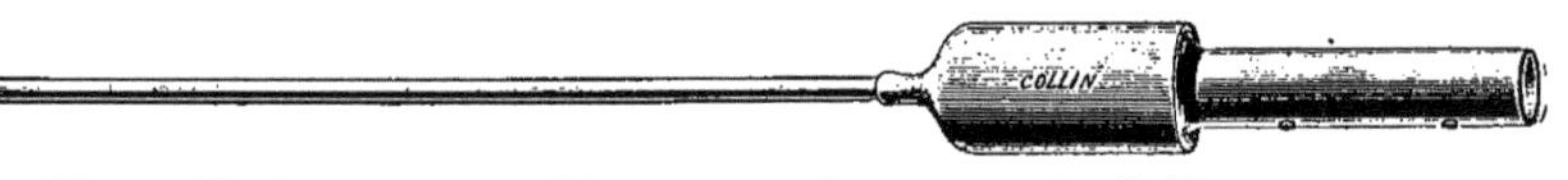

Fig. 58. — Explorateur métallique avec résonnateur de Collin.

qu'adopte leur extrémité. Le numéro 1 est surtout utilisé chez les enfants, le numéro 2 chez les jeunes gens, le numéro 3 est celui qui est le plus souvent usité, et le numéro 4 n'est réservé qu'aux cas d'hypertrophie prostatique.

Pour introduire cet instrument, on aura soin d'abord de mettre le malade sur un lit, dans la position horizontale, puis d'élever légèrement son siège par un coussin, et de garnir enfin la vessie au préalable avec environ 100 grammes d'eau boriquée. L'introduction proprement dite se fera suivant les règles habituelles du cathétérisme. L'instrument est présenté d'abord au méat de façon

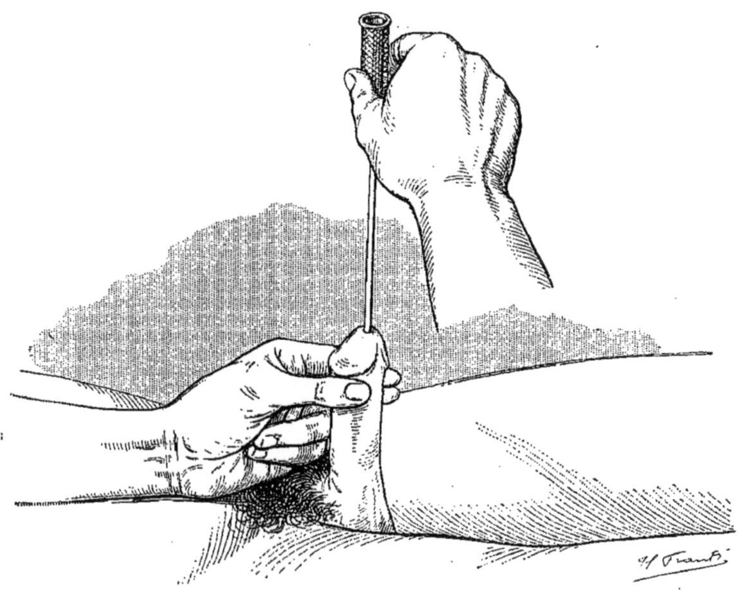

Fig. 59. — L'explorateur métallique est introduit dans l'urètre antérieur de manière que la concavité de sa courbure soit tournée du côté de la face interne de la cuisse droite du malade. Le talon repéré par les boutons du tambour est ici vers la gauche, il n'est donc pas visible.

que la concavité de sa courbure regarde la face interne de la cuisse droite ; la traversée de l'urètre antérieur est facile, et l'introduction se fait sans difficultés jusqu'au cul-de-sac du bulbe. Là, l'instrument a tendance à tourner et à être arrêté : à ce moment il convient de tendre la verge avec la main gauche (voir fig. 60) tandis que la main droite se borne à soutenir seulement l'instrument. Sous cette influence, la pénétration se fait dans la région membraneuse et le manche de l'instrument commence à s'abaisser. A ce moment, la main gauche lâche la verge et s'applique fortement sur la région pubienne qu'elle déprime, de manière à abaisser le ligament suspenseur de la verge. En même temps la main droite soutient simplement le manche

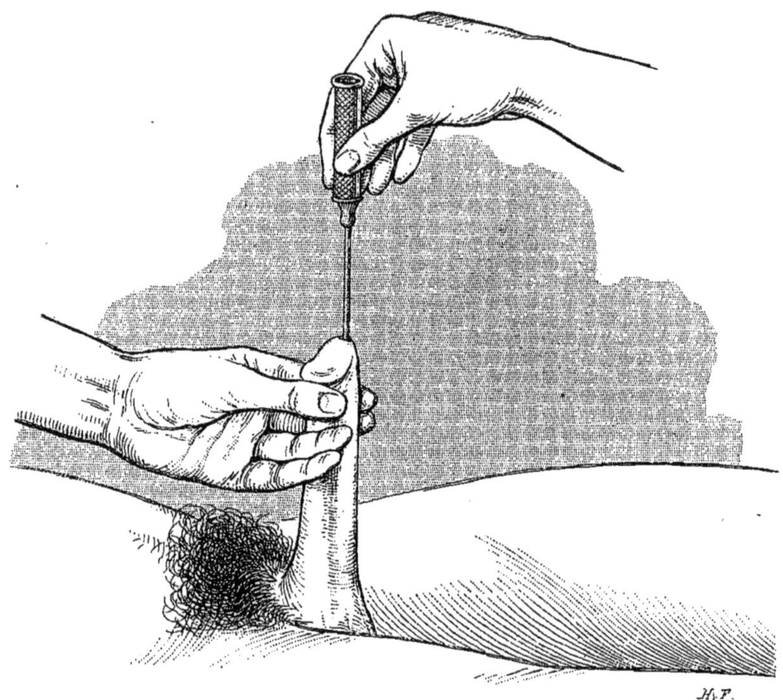

FIG. 60. — La traction de la main gauche sur la verge permet à l'instrument de se tourner de lui-même, et de s'engager dans la région membraneuse. Le talon repéré par les boutons du tambour est tourné en bas, le bec est donc tourné en haut.

qu'elle suit dans son abaissement et la traversée prostatique s'effectue le plus souvent sans difficultés (voir fig. 61).

Lorsque le bec de l'explorateur a pénétré dans la vessie, on perçoit facilement qu'il est libre de tous côtés dans la cavité vésicale. Lorsqu'en tournant le manche de l'instrument on vient à frapper la muqueuse vésicale, celle-ci n'est pas douloureusement impressionnée, lorsque la vessie est saine. Quand au contraire elle est enflammée comme au cours de la tuberculose, par exemple, tout contact avec la muqueuse est ressenti très douloureusement.

C'est dans ces conditions qu'on a grand avantage à anesthésier le canal et la vessie avant l'examen avec une injection de 10 centimètres cubes d'une solution stérilisée de stovaïne à 1/100. Une autre bonne précaution à prendre également, est de faire donner au malade une heure en-

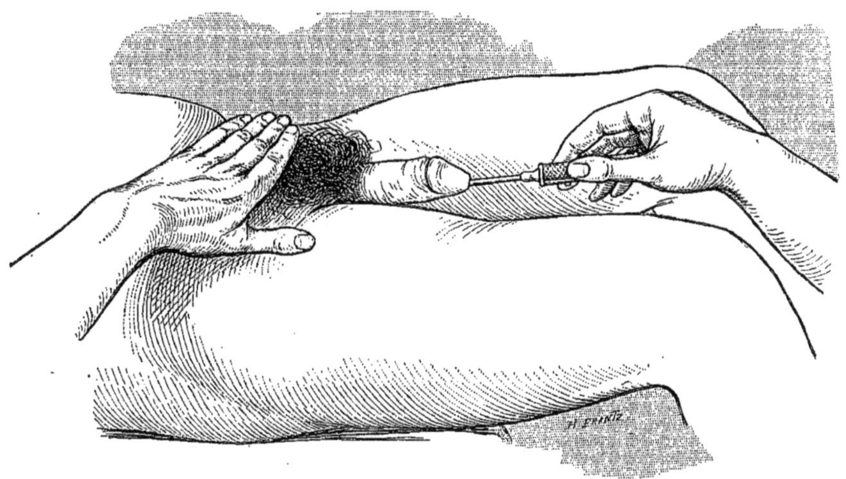

Fig. 61. — Manœuvre prépubienne (Guyon). La main gauche déprime et abaisse fortement les tissus au-devant du pubis, tandis que la main droite, soutenant simplement l'explorateur, lui permet de progresser facilement dans les régions membraneuses et prostatiques.

viron avant l'examen un lavement à garder composé avec 1 gramme d'antipyrine et 10 gouttes de laudanum.

On obtient très souvent, grâce à ces moyens, une bonne sédation de la douleur et l'examen vésical n'en est que plus fructueux.

C'est aussi de cette manière, qu'on peut pratiquer la *percussion intravésicale*. Celle-ci consiste à frapper avec le bec de l'instrument, les parois vésicales, tantôt à droite, tantôt à gauche ; sous cette influence, sont déterminées des contractions de la vessie, qui se manifestent par des proéminences fugitives.

On peut également reconnaître de cette manière, les colonnes et les trabécules de la vessie. Lorsqu'en effet, on touche avec la pointe de l'explorateur une colonne ou un trabécule de la vessie, on sent alors un cahot caractéristique.

Pour reconnaître la présence de *corps étrangers* de la vessie, on promènera l'instrument dans toute la cavité vésicale, en tournant le bec dans toutes les directions; tantôt on enfoncera profondément l'instrument vers la paroi postérieure, tantôt, au contraire, on l'attirera vers le col, tantôt on abaissera le manche de l'instrument de manière à explorer la paroi supérieure, tantôt, au contraire, on élèvera le manche, en tournant en bas le bec de l'instrument, de manière à explorer la paroi inférieure. Dans ce dernier cas, il arrive parfois, que, lorsque la prostate est fortement hypertrophiée, il existe un cul-de-sac rétroprostatique tellement accentué, que le bec de l'instrument ne peut en explorer le fond, et c'est ainsi que les corps étrangers qui y sont situés peuvent échapper à l'exploration.

Pour éviter cette cause d'erreur, on aura quelquefois intérêt à pratiquer l'exploration vésicale avec cet instrument, soit dans la position droite, soit dans la position à genoux.

Le contact de l'explorateur métallique avec *un calcul vésical* donne une sensation extrêmement nette et précise non seulement au toucher, mais aussi à l'ouïe, un calcul d'acide urique rend un son clair, nettement perceptible à petite distance; un calcul phosphatique plus mou, ne donne qu'un son sourd. Les dimensions du calcul peuvent aussi être aisément connues lorsque, par une série de contacts, on touche ce calcul depuis son extrémité postérieure, jusqu'à son extrémité antérieure. On peut aussi reconnaître qu'un calcul est libre ou enclavé, suivant qu'il est possible, ou non de le mobiliser avec l'explorateur.

L'exploration des tumeurs de la vessie par l'explorateur métallique, ne donne que peu de renseignements, sauf dans les tumeurs qui sont extrêmement dures. Cette exploration doit même être tout à fait contre-indiquée, car elle provoque bien souvent des hématuries, qui peuvent être redoutables.

B. Les *explorateurs à boule olivaire* peuvent aussi servir pour explorer la cavité vésicale, mais les renseignements qu'ils donnent, manquent la plupart du temps de précision, et ne fournissent presque jamais de résultats certains.

C. Le *lithotriteur* peut, dans bien des circonstances, être un instrument précieux dans la recherche soit de corps étrangers de la vessie, soit de petits calculs vésicaux, qui ont pu échapper à l'explorateur métallique. Mieux que l'explorateur métallique aussi, le lithotriteur permettra de déterminer la mesure exacte des calculs vésicaux.

L'exploration des tumeurs de la vessie, faite par les sondes ou par les cathéters, ne donne jamais de renseignements précis. Tout au plus pourrions-nous citer le *cathéter en cuiller de Kuster,* qui se compose d'un cathéter métallique, lequel porte sur sa convexité un œil très large, qui permet d'arracher, dans la lumière de cet œil, des parcelles de tumeur, de manière à en permettre l'examen. D'une manière générale, on peut dire que c'est à la seule cystoscopie qu'est dévolu le rôle de l'examen des tumeurs de la vessie.

3° L'exploration digitale de la vessie.

Cette exploration surtout depuis l'usage, si courant aujourd'hui, de la cystoscopie, est de moins en moins employée.

Elle consiste chez la femme, à dilater tout d'abord considérablement l'urètre, puis à pratiquer l'exploration de l'intérieur de la vessie avec le doigt qui y est introduit.

Cette méthode a été surtout préconisée et employée par Simon (de Heidelberg)[1]. Cet auteur employait pour dilater l'urètre de la femme des spéculums coniques de différentes grosseurs — dont le plus gros était de deux centimètres — il avait souvent recours à l'anesthésie chloroformique pour faire son examen, ou tout au moins à l'anesthésie locale par la cocaïne.

Chez l'homme, cette exploration ne pouvait se faire que par l'incision sanglante exploratrice de l'urètre au périnée, qui a été pratiquée par Volkmann[2] et par Thompson[3], ou par l'incision de la vessie au-dessus de la symphyse pubienne.

Cette exploration digitale permettrait de reconnaître les trabécules, les diverticules, les incrustations de la vessie, ainsi que les saillies prostatiques ou des tumeurs urétérales ou vésicales.

1. Simon. Ueber die Methoden die Weiblicher Urinblase zugangen zu machen und über die Sonderung des Harnleiters beim Weibe. *Volkmann Sammlung klin. Vorträge*, 1875, n° 88.

2. *Volkmann Beiträge für Chirurgie*. Leipzig (1875).

3. Thompson. Exploration of the bladder by perineal section of the urethra. *Lancet*, 1883, n° 5 ou 6.

CHAPITRE II

LA CYSTOSCOPIE A PRISME

L'examen de la vessie sous le contrôle de la vue peut se pratiquer de deux manières différentes :

Une première manière, se proposant pour but d'obtenir un large champ visuel, consiste à regarder la muqueuse vésicale non pas directement mais à travers un prisme : *C'est la Cystoscopie à prisme.*

L'autre, plus simple, était née la première. Abandonnée d'abord, à cause de l'imperfection de l'instrumentation primitive, puis reprise et perfectionnée, elle consiste à examiner la vessie directement, sans renversement d'images, à travers un simple tube droit.

C'est la Cystoscopie à vision directe.

HISTORIQUE DE LA CYSTOSCOPIE A PRISME

La cystoscopie à prisme est, on peut le dire, presque tout entière l'œuvre du regretté Pr Max Nitze (de Berlin) qui, par ses remarquables et importants travaux sur la cystoscopie, mérite, à bon droit, la première place dans l'histoire de la cystoscopie[1].

1. Pour l'historique de l'endoscopie en général consulter l'historique de l'urétroscopie (voir plus haut, page 61) et l'historique de la cystoscopie à vision directe (voir plus loin, page 169).

Il avait cependant eu un précurseur dans Cruise (de Dublin)[1].

Cet auteur, en 1865, avait imaginé de regarder la cavité vésicale avec un simple tube coudé à angle obtus, muni d'un miroir au niveau de sa coudure. Dans un premier modèle, Cruise avait, pour permettre la vision, placé tout à fait à l'extrémité de son tube, une fenêtre fermée d'une glace. Mais de cette manière, si la lumière était bien reflétée sur le miroir, celle-ci aveuglait l'observateur, l'empêchait d'obtenir aucune image vésicale et ne lui renvoyait au contraire, que l'image de la source de lumière.

Aussi, dans un deuxième modèle, avait-il obturé complétement l'extrémité terminale de son tube, et placé la fenêtre munie d'une glace, tout à fait à angle droit près du miroir. De cette manière les rayons lumineux et visuels *étaient réfléchis à 45°*, et il obtenait l'*image reflétée* de la vessie dont il pouvait même examiner le col.

Quoi qu'il en soit, les premiers travaux de Nitze remontent à 1876, époque à laquelle il avait conçu la première idée de son instrument, et en avait créé le squelette. Un an plus tard, en 1877, il imaginait un cystoscope à éclairage interne.

L'éclairage primitif qu'il adoptait à ce moment dans son instrument avait été créé dix ans auparavant par Brück (de Breslau[2]), qui avait eu l'idée d'utiliser, pour éclairer les cavités naturelles, une anse de platine incandescente et refroidie par un courant d'eau.

Le cystoscope de Nitze, de 1877, se composait donc d'un cathéter coudé à son extrémité. Le bec de l'instrument

1. Cruise, F. R. The Endoscope as an Aid in the Diagnosis and Treatment of Disease et The Utility of the Endoscop. *Dublin Qualerly Journal of medical Science*, May 1, 1865.

2. Brück. Das Uretroskop und das Stomatoscop zur durchleuchtüng der Blase und der Zähne und ihrer Nachbartheile durch galvemisches Glühlicht. Breslau, 1867.

portait la source de lumière qui se composait d'une anse de platine rendue froide par un courant d'eau. La vision était obtenue au moyen d'un prisme placé au niveau du coude de l'instrument[1].

Cet instrument primitif fut perfectionné et rendu plus pratique par Leiter, de Vienne, en 1879 et de là l'association des noms de Nitze-Leiter donnée à ce premier modèle de cystoscope à prisme.

Mais cet instrument était compliqué par le fait de la présence nécessaire de la circulation d'eau, et peu pratique à cause de la difficulté qu'il y avait à protéger l'anse de platine incandescente.

Les choses en étaient là lorsque survint la découverte de la lampe Edison. Immédiatement appliquée à la cystoscopie par Nitze, cette modification capitale apportait à l'instrumentation primitive un progrès considérable.

C'est en 1887 que Nitze[2] faisait construire son cystoscope définitif dont les modèles actuellement en service ne sont que la répétition. Enfin, en 1889, il consignait les importants résultats obtenus avec son instrument dans son livre : « Lehrbuch der Kystoskopie ».

Description du Cystoscope à prisme de Nitze.

Le cystoscope à prisme de Nitze est en effet aujourd'hui l'instrument le plus communément employé pour l'examen de la cavité vésicale.

Il est constitué par un cathéter métallique à extrémité coudée en béquille. Son calibre correspond au n° 21 de

1. Nitze. Eine neue Beleüchtungs und Untersuchungsmethode für Harnröhe Harnblase und Rectum. *Wiener med. Wochenschrift*, 1879, n° 24 ff.

2. Nitze. Illustrirte Monatsschrift der arztlichen Polytecknik,, 1887.

Nitze. Beiträge zur Endoscopie. *Verhand. der Deutschen Gesellschaft für Chirurgie*, 1887.

la filière Charrière. Sa longueur est de 20 centimètres. L'extrémité béquillée de l'instrument porte une petite lampe électrique destinée à éclairer les parties correspondant à la concavité de l'instrument. Ces lampes aujourd'hui très perfectionnées, sont tout à fait froides, même lorsqu'elles sont allumées.

Des deux fils destinés à amener le courant à la lampe, l'un est inclus, isolé sur toute sa longueur, dans la paroi de l'appareil, l'autre est en rapport avec la paroi métallique même de l'instrument.

Le courant électrique est amené à l'instrument par le

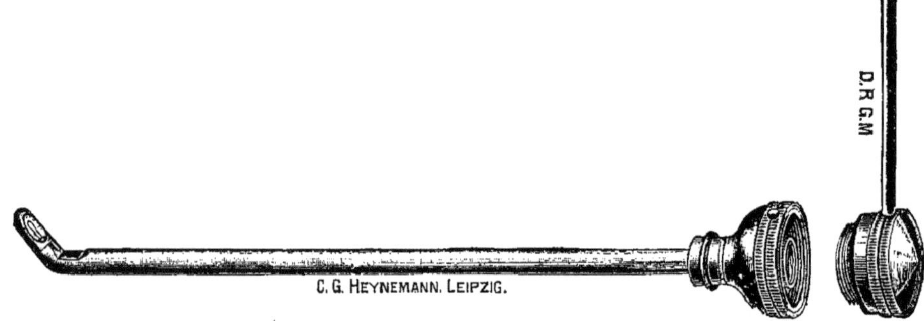

FIG. 62. — Cystoscope de Nitze.

moyen d'une pince en forme de double fourche qui s'applique par simple contact à deux anneaux situés sur le pavillon du cystoscope. Grâce à ce dispositif, le cystoscope peut être tourné dans tous les sens, sans que le courant électrique soit pour cela interrompu.

Le corps du cystoscope qui est droit comprend, dans son intérieur, une série de lentilles destinées à agrandir les images. Enfin près de l'union de la portion droite avec la portion béquillée de l'instrument se trouve un prisme à réflexion totale sur lequel viennent se réfléchir les images des positions de la vessie qui sont éclairées par la lampe électrique.

C'est après la création du cystoscope de Nitze que sont

venues de nombreuses modifications lesquelles, créées par de multiples auteurs, avaient pour objet de perfectionner telle ou telle partie de l'instrumentation, avec des buts différents.

Ces modifications sont les suivantes :

1° Modifications ayant pour but l'irrigation de la vessie.

Cystoscope de Brenner. — La première idée de cette modification revient à Brenner qui fit construire un cystos-

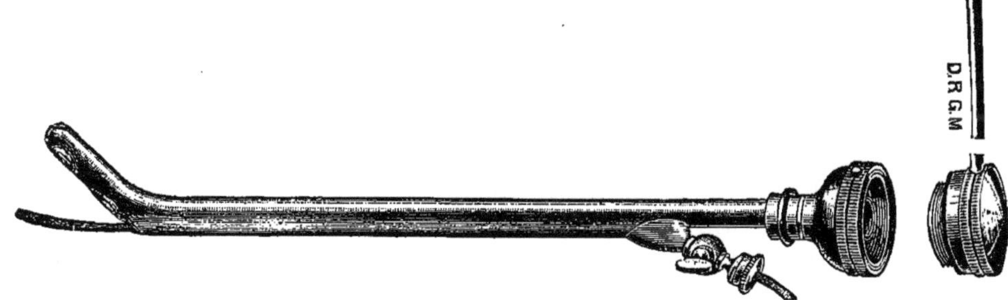

Fig. 63. — Cystoscope de Brenner.

cope à champ de vision et à lampe situés sur la convexité, et muni, sur sa partie convexe, d'un petit tube creux destiné à irriguer la vessie pendant l'examen cystoscopique. En outre, ce canal, bien que très fin, était aussi destiné à conduire une sonde dans les uretères.

Mégaloscope de Boisseau du Rocher. — Boisseau du Rocher[1] fit aussi construire un cystoscope qu'il appela Mégaloscope et qui se composait de deux parties séparées : l'une était constituée par une sonde creuse répondant au n° 23 Charrière, coudée près de son extrémité et munie à ce niveau d'une lampe électrique minuscule. L'autre

1. Boisseau du Rocher. *Annales des maladies des org. génito-urinaires*, 1890, et De l'endoscopie à lumière externe et de l'endoscopie à lumière interne. *Ann. des maladies des org. génito-urinaires*, 1892, p. 413, et 1894, p. 51.

partie, partie optique, qui glissait et pénétrait dans la première comprenait un tube qui portait enchâssés dans son intérieur des lentilles et un prisme. Ce prisme était disposé de telle manière qu'il venait se placer exactement dans une fenêtre réservée à cet effet dans la sonde décrite précédemment. Quand la première partie seule était introduite dans la vessie, sans la partie optique, on pouvait pratiquer des lavages vésicaux comme avec une sonde ordinaire.

Plus tard, Boisseau du Rocher[1] fit adapter sur la partie convexe de son instrument deux petits tubes à irrigation servant à pratiquer le lavage de la vessie pendant l'examen et à faire passer des sondes destinées à cathétériser les uretères.

Cystoscope de Güterbrock. — Le cystoscope de Güterbrock[2] ressemble beaucoup au Mégaloscope de Boisseau du Rocher. Comme dans le précédent, la sonde et l'appareil optique sont indépendants, ce qui permet le lavage soigné de la vessie au cours de l'examen lorsqu'on enlève la partie optique. La sonde légèrement coudée à son extrémité vésicale était percée de deux orifices, par lesquels pouvait se faire le lavage de la vessie. Dans l'intérieur de cette sonde venait glisser un tube plein, portant la lampe, le prisme et l'appareil optique. La lampe et le prisme venaient se loger exactement au niveau des orifices de la sonde.

Cystoscope de Fenwick (de Londres). — Le cystoscope de Fenwick construit sur le même principe que le cystoscope de Güterbrock en est un perfectionnement. Il est également composé de deux parties distinctes. La sonde creuse se différencie de la précédente parce qu'elle ne porte qu'un seul et large orifice permettant le lavage et au

1. Boisseau du Rocher. *Annales des maladies des org. génito-urinaires,* 1898 (Cystoscopie et cathétérisme des uretères).

2 Güterbock.. *Berlin. klin. Wochenschrift,* 1895, n° 29, p. 628.

niveau duquel viennent se placer au moment de l'examen la lampe et le prisme.

Le *Cystoscope du Pr Kollmann*, de Leipzig, est également construit d'après les mêmes principes.

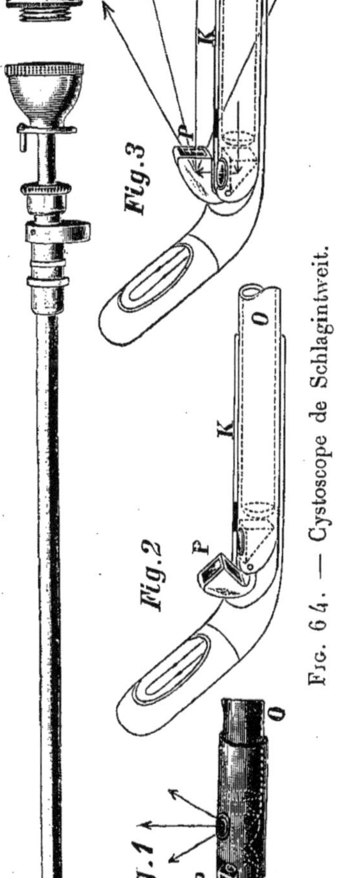

Fig. 64. — Cystoscope de Schlagintweit.

2° Modifications ayant pour but la vue du col vésical.

Cystoscope spécial de Nitze, n° III. — Pour obtenir la vue du col vésical, Nitze avait fait construire un modèle spécial de cystoscope à coudure modifiée avec lequel on pouvait voir facilement le col de la vessie.

Cystoscope de Schlagintweit. — Plus tard, Schlagintweit[1] a résolu plus parfaitement le problème difficile de la vue directe du col vésical, grâce à la manœuvre d'un prisme mobile, commandée de l'extérieur. Par l'effet d'un mécanisme spécial on peut faire saillir le prisme et examiner ainsi par une vue rétrograde, le col de la vessie; par une manœuvre très simple on peut aussi faire rentrer le prisme à la place qu'il occupe ordi-

1. Schlagintweit. Das retrograde Kystoskop. *Centralblatt f. d. Krankheiten d. Harn und Sexualorgane*, 1903, XIV, p. 202.

nairement. Si bien que cet instrument peut servir d'une manière usuelle non seulement pour l'inspection du col vésical, mais aussi pour l'examen de toute la vessie comme un cystoscope à prisme ordinaire.

3° L'agrandissement du champ visuel.

C'est dans ce but qu'a été construit le *Cystoscope de William Otis* (de New-York).

Dans cet instrument, le prisme est supprimé et il est remplacé par une lentille hémisphérique dont la surface plane est argentée. Il se compose de deux parties séparées : un tube externe portant l'éclairage — un tube interne contenant l'appareil optique entier. D'après son auteur, on obtiendrait avec cet instrument un champ de vision quatre fois plus grand et plus clair que celui de tout autre cystoscope.

4° La vision binoculaire.

Pour obtenir la vision d'un objet placé dans la vessie avec les deux yeux, et obtenir ainsi le relief donné par la vision binoculaire, le Dr Jacoby[1] de Berlin a fait construire un Stéréocystoscope qui permet de regarder l'intérieur de la vessie avec les deux yeux. Ce mode d'examen facilite évidemment beaucoup la bonne interprétation des images — surtout chez les débutants.

5° Modifications ayant pour but d'effectuer les opérations endo-vésicales.

C'est pour pouvoir faire de petites opérations dans la

1. Jacoby Le Stéréocystoscope in *AnnalesGénito- Urinaires* du 1er Mars 1906, page 359.

vessie que Nitze fit construire son *cystoscope opérateur*[1].

Ce modèle spécial de Cystoscope était muni de pinces préhensives, de galvano-cautère, d'une anse galvanique permettant des interventions endo-vésicales.

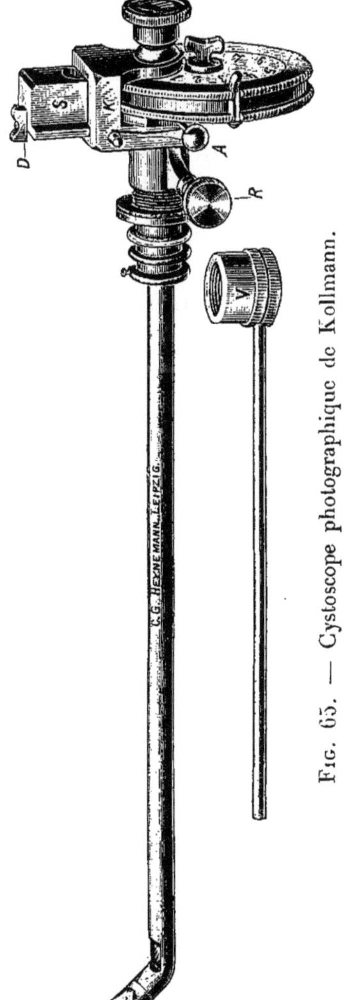

Fig. 65. — Cystoscope photographique de Kollmann.

Casper avait également construit un Cystoscope opérateur portant les mêmes instruments que le cystoscope opérateur de Nitze mais avec des dispositifs différents.

Enfin Fenwick avait adopté à son cystoscope un trocart qui permettait, après avoir ponctionné la vessie, à l'hypogastre, d'examiner la cavité vésicale par l'orifice sus-pubien ainsi formé.

Mais ces instruments, ne rentrant pas dans le cadre spécial de l'exploration de la vessie qui est seule à traiter ici, ne seront pas autrement décrits.

6° Modifications ayant pour but d'effectuer la photographie endo-vésicale.

Les belles images que l'on perçoit avec le cystoscope avaient fait penser depuis longtemps à les fixer par la photographie. Les premiers essais photographiques faits par Antal à Budapest et Kut-

1. Nitze. *Centralblatt für Chirurgie*, n° 51, 1891, p. 993.

ner, n'avaient pas donné de très bons résultats. Nitze[1] perfectionna la méthode et obtint des résultats satisfaisants. Hirschmann puis Berger[2] apportèrent ensuite à cette méthode d'importants perfectionnements.

Un des appareils les plus pratiques pour obtenir des photographies endo-vésicales est celui du Pr Köllmann (de Leipzig) dont la reproduction se trouve ci-dessus. Enfin le Dr Jacoby, de Berlin[3], a fait construire aussi un *stéréocystophotographe* qui permet d'obtenir des images stéréoscopiques des objets placés dans la vessie.

7° Modifications ayant pour but le cathétérisme de l'uretère.

Les modifications apportées dans ce but aux cystoscopes à prismes sont décrites dans un chapitre suivant (voir pages 236 et suivantes), nous n'y insisterons pas ici.

TECHNIQUE DE LA CYSTOSCOPIE A PRISME

Préparation de l'instrument.

A. *Stérilisation.* — Le cystoscope à prisme devra être stérilisé dans une étuve à formol dont une des plus simples et des plus pratiques est celle que j'ai décrite[4].

Cet appareil se compose d'un simple tube de verre de gros calibre ouvert aux 2 bouts et portant à chacune de ses extrémités un pas de vis métallique, sur lequel vient se

1. Nitze. Kystophotographischer Atlas. Wiesbaden, 1894.
2. Berger. Notice sur la photographie de la vessie. *Annales génito-urinaires*, 1900, p. 414.
3. *Ann. génito-urinaires*, 1er mars 1906, page 353.
4. Voir *La Clinique*, 13 juillet 1906, page 453.

visser un bouchon métallique perforé, muni d'un embout. A une des extrémités du tube se fixe un tuyau de caoutchouc qui relie le tube de verre à un flacon rempli de formol pur, à l'autre extrémité, est un tube de caoutchouc directement en rapport avec une trompe à eau.

Le maniement de cet appareil est extrêmement simple ; il suffit d'ouvrir le robinet de la trompe à eau pour faire le vide dans le tube stérilisateur. Ce vide aspire l'air qui vient barboter dans le formol, et se charge de vapeurs

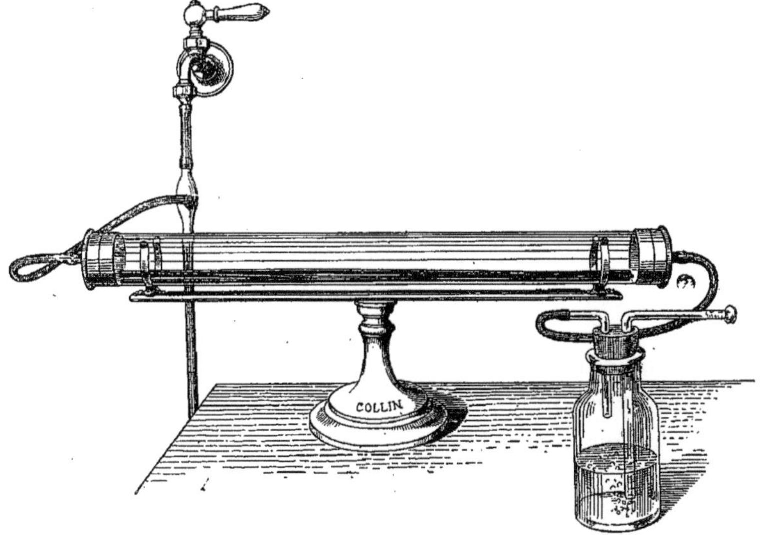

Fig. 66. — Stérilisateur à vapeurs de formaldéhyde.

de formaldéhyde. Ces vapeurs, constamment fraîches et continuellement renouvelées, effectuent une stérilisation complète des instruments situés dans l'intérieur du tube, après un quart d'heure d'usage.

Le grand avantage de ce principe de stérilisation dû au Dr Suarez de Mendoza (de Madrid)[1] est outre la sécurité complète qu'il peut donner au point de vue de la désin-

1. Suarez de Mendoza. — Compte rendu du XIVe congrès international de Madrid, section de Chirurgie générale, 1904, page 493.

fection, son innocuité absolue envers les instruments, qui, quelques délicats qu'ils soient, ne sont jamais détériorés par ce mode si simple de stérilisation. On sait en effet que lorsqu'on laisse séjourner les cystoscopes à prisme dans une étuve à trioxyméthylène, leur appareil optique s'altère, ce qui les rend impropres au service. Avec cet appareil, au contraire, ils ne subissent jamais la moindre adultération du fait de la stérilisation qui peut être effectuée complétement en un quart d'heure.

B. *Essai.* — On doit essayer l'instrument avant de le stériliser, vérifier si le courant fonctionne convenablement, si la lampe s'allume bien et si les lentilles de tout l'appareil optique sont bien claires et transparentes. Enfin on s'assurera que la lampe est bien froide, et qu'elle est incapable de provoquer une brûlure de la muqueuse.

Préparation du malade.

Le malade doit être dévêtu et ne garder que sa chemise. Il doit être placé dans le décubitus dorsal, les genoux pliés et écartés — le siège légèrement relevé venant affleurer le bout de la table d'examen.

On a dû s'assurer auparavant que l'*urètre est bien perméable* avec un explorateur à boule olivaire n° 23 ; s'il présente des rétrécissements, ceux-ci devront être soumis auparavant à la dilatation.

La *vessie doit offrir une capacité d'au moins* 80 *grammes,* encore avec cette minime capacité la vision est-elle presque toujours défectueuse. Il sera donc indiqué en principe, de ne pratiquer la cystoscopie qu'après avoir, par un traitement approprié, rendu tolérantes les vessies par trop enflammées.

Lorsque la nécessité d'un examen immédiat s'impose, il sera bon pour calmer la sensibilité de la vessie, de faire prendre au malade une demi-heure avant l'examen, un petit lavement à garder contenant 2 grammes d'antipyrine et 10 à 12 gouttes de laudanum.

L'anesthésie locale par l'usage d'une solution stérilisée de stovaïne à 1/100 en instillations dans la vessie pourra aussi rendre des services mais il ne faudra pas trop compter sur son effet. Une dernière ressource sera d'employer l'anesthésie générale au chloroforme.

Enfin le milieu vésical doit être transparent. Pour obtenir ce but, de grands lavages de la vessie seront effectués avec de l'eau boriquée tiède — jusqu'à ce que l'eau sortant de la vessie et recueillie dans un verre soit parfaitement limpide.

Dans les cas d'hématuries d'origine vésicale, les lavages à l'eau boriquée bien chaude arrêtent souvent le sang pendant un temps assez long pour permettre l'examen. D'autres fois on devra recourir avant l'examen à l'emploi d'une solution d'antipyrine à 1/20 dont on injectera de 40 à 60 grammes et qu'on laissera agir sur la muqueuse vésicale pendant quelques minutes avant l'examen.

D'autres fois enfin, il faudra avoir recours au cystoscope irrigateur et renouveler plusieurs fois pendant l'examen, le contenu vésical.

Technique proprement dite.

Toutes ces précautions étant prises, on commence par remplir la vessie soit avec de l'eau boriquée, soit simplement, avec de l'eau bouillie.

La quantité à injecter dans la vessie devra être en moyenne de 150 grammes ; si l'on mettait trop de liquide, on risquerait de distendre outre mesure les parois vésicales et de se trouver ainsi trop éloigné du point à examiner.

Si, au contraire, on introduisait moins de liquide, les

parois trop rapprochées du bec de l'instrument empêcheraient la manœuvre facile du bec du cystoscope et rendraient la vision peu nette.

Quoi qu'il en soit on procède ensuite à l'introduction du cystoscope. Cette introduction sera pratiquée comme celle d'une sonde béquille après avoir lubréfié l'instrument avec de la glycérine stérilisée en suivant la paroi supérieure de l'urètre. La direction du bec du cystoscope sera toujours facilement et constamment connue par la présence du

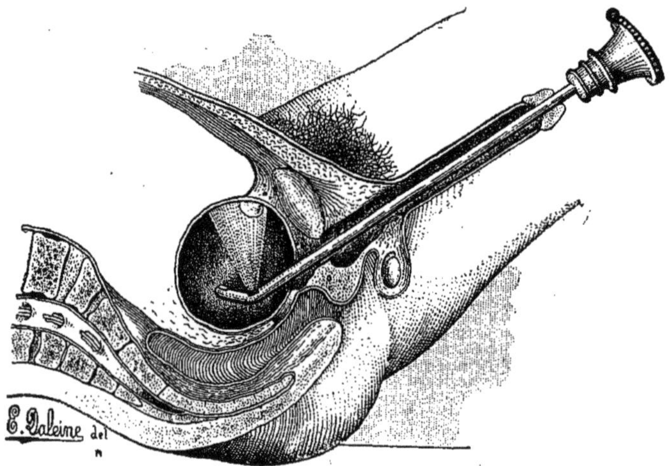

Fig. 67. — Application du Cystoscope à prisme (Nitze).

petit bouton, qui, placé sur le pavillon de l'instrument, sert de point de repère. Lorsque le bec de l'instrument est amené près de la prostate, le pavillon est fortement abaissé et l'instrument pénètre alors facilement dans la vessie : on s'aperçoit de ce fait lorsque la béquille de l'instrument possède sa pleine liberté dans la cavité vésicale et tourne sans difficultés dans tous les sens.

A ce moment on adapte au pavillon de l'instrument la fourche qui amène le courant, et alors seulement on allume la lampe en établissant le contact électrique. La lampe doit toujours être maintenue à une certaine distance de la paroi vésicale et ne jamais s'y appliquer directement.

On procède alors à l'examen complet et méthodique de toute la vessie.

Le premier point de repère à chercher est le col : pour cela, on retire peu à peu l'instrument et on voit tout à coup apparaître dans le champ visuel un croissant rouge sombre, c'est le pourtour du col. En repoussant un peu en arrière l'instrument, on explorera toute la cavité vésicale en faisant tourner le bec du cystoscope autour de son axe ; puis on examinera principalement le bas-fond de la vessie en tournant le bec du cystoscope en bas.

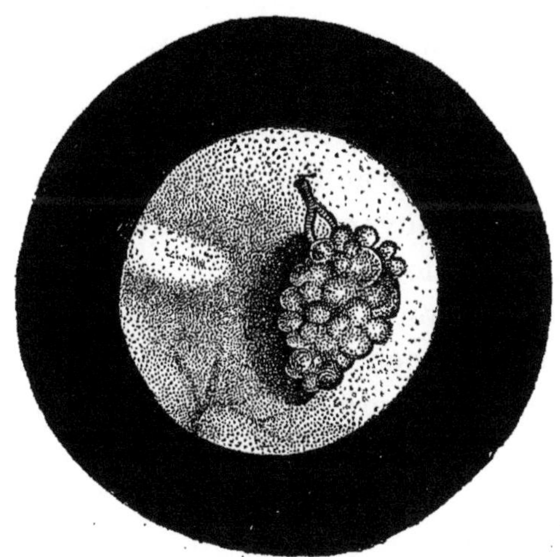

FIG. 68. — Aspect d'un papillome vésical vu avec le cystoscope à prisme (Nitze).

Le meilleur point de repère pour trouver les orifices urétéraux nous semble d'assimiler la circonférence du pavillon du cystoscope à un cadran de pendule. Se repérant alors sur le petit bouton indicateur, on commencera par disposer le bec du cystoscope de manière qu'il réponde à 6 heures, c'est-à-dire tourné tout à fait en bas et sur la ligne médiane. Après avoir trouvé le col, on repousse l'instrument de 2 centimètres 1/2 environ en arrière, puis faisant tourner le cystoscope autour de son axe, on s'arrange de manière que le petit bouton indicateur corresponde à 8 heures pour le côté droit, à 4 heures pour le côté gauche : on est sur l'orifice urétéral.

La faute commune est le plus souvent d'être trop éloigné du bas-fond vésical; il suffira pour bien distinguer chaque orifice urétéral d'élever le pavillon du cystoscope et la verge, ce qui rapprochera le prisme et la lampe de la paroi inférieure, et fera découvrir les uretères.

Un autre bon point de repère dans cette région est le muscle inter-urétéral qui se montre sous la forme d'un léger relief transversal lumineux; c'est en suivant cette ligne jusqu'à ses extrémités qu'on ne peut manquer les uretères.

Lorsque toute la paroi inférieure de la vessie aura été examinée, il faudra ne pas négliger l'examen de la paroi supérieure, car souvent des tumeurs y sont implantées qui resteraient inexplorées.

Pour ce faire, on abaisse fortement le cystoscope et la verge et on rapproche ainsi le prisme et la lampe de la paroi supérieure qui sera examinée méthodiquement d'avant en arrière.

AVANTAGES DE LA CYSTOSCOPIE A PRISME

Les avantages du cystoscope à prisme sont notables. Ce merveilleux instrument permet en effet l'exploration vésicale de la façon la plus précise et la plus nette, et surtout le *champ visuel que l'on découvre grâce à lui est considérable*. Ce n'est pas un point que l'on voit, c'est une large surface qui permet d'examiner un ensemble. S'il s'agit d'une tumeur, on voit ses rapports généraux, sa surface, parfois son mode d'implantation.

Un deuxième grand avantage du cystoscope à prisme

est que le calibre de l'instrument est réduit, et qu'il est relativement facile à introduire dans la vessie.

En résumé les deux grands avantages à retenir de cette méthode sont : le calibre réduit de l'instrument, et le champ visuel considérable, qui permet à l'œil d'embrasser une étendue de muqueuse vésicale assez grande.

INCONVÉNIENTS DE LA CYSTOSCOPIE A PRISME

Les avantages de la cystoscopie à prisme ne vont pas sans certains inconvénients qu'on peut ainsi résumer :

1° La nécessité d'un long apprentissage.

Il est impossible à un débutant de réussir du premier coup un examen avec le cystoscope à prisme, et pour établir un diagnostic d'après les données recueillies par la vision au prisme, il est de toute nécessité d'être rompu depuis longtemps aux manœuvres cystoscopiques.

2° Le renversement et la déformation des images.

Tout d'abord le prisme *renverse* les images, mais il les renverse dans un seul et même sens qui est le plan vertical. Dans le plan transversal au contraire, les images gardent leur situation réelle, c'est-à-dire que l'œil voit à droite ce qui est bien réellement à droite et que ce qu'il perçoit à gauche est bien réellement à gauche. Au contraire ce qui est en avant apparaît en arrière, et les portions postérieures de l'image apparaissent antérieures.

S'il est certain qu'après un certain temps d'exercice, on parvient fort bien à faire la part de ces renversements et à interpréter correctement une image cystoscopique, il n'en n'est pas moins vrai que l'œil doit y être habitué par un long exercice.

De plus aussi, le prisme déforme les images, et c'est là une grosse difficulté pour connaître la grandeur réelle des images perçues au cystoscope. Suivant la position donnée au prisme, plus ou moins rapprochée de l'objet, on aura une image plus ou moins grande, et il faudra une longue expérience pour savoir de suite quel volume attribuer à telle tumeur vésicale.

3° La nécessité d'avoir une vessie tolérante.

Il est certain qu'il faut pour obtenir une bonne vision, que les parois vésicales soient suffisamment écartées les unes des autres, sans quoi on n'obtient qu'une vision trouble ou obscure. Or bien souvent, en dépit de l'emploi de l'anesthésie locale par la stovaïne, et de tous les petits moyens que nous avons indiqués plus haut, la vessie se contracte très douloureusement et ne se prête à aucun examen.

C'est dans ces conditions qu'on se voit forcé de renoncer à tout examen avec un cystoscope à prisme.

4° La nécessité d'avoir un milieu transparent.

Il faut en effet que le milieu liquide au travers duquel se fait la vision, reste constamment transparent. Cette condition, qui est essentielle, est parfois extrêmement difficile à réaliser quand on a affaire soit à une cystite intense, soit à une pyurie rénale abondante, soit enfin à une hématurie d'origine prostatique, vésicale ou rénale. Il est juste de dire qu'avec une bonne irrigation, on vient parfois à bout de ces inconvénients mais il est aussi des cas dans lesquels les obstacles deviennent absolument insurmontables et où l'on est obligé de renoncer à tout examen.

On a encore cherché à tourner cette difficulté en remplissant la vessie non pas avec de l'eau, mais avec de l'air sous pression qui constitue un milieu restant constamment transparent, mais la vision des parois vésicales faite dans ces conditions avec le cystoscope à prisme est défectueuse. Nitze[1] lui-même a complètement déconseillé cette méthode en insistant surtout sur ce fait, que les parois vésicales sont alors comme tapissées d'un vernis brillant qui rend l'examen bien difficile.

5° La nécessité de tenir l'instrument à une certaine distance de l'objet à examiner.

Il est impossible, en effet, d'avoir une vision nette si le prisme est trop près de l'objet à examiner : aussi est-il nécessaire pour bien voir de mettre l'instrument à une certaine distance. Lorsque certaines déformations de la vessie empêchent cette manœuvre, la vision avec le cystoscope à prisme devient très malaisée. C'est ce qui arrive chez la femme enceinte par exemple.

1. Nitze. *Lehrbuch der Kystoscopie*, 1889, p. 80-81.

CHAPITRE III

LA CYSTOSCOPIE A VISION DIRECTE

La cystoscopie à vision directe est l'étude de la muqueuse vésicale sous le contrôle direct de la vue sans interposition de prisme ou d'appareil optique spécial.

HISTORIQUE DE LA CYSTOSCOPIE A VISION DIRECTE[1]

Les débuts de la cystoscopie à vision directe semblent devoir être rapportés à Desormeaux qui le premier, en 1853 put, sur le vivant, examiner la muqueuse vésicale grâce à un tube endoscopique introduit dans l'urètre. C'est bien lui qui mérite le nom de « Père de l'Endoscopie » qui lui a été donné.

Plus tard Grünfeld, de Vienne, en 1881, tenta aussi d'élever en méthode pratique l'examen direct de la vessie[2] dans les deux sexes, grâce à un tube droit, mais lesconditions dans lesquelles cet auteur et ses prédécesseurs avaient tenté de pratiquer l'examen de la vessie étaient

1. L'historique de la cystoscopie à vision directe se mêle dans une certaine mesure avec celle de l'endoscopie en général. Consulter également sur cette question le chapitre de l'Historique de l'urétroscopie traitée dans ce livre. Voir première partie, chapitre IV, page 58.

1. Grünfeld. Die Endoskopie des Harnrohre und Blase, in *Deutsche Chirurgie von Billroth und Lüecke*, Heft 51, 1881, ch. XXXIII, p. 209.

tellement imparfaites, qu'ils n'en purent retirer que peu d'avantages.

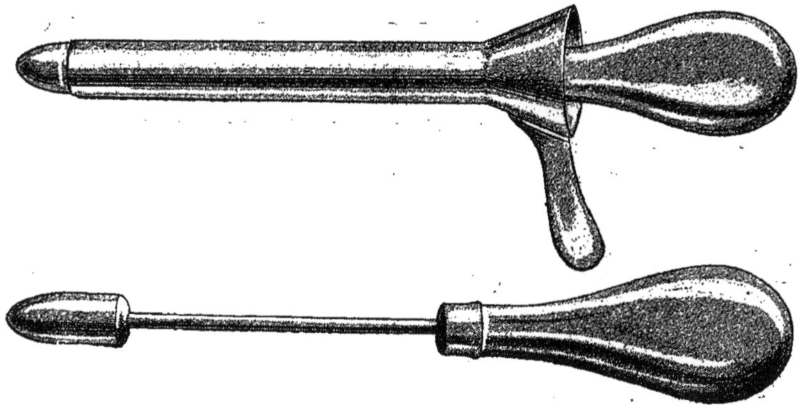

Fig. 69. — Tube endoscopique de Kelly.

Grünfeld en effet regardait la muqueuse vésicale à travers une couche d'urine qu'il ne savait pas évacuer. De

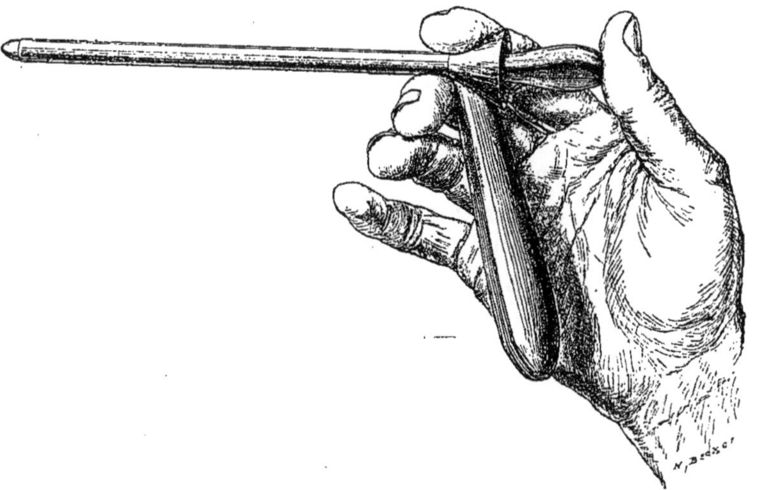

Fig. 70. — Mode de préhension du tube endoscopique de Kelly (Kelly).

plus il n'a jamais pu voir que très difficilement les orifices urétéraux chez l'homme.

Il n'en est pas moins vrai que Grünfeld a publié des applications de cette méthode de cystoscopie dans le traitement des tumeurs de la vessie chez l'homme et chez la femme [1].

Quoi qu'il en soit, la méthode de cystoscopie à vision directe n'a été véritablement bien mise en valeur que depuis les travaux du Pr Kelly (de Baltimore) qui datent de 1893 [2].

Kelly se servait de simples tubes munis de manches, dans l'intérieur desquels il envoyait des rayons lumineux par l'intermédiaire d'une lumière externe placée sur le front de l'observateur. Pour dilater la vessie il avait recours à l'action de l'air atmosphérique. Kelly avait en effet remarqué que dans la position génu-pectorale, les viscères abdominaux sont entraînés par la pesanteur et se portent du côté du diaphragme. Il se formait ainsi une tendance au vide du côté du petit bassin, qui se traduisait du côté de la vessie par une dilatation brusque et complète, aussitôt qu'on plaçait dans l'urètre une sonde permettant l'entrée de l'air dans sa cavité. L'organe se distendait, disait Kelly, « comme un ballon rempli d'air ». Kelly utilisa cette méthode avec les plus brillants succès chez la femme.

En 1898 il publia même une observation de cathétérisme de l'uretère chez l'homme à l'aide d'un cystoscope ouvert [3].

En 1896, le Pr Pawlick de Prague avait fait construire un cystoscope à vision directe composé d'un speculum muni d'une poignée (voir fig. 71 et 72). Il plaçait ses malades soit en position génu-pectorale, soit parfois en position de Trendelenbourg, ce qui amenait la distension de la vessie par l'entrée de l'air. Avec cet instrument, Pawlick

1. Grünfeld. Ueber Cystoscopie im allgemeinen. *Wiener klin. Wochenschrift*, 1889, nº 21, p. 423.

2. Kelly. *Johns Hopkins Hospital Bulletin*, décembre 1893 ; *American Journal of Obstetrics*, janvier 1894 ; *Id.*, juillet 1894, nº 85.

3. Kelly. Cystoscopy and Catheterization of the ureters in the Male, in *Annals of Surgery*, April 1898.

examinait la cavité vésicale sous l'éclairage direct de la lumière solaire. A défaut de celle-ci, il employait un appareil d'éclairage électrique auquel était annexé un appareil d'irrigation permettant le refroidissement de l'appareil[1] (voir fig. 72).

Les travaux du Pr Kelly suscitèrent des perfectionnements qui furent bientôt apportés à son instrumentation. Un des plus intéressants fut celui du Dr Garceau de Boston[2]

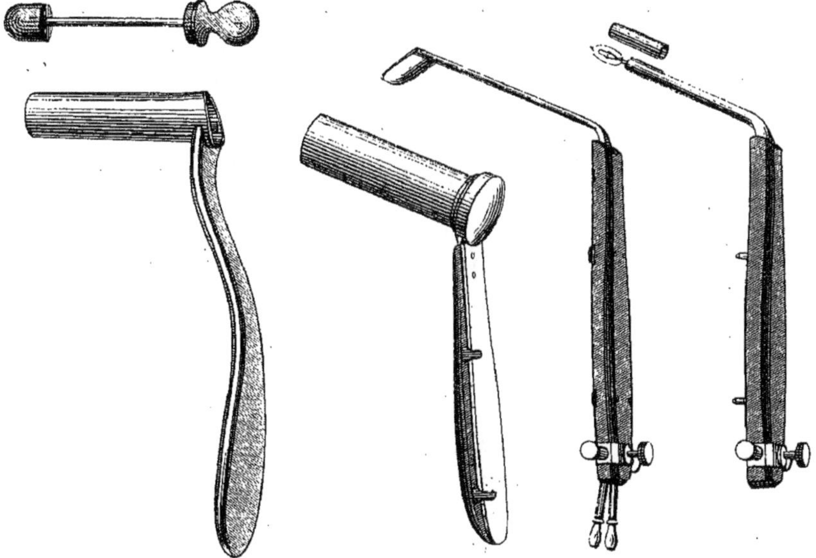

FIG. 71. — Tube endoscopique de Pawlick et son mandrin (Pozzi).

FIG. 72. — Endoscopie de Pawlick avec sa lampe et son appareil d'irrigation (Pozzi).

qui le premier pensa à l'évacuation de l'urine par un canal accessoire inclus dans le corps du tube cystoscopique appliqué chez la femme, et fit construire un appareil de ce genre dès 1895. Dans un tube cystoscopique, le Dr Garceau avait fait souder un tube accessoire de petit calibre

1. Ch. I. Pawlick. *Centralblatt f. Gynecol.*, 1896 et *Revue gynécol. et chir. abdom.*, n° 5 octobre 1897, p. 786-822.

2. Edgar Garceau. *Boston medical and Surgical Journal,* 31 octobre 1895, p. 444, vol. CXXXIII, n° 18.

qui était disposé de telle façon que lorsque le manche du cystoscope était dirigé vers la cuisse droite de la femme le tube accessoire se trouvait à la partie inférieure du spéculum. L'aspiration de l'urine était obtenue par un

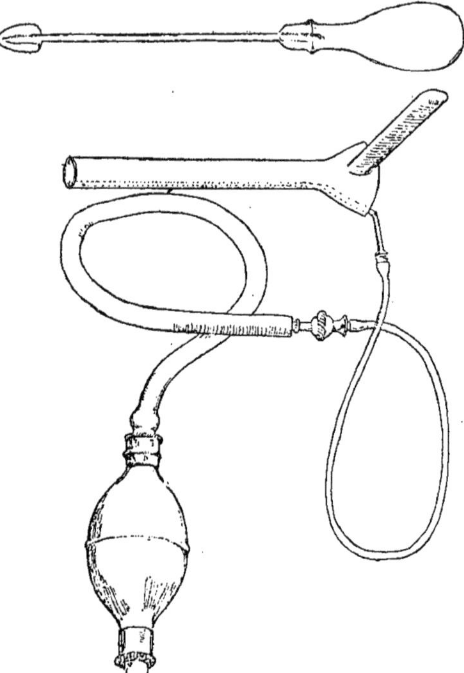

Fig. 73. — Tube endoscopique du Dr Garceau avec son tube aspirateur pour l'urine.

injecteur de Davidson dont la poire pouvait être maintenue par la même main qui tenait le manche du spéculum de telle manière que l'opérateur n'avait besoin d'aucun assistant.

L'idée très simple de l'aspiration de l'urine au fur et à mesure de sa production devait venir à tous ceux qui employaient cette instrumentation. Aussi ne tardait-elle pas à avoir bientôt des imitateurs. En Europe, c'est notre distingué confrère le Dr Hogge (de Liège) qui en 1897 faisait construire un instrument similaire, utilisable seulement chez la femme[1]. Le conduit d'aspiration également soudé au tube cystoscopique, se terminait à l'extérieur par un petit tube métallique sur lequel venait s'adapter un tuyau de caoutchouc qui aboutissait lui-même à un récipient dans lequel on pouvait le vider d'une manière automatique.

J'ai montré cet instrument, obligeamment mis à ma disposition par son auteur, au Congrès d'urologie de 1905.

Bien étrange se trouve donc être la revendication qu'émettait le Dr de Keersmaecker[2] (d'Anvers)[3] lorsqu'il réclamait pour lui la priorité de cette innovation. En effet la première publication du Dr de Keersmaecker est postérieure de plus de deux ans à celle du Dr Garceau, et de plus de 6 mois à celle du Dr Hogge, ce qui du reste n'a pas empêché le Dr de Keersmaecker de passer complètement sous silence les communications de ses prédécesseurs.

D'autres modifications ont été faites pour tenter de perfectionner l'instrumentation de Kelly.

Il faut ici signaler l'intéressant cystoscope imaginé par le Dr Brandsford Lewis (de St-Louis) qui décrivit son instrumentation et sa technique en 1900 — devant l'association américaine des chirurgiens génito-urinaires.

Le Cystoscope du Dr Brandsford Lewis se compose d'un tube auquel est annexé un manche et un bec : ce dernier supporte une petite lampe électrique froide. Pour introduire l'instrument dans la vessie, on place dans le tube un mandrin qu'on retire une fois l'introduction effectuée. L'ouverture extérieure du tube est ensuite obturée par un oculaire, composé d'une simple glace, grâce à laquelle il n'y a aucune inversion d'images.

1. Hogge. Cystoscope à lumière externe pour le cathétérisme permanent des uretères chez la femme. *Soc. médico-chirurg. de Liège*, 1er avril 1897 et *Annales de la Soc. médico-chirurg. de Liège*, juin 1897.

2. De Keersmaecker. *Société belge d'urologie*, 6 juin 1905.

3. De Keersmaecker. *Annales de la Soc. belge de chirurgie*, 5e année, nos 5 et 6, 18 décembre 1897, p. 165-166-167.

Pour déplisser la vessie, Brandsford Lewis[1] introduit dans la cavité vésicale de l'air chaud qui est maintenu sous pression par un robinet d'arrêt. Pour l'introduction de sondes destinées à cathétériser les uretères, des conduits spéciaux sont annexés. Enfin pour obtenir l'agrandissement des images et du champ visuel, on peut introduire à volonté, dans l'intérieur du tube cystoscopique, un appareil télescopique muni de lentilles et même de prisme.

Le malade doit être placé en position élevée du bassin; une fois que le tube cystoscopique a été introduit avec son mandrin dans la vessie, et que ce dernier a été retiré, on vide complètement le réservoir urinaire de tout le liquide qu'il peut encore contenir, puis on applique la glace sur l'orifice du tube. On pompe ensuite de l'air chaud dans la vessie de manière à bien déplisser tout l'organe, on allume alors la lampe et l'on peut de cette façon examiner la cavité vésicale en prenant la précaution d'aspirer de temps à autre l'urine vésicale par l'une des sondes urétérales au moyen d'une seringue. Le cathétérisme simple ou double des uretères peut être ainsi aisément pratiqué.

En 1903, le Dr Thomas Cullen[2] avait fait construire un tube cystoscopique coudé, ne possédant pas de partie optique dans son intérieur et muni, au niveau de sa partie coudée d'une lampe renversée émettant des rayons lumineux verticaux de haut en bas (voir fig. 74).

Cette disposition instrumentale a été exactement reproduite par un appareil plus compliqué et plus impratique, présenté cependant comme nouveau à la Société de chirurgie de Paris le 24 mai 1905 bien qu'il ne soit que la copie des deux derniers appareils précédemment cités.

Mais il ne semble pas que cette disposition doive don-

1. Brandsford Lewis. *Journal Cutaneons and genito-urinary Diseases*, 1900, p. 420.

2. Thomas Cullen. A simple electric female Cystoscope. *Johns Hopkins Hosp. Baltimore*, 1903, June, vol. XIV, 166-167.

ner d'heureux et de complets résultats. En effet, le défaut de tout tube cystoscopique à coudure fixe est double : d'une part les manœuvres intra-vésicales sont peu aisées à effectuer pour le chirurgien, et douloureusement ressenties par le malade, le coude empêchant le déplacement facile de l'instrument dans la vessie. D'autre part, avec un instrument semblable, *seul le bas-fond vésical est visible* et *tout le reste de la vessie est inexploré.*

Ces deux principaux défauts, qui sont capitaux, frappent d'emblée d'impuissance toute tentative nouvelle qui pourrait être faite dans ce sens.

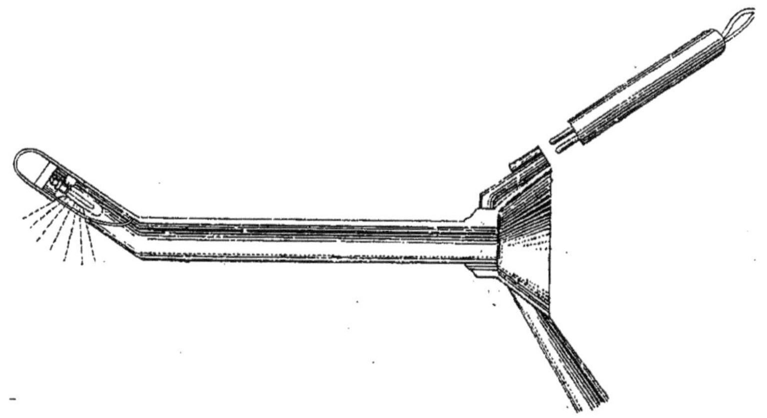

Fig. 74. — Cystoscope de Thomas Cullen sans partie optique avec lampe renversée, émettant en bas des rayons verticaux.

Il y a, en effet, très certainement, un grand intérêt à garder au tube endoscopique sa véritable forme de tube droit : son extrémité à bords nets permet de bien isoler un point, un orifice urétéral par exemple, et de le faire saillir même dans l'intérieur du tube, de la même manière que l'on fait saillir le col de l'utérus au fond d'un spéculum vaginal.

En France, la méthode de cystoscopie à vision directe a été peu pratiquée et jusqu'ici peu d'auteurs s'en sont occupés.

Un des premiers travaux parus sur cette question est celui de Janet en 1891[1] qui fit construire un endoscope double comprenant un tube interne fenêtré qui glissait exactement à l'intérieur d'un tube externe ouvert.

En 1898, Clado[2] préconisait la position de Trendelenburg pour faciliter le déplissement de la vessie de la femme par l'introduction d'air dans l'intérieur de la cavité vésicale.

En 1902, Paul Delbet[3] cherchant à augmenter le champ visuel, faisait construire un endoscope dont les lames s'écartaient en éventail dans la vessie, grâce à un mécanisme construit sur le principe des diaphragmes-iris. Cet instrument n'était utilisable que chez la femme. De plus, à la fin de l'examen, l'application des lames d'acier les unes contre les autres ne se faisait pas toujours très exactement et pinçait parfois la muqueuse. Bref, le maniement un peu délicat de l'instrument empêcha la vulgarisation de cet ingénieux appareil.

En 1903, Hartmann préconisait également la position de Trendelenburg pour examiner la vessie de la femme[4].

J'ai commencé à étudier la question dès l'année 1902, lorsque, après avoir établi la construction de mon urétroscope[5], j'avais de suite pensé à la possibilité de prolonger son champ d'action de l'urètre à la vessie. Mais ce ne fut qu'en octobre 1904 que je publiai au Congrès d'urologie un cystoscope à vision directe, qui me donnait d'ex-

1. Janet. Un nouvel endoscope urétro-cystique. *Annales des mal. des org. génito-urinaires*, 1891, p. 627 et *Revue générale des Sciences*, 15 mars 1892.

2. Clado. La cystoscopie dans le diagnostic des affections de la vessie chez la femme. *C. R. de l'Assoc. franç. d'urologie*, 1898, p. 333.

3. Paul Delbet. Speculum endo-vésical pour l'examen du trigone et du bas-fond chez la femme. *C. R. de l'Assoc. franç. d'urologie*, 1902, p. 679.

4. Hartmann. La cystoscopie directe chez la femme, in *Travaux de chirurgie anatomo-cliniques*. Paris, Steinheil, 1902, p. 43.

5. *Bulletin de la Société de chir. de Paris*, 1902, décembre 24. Voir aussi *Presse médicale* du 22 avril 1903.

cellents résultats pour l'examen de la vessie de la femme[1].

Appliquant ensuite à l'homme ce que j'avais d'abord fait pour la femme, je fis construire un cystoscope à vision directe, chez l'homme, qui fut présenté à la Société de Chirurgie le 1er mars 1905, par mon maître, le Dr Pierre Delbet[2].

Enfin, je publiai mes résultats et des observations concluantes dans mon ouvrage sur l' « Endoscopie de l'urètre et de la vessie » paru en avril 1905[3]. Cet ouvrage fut présenté à l'Académie de médecine par mon maître, le Pr Le Dentu[4].

En juin 1905, je décrivais mon instrumentation et ma technique dans la *Presse médicale*[5] et dans les *Annales de Gynécologie et d'Obstétrique*[6].

Les excellents résultats que m'avait donnés la méthode de la cystoscopie à vision directe, avec mon instrument, furent consignés dans les *Annales génito-urinaires*[7].

En octobre 1905, je détaillais au Congrès d'urologie les perfectionnements tout récents de mon instrumentation qui me permettaient d'obtenir une vision et un éclairage incontestablement supérieurs à ceux obtenus jusqu'ici[8].

En novembre 1905[9], je montrai l'aide précieux que donnait mon cystoscope à vision directe dans la recherche des corps étrangers de la vessie.

1. *C. R. de l'Assoc. franç. d'urologie*, 1904, p. 522. De l'application de l'urétroscopie à l'examen de la vessie et au traitement des cystites de la femme.

2. *Bulletin de la Soc. de chir. de Paris*, 7 mars 1905, p. 229 et 244.

3. Luys. Endoscopie de l'urètre et de la vessie. Paris, Masson, 1905.

4. Le Dentu. *Bulletin Acad. de méd.*, 4 juillet, p. 4.

5. Luys. La cystoscopie à vision directe, in *Presse médicale* du 24 juin 1905, p. 393.

6. Luys. La cystoscopie directe chez la femme. *Annales de gynécologie et d'obstétrique*, mai 1905, p. 292.

7. Luys. *Annales génito-urinaires*, 15 juillet 1905.

8. Luys. *C. R. de l'Assoc. franç. d'urologie*, 1905, p. 467-482.

9. Luys. *La Presse médicale*, 29 novembre 1905 et *Revue pratique des mal. des organes génito-urinaires* du Dr Gallois, du 1er janvier 1906.

J'insistai ensuite sur la facilité avec laquelle on pouvait retirer de la vessie des corps étrangers même volumineux[1].

Enfin, comme couronnement de mes efforts, c'est à la fin de l'année 1905 que la Faculté de médecine me faisait l'honneur de décerner à mon cystoscope à vision directe, le prix Barbier.

DES CONDITIONS NÉCESSAIRES A RÉALISER POUR LA CYSTOSCOPIE A VISION DIRECTE

Pour bien voir un objet et en connaître les moindres détails il faut :

1° Qu'il soit bien éclairé ;

2° Qu'il soit bien isolé des parties avoisinantes ;

3° Que sa surface ne soit recouverte par aucun liquide de manière qu'entre l'œil et l'objet, il y ait un milieu bien homogène, sans changement d'indice de réfraction.

4° Que ses moindres détails soient distingués.

Ces nécessités doivent s'appliquer à l'examen de la muqueuse vésicale et les conditions essentielles d'une bonne vision sont au nombre de quatre :

1° Un bon éclairage ;

2° La distension des parois vésicales ;

3° L'aspiration de l'urine au fur et à mesure de son arrivée dans la vessie.

4° Le grossissement des images.

1° Le bon éclairage.

De même que lorsqu'on veut bien voir un objet, on l'approche le plus près possible d'une source de lumière,

1. *La Clinique*. Oct. Doin, éditeur, 13 avril 1906, p. 230.

de même, il y a grand avantage pour bien éclairer la muqueuse vésicale à approcher le plus possible d'elle la source lumineuse. C'est dire que l'éclairage interne sera toujours de beaucoup supérieur à l'éclairage de source externe.

Pour bien m'assurer de ce fait, j'ai fait une série de comparaisons. Prenant un simple tube tenu verticalement j'y ai projeté tout d'abord les rayons d'une très puissante source lumineuse électrique située en dehors du tube : j'obtenais ainsi au bout du tube un éclairage ne permettant qu'une vision médiocre. Lorsqu'au contraire je substituais à l'éclairage externe la lumière d'une lampe minuscule, mais placée juste au point à examiner, j'obtenais ainsi un éclairage éclatant nettement plus intense que le précédent.

Il était en effet naturel de comprendre que cette disposition devait fournir un éclairage bien supérieur à celui fourni par une lumière externe, frontale par exemple. En effet, porter la lumière le plus près possible du point à examiner est une condition des plus favorables pour une bonne vision. Plus la lumière sera éloignée du point à examiner, et moins la vision sera nette.

J'ai donc adopté pour l'éclairage de mon cystoscope le principe de la minuscule lampe électrique située à l'extrémité vésicale du tube cystoscopique et les perfectionnements que j'ai apportés à ce mode d'éclairage sont les suivants :

A. La lampe Sloog, essentiellement constituée par un *filament au circonium,* déjà employée avec succès en otologie et en laryngologie a pu être substituée, grâce à l'ingéniosité de son constructeur, aux petites lampes employées précédemment. Ces lampes ont un avantage très considérable au point de vue de la clarté. Leur intensité lumineuse est effectivement beaucoup supérieure à celles en usage auparavant; non seulement elles permettent d'éclairer le point précis de la muqueuse qui se trouve en contact avec l'extrémité du tube, mais encore elles peuvent projeter des rayons lumineux en avant du tube. Elles forment « phare » en quelque sorte, ainsi que j'ai tenté de le faire représenter (voir fig. 85 et 86), de telle manière que, quand, sous l'influence de la position de Trendelenburg, que j'ai adoptée pour mes examens au cystoscope direct, la vessie bâille et que ses parois sont bien écartées, ces dernières sont suffisamment éclairées pour permettre un examen très net à la vision directe.

B. Les lampes, montées sur des tiges très minces, sont extrêmement *maniables* et *faciles à changer* ; quelques secondes suffisent.

C. Elles sont montées dans une cupule métallique dont les *espaces vides sont remplis par une masse isolante,* de telle façon qu'aucune goutte de liquide ne peut s'introduire entre elles et occasionner la production d'un court-circuit.

D. Les lampes qui ont un voltage de 2 volts sont (au moins lorsqu'elles sont neuves) *absolument et complètement froides.* On peut les maintenir toutes allumées entre les doigts sans pouvoir percevoir la moindre trace de chaleur.

2° La distension des parois vésicales.

La distension des parois vésicales peut être obtenue d'une façon extrêmement simple en élevant fortement la région de la vessie, de telle manière que le contenu de l'abdomen tombe vers le diaphragme. Dans cette position, il y a du côté du petit bassin une tendance au vide, l'hypogastre se creuse et il se fait de cette façon un véritable appel d'air. Lorsqu'on introduit alors dans la vessie un tube creux, l'air se précipite dans le réservoir urinaire et le remplit complètement en déterminant la dilatation de la cavité vésicale.

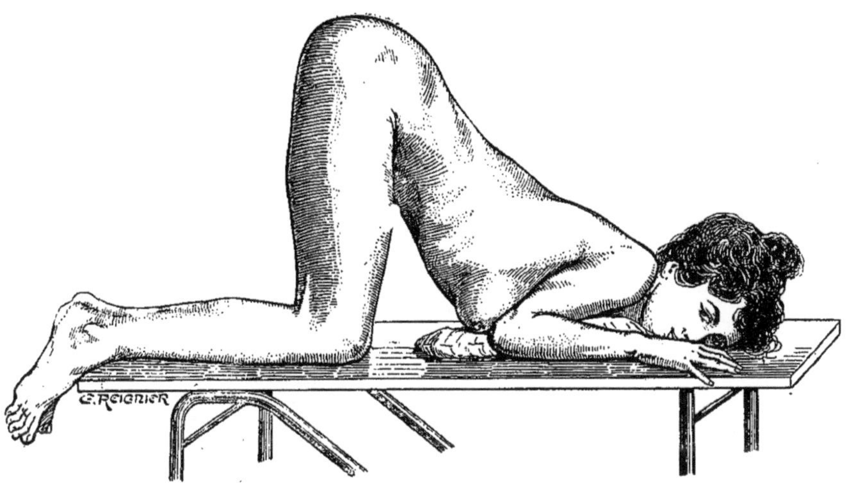

Fig. 75. — Femme en position genu-pectorale (Pozzi).

C'est là, certes, la meilleure manière de déplisser la vessie, bien supérieure à la méthode qui consiste à injec-

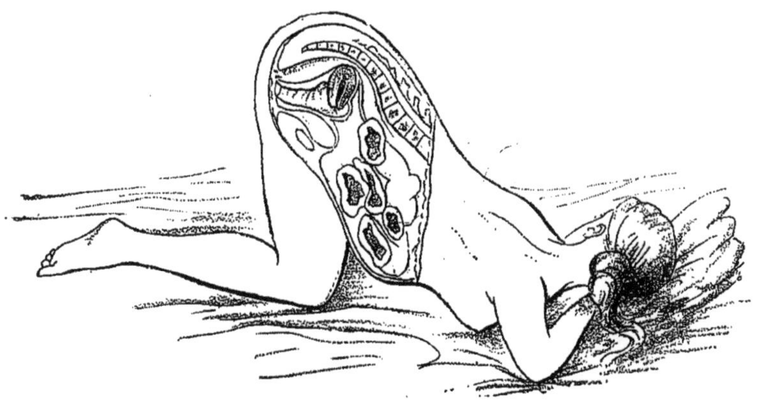

Fig. 76. — On voit que sous l'influence de la position genu-pectorale, la vessie et le vagin présentent une béance prononcée (Pozzi).

ter de l'air sous pression, dans la cavité vésicale. Cette dernière méthode, préconisée depuis plus de dix ans par

Nitze, a été complètement abandonnée depuis par son auteur, à cause des multiples inconvénients qu'elle présente[1].

Un des plus grands inconvénients du déplissement de la cavité vésicale par de l'air sous pression résidera principalement dans ce fait qu'il sera impossible d'utiliser le champ du tube endoscopique pour y faire pénétrer des instruments, attendu qu'il ne peut y avoir déplissement de la vessie que si l'air comprimé y est maintenu par un obturateur, qui lui-même devra disparaître pour laisser

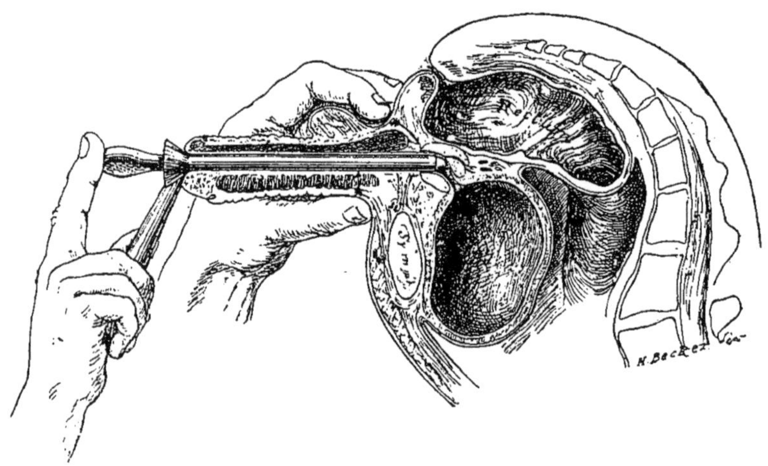

Fig. 77. — Mode d'introduction du tube endoscopique de Kelly chez l'homme (Kelly).

passage aux instruments : dès lors, l'air s'échappant, la muqueuse vésicale revient instantanément sur elle-même.

Pour élever la vessie et obtenir la distension de la cavité vésicale, deux procédés peuvent être utilisés.

Le Pr Kelly et les chirurgiens américains, pour obtenir ce résultat, mettent leur malade en *position génu-pectorale*. Mais cette position, outre qu'elle est employée en France, est fatigante pour la malade, et peu aisée pour

1. Nitze. *Lehrbuch der Kystoscopie*, 1889, p. 80-81.

le médecin. Il paraît plus pratique, ainsi què l'ont indiqué Clado puis Hartmann, de mettre la femme en *position élevée du bassin,* sur un plan incliné de Trendelenburg, par exemple, et en la calant à l'aide d'épaulières. Hâtons-nous d'ajouter qu'en réalité, le déplissement vésical se fait très bien quand la vessie est saine, ou n'est pas trop

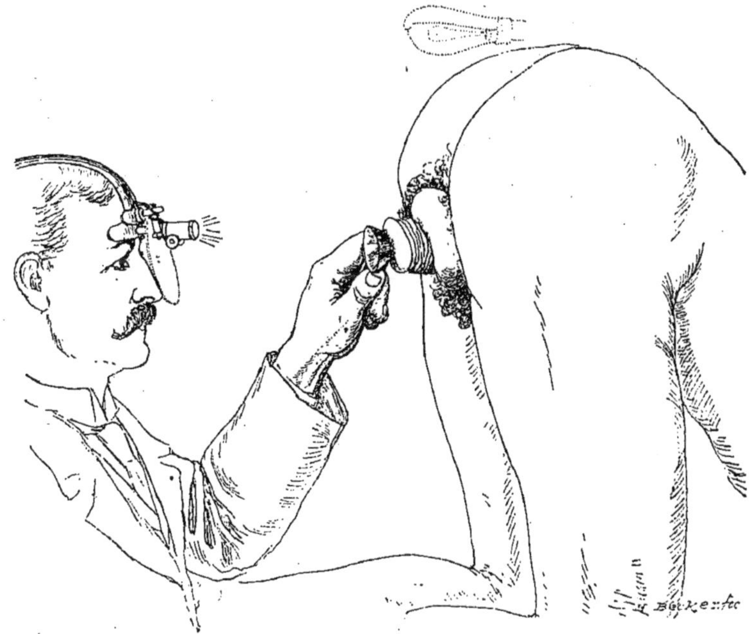

Fig. 78. — Position genu-pectorale adoptée par Kelly pour les examens endoscopiques chez l'homme (Kelly).

malade; mais, lorsque le bas-fond est enflammé, et que les parois vésicales sont contractées sur elles-mêmes, le déplissement est loin d'être aussi satisfaisant. On parvient cependant à examiner toute la muqueuse en maniant convenablement le cystoscope.

Pour aider à la bonne distension de la vessie il est aussi bien utile d'appeler l'attention du malade sur son mode de respiration, et l'inviter expressément à ne respirer qu'*avec la poitrine,* et non pas avec *le ventre,* c'est-à-dire en faisant fonctionner les muscles qui agissent dans le mode respiratoire appelé « type costal supérieur » et non pas avec le diaphragme. En effet, au moment de l'inspiration costale supérieure, le ventre se creuse et favorise la dilatation de la vessie.

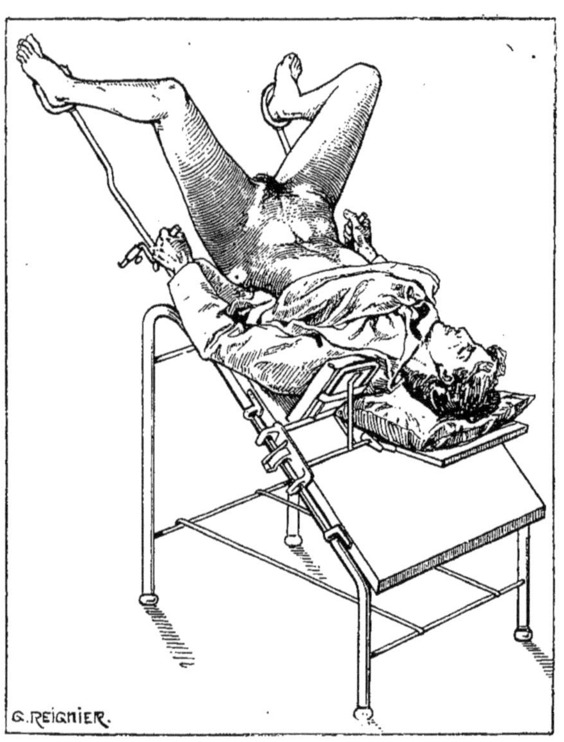

Fig. 79. — Sous l'influence de la position de Trendelenbourg, le bas-ventre se creuse (Pozzi).

Au contraire, au moment de l'inspiration diaphragmatique, le paquet intestinal est renvoyé en bas et empêche la distension vésicale.

C'est en prévenant et en éduquant les malades avant l'examen que l'on peut obtenir une parfaite dilatation de la cavité vésicale.

Enfin chez certains malades particulièrement obèses, on n'obtient que difficilement le déplissement vésical dans la position de Trendelenbourg à cause de la pléthore abdominale. C'est dans ces cas, que l'on peut parfois avec avantage avoir recours à la position genu-pectorale préconisée par Kelly.

3° L'aspiration de l'urine.

L'arrivée constante de l'urine par les uretères empêche d'obtenir une muqueuse suffisamment sèche pour pouvoir être convenablement examinée. En effet, on a beau tenter constamment d'assécher la muqueuse avec des tampons d'ouate, la sécrétion urinaire se fait trop vite et on n'a pas le temps entre deux tamponnements, de faire un bon examen de la muqueuse.

C'est pourquoi, pour remédier à ce grand inconvénient, il est nécessaire de faire l'aspiration de l'urine au fur et à mesure de sa production.

Le Pr Kelly avait fait construire, dans ce but, un aspirateur spécial composé d'une poire en caoutchouc qui communiquait par un tube de même substance avec une petite boule perforée en argent. Il introduisait cet aspirateur dans le tube, ce qui obturait encore en partie la lumière déjà étroite de l'instrument, et nécessitait la présence d'un aide.

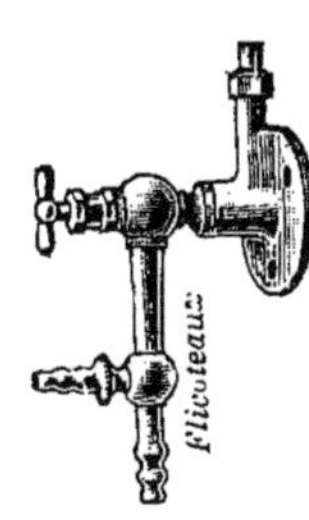

Fig. 80. Trompe à eau.

J'ai pensé qu'il ne fallait pas d'instrument spécial pour obtenir ce but. Dès lors, j'ai fait établir dans la paroi même de mes nouveaux tubes, un fin conduit *non soudé* cependant, par où peut se faire l'aspiration de l'urine. L'orifice de ce fin conduit vient affleurer l'extrémité vésicale du tube cystoscopique, et se trouve, bien entendu, placé à la partie déclive de celui-ci ; il se termine, du côté extérieur, par un petit tube métallique sur lequel peut être fixé un tube de caoutchouc. Ce tube de caoutchouc aboutit lui-même à un grand récipient dans lequel on a fait le vide, et qui est fermé par un robinet facilement maniable. Le vide peut être fait soit avec la pompe de l'aspirateur Potain, soit, ce qui est infiniment plus pratique, par une trompe à eau, par exemple. Il suffit donc d'ouvrir un robinet, pour aspirer directement l'urine dans le flacon où est fait le vide. La manœuvre est extrêmement simple, l'aspiration se fait très rapidement et complètement, et débarrasse toute la muqueuse à examiner, non seulement de l'urine, mais aussi des mucosités et des traces sanguinolentes qui peuvent s'y trouver.

Cette évacuation de l'urine au fur et à mesure de sa production est indispensable, si l'on veut avoir une vision absolument nette.

Grâce à cette disposition, l'examen vésical peut être fait sans interruption.

4° Le grossissement des objets.

Le grossissement des images vésicales sera obtenu facilement grâce à l'adjonction au cystoscope d'une loupe mobile, dont le foyer sera en rapport avec la longueur du tube cystoscopique employé. Cette loupe peut être à volonté placée devant le tube ou mise de côté, de sorte qu'au moment des manœuvres à effectuer dans l'intérieur du tube, elle ne gênera en aucune façon l'introduction des instruments.

DESCRIPTION DU CYSTOSCOPE A VISION DIRECTE DE LUYS

Mon cystoscope à vision se compose essentiellement

d'un tube métallique creux de 18 centimètres de long pour l'homme, de 10 centimètres pour la femme.

Cette *longueur* de 10 centimètres que j'ai adoptée pour le tube cystoscopique de la femme est basée sur cette constatation que 4 centimètres au moins sont nécessaires pour la traversée vulvaire; 2 centimètres sont utilisés

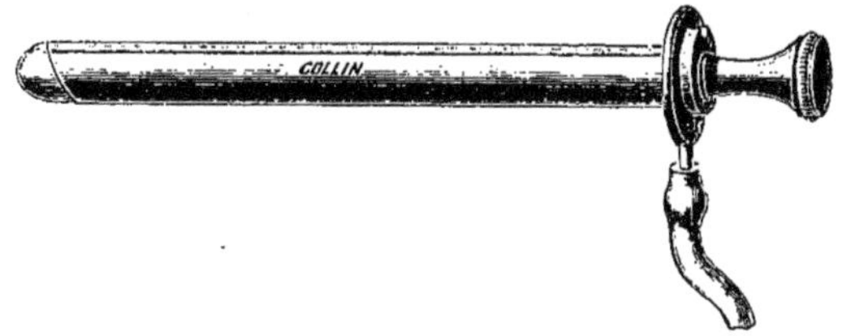

Fig. 81. — Tube du cystoscope Luys avec son mandrin pour la femme.

pour l'urètre, il reste donc 4 centimètres pour la vessie proprement dite.

Le choix du calibre du tube à employer s'est inspiré du calibre même de l'urètre qui d'après Kelly varie de 6 millimètres (minimum) à 20 millimètres (maximum). D'après Simon, le maximum de dilatabilité de l'urètre féminin serait d'un peu plus de 29 millimètres.

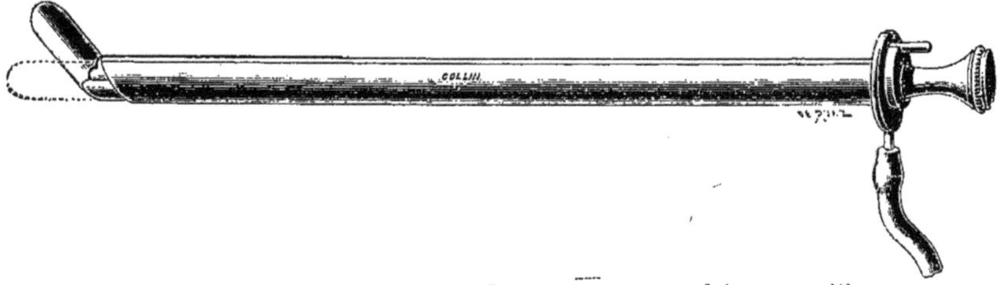

Fig. 82. — Tube du cystoscope Luys et son mandrin pour l'homme.

Quoiqu'il en soit, s'il est certainement suffisant de se servir d'un tube calibrant un n° 26 de la filière Charrière, il est, d'autre part, bien évident, que si on le peut, et si l'on a affaire à un urètre normal et sain, on aura tout avantage à se servir d'un tube plus gros qui permettra une vision d'une étendue plus considérable. Je me sers, aussi souvent que les circonstances le permettent, pour l'un et l'autre sexe, d'un tube calibrant un n° 29 1/2 de la filière Charrière.

Dans la paroi inférieure du tube cystoscopique est logé un minuscule *conduit destiné à l'aspiration* de l'urine. Grâce à un artifice de fabrication spécial, ce conduit d'aspiration *n'est pas soudé*, et cette disposition a le grand avantage d'empêcher qu'il ne fasse une saillie appréciable dans la lumière du tube cystoscopique. Ce conduit aspirateur de l'urine est relié par un tube en caoutchouc au récipient dans lequel on fait le vide d'une manière automatique et continue avec une trompe à eau.

La paroi supérieure du tube cystoscopique est *creusée en rigole* sur toute la longueur du tube. Cette petite rigole, située à l'antipode du conduit d'aspiration, lui est aussi parallèle; elle forme une sorte de lit destiné à recevoir et à dissimuler la tige porte-lampe, de telle manière que celle-ci ne fait plus, à proprement parler, saillie dans la lumière du tube, se confond avec la paroi de celui-ci et ne gêne pas la vue. Son but est donc d'augmenter notablement la lumière du tube cystoscopique et par là même, le champ visuel.

L'introduction du tube cystoscopique se fait grâce à un mandrin droit pour le cystoscope de la femme, coudé pour le cystoscope de l'homme. Pour ce dernier, la partie coudée n'est pas engainée, se prolonge du côté vésical de 3 centimètres, et est mobile : grâce à une vis de rappel, on peut l'incliner ou la redresser. Pour introduire l'appareil dans la vessie, on incline le mandrin, et, par cette inclinaison, le cathétérisme est facilité; dès que l'appareil est en place, on redresse le mandrin et on l'enlève.

L'éclairage est fourni par une minuscule lampe électrique, semblable à celle dont j'ai adopté l'usage dans mon urétroscope. Cette petite lampe, montée sur une longue tige, vient affleurer l'extrémité vésicale du tube endoscopique. Elle fournit un éclairage bien supérieur à celui du miroir frontal qu'employait Kelly.

La *lampe* spéciale de mon cystoscope est une petite lampe de 2 volts dont le filament au lieu d'être en charbon comme dans les lampes Edison ordinaires, est en « Circonium » : elle a une forme en grain de blé ».

Les grands avantages incontestables qu'elle présente sont : *son éclat* absolument extraordinaire étant donné surtout son petit volume, d'autre part, du moins lorsqu'elle est neuve, elle est *absolument froide*; on peut la serrer entre les doigts sans ressentir la moindre trace de chaleur.

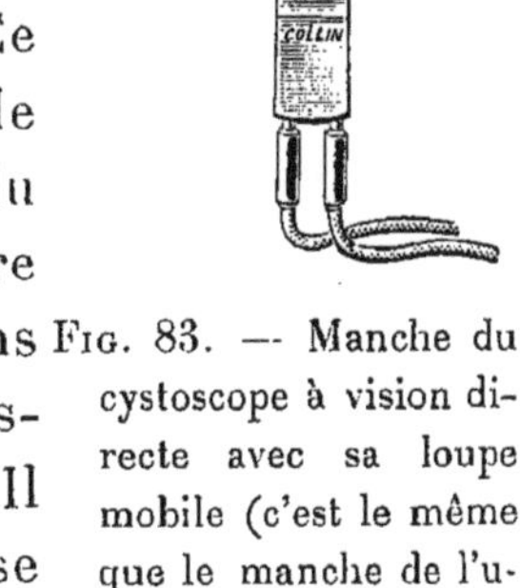

Fig. 83. — Manche du cystoscope à vision directe avec sa loupe mobile (c'est le même que le manche de l'urétroscope).

Cette lampe est portée par une longue tige fixée au *manche du cystoscope*. Ce manche est muni d'un interrupteur de courant et reçoit les fils conducteurs du courant électrique. Il porte en outre une loupe démontable engainée dans un cadre mobile dont le foyer correspond à la longueur de l'instrument. Il vient solidement se solidariser par le moyen d'une vis à pression avec le tube cystoscopique de telle manière que le tube et le manche ne font plus qu'un.

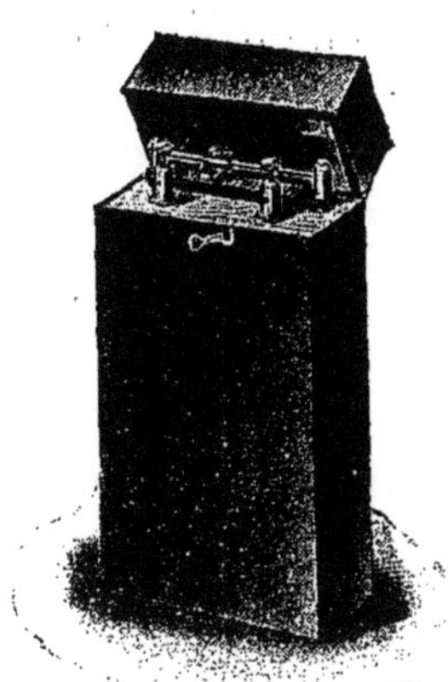

Fig. 84. — Pile sèche de Collin.

La source d'électricité enfin varie suivant les pays. En effet, dans les villes où existe la lumière électrique, la source d'éclairage la plus pratique et la plus constante est certainement celle qui est fournie par le courant de la ville, celle-ci possédant le plus souvent un voltage très élevé, doit être réduit; c'est ce qu'on obtient au moyen des rhéostats construits par MM. Gaiffe ou M. Heller (voir fig. 36 et 37).

Dans les villes, au contraire, où il n'existe pas de source électrique, il est nécessaire d'avoir avec soi une source électrique portative. M. Collin a construit dans ce but une petite pile sèche qui est exactement réglée à 2 volts et qui est très portative en même temps que pratique.

MANUEL OPÉRATOIRE DU CYSTOSCOPE A VISION DIRECTE DE LUYS

Préparation des instruments.

Les instruments doivent être stérilisés : le tube cystoscopique muni de son mandrin, par son immersion dans l'eau bouillante, les lampes, par leur séjour dans une étuve à trioxyméthylène.

Le manche du cystoscope a dû être garni de sa loupe engainée dans le porte-loupe, de sa lampe et des fils conducteurs du courant électrique. Ce courant a dû être essayé, et la lampe amenée à l'incandescence de telle manière qu'elle fournisse une lumière bien éclairante. Comme ces lampes ont un faible voltage, il est nécessaire de bien faire attention à ne pas les brûler avec un courant trop fort.

On aura soin d'avoir près de soi, à sa portée, sur une table un bocal hermétiquement fermé avec un bouchon percé de deux orifices, dans lesquels sont fichés très exactement deux tubes de verre coudés à angle droit. Sur un de ces tubes se branchera un tuyau de caoutchouc qui ira se raccorder directement avec le conduit d'aspiration du cystoscope. Sur l'autre tube de verre sera abouché un autre tuyau de caoutchouc épais qui se raccordera de l'autre côté avec une trompe à eau et qui permettra de faire le vide dans le bocal d'abord et d'y aspirer ensuite l'urine.

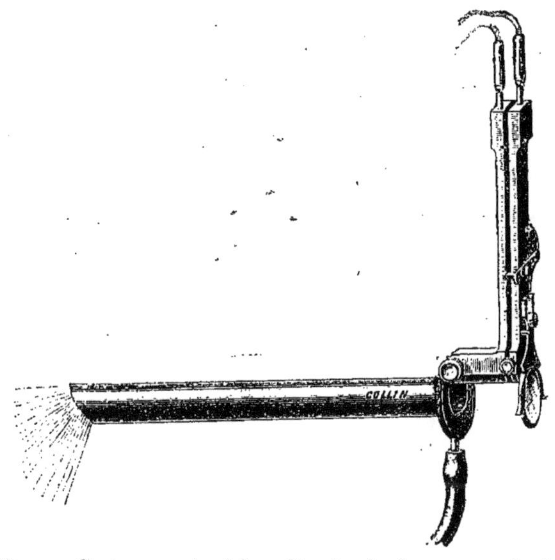

Fig. 85. — Cystoscope à vision directe de Luys pour la femme.

Les tuyaux de caoutchouc destinés à l'aspiration doivent

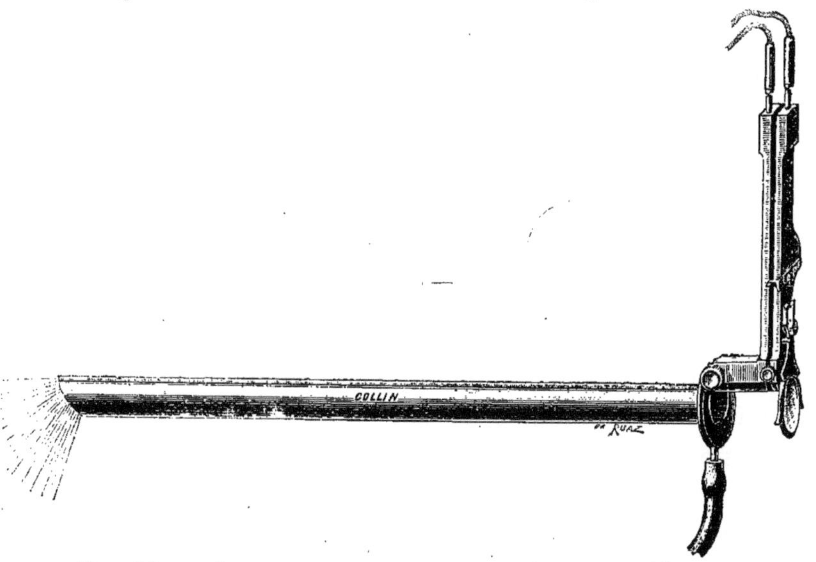

Fig. 86. — Cystoscope à vision directe de Luys pour l'homme.

avoir une paroi très épaisse et une lumière étroite, car s'il en était autrement, leurs parois s'accoleraient sous l'influence de l'aspiration, et celle-ci ne pourrait avoir son effet.

Avant l'examen il est de toute nécessité de s'assurer si la trompe à eau fonctionne bien, et si le vide se fait jusqu'au bout du tube aspirateur, ce dont on peut s'assurer

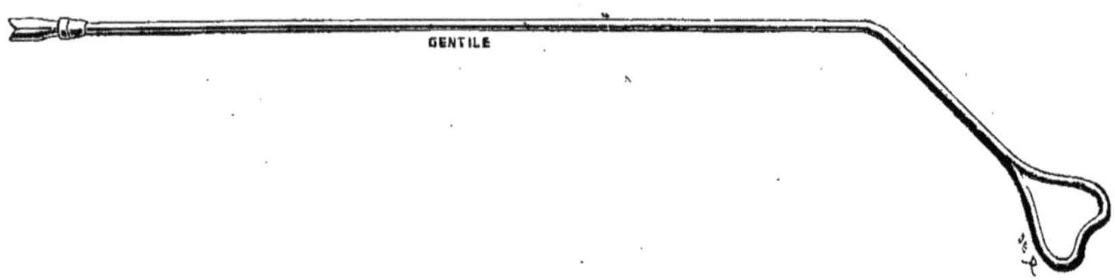

Fig. 87. — Tige porte-caustiques.

par le sifflement caractéristique qu'on peut entendre à ce niveau.

On devra encore avoir à sa portée de petits bâtonnets de jonc garnis à leurs deux extrémités de petits tampons d'ouate. Ces tampons montés ont dû être stérilisés à l'autoclave.

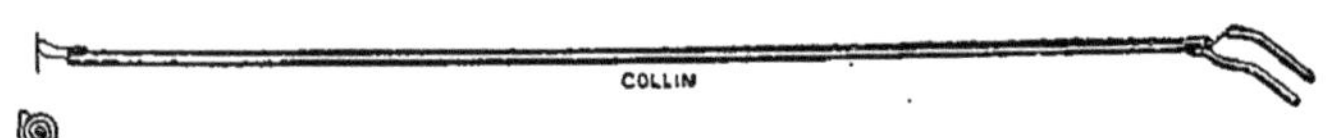

Fig. 88. — Galvano-cautère spécial pour la vessie.

Ils sont destinés à parachever l'asséchement de la muqueuse vésicale, ou à étancher le sang provenant d'une vessie atteinte de cystite.

Enfin, lorsqu'on voudra traiter directement certains points malades de la vessie, on aura aussi sous la main des tiges porte-caustiques (fig. 87) ou de fins galvanocautères (fig. 88).

Préparation du malade.

Le ou la malade doit être dévêtu et ne garder au plus que sa chemise. On commence par laver la vessie soit

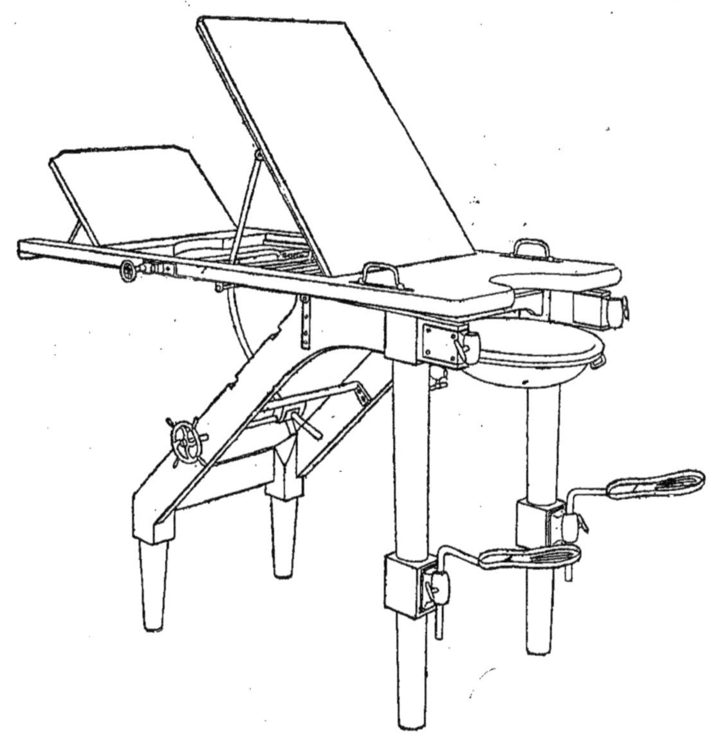

Fig. 89. — Table spécialement construite sur mes indications pour les examens urinaires (position horizontale) (Installation particulière).

avec une sonde et une seriugue soit avec de grands lavages urétro-vésicaux faits avec un bock, jusqu'à ce que l'eau de lavage ressorte autant que possible bien claire. Ce résultat obtenu, on vide la vessie complètement jusqu'à la dernière goutte. On place alors le malade en position élevée du bassin, c'est-à-dire de telle façon que sa tête soit basse et que son bassin élevé vienne exactement affleurer le bord de la table. Des épaulières solides empêcheront le siège du malade de fuir devant l'opérateur. Ces épaulières doivent pouvoir s'adapter aux différentes tailles des malades et aussi être fixées très exactement à la table.

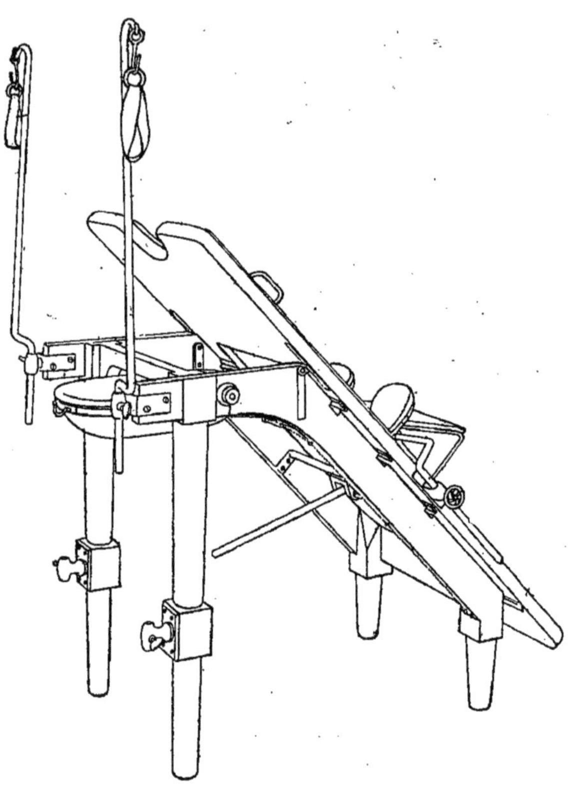

Fig. 90. — Table spécialement construite sur mes indications, pour les examens au cystoscope à vision directe (Installation particulière).

Les pieds seront fixés soit dans des étriers, soit soutenus avec les porte-jambes américains, mais toujours de manière que les jambes soient fixes et bien écartées. Un détail a ici son importance : lorsqu'on veut examiner plus spécialement le bas-fond vésical, lorsqu'on veut faire le cathétérisme de l'uretère, par exemple, il y a avantage à ne pas trop élever les cuisses du malade et à laisser ses pieds reposer sur de simples étriers. Lorsqu'au contraire il est nécessaire d'examiner plus spécialement la paroi supérieure de la vessie, celle-ci est mieux inspectée lorsque les cuisses sont très élevées. La tête pourra être légèrement soulevée sur un petit oreiller.

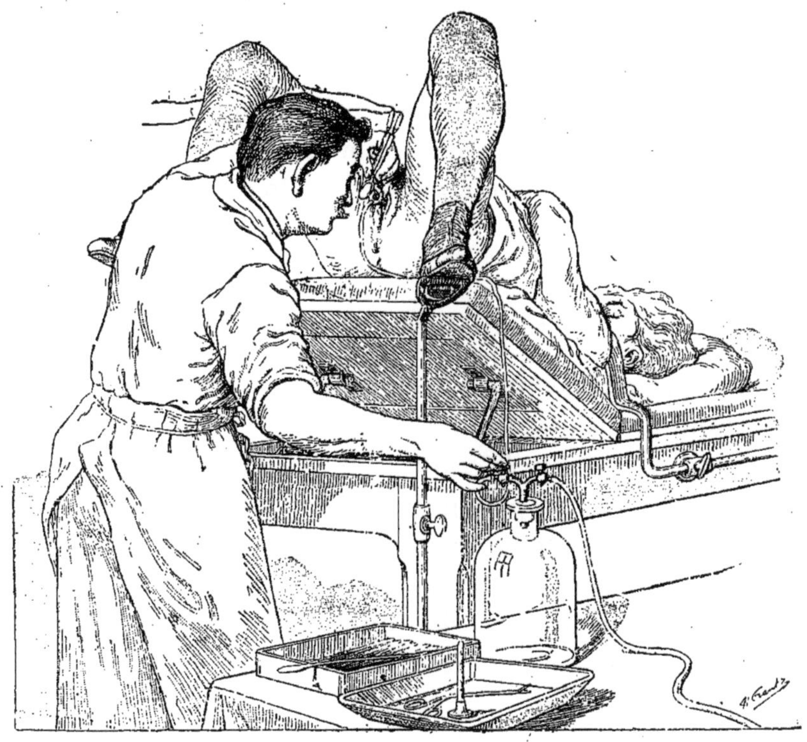

Fig. 91. — Examen de la vessie avec le cystoscope à vision directe.

Enfin, si le malade est atteint de cystite trop douloureuse ou est timoré, on aura recours à des calmants.

L'urètre et la vessie seront anesthésiés avec 10 ou 20 centimètres cubes d'une solution stérilisée de stovaïne à 1 pour 100. Brandsford Lewis (de Saint-Louis) pour obtenir l'anesthésie de l'urètre postérieur dépose en cet endroit de petits comprimés de cocaïne à 5 ou 10 pour 100. D'après cet auteur, la sédation de la vessie serait par cet ingénieux procédé bien plus facilement obtenue que par tout autre moyen.

On pourra aussi faire prendre au malade une demi-heure avant l'examen un petit lavement à garder et contenant 12 gouttes de laudanum et 1 à 2 grammes d'antipyrine.

Dans les cas particulièrement douloureux on pourra avoir recours avec succès à l'emploi d'injections sous-cutanées de scopolamine suivant la technique décrite par M. le Pr Terrier à la Société de chirurgie, soit plus simplement pratiquer avant l'examen une piqûre de morphine, soit enfin soumettre le malade à l'anesthésie générale chloroformique.

Manuel opératoire proprement dit.

Les choses étant ainsi disposées, on procède à l'introduction du cystoscope.

Introduction chez la femme. — Si l'on a choisi un tube cystoscopique un peu gros, un n° 29 1/2 par exemple, il est bon, avant tout, de faire un peu de dilatation urétrale par le passage de quelques bougies d'Hegar, 6, 7, 8 et 9. L'introduction du tube cystoscopique se trouve ainsi extrêmement facilitée.

Si le méat est un peu étroit, et qu'il y ait lieu de craindre de faire éprouver de la douleur, il sera bon de placer dans l'urètre pendant quelques minutes avant l'introduction, un tampon d'ouate imbibée avec une solution de stovaïne forte à 5 ou 10 pour 100 par exemple. Ce procédé est très recommandé par Kelly, et donne d'excellents résultats.

Muni de son mandrin, le cystoscope est bien enduit de glycérine, puis présenté au méat préalablement lavé et aseptisé : il est alors légèrement poussé dans l'urètre et il passe extrêmement facilement jusque dans la vessie. Le mandrin est enfin retiré et l'on constate à ce moment que la vessie se remplit d'air.

Introduction chez l'homme. — Chez l'homme, il est de toute nécessité d'avoir un bon canal, exempt de rétrécissements et de l'avoir assoupli auparavant par le passage de Béniqués jusqu'au n° 60 si possible. Si l'on a pris cette précaution, l'introduction du tube cystoscopique ne pré-

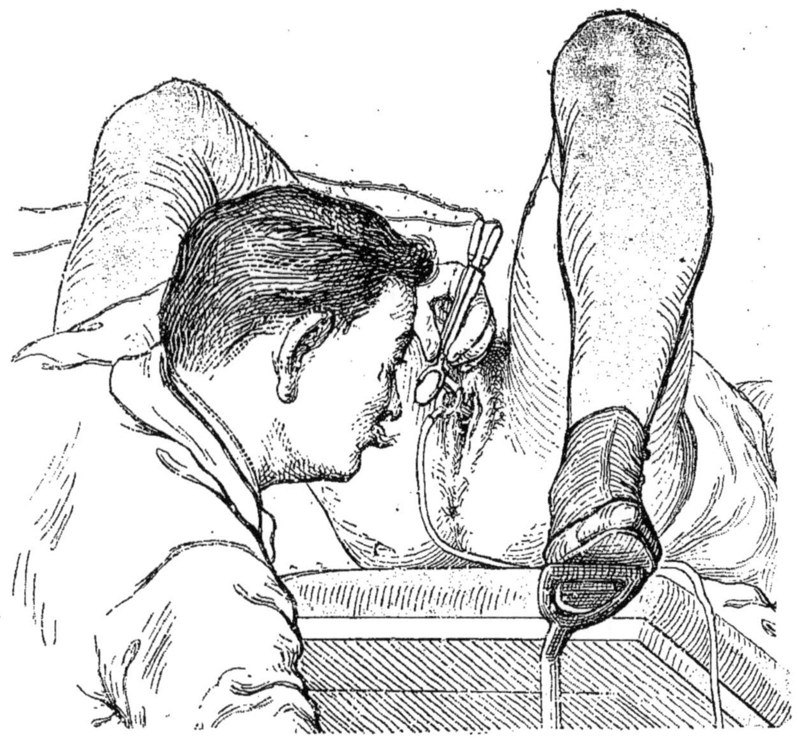

Fig. 92. — Examen de la vessie. Position exacte du cystoscope à vision directe chez la femme.

sente pas de difficultés. L'instrument est introduit muni de son mandrin coudé, jusque dans la vessie, puis on tourne la vis de commande de la béquille, on redresse ainsi le mandrin et on le retire du tube cystoscopique.

Le reste du manuel opératoire est ensuite le même dans les deux sexes.

Une fois le tube cystoscopique introduit, on met aussitôt

le tube aspirateur en communication avec la trompe à eau, de manière à assécher le tube et à ne pas s'exposer à introduire la lampe allumée dans un milieu liquide, ce qui pourrait la détériorer.

Ceci fait, le manche du cystoscope muni de sa lampe est fixé sur le tube cystoscopique par une vis que l'on serre solidement et la lampe est allumée. La vessie se trouve alors magnifiquement éclairée et on peut en reconnaître tous les détails.

Comme par le fait du déplissement de la vessie sous l'action de la position de Trendelenburg l'extrémité vésicale du cystoscope est libre dans la cavité de la vessie, il peut être facilement manœuvré en haut, en bas, sur les côtés.

L'examen de la paroi inférieure est le plus simple, il suffit d'élever le manche de l'instrument, ce qui abaisse l'extrémité vésicale du tube et permet de voir convenablement tout le trigone.

L'examen de la paroi supérieure se fera par la manœuvre inverse. Le manche du cystoscope sera fortement abaissé ce qui élèvera l'extrémité vésicale du tube. Lorsqu'on en est là, une bonne précaution à prendre est d'appuyer ou de faire appuyer avec une main (celle du malade même) sur la paroi abdominale au niveau de la vessie. Toute la paroi supérieure vient alors comme on veut, se présenter d'elle-même dans le tube cystoscopique, aucune partie de la muqueuse vésicale ne peut échapper à l'examen.

AVANTAGES DE LA MÉTHODE DE LA CYSTOSCOPIE A VISION DIRECTE POUR L'EXAMEN DE LA VESSIE

L'examen direct de la muqueuse vésicale au moyen d'un simple tube cystoscopique offre sur l'examen de la vessie au cystoscope à prisme, de multiples avantages. Tout d'abord, quand il s'agit d'une vessie saine, les deux principaux avantages sont les suivants :

1° *La vision est directe* ; avec le cystoscope à vision directe, les diverses régions examinées se voient telles qu'elles sont en réalité, avec leur place, leur forme, leur situation normale, et ne sont pas déformées. C'est ce qui fait qu'un chirurgien général peut, dès la première fois, et sans éducation spéciale préalable, pratiquer de cette manière, d'emblée et avec fruit, une cystoscopie. Au contraire, comme nous l'avons dit plus haut, avec le cystoscope à prisme, les objets sont vus renversés, le plus souvent déformés et d'aspect autre qu'ils ne sont en réalité.

Avec les nouvelles lampes spéciales à mon cystoscope, la vue de la muqueuse vésicale est véritablement admirable, et il est bien souvent arrivé que de petites lésions de cystite qui n'étaient pas visibles avec le cystoscope à prisme, l'étaient au contraire avec mon cystoscope.

2° La nécessité de remplir la vessie d'eau ou d'air pour obtenir, avec le cystoscope à prisme, une bonne vision, oblige à distendre, dans une certaine mesure, les parois vésicales, ce qui amène nécessairement un peu d'anémie de la muqueuse. Celle-ci n'est pas examinée avec sa vraie coloration réelle. Au contraire, avec le cystoscope à vision directe, appliqué sur des malades placés dans la position de Trendelenburg, la vessie se distend seulement comme elle veut, elle n'est pas forcée et, sa *coloration n'étant en rien contrariée,* les teintes de la muqueuse se montrent telles qu'elles sont en réalité.

3° Ensuite, le cystoscope à vision directe permet *d'examiner des vessies enflammées,* n'ayant pas une assez grande capacité pour permettre la distension de la vessie par une quantité de liquide suffisant pour la cystoscopie à prisme. Comme conséquence, nous ne faisons qu'indiquer seulement ici (car cette question est étudiée plus loin page 253) la facilité et la sécurité avec lesquelles on

EXPLICATION DE LA PLANCHE V

Fig. 1. — **Aspect de l'orifice urétéral droit normal, vu avec le cystoscope à vision directe de Luys.**

Fig. 2. — **Cathétérisme direct de l'uretère droit, effectué avec le cystoscope à vision directe de Luys.** — On voit que la sonde a bien pénétré dans l'uretère, par ce double fait qu'elle est bien complètement entourée de muqueuse et que la muqueuse vésicale est légèrement plissée en bourrelets autour d'elle.

Fig. 3. — **Ejaculation normale de l'uretère droit, vue avec le cystoscope à vision directe de Luys.** — Dans ce cas le tube du cystoscope est disposé *de profil* et non pas de face : on aperçoit ainsi l'urine sortant de l'uretère sous la forme d'un véritable petit jet d'eau.

Fig. 4. — **Aspect de l'orifice urétéral droit chez la femme enceinte.** — L'orifice urétéral déplacé par la présence de la tête fœtale est situé non pas en bas mais *plus haut* qu'à l'état normal. — Sur la partie latérale droite on voit un long couloir qui représente la partie latérale droite de la vessie.

Fig. 5. — **Aspect d'une tumeur papillomateuse de la vessie, vue avec le cystoscope à vision directe de Luys.** — On comprend facilement comment une tumeur ainsi isolée peut être facilement traitée, directement sous la vue, par le galvano-cautère.

Fig. 6. — **Aspect de plaques de cystite chronique non tuberculeuse, vues avec le cystoscope à vision directe de Luys.** — Ces plaques très fréquemment observées au cours de cystites chroniques sont bien plus facilement distinguées avec le cystoscope à vision directe, surtout lorsqu'on dispose le tube de profil, de manière à voir la muqueuse vésicale *à jour frisant*.

Il s'agissait dans ce cas particulier d'une cystite développée chez une femme atteinte de pyonéphrose simple et ayant subsisté même après la néphrectomie du rein malade. Dans ce cas, tous les examens bactériologiques et les ensemencements au cobaye étaient restés complètement négatifs.

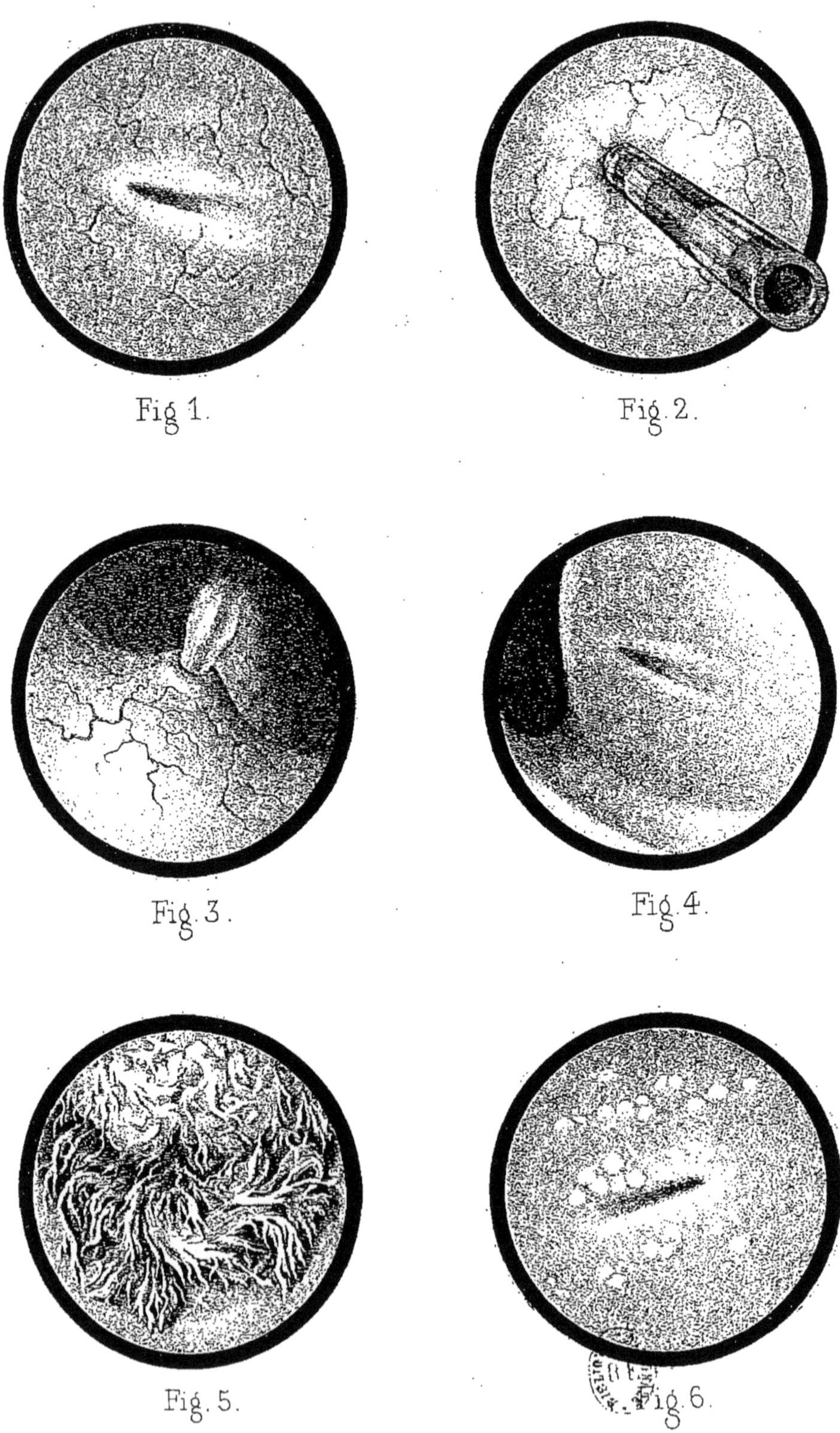

Fig. 1. Fig. 2.

Fig. 3. Fig. 4.

Fig. 5. Fig. 6.

Leuba del.   Imp. L. Lafontaine, Paris

Masson et Cie éditeurs.

pourra pratiquer le cathétérisme de l'uretère — dans les cas où celui-ci est indiqué.

4° De même encore, lorsque la présence d'*une hématurie ou d'une pyurie* empêchera, en dépit de multiples lavages, d'obtenir un milieu vésical bien transparent pour pouvoir opérer avec le cystoscope à prisme, au contraire, cet inconvénient n'existera pas avec le cystoscope à vision directe.

5° Le cystoscope à vision directe est aussi le seul instrument qui puisse permettre d'examiner *une vessie qui présente une fistule* comme cela a lieu dans les fistules vésico-vaginales par exemple. Dans ces conditions, en effet, il est impossible de déplisser la paroi vésicale avec un liquide quelconque et la seule méthode à employer est certainement la cystoscopie à vision directe.

6° L'inspection de la paroi vésicale peut être faite de très près avec le cystoscope à vision directe, de telle sorte que, même *chez la femme enceinte,* l'examen vésical peut être pratiqué sans difficultés.

7° De plus, seul le cystoscope à vision directe a l'immense avantage de permettre *l'application directe de topiques médicamenteux* sur des points précis de la muqueuse vésicale malade et *d'extraire aisément les corps étrangers de la vessie.*

L'observation suivante montrera avec quelle facilité on peut obtenir ce résultat.

Obs. — Une femme de 26 ans avait malencontreusement laissé échapper dans sa vessie une épingle à cheveux en celluloïd. Elle fut d'abord conter ses peines au Dr Bosquette, de Montbéliard, qui m'adressa sa malade.

Le 3 février 1906, la malade me raconte son « accident », qui se serait produit le 25 janvier, c'est-à-dire neuf jours auparavant. L'épingle à cheveux avait été introduite par la tête, ou partie convexe, dans l'urètre, avait franchi le sphincter, et avait été se loger dans la vessie. Depuis lors, la malade souffrait en urinant, et se plaignait d'avoir des difficultés et des fréquences dans la miction. Elle n'avait pas eu d'hématurie, mais ses urines étaient nettement troubles.

J'introduisis facilement mon cystoscope dans la vessie, et, à la lumière de la lampe, j'aperçus de suite l'épingle à cheveux, qui, comme toujours, occupait sa position classique et était placée transversalement dans la vessie. La boucle de l'épingle se trouvait à droite de la malade.

Pour transformer la position transversale de l'épingle en antéro-postérieure, et amener la boucle en avant, j'inclinai d'abord l'instrument à droite, puis, une pince à griffes introduite dans le tube cystoscopique, fixa alors solidement la boucle en son milieu, faisant

Fig. 93. — Épingle à cheveux en celluloïd, ayant séjourné neuf jours dans une vessie, et extraite à l'aide du cystoscope à vision directe. Les branches de l'épingle sont déjà incrustées de sels calcaires.

basculer l'épingle et amenant la convexité de la boucle près de l'orifice interne de l'urètre. Rien ne fut plus simple alors que de retirer tout l'instrument et l'épingle à sa suite, laquelle vint très facilement et sans que la malade éprouvât aucune douleur. En somme, pour sortir de la vessie, l'épingle avait suivi le même chemin que pour y entrer, mais en sens inverse.

Le temps nécessaire à cette extraction, depuis l'introduction du tube cystoscopique, jusqu'à la sortie de l'épingle, n'avait pas excédé cinq minutes.

L'épingle, examinée après son extraction, offrait l'aspect d'une épingle à cheveux ordinaire en celluloïd en forme de fourche ; chacune de ses branches mesurait 7 centimètres 1/2. On pouvait constater qu'elle présentait déjà au niveau de ses pointes principalement des inscrustations calcaires bien marquées.

La malade, très heureuse d'être ainsi débarrassée sans avoir eu à subir une intervention plus grave, put prendre le train le soir même pour rentrer chez elle.

Pour les corps plus petits, comme les bouts de sonde

par exemple, ce mode d'extraction est aussi extrêmement pratique et expéditif.

Ainsi, chez une femme de 47 ans, M. le Dr Auvray avait le 28 août 1905 pratiqué dans le service du Pr Reclus, à l'Hôpital de la Charité, une hystérectomie vaginale et, après cette intervention, on voulut mettre une sonde de Pezzer à demeure dans la vessie. Au moment où avec la pointe d'un hystéromètre on introduisait la sonde dans la vessie, l'extrémité de cette sonde se détacha par arrachement et tomba dans la vessie, sans qu'il fût possible par aucun procédé de la rattraper. Le 27 septembre 1905, je fis une application très simple et très facile de mon cystoscope à vision directe. Le bout de sonde est immédiatement vu et de suite retiré au dehors, sans aucune difficulté.

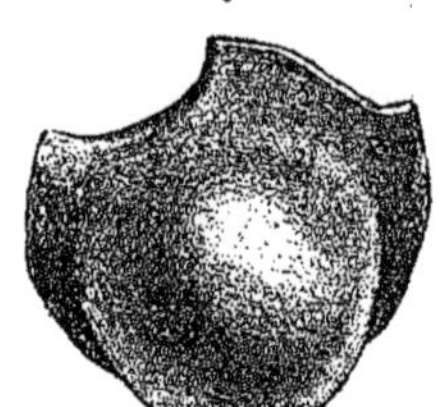

FIG. 94. — Fragment (grossi deux fois) d'une sonde de Pezzer, brisée dans la vessie, extrait avec le cystoscope à vision directe de Luys.

On comprend la facilité extrême avec laquelle on arrive ainsi sûrement sur le corps étranger vésical, comment on le voit directement, et combien il est alors aisé de le saisir entre les mors d'une pince et de l'amener au dehors.

Ici comme partout, se trouve ainsi réalisé le principe de toute chirurgie rationnelle, qui est de bien voir la lésion, pour la traiter de suite, et directement sous la vue.

8° *Enfin le cystoscope à vision directe permet de pratiquer des opérations endovésicales.*

Les opérations endovésicales qui peuvent se pratiquer avec le cystoscope à vision directe s'effectuent dans deux circonstances principales :

A. Pour le traitement des cystites ;

B. Pour le traitement des tumeurs vésicales.

A. *Traitement des cystites.* — Il en est du traitement des cystites comme du traitement des urétrites, c'est-à-dire que, tant qu'on a affaire à une muqueuse vésicale enflammée dans presque tout son ensemble et d'une manière aiguë, il ne faut pas intervenir avec le cystoscope à vision directe ; mais, au contraire, dès que les lésions sont localisées, c'est alors que le cystoscope à vision directe reprend tous ses droits et qu'avec son emploi, on a des succès absolument merveilleux. Il suffit, du reste, de voir l'aspect de la muqueuse vésicale dans ces conditions, de constater qu'à côté d'une muqueuse absolument saine, blanche, rose, il existe des placards de cystite intense, où la muqueuse est très rouge, sanguinolente parfois, pour comprendre combien il est peu rationnel d'agir également sur les surfaces saines et sur les surfaces malades. Autant il est utile d'agir énergiquement sur les surfaces malades, autant il semble irrationnel d'attaquer des surfaces absolument saines.

Les plus beaux succès que j'ai eus dans le traitement des cystites se trouve principalement lorsqu'il s'agit de cystites développées à la suite de l'inflammation des organes avoisinants, par exemple des cystites succédant à des salpingites, ou, comme je l'ai constaté une fois, une cystite tuberculeuse succédant à l'ouverture dans la vessie d'un mal de Pott. Lorsqu'on a affaire à une cystite développée à la suite de l'ouverture dans la vessie d'une poche purulente, provenant d'un abcès de voisinage, l'attouchement au nitrate d'argent sur la surface malade produit un résultat merveilleux ; il suffit de quelques séances d'application pour constater une amélioration extraordinaire et rapide.

Dans d'autre cas, lorsqu'il s'agit, par exemple, de cystite tuberculeuse où la médication ordinaire est si vaine et produit si peu de résultats, les applications bien localisées, de pointes de feu ou d'acide lactique en solution assez concentrée, produisent souvent une amélioration notable.

B. *Traitement des tumeurs vésicales.* — Le traitement des tumeurs vésicales peut être effectué dans deux circonstances principales, soit en tant que traitement *curatif*, comme cela a lieu pour les papillômes, soit comme traitement *palliatif,* comme cela se rencontre dans le cancer, par exemple.

En tant que traitement *curatif,* l'emploi du cystoscope à vision directe est merveilleux, car lorsqu'on a affaire à de petits papillômes que l'on isole un à un dans l'intérieur du tube cystoscopique, on parvient de suite à les détruire facilement par un simple attouchement avec le galvano-cautère. On peut bien penser quels services considérables on peut rendre ainsi aux malades, car il s'agit, de cette façon, pour les tumeurs de la vessie, d'une opération similaire à ce qu'est la lithotritie pour les calculs vésicaux. Le traitement peut se faire dans le cabinet même du chirurgien, sans avoir besoin d'endormir le malade qui, aussitôt après l'intervention, peut retourner chez lui sans danger.

La manière dont se comportent les petits papillômes en présence du galvano-cautère est véritablement des plus intéressantes. En effet, lorsqu'après avoir bien isolé une masse papillomateuse à l'extrémité du tube cystoscopique, on la met en présence du galvano-cautère, on constate que, aussitôt qu'on fait passer le courant et qu'on rougit le fil de platine, le papillôme vient de lui-même s'appliquer énergiquement sur le galvano-cautère. L'apparence que l'on a, est tout à fait semblable à des bras de poulpe qui viendraient fixer leurs ventouses sur le fil de platine. On sent ensuite tout d'un coup une certaine liberté de l'extrémité du galvano-cautère et si en même temps on retire le galvano-cautère en faisant cesser le courant, on peut constater que le galvano-cautère se trouve comme coiffé de papillômes, qu'il est alors extrêmement facile de brûler à l'air libre et de détruire ainsi de la façon la plus simple.

S'il m'est permis d'établir une comparaison de cette manière de traiter les papillômes d'avec celles du cystoscope opérateur de Nitze, telle que je l'ai vu pratiquer moi-même par cet auteur, il me semble qu'il y a une action beaucoup plus intense avec mon procédé. En effet, avec le cystoscope opérateur de Nitze, l'opération se fait dans l'eau et l'on comprend de suite que l'incandescence du fil de platine ne peut être bien intense, puisque ce fil est immédiatement refroidi par la présence de l'eau. Dans l'air, au contraire, la brûlure sera infiniment plus efficace.

Quant au traitement *palliatif*, il est en général plus difficile à appliquer. Lorsqu'on a affaire à de grosses tumeurs qui saignent beaucoup et dont les hémorragies répétées peuvent compromettre la vie du malade, il y a avantage à tenter de rechercher avec le cystoscope à vision directe le point qui saigne et à le cautériser directement sous la vue. Les hématuries répétées peuvent ainsi être jugulées et arrêtées.

En résumé, les applications multiples du cystoscope à vision directe me semblent devoir en préconiser hautement l'emploi, et les qualités principales qui paraissent devoir le recommander tout particulièrement à l'attention, sont : sa simplicité, et sa facilité d'application.

OBJECTIONS A LA MÊTHODE DE LA CYSTOSCOPIE A VISION DIRECTE

Les principales objections que l'on peut faire à la méthode de la cystoscopie à vision directe sont les suivantes :

1° Les instruments employés sont plus volumineux que ceux de la cystoscopie à prisme.

Le fait paraît exact, et si, chez la femme, où l'urètre est facilement dilatable, la question de grosseur des instruments importe véritablement bien peu, il n'en est pas moins vrai que, chez l'homme, cette objection peut avoir son importance. Ajoutons, cependant, qu'entre le cystoscope à cathétérisme urétéral, et mon tube cystoscopique, pour l'homme, la différence, quoique sensible, n'est pas très considérable.

2° La deuxième objection est que le champ visuel est réduit.

Il est, en effet, regrettable, que ce champ ne soit pas plus vaste, mais le tube cystoscopique étant éminemment mobile, peut être promené sans inconvénient sur toute la vessie et, au moins, « ce qu'on voit, on le voit bien nettement » (Tuffier)[1].

3° On a objecté qu'avec un tube endoscopique, on ne peut pas voir la région juxta-cervicale de la vessie. Nous répondrons à cela, qu'en s'aidant de la manœuvre décrite plus haut (voir page 199) et en déprimant avec l'extrémité du tube la paroi vésicale à examiner, que ce soit la paroi supérieure, ou la paroi inférieure, on peut très aisément étudier complètement ces parois. De plus, en retirant peu à peu et lentement le cystoscope, on passe facilement de la vessie à l'urètre postérieur, sans perdre le contact avec la muqueuse, et, de cette façon, le cystoscope devenant alors urétroscope, aucun détail de cette importante région ne peut échapper à l'observateur.

1. Tuffier. *Bulletin de la Soc. de chir. de Paris* du 7 mars 1905.

CHAPITRE IV

ROLE COMPARATIF DE LA CYSTOSCOPIE A PRISME AVEC LA CYSTOSCOPIE A VISION DIRECTE

Ayant examiné successivement les avantages et les inconvénients de la cystoscopie à prisme, et de la cystoscopie à vision directe, nous devons maintenant voir quelles sont les indications de chacune de ces méthodes et dans quels cas la cystoscopie à prisme devra prendre la place de la cystoscopie à vision directe, ou la lui céder.

Tout d'abord, lorsqu'on voudra prendre connaissance de l'ensemble de la vessie, et que sans diagnostic, on cherchera à en poser un, il est certain que c'est le cystoscope à prisme qu'on devra prendre. Cet instrument permet en effet la découverte d'un large champ visuel, et l'on aura bien plus tôt fait le tour complet de la vessie avec lui, qu'avec le cystoscope à vision directe dans lequel le champ visuel est forcément plus réduit.

De même encore, lorsque le malade sera un homme gros, obèse, congestif et qu'on puisse prévoir que la position de Trendelenburg lui soit particulièrement pénible, on aura aussi avantage à ne le placer que dans la position certainement moins pénible, nécessitée par la cystoscopie à prisme.

Mais d'autre part, lorsque la présence du pus ou du sang, en trop grande quantité, empêchera d'obtenir un milieu suffisamment transparent indispensable à la cystoscopie à prisme, alors le cystoscope à vision directe reprendra tous ses droits, et permettra de bien voir la vessie en dépit même de saignements accentués, ou d'une pyurie intense.

De plus, pour préciser des points douteux, pour apprécier le volume réel d'une tumeur, pour étudier attentivement certaines modifications inflammatoires de la paroi vésicale, la vue directe et immédiate sera sans aucun doute tout à fait préférable à la vision à travers un prisme. Lorsque j'ai eu l'occasion d'examiner successivement avec les deux instruments une même paroi vésicale atteinte de cystite légère, j'ai pu voir avec mon cystoscope des détails beaucoup plus nombreux et plus nets qu'avec le cystoscope à prisme. Ces détails sont importants et ne doivent pas être négligés, car c'est grâce à eux et à leur connaissance, que les indications du traitement seront données.

De même, lorsqu'il s'agira d'examiner complètement le col vésical, le cystoscope à vision directe est bien plus indiqué. En effet, si le cystoscope à prisme peut bien apprécier les détails qui se trouvent sur le versant vésical du col de la vessie, il est absolument incapable de nous fournir quelque renseignement sur le versant urétral. Au contraire, le cystoscope à vision directe permettra la vision parfaite de l'un ou l'autre versant.

En effet, quand le tube cystoscopique est encore dans la vessie et que son extrémité vésicale est dirigée en bas, on examine complètement toute la paroi inférieure du col de la vessie. Lorsque l'extrémité du tube est dirigée en haut, pendant que la main d'un aide déprime la paroi abdominale au-dessus du pubis, toute la paroi supérieure du col vésical est parfaitement examinée. Toutes les constatations étant faites du côté de la vessie, on retire alors lentement le cystoscope, et l'on voit le fond du tube d'abord vide, se coiffer peu à peu de la périphérie au centre avec la portion prostatique de l'urètre : celle-ci peut à son tour être minutieusement examinée, puisque dans ces conditions le cystoscope est devenu urétroscope.

De plus lorsqu'il s'agira de pratiquer une petite intervention quelconque dans la vessie, le cystoscope à vision directe devra être préféré.

Qu'il s'agisse de corps étrangers à enlever, de tumeurs vésicales à cautériser, de plaques de cystite à traiter directement, ce sera toujours au cystoscope à vision directe qu'il faudra s'adresser.

Quant au cathétérisme de l'uretère, nous n'y insisterons pas ici, car, dans un chapitre spécial, nous discutons plus loin ses indications avec l'une ou l'autre méthode. Mais déjà actuellement, nous pouvons deviner la supériorité de la cystoscopie à vision directe qui permettra de pratiquer le cathétérisme de l'uretère directement, en réduisant au minimum les chances de contamination d'un rein sain ; la sonde urétérale passant directement de l'étuve stérilisatrice dans l'orifice urétéral ne pourra récolter sur sa route aucun germe infectieux susceptible de contaminer le rein ou l'uretère sain.

Enfin, comme nous allons le voir, le cystoscope à vision directe possède une supériorité bien marquée dans l'examen de la vessie de la femme enceinte.

CHAPITRE V

EXAMEN DE LA VESSIE DE LA FEMME ENCEINTE PAR LA CYSTOSCOPIE A VISION DIRECTE

Les conditions de la cystoscopie en général sont particulièrement défavorables chez la femme enceinte, dont la vessie est déformée et souvent déviée. En effet, tiraillée par le segment inférieur, comprimée par la tête fœtale, la cavité vésicale se trouve très réduite en certains endroits, surtout au niveau du bas-fond. Cette disposition ne permet pas un éloignement suffisant du prisme du cystoscope à vision réfléchie pour permettre la vision nette du bas-fond. De plus le coude des cystoscopes coudés est d'une manœuvre difficile, étant donné le peu de place réservée à l'évolution de l'instrument.

Bien au contraire, les difficultés ne se rencontrent pas avec le cystoscope à vision directe qui, en raison de sa forme droite, est d'une évolution facile et permet d'examiner directement les uns après les autres les différents points de la vessie, de voir avec une précision remarquable les lésions les plus légères et de déterminer leur siège exact et leur étendue.

C'est donc avec mon cystoscope à vision directe que M. le Dr Bar et moi, avons entrepris une série de recherches sur l'état de la vessie chez la femme enceinte[1].

1. Paul Bar et Georges Luys. Examen de la vessie chez la femme enceinte

Parmi les faits constatés, deux surtout sont à retenir :
1° Les déformations de la vessie à la fin de la grossesse.
2° Le déplacement des orifices vésicaux des uretères chez certaines femmes.

1° Déformations de la vessie à la fin de la grossesse.

Depuis longtemps, les accoucheurs ont attiré l'attention sur les déformations et les déviations de la vessie à la fin de la grossesse.

Les déformations sont le résultat de la surdistension du segment inférieur de l'utérus et surtout de l'engagement de la partie fœtale. La vessie, repoussée, se laisse distendre là où il y a de la place, et se déforme.

Les déviations de la vessie sont souvent plus apparentes que réelles. La distension inégale des différentes régions de l'organe peut en effet faire penser à une déviation qui n'existe pas, au moins si on considère le trigone vésical qui reste médian. On conçoit qu'il en doive être ainsi, si on se rappelle la grande laxité du tissu cellulaire utéro-vésical à la fin de la grossesse, laxité qui laisse le plus souvent une grande indépendance à la vessie, par rapport à l'utérus, et si on remarque que l'urètre d'une part, les deux uretères d'autre part constituent, pour le trigone, de véritables ligaments qui, pour être souples, contribuent cependant à le maintenir dans sa position normale.

Cependant les déviations vraies de la vessie peuvent exister. Le trigone vésical peut ne pas être médian, en ce sens que les deux orifices urétéraux ne sont pas équidistants du plan sagittal. Ces déviations sont dues à ce que le tissu

par le cystoscope à vision directe. *Société d'Obstétrique de Paris*, séance de Mars 1906.

cellulaire qui unit la vessie au segment inférieur, pour lâche qu'il soit, maintient parfois, lorsque le segment inférieur est surdistendu comme il l'est à la fin de la grossesse, une légère solidarité entre les deux organes. Quand l'utérus et son segment inférieur exécutent vers la fin de la grossesse un mouvement de rotation comme celui qui amène si souvent le bord gauche de l'organe en avant, quand le segment inférieur se distend plus d'un côté que de l'autre, comme on l'observe fréquemment dans le cas de présentation du sommet et surtout dans quelques cas de présentation du siège décomplété mode des fesses avec engagement, le trigone peut, par suite des déformations de ce segment inférieur et de la traction plus marquée d'un des uretères, se dévier.

Il va sans dire que ces déviations seront, quand elles existent, à leur maximum pendant le travail. Mais on peut également les constater pendant les dernières périodes de la grossesse, avant le début du travail vrai, quand des contractions non douloureuses de l'utérus viennent préparer l'accouchement et modifier déjà la forme et la position de l'utérus.

Des différentes déformations de la vessie que l'emploi du cystoscope nous a permis de constater sur la femme vivante, nous ne retiendrons ici que la plus commune et aussi la plus importante, celle qu'on observe pendant la période ultime de la grossesse, quand la tête fœtale est profondément engagée.

Un fait frappe d'abord. Sur le plan médian, les deux parois antérieure et postérieure de la vessie sont étroitement appliquées l'une contre l'autre. Il semble que l'organe soit poussé en bas, et aplati par le segment inférieur. Au-dessus de cette zone médiane qui laisse souvent peu de place à l'urine, on observe un diverticule supérieur considérable, qui forme la vaste poche qu'on voit se dessiner au-dessus du pubis chez tant de femmes enceintes.

Cette poche s'étale en bas sur les parties latérales, si bien que la vessie étant vidée, on observe sur les côtés deux diverticules parfois inégaux, souvent profonds. Ces diverticules s'observent, dans de bonnes conditions, quand la femme est dans la position de Trendelenburg. Il n'est pas rare de les trouver remplis d'urine. Pour mieux com-

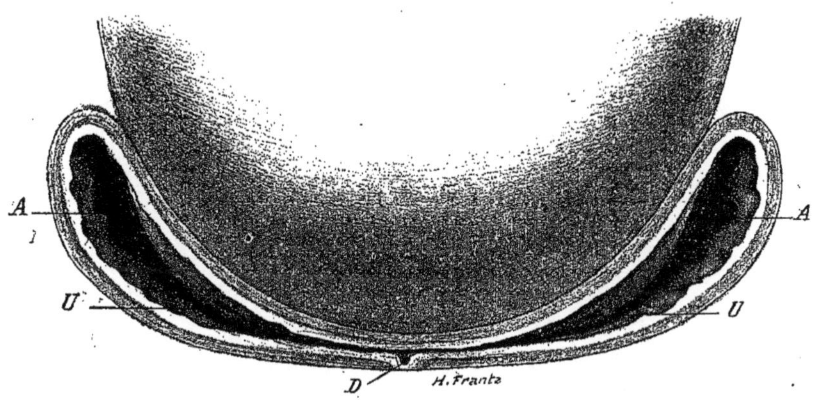

Fig. 95. — *D*, canal de l'urètre; *U*, *U*, abouchement des uretères dans la vessie; *A*, *A*, prolongements latéraux de la vessie.

prendre cette description, on se rapportera à un schéma (fig. 95) où l'aspect de la vessie est caractéristique. On supposera une coupe transversale passant immédiatement en avant du col de la vessie et de l'abouchement des uretères dans la vessie. Imaginez un sac à double paroi coiffant le segment inférieur; sur la ligne médiane, les deux parois se touchent : en haut sont les orifices des uretères UU, en bas celui de l'urètre D, et, sur les parties latérales, deux diverticules profonds AA qui se vident les derniers et dans lesquels il faut la sonde ou (puisque nous pratiquons la cystoscopie) le cystoscope pour obtenir un assèchement satisfaisant, au moins dans la position de Trendelenburg.

Nous avons pu nous convaincre que cette disposition

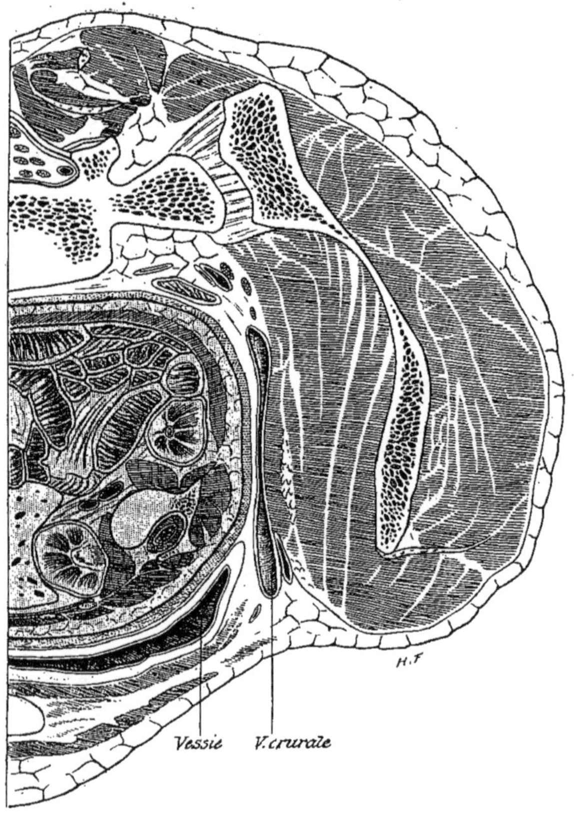

Fig. 96. — Coupe congelée de femme enceinte (d'après Zweifel)[1].

On peut voir la partie latérale de la vessie, notamment plus élargie que la partie médiane.

était, à différents degrés naturellement, habituelle quand la partie fœtale était profondément engagée, et nous avons

1. Zweifel. *Zwei neue Gefrierschnitte Gebärende*. Leipzig, 1893, pl. I et VI représente une coupe transversale. La vessie est aplatie dans la partie médiane ; sur la partie latérale gauche, la seule qui soit représentée, l'organe se prolonge notablement en dehors et est bien moins aplati que sur la partie médiane.

tout lieu de penser que nous n'avons pas été trompés par les apparences. En compulsant les planches que nous avions à notre disposition et représentant des coupes de femmes congelées, nous avons en effet trouvé dans la planche publiée par Zweifel et représentant la coupe transversale (passant par le promontoire et la partie supérieure du pubis) d'une femme morte en travail, une disposition de la vessie très analogue à celle que nous décrivons.

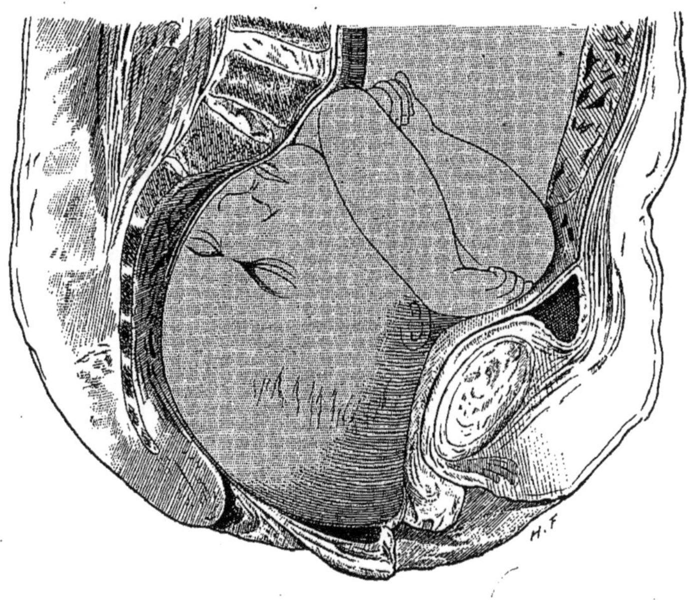

FIG. 97. — Aspect de la vessie sur une coupe congelée de femme enceinte (d'après Barbour)[1].

On peut également voir ici la partie latérale élargie de la vessie.

De même Barbour a représenté la vessie avec une disposition analogue sur un sujet congelé.

1. Barbour. *Atlas of the Anatomy of Labour.* Planche XXII. Edimbourg, 1897, Imp. Johnston.

2° Situation des orifices uretéraux par rapport au col de la vessie.

Il est intéressant de préciser la disposition relative du col de la vessie et des orifices urétéraux.

Quand la femme est dans la position de Trendelenburg, le trigone vésical est plan. Il suffit d'introduire le tube du cystoscope droit devant soi jusqu'au fond, de le ramener un peu vers le col, de percevoir le ressaut que forment les fibres musculaires transversales qui unissent les orifices des deux uretères : ceux-ci, profondément situés et placés en dehors, sont sur le même plan que le col de la vessie.

Chez la femme arrivée au terme de la grossesse, il est commun d'observer surtout si la femme est primipare et si la tête fœtale est profondément engagée dans une disposition différente.

Chez toute femme debout non enceinte, l'utérus antéversé imprime, quand la vessie est vide, au trigone vésical une légère plicature transversale qui s'efface quand la femme est placée dans la position de Trendelenburg, par suite de la traction exercée par l'utérus sur la partie supérieure du trigone.

Chez la femme enceinte, cette plicature du trigone est souvent, surtout chez les primipares, bien plus marquée qu'en dehors de l'état de gravidité et on comprend qu'il en doive être ainsi.

L'expansion du segment inférieur se fait presque totalement aux dépens de sa paroi antérieure, d'où le report du col en arrière où le maintiennent les solides ligaments utéro-sacrés, et leur épanouissement intra-utérin. Le trigone vésical obéit, dans une certaine mesure, quand la vessie est vide ou peu remplie, aux tractions que le segment inférieur exerce sur lui par l'intermédiaire du tissu cellulaire vésico-utérin. Tiré en arrière, mais retenu en haut en avant par les uretères, en bas et aussi en avant par l'urètre, étiré dans le sens de la largeur, il se plie, et,

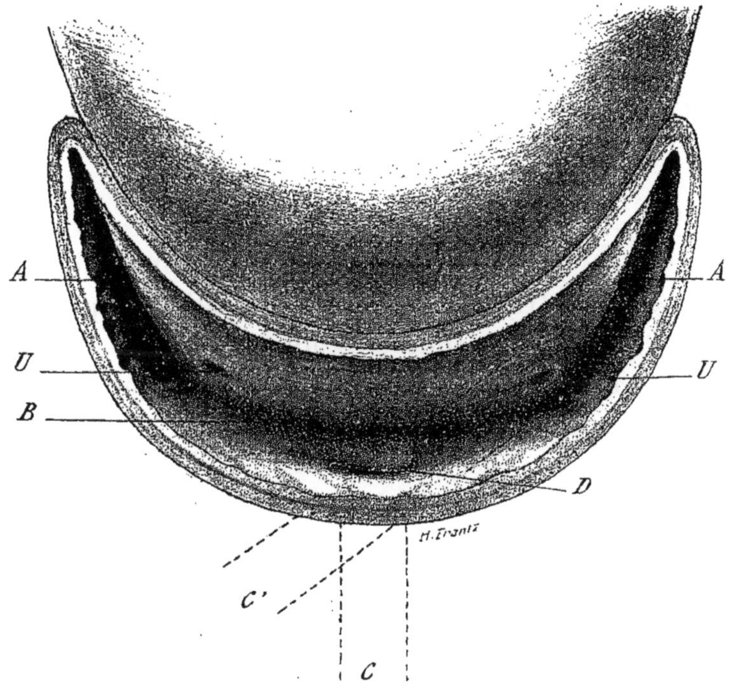

Fig. 98. — *U*, *U*, abouchement des uretères dans la vessie; *D*, canal de l'urètre s'ouvrant dans la vessie; *B*, plicature transversale du trigone; *A*, *A*, prolongements latéraux; *C*, direction du cystoscope quand il pénètre dans la vessie; *C'*, direction de l'instrument dirigé vers l'uretère.

quand on place la femme dans la position de Trendelenburg, il conserve souvent, par suite du faible déplacement de l'utérus, sa plicature. Cette disposition, nous le répétons, est surtout marquée chez les primipares quand la partie fœtale qui se présente est très engagée, et quand le col est fortement reporté en arrière ; elle peut manquer chez les multipares.

La figure 98 montre l'aspect de la vessie tel qu'il se

présente quand on pratique la cystoscopie sur une femme chez qui la tête fœtale est profondément engagée. Quand cette position existe, les uretères ne s'ouvrent pas dans la vessie sur le même plan que l'urètre, mais sur un plan plus ou moins supérieur.

4° Conséquences des déformations vésicales au point de vue pathologique et au point de vue du cathétérisme des uretères.

Les déformations que nous venons d'indiquer ne sont pas sans intérêt au point de vue pathologique, et elles ne doivent pas être oubliées quand on veut pratiquer le cathétérisme des uretères chez la femme enceinte arrivée près du terme de sa grossesse.

Au point de vue pathologique. — Nous remarquerons d'abord que les diverticules latéraux présentés par la vessie se vident mal, et ces rétentions partielles ne sont pas sans intérêt au point de vue de la ténacité des infections vésicales chez la femme enceinte.

Nous avons pu, dans un cas, constater que les lésions de la paroi vésicale, et les dépôts purulents simulant des fausses membranes, existaient surtout dans la partie droite de la vessie, en dehors de l'abouchement de l'uretère de ce côté, là où la vessie présentait une sorte de diverticule latéral se vidant mal.

Nous pouvons, de plus, présumer que la pression exercée par le segment inférieur sur la partie supérieure du trigone et sur la partie terminale des uretères favorise la rétention de l'urine et qu'elle n'est peut-être pas insignifiante au point de vue de la fréquence avec laquelle on observe la rétention intra-uretérale de l'urine pendant la grossesse.

Au point de vue du cathétérisme des uretères. — La découverte des orifices urétéraux sera singulièrement facilitée si on se souvient que, dans les cas où la tête est profondément engagée, ces orifices doivent être cherchés non pas en bas et en dehors, comme chez la femme non gravide, mais plus en avant, au-dessus de la dépression transversale qui se dessine au-dessus du col de la vessie.

On peut, en un mot, formuler cette règle :

Quand chez une femme enceinte, on ne trouve pas immédiatement les orifices urétéraux par le procédé de Luys, que nous avons indiqué précédemment, il faut les chercher plus haut et plus en avant ; on les trouve alors aisément.

TROISIÈME PARTIE

EXPLORATION DE L'URETÈRE ET DU BASSINET

CHAPITRE PREMIER

La profondeur à laquelle est situé l'uretère dans l'intérieur de la cavité abdominale, ainsi que le calibre réduit de ce canal rendent l'exploration de ce conduit particulièrement difficile. Seule, son extrémité inférieure au niveau de son embouchure dans la vessie, devient plus accessible à l'exploration, aussi est-ce à ce niveau qu'on pourra l'examiner le plus souvent.

Quoi qu'il en soit, l'exploration de l'uretère peut se pratiquer de trois façons différentes que nous étudierons successivement.

Ce sont :

1° La Palpation de l'uretère ;

2° La Méatoscopie ou examen sous le contrôle de la vue de l'orifice urétéral dans la vessie ;

3° Le Cathétérisme de l'uretère.

PALPATION DE L'URETÈRE

Dans son trajet du rein à la vessie, l'uretère présente deux portions relativement accessibles à la palpation :

L'une est dans *sa portion abdominale* ;

L'autre au niveau de *son embouchure dans la vessie.*

1° La palpation de l'uretère *dans la région abdominale* doit se faire au point où ce conduit plonge dans l'excavation pelvienne. Le meilleur point de repère pour cette exploration est constitué par le point d'intersection de deux lignes, l'une horizontale et transversale partant de l'épine iliaque antérieure et supérieure, l'autre verticale montant de l'épine pubienne (Hallé).

Pour explorer l'uretère à ce niveau la palpation doit nécessairement être profonde et la main doit pénétrer « en mesure » jusqu'au détroit supérieur. C'est par des mouvements de glissement sur place que se fait la recherche de la sensibilité ou de la dureté de l'uretère (Guyon). On arrive ainsi à sentir les battements de l'artère iliaque primitive et c'est là un excellent point de repère pour savoir si on est au voisinage de l'uretère. Lorsque l'uretère est malade, on peut déterminer en ce point une douleur bien localisée, — plus souvent la même exploration rencontrera un empâtement cylindrique qui caractérisera la péri-urétérite.

Toutefois, ainsi que le fait remarquer le P[r] Le Dentu, il ne faut pas oublier que l'uretère enflammé est plus sensible au niveau du détroit supérieur parce qu'on le comprime sur un plan résistant.

2° L'uretère n'est véritablement et pratiquement accessible au toucher que *dans sa portion inférieure,* où il peut être perçu par le toucher rectal chez l'homme et par le toucher vaginal chez la femme.

Normalement l'uretère est souple au toucher, indolore, et a environ un millimètre de diamètre : suivant l'expression de Kelly, l'uretère normal « glisse entre les doigts comme une ficelle mouillée ». Mais sous l'influence de processus pathologiques ce conduit peut devenir induré, douloureux à la pression, et augmenter considé-

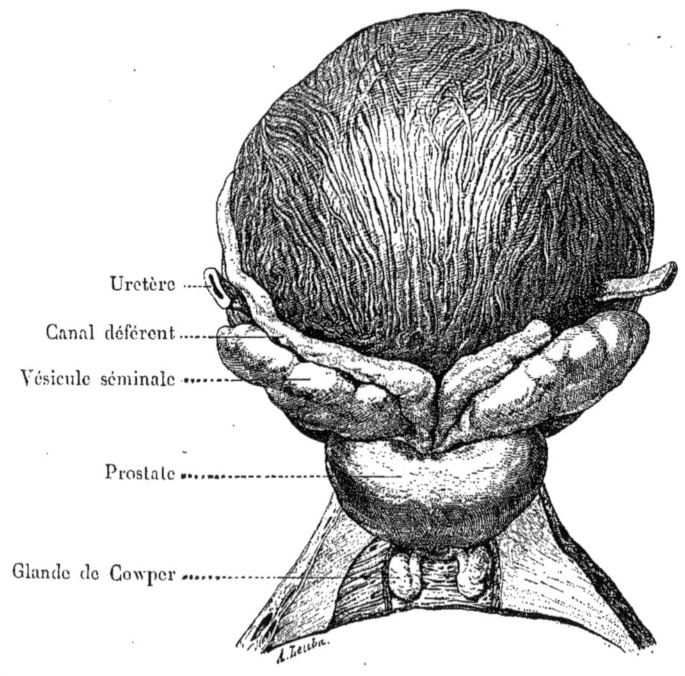

Fig. 99. — Face postérieure de la vessie. — Situation des uretères d'après Spalteholz (Poirier).

rablement de volume, pouvant acquérir parfois le diamètre d'une plume d'oie ou celui d'un gros crayon.

La façon de toucher les uretères est simple :

Chez l'homme. — On introduira dans l'anus l'index bien enduit de vaseline et on le poussera le plus loin possible en arrière en tournant la pulpe en haut et en dehors, — on soulève alors la paroi rectale antérieure en l'appliquant contre la paroi pelvienne latérale, — on rencontre ainsi constamment l'uretère au point où il aborde la vésicule séminale. Les points de repère les plus précieux pour se bien guider dans cette recherche sont constitués par les cornes des lobes latéraux de la prostate. C'est juste au-dessus d'eux que l'on percevra l'extrémité inférieure de l'uretère.

Chez la femme. — On suivra d'abord le long de la paroi vaginale antérieure avec la face palmaire de l'index la saillie nette que fait l'urètre jusqu'à son origine dans la vessie. On arrive ainsi bientôt au niveau du cul-de-sac vaginal antérieur — que l'on parcourra dans une étendue de 2 centimètres et demi environ. — A ce moment on se dirige latéralement vers le ligament large. Pour sentir l'uretère droit, on se servira de préférence de l'index droit, et de l'index gauche pour l'uretère gauche.

La recherche de l'extrémité inférieure des uretères sera faite par une palpation douce et délicate « en glissant le doigt, plutôt qu'en déprimant la région » (Pozzi[1]). Quand on peut comprimer les uretères contre un organe dur, tel que la tête fœtale pendant la grossesse, ils donnent la sensation d'une artère et roulent pour ainsi dire sous le doigt explorateur.

C'est aussi de cette manière que l'on pourra interroger le *réflexe urétéro-vésical* qui a été préconisé pour reconnaître quel est le rein malade (voir plus loin Exploration du rein, page 306).

C'est en procédant ainsi que l'on recherchera méthodiquement la sensibilité de l'uretère dont l'utilité dans la recherche de la lithiase rénale a été mise en valeur dans la thèse de Legueu[2].

Enfin sur le conseil de Kelly on peut parfaire l'examen de l'uretère en examinant par le toucher rectal ce conduit

1. Pozzi. *Traité de gynécologie*, 4e édition, p. 186.

2. Legueu. Calculs du rein et de l'uretère étudiés au point de vue chirurgical. Paris, 1891.

dans lequel on a introduit au préalable un cathéter urétéral.

LA MÉATOSCOPIE

La méatoscopie est l'étude des orifices urétéraux dans la vessie sous le contrôle de la vue, avec l'aide d'un cystoscope. Ce précieux mode d'exploration permet de déduire des conclusions d'après l'aspect particulier des orifices urétéraux et d'obtenir des renseignements très importants dans des circonstances multiples que l'on peut ramener à trois principales. On peut, en effet, examiner successivement :

A) L'orifice urétéral lui-même.

B) L'éjaculation urétérale.

C) La situation de l'orifice urétéral, par rapport à une lésion de la vessie, une tumeur vésicale, par exemple.

Ce mode d'examen a été particulièrement étudié par Hurry Fenwick qui y a consacré une grande partie de son ouvrage[1] et par Edgar Garceau[2].

A) *Examen de l'orifice urétéral.*

La vue de l'orifice urétéral proprement dit peut permettre d'expliquer souvent, non seulement des lésions urétérales mais encore les troubles du rein correspondant.

L'orifice urétéral peut être, en effet, *très diminué de calibre*. Cette disposition existe parfois originellement au

1. Fenwick (Hurry). *Ureteric Meloscopy in obscure deseases of the kidney*. London, J. et A. Churchill, 1903.

Fenwick (Hurry). *A handbook of Clinical electric-light Cystoscopy*. London, J. et A. Churchill, 1904.

2. Edgar Garceau. Vesical appearances in Renal Suppuration *in Boston Medical and Surgical journal*, January 15, 1903.

moment de la naissance au même titre qu'un méat urétral peut être congénitalement petit. Cette anomalie qui, pendant de longues années peut passer complètement inaperçue, occasionne aussi souvent des accidents qui, au premier abord, paraissent inexplicables, mais dont la

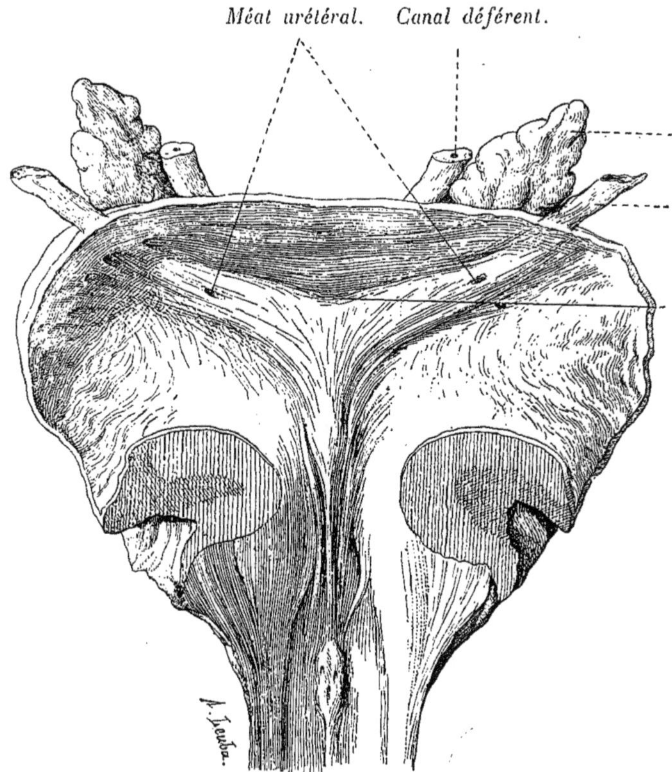

Fig. 100. — Trigone vésical chez l'homme (Poirier).

pathogénie est bientôt découverte par la constatation de cette malformation.

Mais l'orifice urétéral peut être aussi pathologiquement atrésié par la présence d'une tumeur vésicale, et il est facile alors de comprendre l'importance de la méatoscopie. En effet dans un cas semblable, le rétrécissement de l'orifice urétéral amènera de la dilatation rétrograde de l'uretère et du bassinet et provoquera de la douleur rénale dans le rein correspondant. La méatoscopie seule permettra de bien connaître la véritable origine des douleurs, et empêchera de traiter le rein, quand c'est la vessie qui est malade.

En dehors de la dimension des orifices urétéraux, il est encore une quantité d'autres particularités que peuvent présenter les orifices urétéraux. D'une manière générale, pour bien apprécier celles-ci, il est nécessaire de comparer avant tout, les deux côtés, l'un avec l'autre. C'est ainsi que l'on est amené à faire les constatations suivantes qui ont été bien décrites par Fenwick, et ce sont les déductions de cet auteur qui sont indiquées ici suivant chaque particularité.

Un orifice urétéral peut présenter *une vascularisation accentuée*. Ce serait l'indice d'une hyperactivité du rein correspondant.

Lorsque l'orifice urétéral est *turgide* et *allongé*, lorsque ses lèvres sont enflammées et congestionnées, ce serait la marque de la dilatation du bassinet et de l'uretère correspondant.

Lorsque l'orifice urétéral revêt l'*aspect arqué*, donnant l'impression d'une arche ovale, ce serait l'indice de la première phase d'une dilatation urétérale survenue de bas en haut.

Un orifice urétéral qui présente la forme d'un *trou parfaitement rond*, est toujours un uretère dilaté. Lorsqu'en plus de cet aspect, les *lèvres de l'orifice sont rouges et enflammées*, c'est que le rein correspondant est atteint d'une pyonéphrose accentuée, et que le parenchyme rénal est profondément altéré.

Lorsqu'un orifice *urétéral dilaté et rond présente des lèvres couleur blanc sale*, et que celles-ci sont comme enduites de cire, pendant que les tissus environnants sont rouges, c'est qu'il y a de la péri-urétérite : l'uretère se présente alors sous la forme d'une corde épaisse. Cet aspect se rencontre surtout dans la tuberculose réno-urétérale.

Un orifice urétéral peut être *petit, ridé, tordu, irrégulier* : c'est alors la marque d'une urétérite érosive préexistante. Parfois, l'orifice est divisé par un petit pont de tissu, en deux petits orifices secondaires : cette disposition serait presque toujours la conséquence de la cicatrisation d'une ulcération urétérale préexistante.

Un orifice urétéral *d'aspect papillomateux* indiquerait une décharge irritante chronique de l'uretère.

L'œdème d'un orifice urétéral est souvent le signe qu'un calcul est arrêté près de la terminaison de l'uretère. Dans ce cas, l'orifice n'est presque plus visible ; il est perdu dans un monticule d'œdème et présente de fines stries rougeâtres, des arborisations vasculaires.

L'éversion légèrement conique de l'orifice urétéral se rencontre fréquemment dans les cas de lithiase rénale.

Le prolapsus de l'orifice urétéral peut être plus ou moins accentué. Parfois il n'existe qu'au moment même de l'éjaculation urétérale et donne alors l'impression d'une muqueuse rectale prolabée au moment de la défécation. D'autres fois, il peut être plus accentué, donnant l'aspect d'une véritable hernie de la muqueuse urétérale, et simuler même parfois une tumeur vésicale. L'éversion en doigt de gant de la muqueuse urétérale diminue d'autant les dimensions de l'orifice, et comme conséquence, on peut alors observer de la rétention d'urine qui se produit plus haut dans l'uretère.

L'orifice urétéral peut être double : c'est là une anomalie rare mais qui peut se présenter. Tantôt on a vu des cas dans lesquels pour un seul rein, il y avait deux uretères, s'ouvrant dans la vessie par deux orifices. Tantôt, tandis qu'un des deux uretères s'ouvre normalement, l'autre est fermé et aveugle, et constitue un petit kyste.

L'orifice *urétéral peut aussi être absent* : c'est là l'indice qu'il n'existe qu'un seul rein.

On peut encore observer, mais très rarement, une *terminaison extra-vésicale de l'uretère.*

Enfin, parfois, la vue de l'orifice urétéral peut faire faire d'emblée un diagnostic précis. C'est ce qui arrive, par exemple, lorsque dans l'orifice même de l'uretère, on voit un petit calcul qui y est arrêté, ou bien encore quand on y constate la présence soit d'un caillot de sang soit enfin d'un parasite.

B) *L'Éjaculation urétérale.*

Normalement, l'éjaculation urétérale se produit de la façon suivante : c'est le méat urétéral qui commence par se soulever, comme sous l'influence d'une vague, animé qu'il est par la contraction des fibres musculaires de l'uretère; secondairement l'orifice s'entr'ouvre, donnant passage à un jet de liquide clair. Il reste ouvert un instant, puis se contracte de nouveau. Lorsqu'on examine cette éjaculation avec un cystoscope à prisme, et que la vision se fait au travers de l'eau, on voit que l'urine éjaculée de l'orifice urétéral se mélange avec le milieu vésical comme un jet de glycérine se mélangerait avec de l'eau. Lorsqu'au contraire on étudie l'éjaculation urétérale avec le cystoscope à vision directe, et qu'on a soin de disposer le tube cystoscopique non pas de face, *mais de profil,* on voit un véritable petit jet d'eau, qui s'élève légèrement en trombe au-dessus de l'orifice, pour retomber ensuite sur les parties latérales de l'orifice. Cette disposition dessinée d'après nature a été représentée dans la planche en couleurs V, figure 3.

L'éjaculation urétérale peut être *plus ou moins vigoureuse et accentuée.* Elle est en général plus forte dans les cas de rein unique, comme cela se voit par exemple après une néphrectomie; — elle est aussi plus accentuée lorsque l'orifice urétéral est plus étroit. Il peut même arriver lorsqu'on pratique l'examen dans l'air avec un cystoscope à vision directe que l'on perçoive un véritable petit sifflement au moment de l'éjaculation urétérale. J'ai pu faire cette constatation très nettement dans un cas où un débris de caillot sanglant obstruait en partie l'orifice urétéral. Comme la lumière de celui-ci se trouvait considérablement rétrécie, on pouvait entendre l'éjaculation et percevoir au moment de chacune d'elles, comme un véritable piaulement.

Par contre, l'éjaculation urétérale peut aussi *manquer*. Ce fait se rencontre au cours de l'anesthésie chloroformique ; il peut aussi se trouver chez les gens particulièrement impressionnables, où il se produit un spasme nerveux.

Pour mieux apprécier l'éjaculation urétérale dans tous ses détails, certains subterfuges ont été employés parmi lesquels il convient de signaler soit l'injection sous-cutanée d'une solution stérilisée de bleu de méthylène, soit d'indigo carmin. En opérant de cette manière dans les délais voulus on observe avec plus de précision les modes d'éjaculation des uretères.

L'éjaculation urétérale peut aussi être constituée *par du sang*. Il faut avoir vu avec un cystoscope à prisme une éjaculation sanglante d'un uretère se produisant au milieu d'un liquide clair et se répandant au sein de celui-ci comme la fumée d'une cigarette dans l'air, pour comprendre avec quelle précision et avec quelle netteté on peut porter le diagnostic d'hématurie rénale.

Parfois de l'orifice urétéral on peut voir émerger en dehors du sang liquide, des caillots allongés, vermiformes : c'est dans ces cas que l'on doit penser à l'existence possible d'un néoplasme rénal.

L'éjaculation urétérale peut être constituée *par du pus* et lorsqu'on le peut, il est intéressant de constater le mode suivant lequel le pus s'écoule. Lorsque en effet, au lieu d'avoir une vraie éjaculation purulente, on observe seulement l'arrivée d'un flot de pus survenant en bavant et à de longs intervalles, on peut affirmer que le rein correspondant a un très mauvais fonctionnement.

C) *La situation de l'orifice urétéral.*

La situation de l'orifice urétéral demande souvent à être précisée lorsqu'on a à intervenir chirurgicalement sur la vessie. Lorsqu'il s'agit, par exemple, d'une tumeur de la vessie avoisinant l'uretère, il convient de connaître exactement avant d'entreprendre l'acte chirurgical, quels sont les rapports précis de cette tumeur avec l'orifice urétéral.

CHAPITRE II

DES DIFFÉRENTES MÉTHODES POUR EFFECTUER LE CATHÉTÉRISME DE L'URETÈRE

Le cathétérisme des uretères peut être effectué suivant 4 méthodes différentes :

1° Méthodes sanglantes ;

2° Cathétérisme urétéral sans éclairage de la vessie ;

3° Cathétérisme urétéral avec la cystoscopie à prisme ;

4° Cathétérisme urétéral avec la cystoscopie à vision directe.

1° Méthodes sanglantes.

Dans ces méthodes, les auteurs abordent chirurgicalement un uretère et en font le cathétérisme sous la vue. Emmet[1] a proposé chez la femme de fendre la cloison vésico-vaginale, de renverser les bords de l'incision, et de cathétériser ainsi les uretères sous la vue pour suturer ensuite la fistule une fois le but atteint.

De même Bozemann[2] pratiquait aussi la taille vésico-

1. Emmet. *New-York med. Journal,* avril 1884.

2. Bozemann. *The Americ Journ.*, 1888, vol. XCV, march, p. 255 et avril, p. 368.

vaginale latérale : il découvrait l'orifice urétéral et pouvait le cathétériser sous la vue.

Harrisson[1] a chez l'homme proposé de faire la taille périnéale. Avec une main introduite dans le rectum il renverse la muqueuse dans la plaie et parvient ainsi à cathétériser l'uretère.

Czerny et Israël ont aussi proposé d'établir des fistules urétérales dans les régions lombaires afin de connaître l'état des reins.

Mais ces procédés ne sont évidemment applicables que dans des cas absolument exceptionnels.

2° Cathétérisme de l'uretère sans éclairage de la vessie.

Procédé de Simon. — Simon[2] dilatait l'urètre de la femme, introduisait son doigt dans la vessie, reconnaissait par le toucher digital les orifices urétéraux et faisait le cathétérisme urétéral (voir p. 234). Mais à cause de la dilatation énorme de l'urètre, et des résultats médiocres obtenus, la méthode fut abandonnée. De plus elle n'était pratiquable que chez la femme.

Procédé de Pawlick. — Pawlick en 1886 décrit un autre procédé qui ne peut également être applicable que chez la femme. Il place la malade en position genu-pectorale et déprime avec une valve la partie postérieure du vagin, de manière à bien voir sur la partie antérieure de ce conduit les plis qui, d'après l'auteur, servent de points de repère. Il introduit alors dans la vessie un cathéter spécial en suivant la paroi postérieure de la vessie et en déprimant la paroi vaginale à travers laquelle l'instrument peut ainsi

1. Harrisson. *The Lancet*, I, p. 198, 2 febr. 1884.

2. Simon. *Volkmann's Sammburg klinischer Vortrége*, 1875. Erabe reitre, 3e série, n° 88, speciell., p. 668.

être facilement suivi de visu. Après quelques tâtonnements, en tournant latéralement la sonde, l'auteur réussissait à pénétrer dans l'urètre. Ce procédé était évidem-

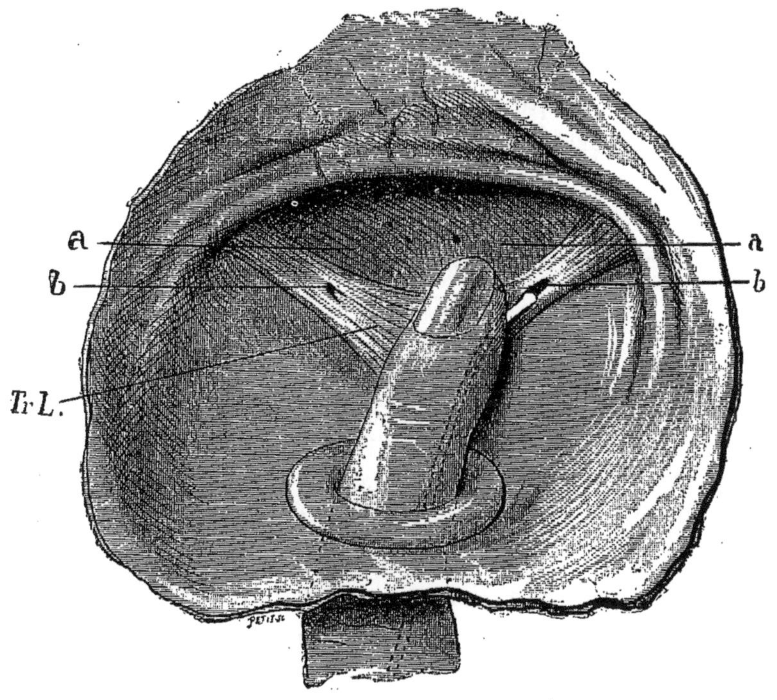

Fig. 101. — Cathétérisme de l'uretère par le procédé de Simon. — La sonde est glissée sous le doigt qui reconnaît le ligament inter-urétérique (Pozzi).

ment très difficile à pratiquer et exigeait beaucoup d'exercices préalables et un long apprentissage.

3° Cathétérisme de l'uretère avec la cystoscopie à prisme.

Le Pr Poirier fut un des premiers qui en 1889 avec la cystoscopie à prisme, parvint à effectuer le cathétérisme de l'uretère. — « Toujours, dit-il, j'ai réussi en quelques minutes, aussi bien chez l'homme que sur la femme, à introduire facilement dans les uretères les sondes que j'ai fait construire à cet effet[1]. »

Quoi qu'il en soit, parmi tous les cystoscopes à prisme qui ont été spécialement construits dans le but d'effectuer le cathétérisme de l'uretère, nous distinguerons deux groupes principaux qui ont été bien étudiés dans l'intéressante thèse d'Imbert[2].

1° INSTRUMENTS DANS LESQUELS LE TRAJET DE LA SONDE EST RECTILIGNE.

Dans ce groupe doivent être rangés :

A) *Le Cystoscope de Brenner.* — C'est un cystoscope ordinaire (voir plus haut, fig. 63) qui est creusé dans sa paroi inférieure d'un petit canal à travers lequel passe le cathéter. Cette disposition rendait la technique tellement peu pratique que l'auteur reconnaît lui-même n'avoir jamais pu pratiquer le cathétérisme de l'uretère chez l'homme.

B) *Le Mégaloscope de Boisseau du Rocher* présente pour le cathétérisme de l'uretère, la même disposition, qui offre les mêmes inconvénients.

La grande difficulté de pratiquer le cathétérisme de l'uretère avec ces instruments provient de ce fait que le trajet de la sonde qui est poussée dans la vessie est rectiligne, et que la sonde doit aller en ligne droite de l'orifice urétral à l'orifice urétéral. On est donc obligé pour arriver à ce but d'obliquer fortement le manche de l'instrument ce qui constitue une grande difficulté.

1. Poirier. *C. R. Acad. des sciences*, 1889.

2. Imbert. Le cathétérisme des uretères par les voies naturelles. *Thèse*, Montpellier, 1898.

2° INSTRUMENTS DANS LESQUELS LE TRAJET DE LA SONDE EST INFLÉCHI.

C'est pour remédier au défaut capital des instruments précédents que les cytoscopes suivants furent imaginés et construits.

Cystoscope de Brown. — Brown se servit de l'instrument de Brenner. Il le modifia en faisant construire un fin mandrin destiné à être placé à l'intérieur des sondes urétérales. Ce mandrin avait une extrémité vésicale coudée, de telle façon qu'il parvenait à éloigner l'extrémité de la sonde d'environ 3 centimètres de la pointe du cystoscope. Le cystoscope étant introduit dans la vessie après que l'on a fermé le canal destiné à la sonde, avec un obturateur, celui-ci est ensuite enlevé, puis il est remplacé par une sonde munie de son mandrin. On recherche alors l'orifice urétéral, puis une fois qu'il est trouvé, on dirige sur lui la pointe de la sonde. Grâce au mandrin, on peut donner à l'extrémité de la sonde toutes les positions possibles, et il devient ainsi aisé de le diriger sûrement vers l'uretère. L'auteur serait parvenu à pratiquer le cathétérisme urétéral chez l'homme avec cet instrument.

Cystoscope de Nitze (Premier modèle de 1896). — Au début de ses recherches, Nitze avait, pour effectuer le cathétérisme urétéral, entouré son cystoscope simple d'une gaine métallique ovale dans laquelle devait passer la sonde urétérale. Cette gaine métallique s'éloignait à chaque extrémité du cystoscope proprement dit, de manière à permettre d'une part, l'introduction facile de la sonde

1. Brown. *J. Hopkins Rep.*, septembre 1893.

et de donner ensuite à celle-ci, d'autre part, la courbure nécessaire.

Cette gaine métallique était mobile dans le sens de la longueur et dans le sens transversal, de telle manière qu'en la mobilisant on pouvait déplacer dans tous les sens le bec de la sonde et présenter celle-ci à volonté devant l'orifice de l'uretère.

Cet instrument primitif avait le grand inconvénient d'avoir un volume trop considérable et son introduction était, de ce fait, difficile.

Cystoscope de Casper. — C'est pour obvier à cet inconvénient que Casper fit construire son instrument qui, en dehors de l'appareil cystoscopique, comprend un canal destiné à la sonde qui est placé à la partie supérieure de l'instrument. Ce canal est recouvert par une lame de couverture qui sert à modifier la courbure de la sonde : en effet plus la lame sera poussée à fond, plus la sonde sera recourbée à sa sortie du canal, plus la lame sera retirée, moins la courbure de la sonde sera accusée.

Cet instrument, qui est plus facile à introduire que le primitif modèle du cystoscope de Nitze, ne permet pas cependant que l'introduction de la sonde urétérale dans l'uretère soit réellement aisée.

Cystoscope d'Albarran. — La manœuvre facile de la sonde urétérale rendant pratique le cathétérisme de l'uretère avec le cystoscope à prisme est due au Pr Albarran qui la décrivit en 1897.

Le cystoscope d'Albarran[1] se compose de plusieurs pièces distinctes :

1° La portion optique dont la disposition générale est

1. Albarran. Maladies chirurgicales du rein et de l'uretère. In *Traité de chir.* de Le Dentu et Delbet, t. VIII, p. 608. Paris, 1899.

celle d'un cystoscope ordinaire. Sur cette portion optique peuvent se monter à volonté les deux portions urétérale ou irrigatrice;

2° La pièce urétérale est formée par une demi-gouttière qui s'emboîte parfaitement sur la portion optique.

Le long des parties latérales de cette gouttière se trou-

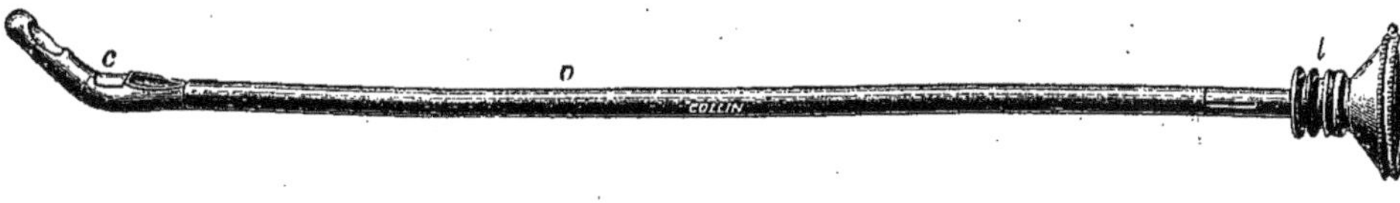

Fig. 102. — Cystoscope simple d'Albarran.

vent deux fines tiges d'acier qui, du côté de la portion optique du cystoscope, viennent s'articuler avec un onglet. Cet onglet est articulé avec la demi-gouttière, et peut prendre toutes les positions intermédiaires, entre l'horizontale et un angle de 130 degrés; lorsque l'onglet occupe cette dernière position, il s'emboîte parfaitement avec la partie terminale de la gouttière; c'est la position de repos de l'instrument. Les mouvements de l'onglet

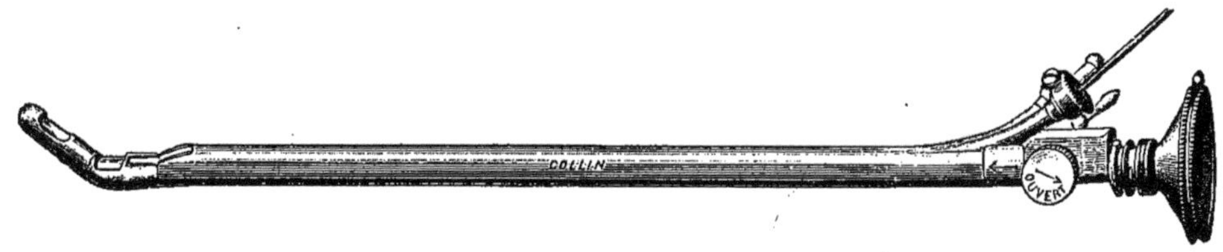

Fig. 103. — Cystoscope d'Albarran muni de sa pièce urétérale.

s'obtiennent à l'aide d'une roue qui, placée près de l'extrémité oculaire de l'instrument, a pour fonction de faire glisser les tiges d'acier, et par leur intermédiaire d'élever ou d'abaisser l'onglet. La voûte de la demi-gouttière qui constitue la pièce urétérale est parcourue par un canal destiné à laisser passer la sonde; cette sonde sort en bas par un orifice placé en avant de l'onglet; aussi se trouve-t-elle reposer sur celui-ci lorsqu'on la pousse. Cette disposition permet en manœuvrant la roue, de donner au bec de la sonde la position que l'on veut, entre l'horizontale et un angle de 140 degrés ; on peut ainsi changer à volonté et avec la plus grande précision l'inclinaison de la sonde. Le conduit destiné à la sonde urétérale présente au niveau de son orifice extérieur, une petite boîte vissée qui contient une rondelle en caoutchouc, percée pour le passage de la sonde ; en serrant plus ou moins la vis, on aplatit la rondelle de caoutchouc qui s'applique sur la sonde ; et, par cet artifice, tout en laissant à la sonde les mouvements libres de glissement, on empêche le liquide vésical de sortir au dehors.

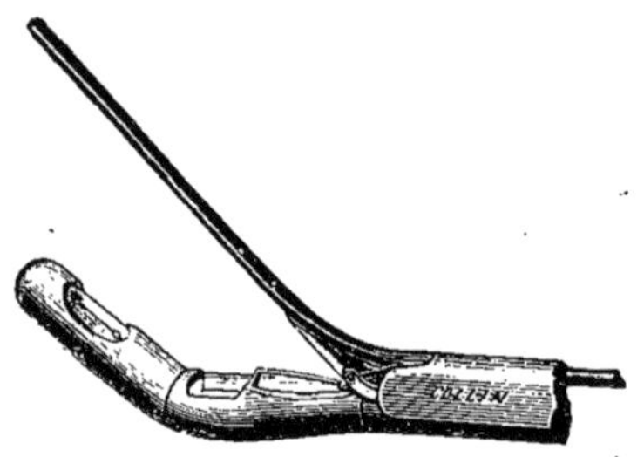

Fig. 104. — Onglet d'Albarran faisant mouvoir la sonde et permettant le cathétérisme de l'uretère.

Sur le conduit de la sonde urétérale vient se souder un autre conduit muni d'un petit robinet : ce conduit sert, pendant l'examen, à pratiquer des injections vésicales destinées, si besoin est, à nettoyer le prisme ou la glace, ou encore à modifier la quantité de liquide contenue dans la vessie ou à le changer s'il est trouble.

Lorsque la pièce urétérale est montée par simple pression sur la portion optique de l'instrument, le cystoscope, dans son ensemble, présente un calibre n° 25 Charrière.

3° La pièce irrigatrice est formée, elle aussi, par une demi-gouttière qui s'emboîte exactement sur la portion optique. Dans la portion convexe antérieure de cette demi-gouttière, se trouve un canal d'irrigation dont l'extrémité vésicale vient s'appliquer sur le bord du prisme, et dont l'extrémité extérieure présente un petit robinet. Lorsque la pièce irrigatrice est montée sur la portion optique, l'instrument représente un cystoscope irrigateur, dont le canal irrigateur permet pendant l'examen cystoscopique de laver le prisme et la lampe de l'appareil.

C'est l'innovation de « l'onglet » qui permet le cathétérisme facile de l'uretère, et qui a du reste été aussitôt adopté par tous les constructeurs.

Cystoscope de Bierhoff. — Bierhoff a modifié le cystoscope d'Albarran, pour pouvoir effectuer le cathétérisme urétéral double des deux uretères. Dans cet instrument la partie optique à laquelle est fixée la lampe, est mobile; elle est d'abord tournée en bas pour permettre le cathétérisme des uretères puis, ceci fait, elle est ensuite tournée en haut de manière que le bec regarde la paroi supérieure de la vessie, et que l'instrument puisse être ainsi facilement retiré.

Cystoscope de Freudenberg. — Freudenberg a modifié les dispositions précédentes, et a fait construire un cystoscope combiné pour pouvoir pratiquer facilement le cathétérisme de l'un ou des deux uretères, et pour faire aisément l'irrigation de la vessie[1]. Présenté d'abord au Congrès d'urologie de Paris en 1904, cet instrument subit ensuite de nouveaux perfectionnements qui furent montrés au Congrès de la Société internationale de Chirurgie tenu à Bruxelles en septembre 1905.

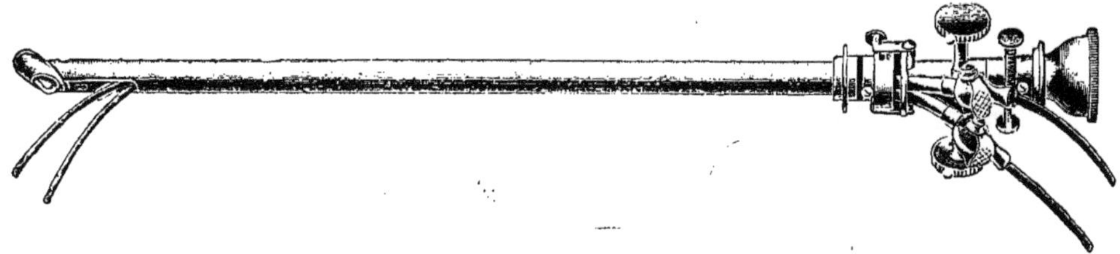

FIG. 105. — Cystoscope de Freudenberg pour le cathétérisme des deux uretères.

1. Voir Freudenberg, in *Annales génito-urinaires* du 15 mars 1906, p. 401-411.

Les deux principes nouveaux de ce cystoscope sont les suivants : d'abord la disposition de la fenêtre du prisme, de la lampe et de l'onglet non pas sur la concavité de l'instrument, comme dans les instruments précédents, mais bien sur la convexité, ensuite le remplacement du canal spécial destiné à la sonde urétérale, par un espace libre dans lequel la ou les sondes urétérales glissent directe-

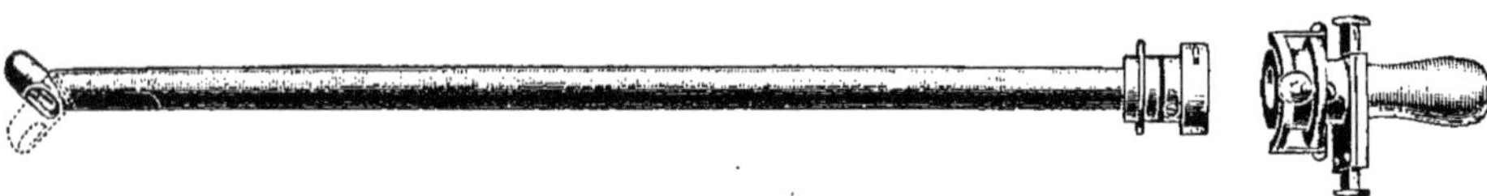

Fig. 106. — Tube extérieur du cystoscope de Freudenberg.

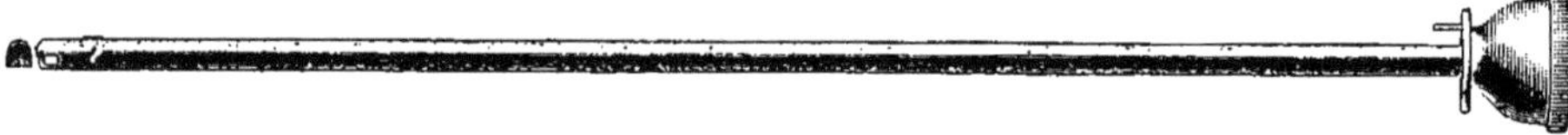

Fig. 107. — Partie optique du cystoscope de Freudenberg.

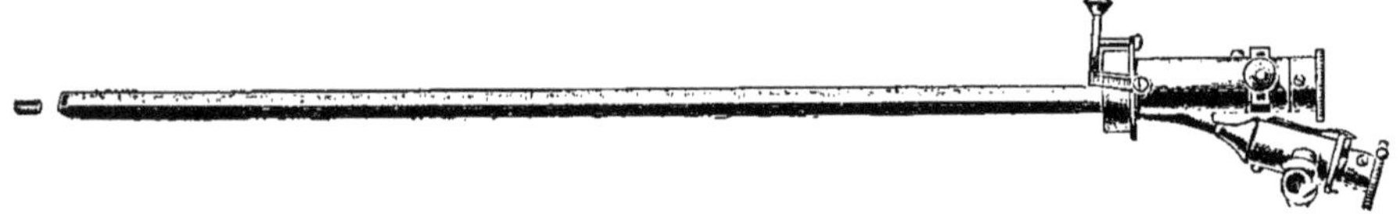

Fig. 108. — Tube à irrigation du cystoscope de Freudenberg.

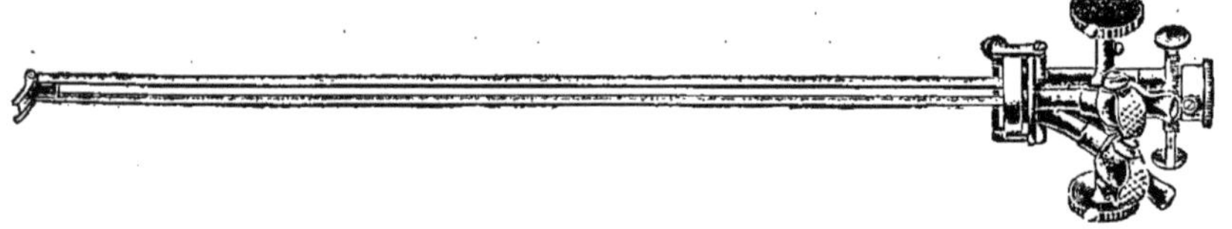

Fig. 109. — Guide-sondes urétérales du cystoscope de Freudenberg.

ment sur la monture de la partie optique. La ou les sondes urétérales sont dirigées par un guide-sondes urétérales qui placé dans cet espace libre porte à son extrémité vésicale un dispositif analogue à l'onglet imaginé par Albarran. Enfin la partie optique n'est pas à section ronde mais à section aplatie d'un côté, de telle façon que le champ visuel est de cette façon rendu plus considérable. De plus toute la partie optique ainsi que le guide-sondes urétérales peuvent être facilement enlevés séparément sans que pour cela, on soit obligé d'enlever le tube extérieur de l'instrument.

Les avantages de cet instrument sont surtout marqués pour le cathétérisme de l'uretère. En effet lorsque les sondes urétérales ont été introduites dans l'uretère et qu'on veut laisser ces sondes à demeure, tout en enlevant le cystoscope il y a, avec le dispositif ordinairement employé, nécessité de faire tourner l'instrument autour de son axe afin d'amener en haut le bec de l'instrument et de pouvoir ainsi le sortir. Cette manœuvre a pour effet de croiser les sondes urétérales, et de les entraîner infailliblement avec le bec, lorsqu'on retire l'instrument. Cet inconvénient est supprimé dans le cystoscope de Freudenberg car les sondes urétérales sortent alors du côté de la tige qui correspond à la convexité de la courbure et il n'est pas nécessaire de faire tourner l'instrument autour de son axe.

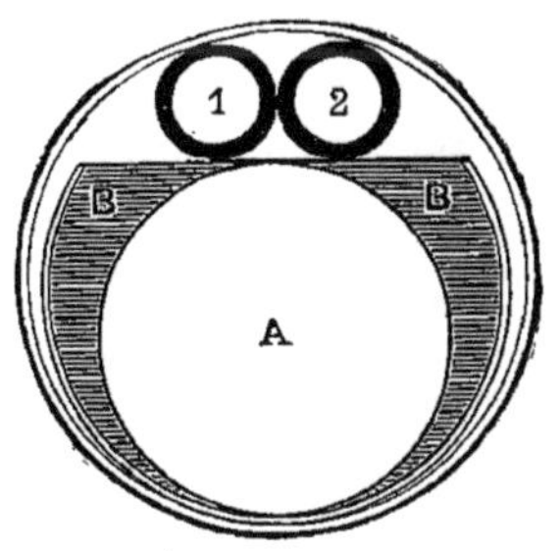

Fig. 110. — Coupe du cystoscope de Freudenberg.

A, partie optique d'un cystoscope ordinaire. — B, B, parties utilisées en plus de la portion A pour la partie optique dans le cystoscope de Freudenberg. — 1 et 2, sondes urétérales.

De plus, pour laisser facilement à demeure les sondes urétérales, on enlève la partie optique et le guide-sondes, et lorsque l'urètre du patient ne renferme plus que le tube extérieur dans lequel la ou les sondes urétérales se trouvent absolument libres, il est extrêmement facile d'ôter le tube extérieur en le faisant glisser par-dessus les sondes sans entraîner celles-ci.

Un autre avantage est la possibilité d'utiliser des sondes urétérales d'un calibre plus considérable qu'avec les autres instruments. Enfin, le lavage abondant de la vessie est obtenu aussi avec cet instrument, sans qu'il soit nécessaire d'enlever tout l'appareil.

Cystoscope de Baër[1]. — Le principe du cystoscope de Baër est que la lampe électrique est ouverte sur deux de ses faces. Les appareils optiques facilement interchangeables permettent de faire l'examen de toute la cavité vésicale, de pratiquer le cathétérisme urétéral simple ou double, et d'effectuer même quelques manœuvres intravésicales. Les multiples adaptations de cet instrument expliquent le nom de « Cystoscope universel » qui est généralement donné à cet instrument.

TECHNIQUE DU CATHÉTÉRISME URÉTÉRAL AVEC LE CYSTOSCOPE A PRISME

Pour effectuer le cathétérisme urétéral avec le cystoscope il faut agir méthodiquement et voici les différents temps à effectuer tels qu'ils sont décrits par Albarran :

1° Préparation de l'instrument. — Toutes les parties de l'instrument (cystoscope, sondes urétérales, pinces et fils conducteurs d'électricité) doivent avoir été préalablement stérilisées dans l'étuve à formol. Les mains du chirurgien sont aseptisées comme pour pratiquer une opération, puis l'instrument est vérifié dans toutes ses parties. On s'assure que le champ visuel de l'instrument est bien clair, que la lampe s'allume bien. On introduit la sonde urétérale dans le canal qui lui est destiné en prenant soin que, bien lubréfiée avec de la glycérine, celle-ci glisse à frottement doux.

2° Préparation du malade. — Chez l'homme on s'assure que l'urètre a un bon calibre et laisse facilement passer une sonde n° 25. Dans les deux sexes on lave la vessie de manière à obtenir un champ aussi clair que possible, et on garnit le réservoir urinaire avec une quantité d'eau boriquée de 150 à 200 grammes et au minimum de 50 à 60 grammes.

1. Baër. Un nouveau cystoscope. *C. R. Assoc. franç. d'urologie*, 1904, p. 802.

3° INTRODUCTION DE L'INSTRUMENT. — Le chirurgien trempe l'extrémité du cystoscope dans de la glycérine stérilisée et introduit l'instrument comme on le fait à l'ordinaire pour les instruments métalliques, pendant qu'un aide soutient la sonde urétérale et l'empêche d'être souillée par quelque contact extérieur.

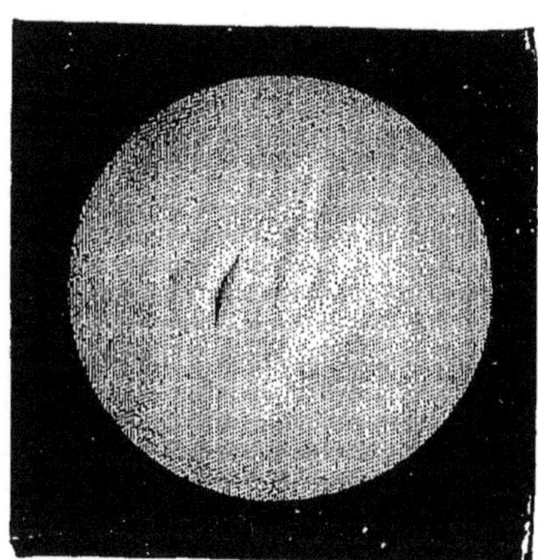

FIG. 111. — Aspect d'un orifice urétéral (Albarran).

4° RECHERCHE DE L'ORIFICE URÉTÉRAL. — Le cystoscope est introduit assez loin pour que son extrémité soit libre dans la cavité vésicale; on le tourne ensuite le bec en bas et en dehors de manière à donner à ce bec une inclinaison d'environ 30 degrés sur la ligne horizontale. On allume alors la lampe et, soit de suite, soit après quelques tâtonnements, on voit facilement l'orifice urétéral.

5° POUSSER MODÉRÉMENT LA SONDE URÉTÉRAL. — Tenant le cystoscope de la main gauche, le chirurgien manœuvre de manière que le méat urétéral se trouve vers le milieu du champ visuel. De la main droite il pousse lentement la sonde urétérale et il abaisse l'onglet jusqu'à ce que l'extrémité de la sonde soit bien distincte.

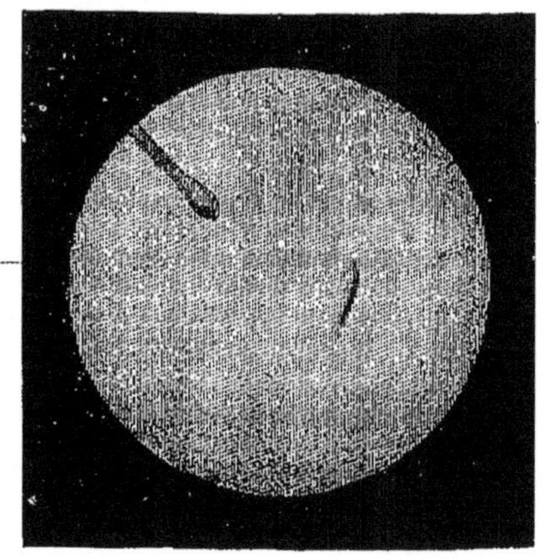

FIG. 112. — La sonde s'approche de l'orifice urétéral (Albarran).

6° INCLINER DANS LA DIRECTION DE L'URETÈRE, L'EXTRÉMITÉ

VÉSICALE DE LA SONDE. — Le chirurgien tenant toujours le cystoscope de la main gauche tourne plus ou moins avec la main droite la roue qui commande les mouvements de l'onglet. Il voit alors le bec de la sonde se placer dans la direction de l'orifice urétéral et manœuvrant tantôt avec la roue, tantôt avec le cystoscope, il parvient à placer le bec de la sonde bien en face de l'orifice urétéral.

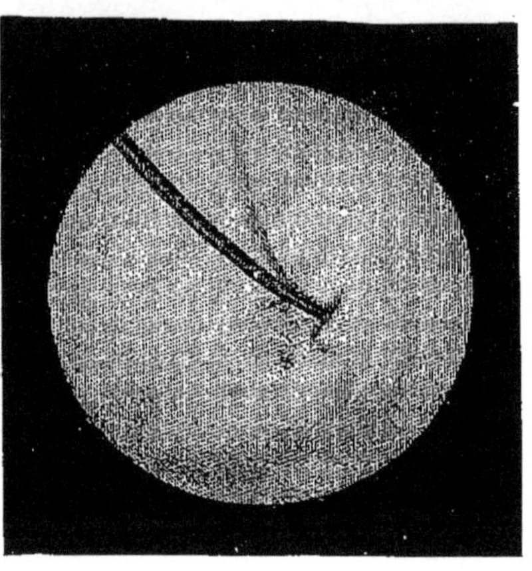
Fig. 113. — La sonde a pénétré dans l'orifice urétéral (Albarran).

7° Faire pénétrer la sonde jusque dans le bassinet. — La sonde urétérale est poussée dans l'uretère et l'on surveille son introduction par des mouvements doux et limités de la roue. On continue ensuite à pousser la sonde aussi loin qu'on veut aller en suivant du regard le progrès de cette pénétration.

8° Retirer le cystoscope et laisser la sonde en place. — La sonde ayant été poussée suffisamment loin, on abaisse complètement l'onglet, de manière à le placer dans l'axe de l'instrument; on éteint la lampe. Tandis qu'on fait sortir le cystoscope, on soutient et même on pousse un peu la sonde avec une main. On continue ainsi jusqu'à ce que le bec de l'instrument se trouve au niveau du méat : à ce moment on prend avec deux doigts la sonde au niveau du prisme du cystoscope, tandis que de l'autre main on finit de dégager l'instrument, en le faisant glisser sur la sonde.

4° Cathétérisme urétéral avec la cystoscopie à vision directe.

Le premier chirurgien qui pratiqua le cathétérisme de

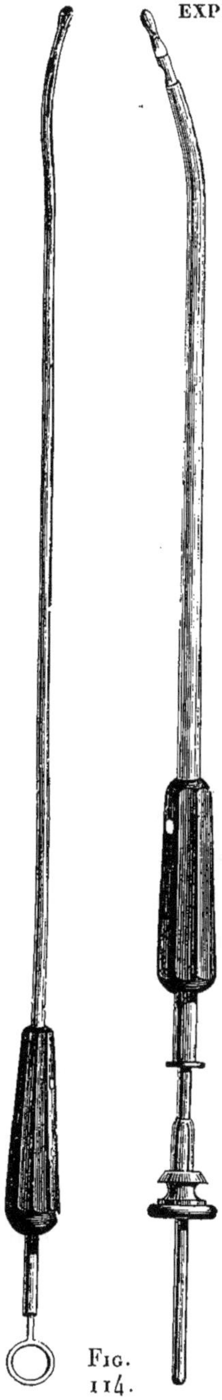

l'uretère avec un cystoscope à vision directe paraît avoir été Grünfeld (de Vienne)[1].

L'endoscope de Grünfeld se composait d'un tube métallique noirci à l'intérieur et armé d'une glace placée à son extrémité. Un miroir frontal muni d'une lampe électrique permettait d'y envoyer des rayons lumineux et de découvrir les orifices urétéraux.

Pour pratiquer le cathétérisme urétéral Grünfeld se servait d'une sonde spéciale dont le calibre était du n° 6 de la filière Charrière, et qu'il introduisait dans la vessie, non pas dans le tube endoscopique, mais le long de la paroi extérieure de celui-ci. Cette sonde était traversée par un fil métallique aboutissant par une de ses extrémités à un anneau mobile qui permettait de tirer ou de pousser le fil métallique : deux autres anneaux fixes formaient point d'appui. L'autre extrémité de la sonde était articulée de telle manière que par la manœuvre du fil métallique placé dans son intérieur, la sonde pouvait être plus ou moins inclinée et mise à angle plus ou moins aigu avec le reste de la sonde.

On commençait par mettre l'endoscope dans l'urètre, puis on introduisait ensuite la sonde urétérale

Fig. 114.
Sondes de Pawlick.

1. Grunfeld. Die Endoskopie der Harnrohre und Blase. *Deutsche Chirurgie von Billroth und Luecke*, 1881, heft 51, speciell, p. 211.

dans la vessie, de telle manière que celle-ci fut placée sur le côté gauche du tube pour cathétériser l'uretère droit et réciproquement. On cherchait alors avec l'endoscope, l'orifice urétéral et l'on poussait doucement la sonde dedans, l'endoscope pouvait ensuite facilement être retiré de l'urètre.

Pawlick, en 1896[1], pratiqua le cathétérisme de l'uretère avec une méthode différente de la première qu'il avait employée. En effet, il se servait alors d'un endoscope dont nous avons donné la description plus haut, avec lequel il pouvait voir et cathétériser des orifices urétéraux.

Il publia même de nombreuses observations dans lesquelles il a pu appliquer son procédé[2], mais seulement chez la femme.

Méthode de Kelly. — Le Pr Howard Kelly, de Baltimore, par le nombre de ses publications, leur importance, par l'étude des plus minutieux détails, a rendu les services les plus importants à la méthode du cathétérisme direct de l'uretère.

Nous ne décrirons pas son instrumentation qui a été étudiée plus haut (voir page 184), et nous ne retiendrons ici que ce qui a trait au cathétérisme urétéral proprement dit.

La femme étant en position génu-pectorale et le tube cystoscopique étant introduit, le point délicat consiste à découvrir l'orifice urétéral. Pour y arriver Kelly donne à son tube

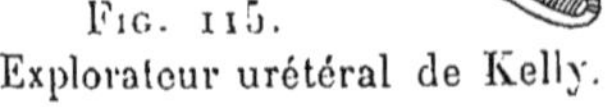

Fig. 115.
Explorateur urétéral de Kelly.

1. Pawlick, *Centralbl. f. Gyn.*, 1896.

2. Pawlick. *Revue de gynécol. et de chir. abdom.*, septembre-octobre 1897, p. 787-823.

une inclinaison oblique de 30° environ, et en le faisant varier légèrement, on arrive, en regardant avec attention, à apercevoir l'embouchure urétérale. Il ne reste plus alors qu'à introduire la sonde urétérale en la poussant doucement jusqu'au rein.

Parmi les difficultés que l'on éprouve à effectuer cette manœuvre, la plus considérable est de reconnaître l'orifice urétéral. Cette découverte de l'orifice urétéral sera aidée par un explorateur « ou chercheur », sorte de stylet à extrémité mousse et légèrement recourbée, muni d'une petite poignée coudée qui permet de le manœuvrer sans que la main couvre le champ de vision.

L'évacuation de l'urine constitue aussi avec cette méthode un point difficile. Kelly enlève l'urine soit avec une sonde métallique munie d'une petite poire aspiratrice, soit avec des tampons d'ouate. Ce sont là des manœuvres qui sont le plus souvent incomplètes et qui demandent une perte de temps assez considérable.

Quoi qu'il en soit, il faut avoir vu la prestesse et la dextérité avec lesquelles le Pr Kelly fait lui-même le cathétérisme de l'uretère chez la femme pour comprendre comment, lorsqu'on en a l'habitude, ce procédé peut rendre de services.

CHAPITRE III

TECHNIQUE DU CATHÉTÉRISME DE L'URETÈRE AVEC LE CYSTOSCOPE A VISION DIRECTE DE LUYS

La technique et le manuel opératoire de mon cystoscope ont été décrits plus haut (voir page 192), il est donc inutile d'y revenir ici.

Le malade étant en position convenable, et le cystoscope mis en place dans la vessie distendue, il convient alors de rechercher méthodiquement chacun des orifices urétéraux afin de pratiquer le cathétérisme de l'uretère.

1° Recherche des orifices urétéraux.

Extrêmement facile pour qui en a l'habitude, la recherche des orifices urétéraux est au contraire, au début des recherches endoscopiques, beaucoup plus difficile. Il faut bien connaître la topographie exacte de la vessie qui, sous l'influence de la position élevée du bassin, prend une disposition un peu spéciale.

Le point de repère le plus précieux, celui qui fera trouver tout de suite les orifices urétéraux, est celui-ci : si l'on enfonce profondément le tube cystoscopique dans la vessie, jusqu'à la paroi postérieure de ce réservoir, puis si on le retire ensuite progressivement à soi, on peut observer facilement que tant que le tube est profondément introduit et maintenu dans un plan horizontal, la paroi inférieure de la vessie est située bien au-dessous du tube endoscopique ; mais lorsqu'on le retire progressivement, on voit tout à coup cette paroi vésicale, d'abord très profonde, soulevée subitement et venir en contact avec l'orifice du tube endoscopique. Il y a une démarcation extrêmement nette, très facile à observer, et c'est précisément quand on est arrivé à ce moment qu'on peut être certain d'être sur le muscle inter-urétéral. Par conséquent, il suffira alors d'incliner légèrement son tube endoscopique à droite ou à gauche pour se trouver immédiatement en face des uretères.

Hâtons-nous d'ajouter que, presque toujours, la faute la plus commune consiste à trop incliner le tube latéralement. Règle générale : les orifices ne sont pas loin de la ligne médiane ; on a tendance à s'en écarter trop.

Si avec ce procédé, la découverte des orifices urétéraux est chose facile dans les conditions normales et usuelles, il en est tout autrement lorsqu'on a affaire à une cystite intense, et lorsque la paroi vésicale bourgeonnante ou sanieuse saigne au moindre contact, et est horriblement douloureuse.

Il est nécessaire alors d'user de procédés un peu spéciaux.

a) Tout d'abord il sera nécessaire de calmer l'état douloureux du malade. On lui recommandera après avoir évacué son rectum de prendre, une demi-heure environ avant l'examen, un lavement à garder, composé avec 1 ou 2 grammes d'antypyrine et XII gouttes de laudanum.

Parfois cette précaution est encore insuffisante : la vessie horriblement sensible se révolte au moindre contact et rend tout examen sinon impossible, du moins extrême-

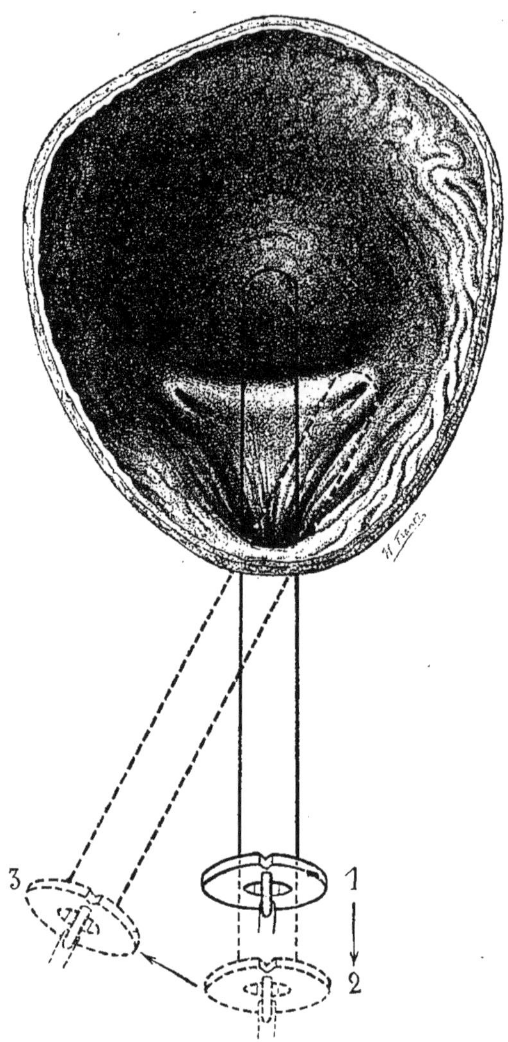

FIG. 116. — Recherche des orifices urétéraux avec le cystoscope à vision directe de Luys, la vessie étant déplissée sous l'influence de la position de Trendelenbourg.

Le tube endoscopique, d'abord poussé en 1 dans le fond de la vessie, est ramené peu à peu en arrière jusqu'en 2, alors qu'en 1 il y a du vide à la partie inférieure du tube endoscopique, tout à coup en 2, le bas-fond remonte vers le tube : c'est alors qu'on est arrivé au *muscle inter-urétéral, point de repère précieux*. Il suffit alors d'incliner un peu latéralement le tube et de le placer dans la position 3 par exemple pour tomber infailliblement sur l'orifice urétéral.

ment difficile. C'est dans ces conditions que l'on aura avantage à se servir, soit à des injections sous-cutanées de morphine suivant la technique ordinaire, soit à des injections de scopolamine, telles qu'elles ont été préconisées par M. le Pr Terrier.

J'ai eu l'occasion d'appliquer ce dernier procédé avec un grand succès dans le service du Dr J.-L. Faure, sur une malade du Dr Lapointe dont la vessie était particulièrement douloureuse, et chez laquelle, grâce à cet artifice, le cathétérisme des 2 uretères put être effectué (voir plus loin Obs. VIII).

b) Il sera ensuite souvent de toute nécessité d'empêcher le saignement de la muqueuse vésicale. En effet, lorsque la cystite est très prononcée, la paroi vésicale saigne au moindre contact : le sang obscurcit alors complètement le champ visuel et il est impossible, en dépit de tamponnements multiples et répétés, de nettement distinguer les détails de la muqueuse vésicale. C'est dans ces conditions que l'orifice urétéral peut être plus particulièrement difficile à trouver.

Un procédé très simple permettra de vaincre ces difficultés. En effet, il suffit, après avoir étanché le sang avec un coton sec, d'appliquer ensuite sur le point qui saigne, un autre tampon imbibé d'une solution d'adrénaline à 1 pour 1000, pour constater, après quelques instants, que toute hémorragie est arrêtée. Une grande attention est cependant nécessaire pour que cet artifice produise un bon effet. Il est de toute nécessité de n'appliquer l'adrénaline que sur le point qui saigne réellement ; ce médicament n'ayant d'action efficace qu'autant qu'il est appliqué exactement sur le point malade.

c) Il arrive encore quelquefois que, bien qu'on ait placé l'extrémité du tube cystoscopique exactement sur le point qui, normalement, doit correspondre à l'orifice urétéral, on n'arrive pas à découvrir cet orifice. Un excellent procédé à employer dans ces cas consiste à étaler la muqueuse vésicale en la déprimant avec l'extrémité même du tube cystoscopique. On arrive ainsi à mettre sous la vue un orifice urétéral qui, caché tout d'abord derrière un pli de la muqueuse, était inaccessible à un premier examen.

Un autre procédé, également très simple, consistera à attendre patiemment les éjaculations urétérales et à se guider ainsi vers la source du jet, et à découvrir de cette façon le méat urétéral.

d) Il existe enfin des cas où, en dépit de toute patience et de toute attention, on ne parviendra pas à trouver l'orifice urétéral. C'est dans ces cas, rares assurément, qu'il sera bon d'avoir recours au procédé déjà préconisé pour la cystoscopie à prisme, par Voelcker et Joseph. Il consiste à pratiquer, un quart d'heure environ avant l'examen, une injection sous-cutanée de 4 centimètres cubes de la solution stérilisée suivante préparée extemporanément :

Sérum physiologique.	10 grammes.
Carmin d'indigo.	0gr,40

Par ce moyen les urines sont fortement colorées en bleu foncé, et il est aisé de voir, au moment de l'éjaculation urétérale, le point précis par où émerge l'urine ainsi colorée : c'est l'orifice de l'uretère.

2° Cathétérisme de l'uretère.

Lorsque l'orifice urétéral a été bien découvert, il est bon de le placer bien en face de soi et de le repérer sur le bord inférieur du tube cystoscopique. On immobilise alors, en position fixe, le cystoscope avec la main gauche, tandis qu'avec la main droite aseptisée on saisit une sonde urétérale. Le cathéter, introduit dans le tube cystoscopique et guidé le long de la paroi inférieure du tube, vient se présenter tout naturellement dans le méat urétéral et

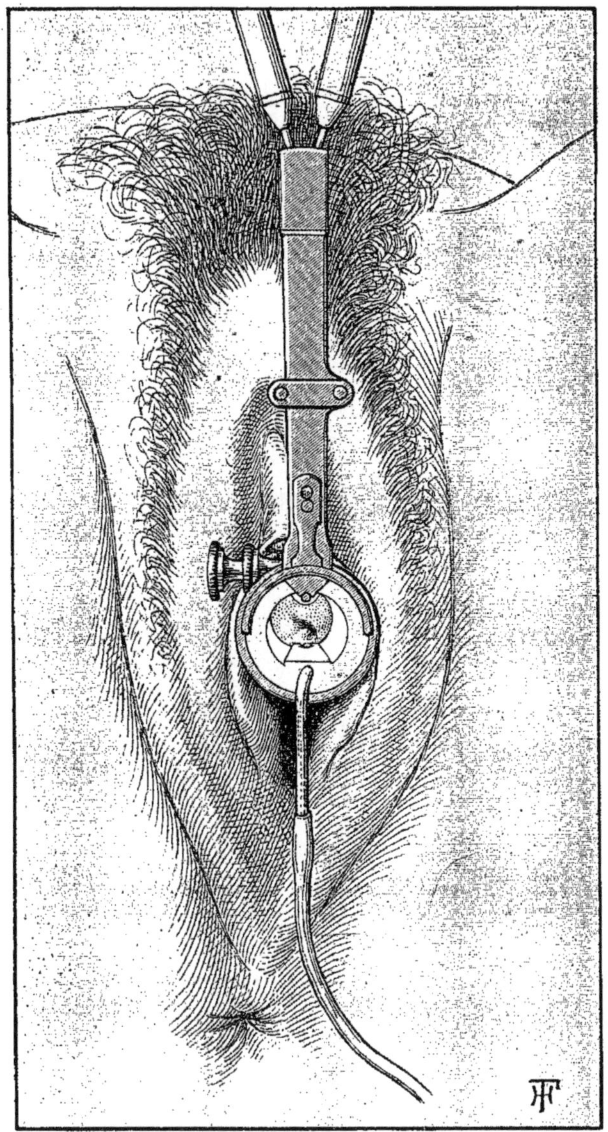

FIG. 117. — Aspect de l'orifice urétéral gauche grossi par la loupe du cystoscope à vision directe de Luys.

passe immédiatement dans l'intérieur de l'uretère le plus

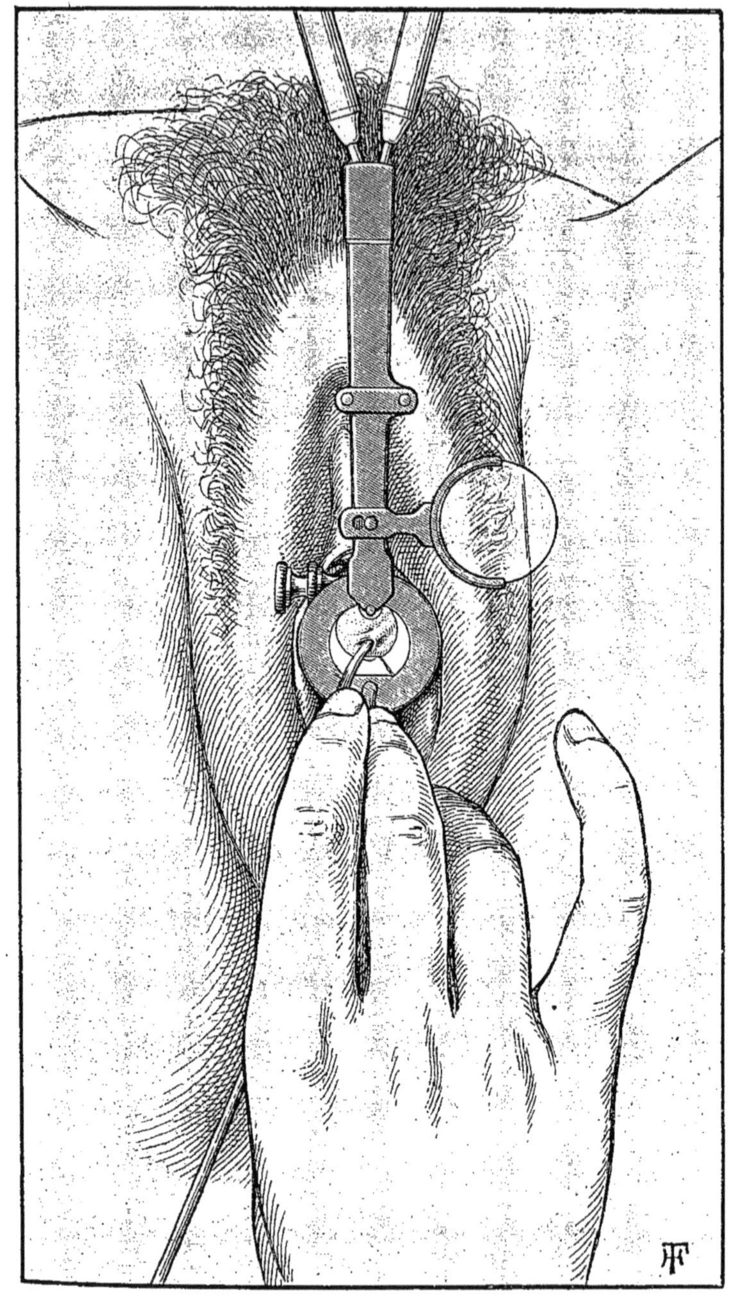

Fig. 118. — Cathétérisme direct de l'uretère gauche.

Aussitôt que l'orifice urétéral a été bien vu et bien repéré, une sonde urétérale pénètre alors directement dans l'uretère.

facilement du monde, pour progresser ensuite jusqu'au bassinet et jusqu'au rein. L'ensemble de ces manœuvres apparaît de suite d'une simplicité extrême et d'une facilité remarquable.

La seule précaution à prendre pour effectuer avec succès

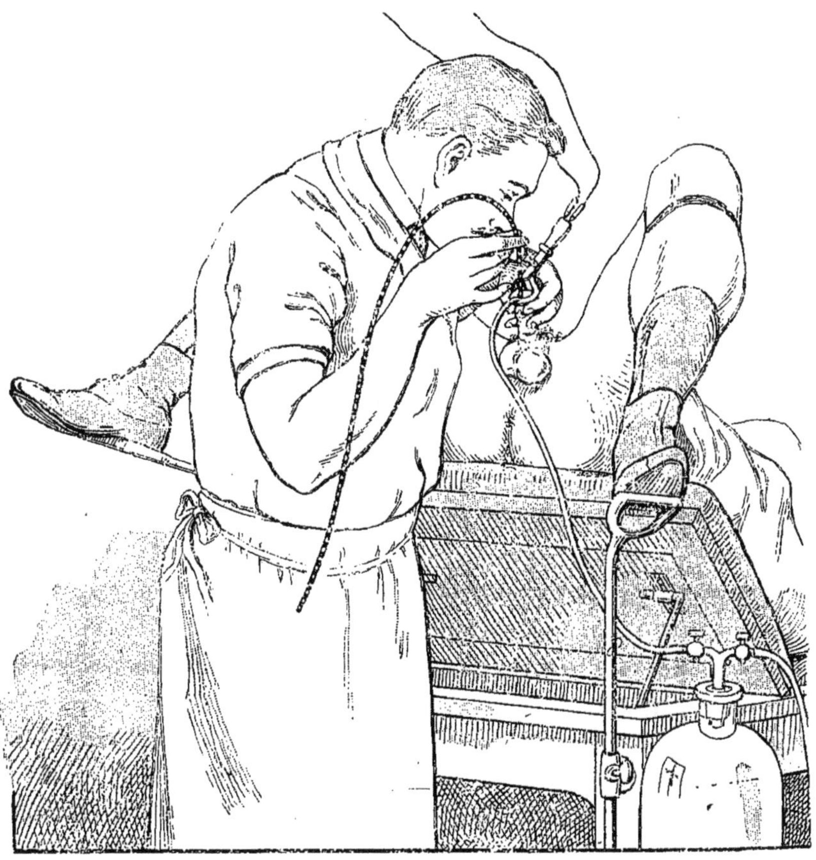

FIG. 119. — Cathétérisme direct de l'uretère chez l'homme.

cette manœuvre est d'avoir une sonde urétérale bien droite et assez rigide. Lorsque la sonde est neuve, cette condition est bien remplie mais après quelque temps d'usage, lorsque la sonde devient molle il n'en n'est plus de même.

Une difficulté du cathétérisme urétéral fait directement

sous la vue, vient de ce fait que *les sondes urétérales n'ont souvent pas la rigidité nécessaire pour franchir facilement le méat urétéral.* Aussi a-t-on besoin d'un artifice, qui consistera tout simplement à mettre dans l'intérieur de la sonde urétérale, un petit mandrin métallique. Ce mandrin ne devra pas aller jusqu'à l'extrémité de la sonde urétérale. Autant que possible, il s'arrêtera un petit peu avant, de manière que la pointe de la sonde soit molle, non offensive et cependant suffisamment rigide et bien maintenue, pour ne pas buter et se couder sur l'orifice urétéral. Une fois l'extrémité de la sonde bien engagée dans l'uretère, le mandrin est retiré, tandis que la sonde progresse doucement jusqu'au bassinet, s'il est nécessaire. Le retrait du manche du cystoscope est ensuite aisément pratiqué. Enfin le tube du cystoscope est lui-même enlevé.

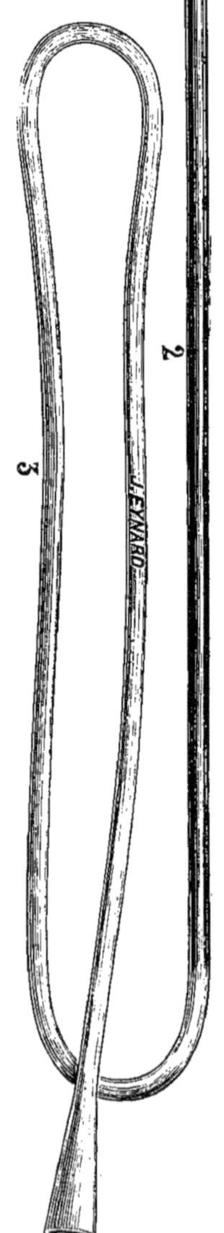

Fig. 120. — Sonde urétérale spécialement construite pour le cathétérisme direct de l'uretère.

J'ai fait récemment construire des sondes urétérales spéciales pour le cathétérisme urétéral, permettant de se passer de mandrins. Ces sondes dont les plus fréquemment utilisées correspondent aux n°s 7, 8 ou 9 de la filière Charrière sont à bout coupé mousse et munies de deux œils latéraux. Leur extrémité est molle et souple dans un trajet de 1 centimètre, puis sur une longueur de 15 centimètres environ, elles sont en tissu un peu plus dur, plus résistant, susceptible de donner à la sonde une rigidité suffisante. Le reste de la sonde est souple et l'instrument se termine par un large pavillon sur lequel peut s'adapter la canule d'une seringue ordinaire. Ces sondes pénètrent très facilement dans l'uretère et permettent le lavage facile du bassinet.

C'est en opérant ainsi que le cathétérisme urétéral devient réellement très facile, et, l'habitude aidant, on arrive à le réussir dans l'immense majorité des cas.

La vue des orifices urétéraux avec le cystoscope à vision directe est tellement nette et ce procédé de cathétérisme de l'uretère est à ce point facile, que des chirurgiens généraux ou des accoucheurs, non spécialement adonnés à la chirurgie urinaire, parviennent aisément dès la première application du cystoscope à effectuer cette manœuvre. C'est ainsi que le Dr Bar, Accoucheur de la Maternité de Saint-Antoine qui n'avait jusqu'alors jamais inspecté de vessie avec un cystoscope et qui n'avait jamais pratiqué de cathétérisme de l'uretère put, dès la première application de mon instrument, effectuer très facilement cette intervention.

De même le Dr Lapointe, chirurgien des hôpitaux de Paris, qui m'écrivait le 11 août 1906 qu'il avait fait avec mon instrument un double cathétérisme urétéral, très facilement dans une bonne vessie.

De même encore mon maître, le Dr Pierre Delbet, disait à la Société de Chirurgie [1] : « L'orifice des uretères saute pour ainsi dire aux yeux. Comme l'éjaculation urétérale de l'urine se fait non pas dans du liquide mais dans une vessie vide, seulement distendue par l'air, on voit la goutte d'urine avec une clarté extraordinaire et dans un cas où cela n'était point nécessaire, j'ai été réellement obligé de me défendre contre la tentation enfantine que j'avais de mettre une sonde dans un uretère, simplement pour le plaisir de le faire aussi facilement qu'on introduit un stylet dans une fistule cutanée ».

1. *Bull. de la Soc. Chirurgie*, 1905. Séance du 1er mars 1906, p. 241.

Voici quelques observations où ce mode d'exploration a été particulièrement utile :

Obs. I. — *Pyonéphrose gauche. — La séparation des urines montre l'absence de fonctionnement du rein gauche. — Le cathétérisme urétéral direct de l'uretère gauche montre l'endroit précis de l'oblitération urétérale.*

Une femme âgée de 48 ans était entrée dans le service de M. le Dr Beurnier, à l'hôpital Tenon, en novembre 1904.

Elle présentait dans l'hypocondre gauche une volumineuse tumeur mobile transversalement, très peu mobile, au contraire, dans le sens vertical, mais présentant manifestement du « ballottement rénal ». Les urines étaient claires et la capacité vésicale excellente.

Comme antécédents on pouvait noter des crises de coliques néphrétiques s'étant produites longtemps auparavant et toujours du côté gauche.

Par le toucher vaginal, l'extrémité inférieure de l'uretère gauche était nettement douloureuse.

La séparation endo-vésicale des urines demandée fut effectuée très facilement le 23 novembre 1904, par moi, avec le résultat suivant :

A droite : urines limpides venant par éjaculations très nettes.

A gauche : pas une goutte d'urine.

La conclusion de cet examen s'imposait :

Toute l'urine vésicale claire était donc fournie par le seul rein droit. Le rein gauche n'avait aucune valeur fonctionnelle — et l'uretère était oblitéré.

Pour connaître l'endroit précis où l'uretère se trouvait bouché, le cathétérisme de l'uretère gauche fut pratiqué par moi avec mon cystoscope direct avec l'aide de M. Rabinovitch, interne du service, le 29 novembre 1904.

L'orifice urétéral droit est absolument sain et normal. L'orifice urétéral gauche, au contraire, est rouge, tomenteux, entouré d'une zone inflammatoire très nette. Quoi qu'il en soit, aussitôt découvert, cet orifice urétéral est immédiatement cathétérisé avec la plus grande facilité. La sonde urétérale pénètre très aisément dans l'uretère, mais une fois qu'elle a été introduite de 24 centimètres environ, elle s'arrête et il est impossible de la pousser plus loin ; elle se tord sous la vue dans le tube cystoscopique et ne progresse plus.

On peut alors constater qu'il ne s'écoule absolument rien par la sonde urétérale. L'extrémité libre de cette sonde urétérale ayant été mise en communication avec une petite seringue et l'aspiration ayant été pratiquée, on peut constater qu'il ne vient rien dans la seringue. Bien plus, le piston revient très exactement sur lui-même, montrant ainsi que le vide est absolu dans l'intérieur de la sonde. De plus, la sonde ayant été retirée et de l'eau ayant été injectée avec une petite seringue dans l'intérieur de la sonde montre que cette sonde est libre et n'est en aucune façon bouchée.

Le diagnostic s'imposait donc : l'uretère gauche était oblitéré près de son origine au niveau du rein gauche.

La confirmation de ce diagnostic fut faite dès le lendemain. M. le Dr Beurnier pratiqua la néphrectomie lombaire gauche et put ainsi constater qu'il s'agissait d'une pyonéphrose fermée et que l'uretère était oblitéré complètement par de la périnéphrite.

La pièce est conservée dans ma collection particulière.

Obs. II. — *Hydronéphrose intermittente. — Séparation des urines en période de rétention. — Urétéro-pyélo-néostomie. — Cathétérisme direct de l'uretère. — Néphrectomie.*

Le 8 décembre 1904, M. le Dr Tuffier me prie de venir effectuer la séparation des urines chez une femme de 25 ans, entrée le 6 décembre 1904 dans son service de l'hôpital Beaujon, salle Jarjavay, n° 2, qui présentait des symptômes douloureux, extrêmement violents, ressemblant à des crises de coliques néphrétiques et siégeant toujours du côté gauche. Ces crises douloureuses auraient débuté 9 ans auparavant, à l'âge de 16 ans.

Au dire de la malade, au moment des crises douloureuses il se formait une volumineuse tumeur dans l'hypocondre gauche et en même temps la sécrétion urinaire diminuait de quantité. Ce phénomène durait parfois quelques heures, parfois plusieurs jours ; il se terminait par une abondante émission d'urine, la cessation de la douleur et la disparition de toute tumeur abdominale.

Jamais aucune émission de calculs n'a été observée. Les urines ont toujours été claires. Il n'y a jamais eu ni trace de sang, ni trace de pus.

Le 8 décembre 1904, la malade est en période de crise. On sent une volumineuse tumeur dans l'hypocondre gauche, tumeur mobile, rénitente, présentant nettement du ballottement rénal. Les urines recueillies avec une sonde sont absolument limpides.

Le séparateur, introduit sans difficulté dans la vessie par moi, est laissé en place pendant un quart d'heure et permet de constater que tandis que du côté droit les urines viennent normales, par éjaculations rythmiques et régulières quoique lentes, car la malade n'a rien pris de toute la matinée; à gauche, au contraire, il ne vient pendant tout ce temps pas une seule goutte d'urine. Un aide, ayant tenté d'élever la tumeur abdominale vers le diaphragme, n'obtient aucun résultat : de même quand on essaye de presser la tumeur entre les deux mains.

Le diagnostic paraît donc dès lors évident ; il s'agit d'une uronéphrose fermée. M. le Dr Tuffier intervint alors immédiatement après cette constatation.

Après une incision lombaire gauche le rein est mis à nu, mais comme il est trop volumineux pour être amené tout entier dans la plaie, il est d'abord ponctionné et l'on retire ainsi plus d'un demi-litre de liquide. Le bassinet est alors libéré; on peut voir qu'il est énormément dilaté et que l'uretère qui lui fait suite est petit, et coudé près de son origine. M. le Dr Tuffier pratique alors l'anastomose pyélo-urétérale en abouchant largement la portion la plus déclive du bassinet avec l'uretère (Voir fig. 121). L'opération se termine par les sutures nécessaires à l'anastomose pyélo-urétérale.

Pendant 8 jours la malade va bien, mais après ce laps de temps il se forme une fistule lombaire et presque toute l'urine passe par la plaie lombaire. Le pansement est inondé d'urine.

C'est pour obvier à cet inconvénient que je pratiquai le cathétérisme de l'uretère gauche le 27 décembre 1904. Cette opération est faite avec la plus grande facilité avec mon cystoscope direct, et la sonde urétérale est laissée en place pendant 2 jours.

Le 3 *janvier* 1905, la malade se trouvait en bon état général ; la plaie lombaire se trouvait presque fermée et ne donnait pas d'urine.

Pendant 48 heures que dura l'application de la sonde urétérale, les urines séparées avaient été examinées chimiquement par M. Mauté, ce qui avait permis de constater très nettement que le rein gauche avait une valeur fonctionnelle presque nulle. Voici ces analyses :

1° RÉGIME ORDINAIRE

R. droit.	*R. gauche.*
De 10 heures à 10 heures trois quarts du matin.	
V = 155cc.	V = 27cc.
Δ = — 121.	Δ = — 0,24.
De 2 heures à 2 heures trois quarts.	
V = 150.	V = 25.
Δ = — 0,78.	Δ = 0,26.
De 4 heures à 4 heures et demie.	
V = 60cc.	V = 30.
Δ = — 1°,12.	Δ = 0,20.

2° RÉGIME LACTÉ FRACTIONNÉ

1° Midi à midi trois quarts.	
V = 100.	V = 30.
Δ = — 0,85.	Δ = — 0,21.
2° 1 heure à 1 heure trois quarts.	
V = 96	V = 27.
Δ = — 0,86.	Δ = — 0,25.
3° 4 heures à 4 heures trois quarts.	
V = 105.	V = 32.
Δ = — 0,86.	Δ = — 0,22.

C'est en présence de ces constatations, qui prouvaient l'insuffisance fonctionnelle complète du rein, que M. le Dr Tuffier se décida à faire la néphrectomie du rein gauche. La libération du rein fut difficile car des adhérences assez fortes s'étaient déjà formées.

Quoi qu'il en soit, la pièce étant enlevée permit de voir que le parenchyme rénal était extrêmement réduit ; le bassinet très dilaté présentait un volume double environ du rein. Un stylet introduit par la partie inférieure de l'uretère pénétrait directement dans le bassinet à travers l'ouverture de nouvelle formation. A côté de cette nouvelle bouche urétérale on voit l'ancien orifice de l'uretère dont l'embouchure paraît de volume normal (Voir fig. 121).

En disséquant minutieusement tout le conduit urétéral on parvient à le suivre depuis son origine au bassinet jusqu'à l'anastomose urétérale, et dans ce trajet on peut constater qu'il est tordu sur lui-même et présente la forme d'une anse. Avec un stylet, on ne

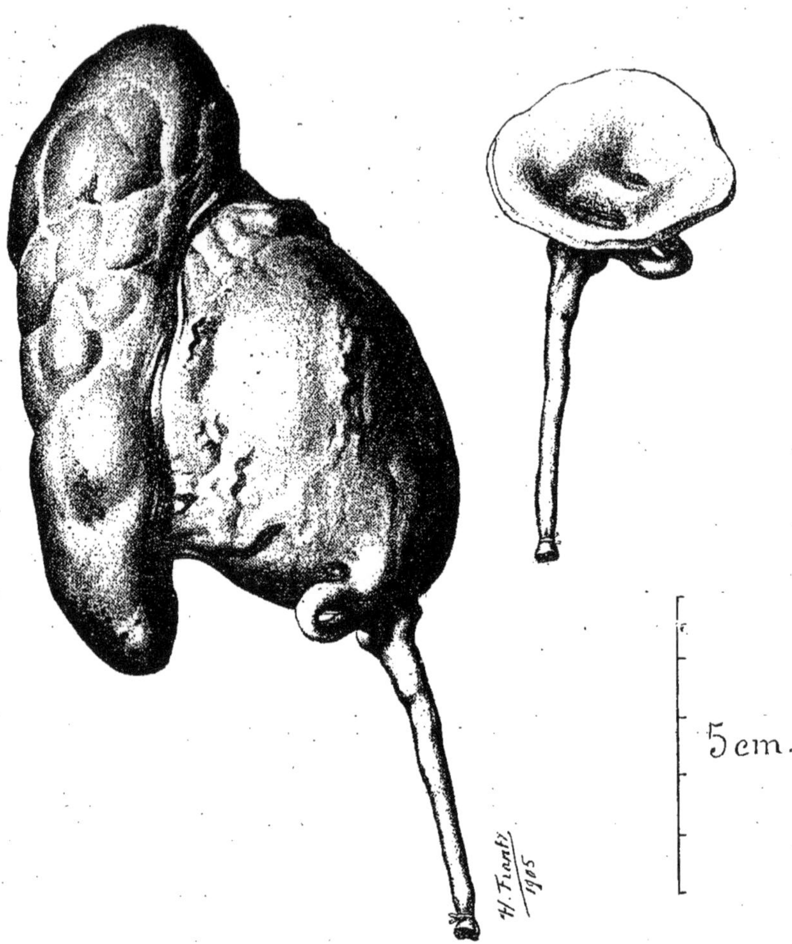

Fig. 121. — Énorme distension du bassinet avec parenchyme rénal très réduit.

On voit nettement comment l'urétéro-pyélo-anastomose avait été pratiquée à la partie déclive du bassinet. — La petite figure montre l'intérieur du bassinet avec deux orifices ; l'un est l'orifice normal-naturel de l'uretère ; l'autre est la bouche pyélo-urétérale sur laquelle se voient encore des fils de catgut.

peut passer de l'orifice normal de l'uretère dans son extrémité inférieure ; on est arrêté au niveau de l'urétéro-pyélo-anastomose.

L'intérêt de cette observation est considérable :

1° La séparation des urines avait démontré que l'uretère coudé ne permettait pas à l'urine de s'écouler, puisque aucune goutte d'urine n'avait été recueillie du côté gauche ;

2° L'urétéro-pyélo-anastomose ne parvint qu'à rétablir imparfaitement le cours des urines, puisque 8 jours après l'intervention il se constituait une fistule lombaire par laquelle l'urine s'écoulait ;

3° Le cathétérisme urétéral permit de frayer la voie à l'urine puisque la fistule lombaire se tarit sous cette influence. De plus, la récolte prolongée de l'urine du rein malade pendant 48 heures et son examen chimique montrèrent que le rein n'avait aucune valeur fonctionnelle ;

4° La néphrectomie consécutive montra que si la lumière urétérale était absolument libre dans tout son trajet depuis son origine au bassinet par la nouvelle bouche urétérale, il n'en est pas moins vrai que l'urine s'écoulait incomplètement par celle-ci, puisqu'au moment de la deuxième opération le bassinet était rempli par de l'urine.

La malade est sortie de l'hôpital guérie, en très bon état, le 29 janvier 1905.

La pièce est conservée dans ma collection particulière.

Obs. III. — *Pyélonéphrite droite traitée par les lavages du bassinet.*

L. Ch..., homme de 35 ans, se présente le 17 juillet 1903, se plaignant d'avoir les urines troubles depuis 3 ans.

Il a rendu autrefois du sable rouge dans ses urines, mais depuis que ses urines sont troubles, il n'en rend plus. Il a un bon état général, ne ressent aucune douleur pour uriner et ne constate aucune fréquence des mictions, mais il souffre constamment au niveau de son rein droit. L'urètre est normal, la vessie est saine, et a une bonne capacité de plus de 450 grammes. Ses urines sont très troubles et contiennent du pus. Le rein gauche n'est pas senti ; le rein droit est légèrement perceptible seulement au niveau de son extrémité inférieure.

La séparation des urines est effectuée sans difficulté le 23 juillet 1903, par moi, et donne le résultat suivant :

A droite : urine peu abondante et trouble.

A gauche : urine très abondante et légèrement louche.

L'analyse chimique, faite par M. Giraudeau, donne :

	REIN DROIT	REIN GAUCHE	VESSIE
	—	—	—
Quantité. . . .	8 centimètres cubes.	28 centimètres cubes.	»
Urée.	9gr,80	11gr,52	12gr,61

Ce résultat montre donc que le rein gauche donne beaucoup d'urine et a un bon fonctionnement éliminatoire : tandis que le rein droit donne peu d'urine et élimine moins bien.

Quoi qu'il en soit, en présence du bon état général du malade, un régime alimentaire est institué (lait, eaux diurétiques, urotropine).

Sous l'influence de ce régime, les douleurs du rein diminuèrent, mais le malade conserve des urines très troubles.

Revu le 28 septembre 1903, la santé générale reste bonne. La radiographie est demandée. Elle est effectuée par M. le Dr Béclère en octobre 1903, sans résultat positif.

Le 11 janvier 1904, le malade continuait à être en bonne santé, les douleurs avaient disparu. Le rein droit n'était pas perceptible à la palpation, mais les urines étaient toujours troubles.

Le malade resta ainsi avec un bon état général, mais avec des urines troubles pendant près d'un an. C'est en présence de la persistance de la purulence des urines que le malade revint me voir en janvier 1905. A ce moment encore, les urines étaient franchement troubles, et le malade ressentait, de temps à autres, des douleurs vives dans la région lombaire droite.

Comme d'une part, le fonctionnement du rein droit était suffisant, ce qui avait été établi par le séparateur, que, d'autre part, la santé générale du malade était très bonne, j'avais pensé que le lavage du bassinet dans ces conditions pouvait donner de bons résultats. Le premier cathétérisme urétéral de l'uretère droit fut fait avec mon cystoscope à vision directe le 19 janvier 1905.

Une sonde urétérale, n° 7, ayant été laissée en place pendant près d'une demi-heure, permit de recueillir une certaine quantité d'urine qui fut analysée par M. le Dr Mauté, avec le résultat suivant :

Δ = —	1°,01
Urée pour 1 000.	9gr,20 pour 1 000.
NaCl.	6gr,50 pour 1 000.

Sédiment : composé uniformément d'éléments figurés :

1° Leucocytes en grande quantité surtout polynucléaires ;

2° Sang ;

3° Nombreuses cellules du bassinet ;

4° Très nombreux microbes (bacilles et surtout cocci dont quelques-uns groupés en streptocoques) mais qu'il est impossible de différencier par l'examen direct. Pas de bacille de Koch.

A la suite, le bassinet fut largement lavé avec de l'eau boriquée d'abord, avec du nitrate d'argent à 1 pour 1 000 ensuite.

Plusieurs autres lavages du bassinet furent faits de 8 jours en 8 jours, ce qui donne le résultat suivant : le malade nous déclarait que le jour même du lavage, les urines étaient plus troubles, mais que les 2e, 3e et 4e jours après, les urines étaient plus claires, presque sans dépôt. De plus, le malade nous déclarait aussi que ses douleurs rénales avaient complètement cessé dès le premier lavage, et qu'il ne ressentait plus aucunement la lassitude lombaire qu'il éprouvait péniblement auparavant.

En tous cas, ce mode direct de traitement, sans être absolument radical, était sans aucun inconvénient pour le malade, puisque le lavage étant fait le matin, le malade pouvait toute la journée continuer à vaquer à ses occupations habituelles, sans être incommodé.

OBS. IV. — *Tuberculose rénale reconnue droite par le séparateur Luys, et confirmée par le cathétérisme direct de l'uretère.*

Une femme de 28 ans m'est amenée, le 30 mars 1905, par M. Noguès, qui a bien voulu en rédiger l'observation suivante :

Cette femme se plaignait depuis un an de besoins fréquents d'uriner : elle présentait des douleurs à la fin de la miction et des hématuries terminales légères ; ses urines examinées par M. Noguès contenaient de nombreux bacilles de Koch. La capacité vésicale était de 80 centimètres cubes. Les besoins, assez fréquents, étaient de 6 à 8 par nuit en moyenne. Pas de douleurs rénales ; aucune augmentation de volume des reins. La séparation endovésicale faite par M. Noguès avec le séparateur Luys avait donné un résultat des plus nets : à gauche, urine claire ; à droite, urine plus abondante, plus pâle, trouble, et dans laquelle M. Noguès retrouve des bacilles de Koch. La cystoscopie avec le cystoscope à prisme montrait une vessie d'aspect normal dans son ensemble. Toutefois, dit M. Noguès : « L'orifice urétéral droit ne m'est pas suffisamment visible pour que je puisse même essayer le cathétérisme urétéral. » C'est pourquoi, le 30 mars 1905, la malade fut amenée à M. Luys, et ce fut avec une extrême facilité qu'en présence de M. Noguès, M. Luys put faire pénétrer une sonde dans l'uretère droit avec son cystoscope à vision directe.

La sonde urétérale, laissant couler un flot de pus, montra péremptoirement qu'elle avait bien pénétré dans la poche purulente du rein droit et avait bien accompli son but.

Dans la suite, la malade fut opérée à l'hôpital Necker et guérit rapidement sans incident. La néphrectomie avait pleinement vérifié le diagnostic en mettant à découvert trois cavernes.

Obs. V. — *Pyonéphrose droite et cystite intense. — La séparation des urines ne peut être faite que par le cathétérisme direct de l'uretère.*

Sur une femme de 35 ans, du service de M. Hartmann, à l'hôpital Lariboisière, je fus appelé à pratiquer le cathétérisme urétéral le 17 avril 1905; cette femme présentait des symptômes cliniques de pyonéphrose rénale droite. Le rein droit était en effet perçu au palper, et de plus l'uretère droit était senti très augmenté de volume. Mais comme, en outre, on parvenait à percevoir, quoique très profondément, le rein gauche, la séparation des urines s'imposait. Néanmoins, en même temps la malade avait des symptômes de cystite tellement accentués qu'on ne pouvait songer à lui faire une séparation endovésicale des urines. Les urines étaient troubles avec un dépôt purulent, et, de plus, la malade avait des envies fréquentes d'uriner; elle ne pouvait se retenir plus d'un quart d'heure et urinait du sang tous les deux ou trois jours.

Le cathétérisme par le cystoscope à prisme était aussi impossible, étant donnée la capacité vésicale minime.

Par mon cystoscope à vision directe, je pus, de la façon la plus simple, introduire, après quelques instants, une sonde dans l'uretère du côté droit. Le tube endoscopique ayant été retiré, la sonde urétérale droite restant en place, une sonde Nélaton fut ensuite introduite dans la vessie, ce qui permit de faire de cette façon la séparation des urines et on obtint ainsi les résultats suivants :

La sonde urétérale qui fournissait l'urine du rein droit donnait un liquide absolument purulent, laiteux et blanc, tandis que la sonde Nélaton, qui, dans la vessie, recueillait l'urine du rein gauche, donnait une urine sanguinolente, mais moins épaisse.

Obs. VI. — *Urétéro-pyélo-anastomose. — Le cathétérisme direct de l'uretère opéré permet de constater la distension du bassinet.*

Une femme, du service de M. le Dr Tuffier, après avoir subi une urétéro-pyélo-anastomose gauche, par M. le Dr Robineau, pour des phénomènes d'uronéphrose avait, quelque temps après, une fistule lombaire.

C'est pour remédier au mauvais drainage de la nouvelle bouche urétérale que le Dr Robineau me pria, le 2 mai 1905, de pratiquer le cathétérisme direct de l'uretère gauche. Le cathétérisme direct de l'uretère gauche fut pratiqué sans difficultés et permit de constater que le bassinet très dilaté avait une capacité d'environ 150 centimètres cubes.

Obs. VII. — *Crises d'hydronéphrose gauche. — Le cathétérisme de l'uretère gauche fait penser à l'hypothèse d'un calcul urétéral.*

Une femme de 25 ans était entrée à l'hôpital Tenon, dans le service de M. le Dr Rochard, en mars 1905, se plaignant d'avoir de violentes crises douloureuses siégeant dans l'hypocondre gauche et se renouvelant fréquemment à des intervalles variant entre 4 et 15 jours. Ces crises étaient survenues 4 ans auparavant ; au moment des crises il se formait, au dire de la malade, une boule dans l'hypocondre gauche, et en même temps la quantité d'urine émise diminuait considérablement. Un premier examen au cystoscope à vision directe fut fait le 14 mars 1905 et permit de constater que, tandis que l'orifice urétéral droit donnait des éjaculations très nettement visibles, au contraire, l'orifice urétéral gauche, quoique très nettement vu, ne donnait pas une goutte de liquide.

L'examen des reins par la palpation permettait de constater que le rein gauche était nettement senti à la palpation bi-manuelle, facilement réductible et aussi nettement douloureux. Le 24 mars 1905, après plusieurs tentatives de cathétérisme de l'uretère du côté gauche, une sonde urétérale, n° 6, peut pénétrer facilement d'abord et avec des arrêts. Mais avec l'aide d'un mandrin introduit dans l'intérieur de la sonde, le cathéter urétéral peut alors pénétrer beaucoup plus loin, jusqu'au bassinet, ce qui permet de voir la capacité du bassinet qui mesurait environ 25 centimètres cubes. Pendant que la sonde est retirée au dehors, on a un contact extrêmement net de rugosité, très sensible, qui permet de penser à l'hypothèse d'un calcul urétéral. C'est pourquoi la malade fut envoyée à la radiographie. Ce cas n'a malheureusement pas pu être suivi.

Obs. VIII. — *Rein droit cliniquement seul malade.— La séparation intra-vésicale et le cathétérisme des deux uretères montrent que les deux reins sont malades, ce qui contre-indique la néphrectomie du rein droit* (Observation due à l'obligeance du Dr Lapointe).

M., femme de 32 ans, est adressée au Dr Lapointe, à l'hôpital Tenon, le 10 mai 1906, par le Dr Barbellion, qui la soigne depuis plusieurs mois pour une cystite avec tuméfaction du rein droit.

La malade aurait souffert de son rein droit depuis son enfance; mais, en dehors de ces symptômes, elle n'aurait eu aucune maladie sérieuse antérieure. On note cependant des cicatrices cervicales, suite d'adénite suppurée ancienne. Dans ses antécédents, on peut noter que son père est mort de tuberculose pulmonaire à l'âge de 40 ans.

Mariée à l'âge de 30 ans, elle eut, au cours d'une grossesse, 18 mois auparavant, des mictions fréquentes et douloureuses. En même temps, les douleurs du rein droit augmentent, à tel point que la malade percevait elle-même une tuméfaction dans le flanc droit. Cette tuméfaction aurait suivi des alternatives d'augmentation et de diminution coïncidant avec des phases d'aggravation et d'atténuation du phénomène douloureux.

Depuis cette époque, les urines sont troubles, sans qu'il y ait jamais eu d'hématurie.

Le Dr Barbellion commence, à la fin de 1905, à soigner la vessie, déjà très intolérante, par des instillations argentiques, puis d'huile gaïacolée et goménolée.

Sous cette influence, la fréquence et la douleur diminuent, mais le rein reste gros et sensible.

A son entrée à l'hôpital, les urines sont troubles et purulentes, mais non hématuriques. La miction se fait toutes les heures environ. La vessie est extrêmement sensible au contact et à la distension ; la capacité est de 30 grammes à peine seulement. A la palpation, on sent à droite un rein gros comme les deux poings, abaissé, irréductible, douloureux à la pression et fluctuant.

La portion vésicale correspondante de l'uretère est épaissie et douloureuse au toucher vaginal. Le rein gauche n'est pas senti.

Aucun signe clinique n'existe à l'auscultation. Pour compléter le diagnostic et établir l'indication d'une néphrectomie droite, le Dr Lapointe pratiqua tout d'abord la séparation intra-vésicale des urines à l'aide du séparateur Luys, le 16 mai 1906.

L'instrument est mal supporté, à cause de l'intolérance de la vessie, qui saigne et dont la capacité n'est que de 30 à 35 grammes. Néanmoins, on peut recueillir une quantité d'urine suffisante pour l'examen chimique qui est pratiqué par M. Carrion.

Les résultats sont les suivants :

REIN DROIT		REIN GAUCHE	
Volume	3cm3,06	Volume	3cm3,03
Urée par litre	3gr,20	Urée par litre	2gr,56
Chlorures	4gr,68	Chlorures	4gr,68
Δ	0,54	Δ	0,52

Examen histologique.

REIN DROIT	REIN GAUCHE
Globules rouges très nombreux.	Globules rouges très nombreux.
Leucocytes surtout polynucléaires très nombreux.	Leucocytes beaucoup moins abondants que dans l'urine du rein droit.

Examen bactériologique. — La recherche du bacille de Koch est négative. L'urine des deux reins contient des microbes dont les uns prennent le Gramm et dont les autres ne le prennent pas. On trouve principalement des diplostreptocoques et d'autres microbes qui paraissent être des colibacilles.

Deux cobayes, inoculés le 17 mai avec l'urine du rein droit, sont restés indemnes de tuberculose.

Il s'agit donc vraisemblablement d'une infection banale ; mais la séparation endo-vésicale des urines indique que le rein gauche, non tuméfié et cliniquement sain, émet des urines légèrement troubles et que le taux de ses éliminations est inférieur à celui du rein cliniquement malade.

Pour confirmer ces données inattendues, le Dr Lapointe tente de pratiquer l'épreuve du bleu de méthylène pendant le cathétérisme urétéral, et, pour ce faire, il essaie le cathétérisme cystoscopique avec le cystoscope à vision directe de Luys.

Deux tentatives infructueuses ayant été faites, M. Luys est appelé le 26 mai 1906. Pour obtenir la tolérance relative de la vessie, le Dr Lapointe avait fait pratiquer, une heure avant l'examen, une injection de scopolamine-morphine avec la solution suivante :

Bromhydrate de scopolamine. . . .	1/2 milligramme.
Chlorhydrate de morphine	1 centigramme.

Le cystoscope étant introduit facilement, on constate tout d'abord que la vessie est extrêmement malade. Elle présente des fongosités saignantes et suintantes au moindre contact.

Néanmoins, l'orifice uretéral droit est vu au milieu de fongosités et cathétérisé directement avec une sonde n° 8. L'orifice urétéral gauche est beaucoup plus difficile à atteindre, car, à ce niveau, la vessie saigne énormément.

Cependant, après l'emploi de l'adrénaline en attouchements directs, on parvient à assécher complètement la muqueuse et à voir l'orifice urétéral gauche caché d'abord par un repli muqueux. Pour bien le voir, il faut déplisser la muqueuse avec l'extrémité du tube cystoscopique et une sonde n° 7 est alors facilement introduite.

Au moment où chacune des deux sondes est placée dans les uretères correspondants, on peut constater qu'il se produit une polyurie réflexe manifeste, et remarquer en même temps que les urines ont un aspect également trouble des deux côtés.

Quelque temps avant le cathétérisme urétéral, on avait fait une injection sous-cutanée de bleu de méthylène. Les sondes urétérales furent laissées en place pendant deux heures et, pendant ce temps, on a pu constater que l'élimination du bleu de méthylène s'était faite sous forme de chromogène de la manière suivante :

REIN DROIT

1re heure : néant.
3e demi-heure : teinte verte nette.
4e demi-heure : la teinte n'est pas plus prononcée.

REIN GAUCHE

1re heure : néant.
3e demi-heure : teinte verte beaucoup moins foncée qu'à droite.
4e demi-heure : la teinte n'est pas plus prononcée.

La constatation du bleu de méthylène dans les urines de la miction n'a été faite que 7 heures après la piqûre et l'élimination a persisté environ 48 heures.

Le rein gauche élimine donc moins bien le chromogène que le rein droit. De plus, l'étude de l'élimination du bleu de méthylène dans les urines des deux reins, à l'aide du cathétérisme urétéral, concorde avec les résultats de l'analyse chimique et de la cryoscopie faite sur les urines des deux reins à l'aide du séparateur.

Résumé et conclusions. — La séparation des urines a montré que le rein gauche, supposé sain, était malade aussi, et que sa valeur fonctionnelle était même inférieure à celle du rein droit.

L'examen bactériologique, négatif au point de vue de la tuberculose, fait pencher plutôt vers le diagnostic d'hydronéphrose du rein droit, infecté probablement par une cystite intercurrente, avec pyélonéphrite secondaire du rein gauche.

L'état pathologique des deux reins contre-indique la néphrectomie du rein droit et ne permet d'envisager d'autre intervention que la néphrostomie, mais la malade quitte le service sur sa demande, en apprenant qu'on ne peut pas lui enlever son rein droit.

CHAPITRE IV

CHOIX DE LA MÉTHODE POUR EFFECTUER LE CATHÉTÉRISME DE L'URETÈRE

Après avoir examiné successivement toutes les méthodes et tous les procédés destinés à permettre de pratiquer le cathétérisme de l'uretère, il convient de se demander à quelle méthode il faut donner la préférence.

Or, de toutes celles qui ont été passées en revue, il semble que deux procédés seulement doivent être employés et que le cathétérisme de l'uretère ne doit être pratiqué que :

Ou bien avec le cystoscope à prisme ;

Ou bien avec le cystoscope à vision directe.

Ces deux méthodes ne doivent pas être élevées en rivales, et chacune d'elles paraît avoir ses indications spéciales : l'une doit devoir suppléer l'autre dans certaines circonstances.

1° Indications du cystoscope à vision directe pour pratiquer le cathétérisme de l'uretère.

La méthode du cystoscope à vision directe pour effectuer le cathétérisme urétéral paraît devoir être préférée et préconisée à toute autre dans plusieurs circonstances principales :

1° *Pour cathétériser un rein sain*. — Lorsqu'il y a des indications spéciales et formelles pour connaître exactement l'état de l'uretère ou d'un bassinet d'un rein supposé sain, de faire le cathétérisme urétéral, — il paraît évident qu'on doive utiliser seulement le cystoscope à vision directe.

En effet, nous verrons plus loin (voir p. 454) les dangers d'infection réels et absolument certains qui naissent de l'emploi du cathétérisme urétéral fait avec le cystoscope à prisme. Ces dangers sont, au contraire, réduits au minimum, pour ne pas dire nuls, avec l'emploi du cystoscope à vision directe.

En effet, de cette façon, la sonde urétérale sort de l'étuve où elle a été stérilisée pour pénétrer directement dans l'uretère, en prenant le seul contact avec les doigts aseptisés du chirurgien. Tout au plus pourrait-on redouter si la main n'est pas bien assurée, de toucher avec la pointe de la sonde, la paroi vésicale infectée. Mais lorsqu'on a en face de soi, au bout du tube cystoscopique, l'orifice urétéral bien isolé, il est facile, avant de prendre la sonde, de toucher la paroi vésicale voisine de l'orifice urétéral avec un tampon imbibé d'une solution de nitrate d'argent à 2 pour 100, et d'en obtenir ainsi la stérilisation momentanée.

Quoi qu'il en soit, en opérant avec soin et précaution, on peut dire qu'avec le cystoscope à vision directe, les dangers d'infection d'un rein sain sont sinon absolument nuls, du moins infiniment atténués.

2° *Pour connaître le fonctionnement rénal, lorsque l'application du séparateur est impossible.*

L'impossibilité d'application du séparateur peut se rencontrer, par suite d'anomalies anatomiques, lorsqu'il s'agit, comme dans deux cas que j'ai eu occasion d'observer, de fistules vésico-vaginales ayant détruit la paroi inférieure de la vessie et rendant toute application du séparateur impossible.

Le fait peut encore se présenter au cours d'une période avancée de la grossesse, soit dans des cas de cancers ou de fibrome de l'utérus, etc., soit enfin lorsque la cystite est tellement accentuée que la vessie horriblement douloureuse se contracte violemment et empêche l'application normale de l'instrument.

C'est dans ces cas, que le cathétérisme urétéral pourra se faire seulement avec le cystocope à vision directe car la capacité vésicale trop réduite d'une part n'admettra qu'une trop petite quantité de liquide, et d'autre part la difficulté de pouvoir obtenir un milieu vésical transparent rendront presque impossible le cathétérisme avec le cystoscope à prisme.

3° A côté de ces cas principaux il semble que d'une manière générale pour effectuer le cathétérisme de l'uretère l'usage du cystoscope à vision directe doit être absolument préféré au cystoscope à prisme *chez la femme*. En effet, l'introduction directe d'une sonde dans l'uretère est chez la femme une chose infiniment simple et facile : il est besoin à peine de quelques secondes pour passer de suite dans l'uretère.

Le cathétérisme double des 2 uretères est aussi infiniment plus facile avec le cystoscope à vision directe qu'avec le cystoscope à prisme.

4° De plus, avec le cystoscope à vision directe on peut faire pénétrer jusqu'au rein des sondes dont le pavillon large évasé ne pourrait passer dans l'étroit conduit du cystoscope à prisme, ce qui permet un lavage facile abondant du bassinet avec une grosse seringue ordinaire.

5° Il arrive aussi que même dans des conditions normales, dans une vessie saine, la sonde urétérale maniée avec le cystoscope à prisme ne peut arriver à pénétrer dans l'orifice urétéral parce qu'elle bute ou passe pardessus sans pouvoir y pénétrer. J'ai observé à Berlin un cas semblable qui m'était montré par le Pr Nitze lui-même. C'est dans ces cas qu'on peut, au contraire, parfaitement réussir avec le cystoscope à vision directe. En effet, la sonde maintenue bien rigide par la présence du mandrin dans son intérieur, peut franchir le méat urétéral plus facilement qu'avec le cystoscope à prisme.

6° Enfin, un dernier avantage du cathétérisme direct de l'uretère est qu'on peut de cette manière, infiniment mieux qu'avec toute autre méthode, se rendre compte que la sonde urétérale a bien réellement pénétré dans l'uretère et n'a pas glissé à côté. En effet, en maniant convenablement le tube cystoscopique, on parvient parfaitement à faire avec l'œil le tour de la sonde urétérale, à percevoir tout son pourtour, à constater que celle-ci est entièrement entourée de muqueuse et qu'elle s'enfonce dans la vessie, comme la hampe d'un drapeau fiché en terre.

2° Indications du cystoscope à prisme pour pratiquer le cathétérisme de l'uretère.

Les deux grandes indications où l'on doit avoir à se servir du cystoscope à prisme pour pratiquer avec lui le cathétérisme urétéral nous paraissent les suivantes :

1° Chez les sujets, obèses et congestifs. En effet, dans ces conditions, d'une part la position de Trendelenburg est difficilement supportée, et d'autre part la vessie se déplisse mal à cause de la pléthore abdominale ;

2° Chez les sujets hommes dont le méat ou l'urètre présente un calibre relativement petit, n'admettant pas le tube du cystoscope à vision directe.

CHAPITRE V

DES INDICATIONS FOURNIES PAR LE CATHÉTÉRISME DE L'URETÈRE

Indications du cathétérisme de l'uretère.

Le cathétérisme de l'uretère doit être exclusivement réservé à l'exploration de l'uretère et du bassinet.

Pour ce qui est du rôle du cathétérisme urétéral au point de vue du diagnostic de l'état fonctionnel des reins, nous renvoyons aux chapitres suivants qui ont trait à cette question (voir p. 453).

Nous décrirons donc ici seulement ce que va nous apprendre la sonde urétérale dans l'exploration de l'uretère et dans l'exploration du bassinet.

I. — Exploration de l'uretère.

L'exploration de l'uretère avec une sonde urétérale permettra de reconnaître deux états pathologiques principaux de ce conduit, qui sont les rétrécissements ou oblitérations de l'uretère et les calculs de l'uretère.

1° *Rétrécissements ou oblitérations de l'uretère.*

Pour ce qui est *des rétrécissements ou des oblitérations*

de l'uretère, il n'y a pas à insister. La sonde urétérale, choisie petite et qui est arrêtée en un endroit bien précis, indique de la manière la plus simple, le point exact d'un rétrécissement ou d'une oblitération urétérale.

2° *Recherche des calculs de l'uretère.*

La recherche des calculs de l'uretère par la sonde urétérale donnera des renseignements extrêmement précieux; cette méthode a été bien mise en valeur par le Pr Kelly (de Baltimore), qui en a publié 38 observations[1].

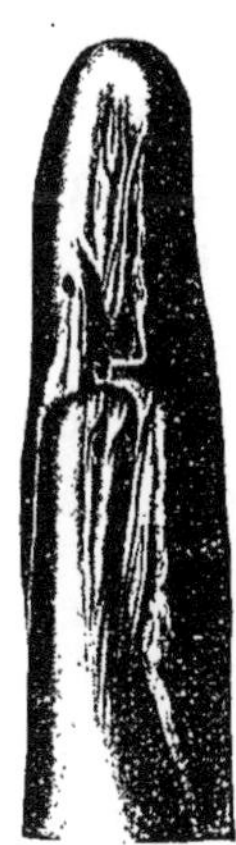
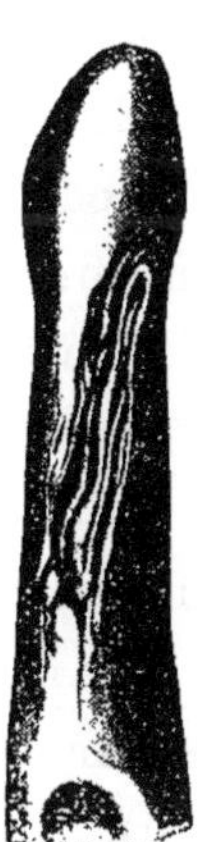

Fig. 122. — Cathéters enduits de cire sur laquelle on voit les empreintes dues à un calcul (Kelly).

Pour faire la recherche des calculs de l'uretère, Kelly enduit les sondes urétérales d'une couche de cire que l'on prépare de la façon suivante : on mélange d'abord de l'huile d'olive avec de la cire dentaire dans les proportions suivantes :

Huile.	100	grammes.
Cire dentaire. . . .	200	—

1. Kelly. My experience with the renale catheter as a means of detecting renal and ureteral calculi. Read before the third annual meeting of the *American Urological Association*, June 8, 1904.

On plonge ensuite l'extrémité du cathéter dans cette solution légèrement chauffée, puis on laisse durcir à l'air la sonde ainsi préparée. On obtient de cette manière sur toute la sonde une surface lisse très polie et très délicate. Dans la préparation de ces cathéters de cire, il faudra avoir grand soin de bien égaliser partout l'enduit, de manière à ce qu'il n'y ait aucune élevure ni aucune rugosité appréciable.

La sonde étant ainsi préparée, est introduite dans l'uretère et lorsqu'il existe dans ce conduit des calculs, ceux-ci impriment sur la cire des marques et des rayures caractéristiques.

En opérant de cette manière on peut, non seulement diagnostiquer un calcul de l'uretère, mais encore en connaître le volume. En effet, les marques les plus profondes seront faites par les calculs de l'uretère qui, enclavés dans la paroi urétérale, ne pourront être ni mobilisés, ni évacués.

Une grande difficulté consiste à localiser l'endroit précis où se trouve le calcul dans la longueur de l'uretère. Pour obtenir ce renseignement, le Pr Kelly préconise d'avoir recours à l'artifice décrit par le Dr Sampson et qui consiste à étager sur la longueur de la sonde une série de petites boules de cire. Lorsque toutes les boules de cire présentent une ligne ininterrompue, on peut être alors certain que l'on a affaire à un calcul de l'uretère. D'autre part, en mesurant la longueur de la marque, on peut déterminer la distance qui sépare le calcul de l'uretère, du bassinet, et de cette façon aussi on pourra en déduire aisément la distance qui sépare le calcul de l'extrémité inférieure de l'uretère.

Kelly signale les sources d'erreur qui peuvent exister dans ce procédé, et il indique comme telles :

1° Le frottement du cathéter sur le tube cystoscopique. Mais dans ce cas on obtient sur la cire une facette unie et plate, que ne donne jamais le calcul de l'uretère qui se manifeste, au contraire, toujours par une ligne ;

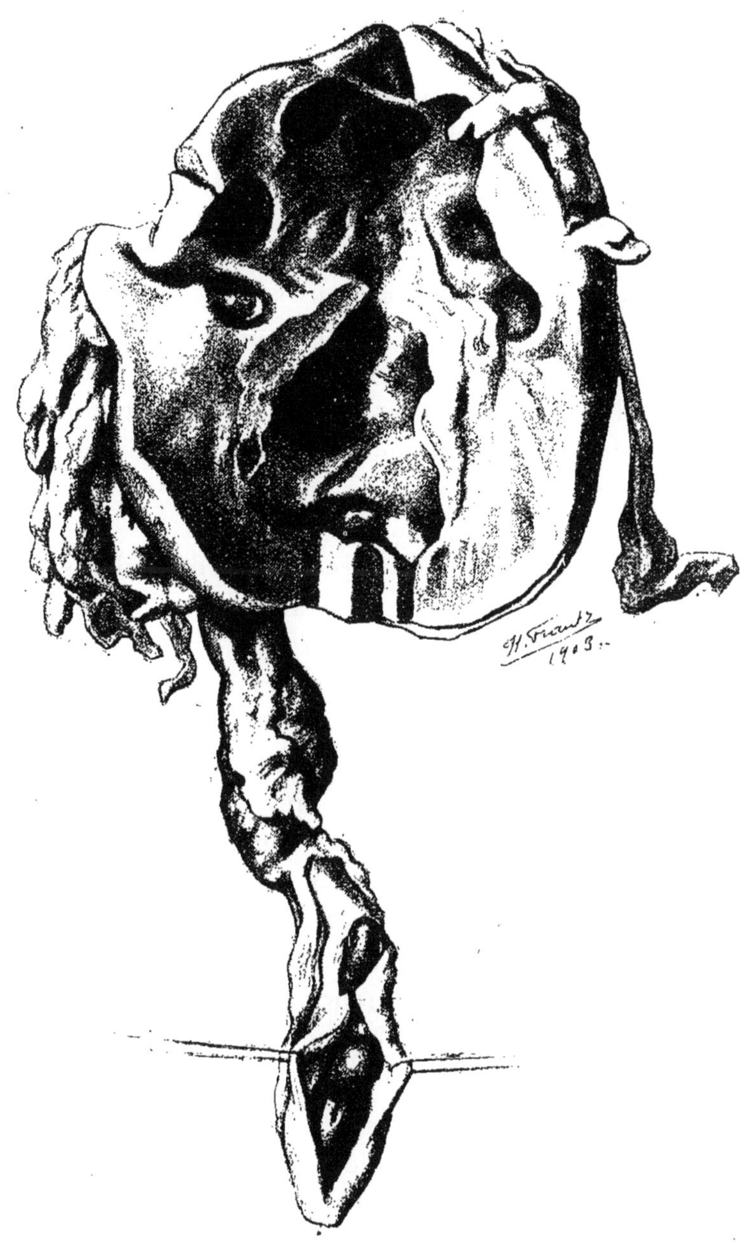

Fig. 123. — Calculs de l'uretère.

2° En retirant le cathéter il faut avoir bien soin de ne

pas toucher aux poils qui pourraient imprimer à la cire des marques trompeuses ;

3° Il faut avoir soin, avant l'introduction du cathéter de cire, de bien vérifier l'enduit de la sonde et voir s'il a un poli parfait.

Quoi qu'il en soit, ce procédé de diagnostic des calculs de l'uretère paraît être excellent, du moins pour les calculs urétéraux. Car, pour ce qui est des calculs rénaux, il peut manquer : en effet, si le bassinet est trop dilaté, ou bien si l'on a affaire à un calcul de petit volume, ou enfin, si le calcul est logé dans des cavités formées au dépens du parenchyme rénal, le cathéter de cire peut ne donner aucun renseignement précis.

Une autre méthode pour la recherche des calculs urétéraux paraît devoir parer à ces inconvénients : elle a été préconisée par le Dr Follen Cabot[1].

Le Dr Follen Cabot attache l'extrémité libre de la sonde urétérale à un stéthoscope, ou mieux à un phonendoscope. De plus, dans l'intérieur de la sonde urétérale, il place un mandrin métallique émoussé qui dépasse légèrement l'orifice de la sonde. Le moindre contact du bout du mandrin métallique avec un calcul peut être entendu très distinctement par l'observateur aux oreilles duquel est relié le phonendoscope. Ce serait, pour l'auteur, un moyen non seulement de diagnostiquer la présence d'un calcul dans l'uretère ou dans le bassinet, mais aussi de déterminer le point exact où est situé ce calcul.

Enfin, en dehors de l'exploration de l'uretère proprement dite, une des indications les plus justifiées du cathétérisme urétéral est de placer une sonde dans l'uretère pour

1. Follen Cabot. A new method for the detecting of calculi in the ureter and kidney. Reprinted from *The American Journal of Urology*, for March, 1905.

repérer ce conduit avant d'entreprendre soit sur lui, soit sur un des organes voisins, une intervention chirurgicale.

II. — Exploration du bassinet.

L'exploration du bassinet avec une sonde urétérale offre plusieurs indications que nous résumerons ici :

1° *Pour rechercher un calcul du bassinet.*— Le mode opératoire est ici le même que pour la recherche des calculs de l'uretère : nous ne reviendrons pas sur les détails que nous avons donnés au chapitre précédent (voir p. 278).

2° *Pour préciser un diagnostic.* — Lorsque dans des cas difficiles, le diagnostic reste hésitant, et que l'on ne peut établir si le siège du mal est bien dans le rein ou dans un organe avoisinant : rate, foie, ovaire, etc., on peut, suivant le conseil qu'en donne le Pr Kelly[1], pratiquer le cathétérisme urétéral et distendre le bassinet avec un peu de liquide doucement injecté.

On réveille ainsi une légère douleur qui, lorsqu'elle est reconnue par le malade semblable à celle dont il souffre habituellement, indique l'origine rénale des douleurs.

3° *Pour connaître la mesure de la capacité du bassinet.* — C'est là une question extrêmement intéressante dont l'étude ne semble pas avoir été bien mise jusqu'ici en valeur.

Mesure de la capacité du bassinet.

La recherche méthodique de la capacité du bassinet permettra de mesurer en quelque sorte le degré de destruction du parenchyme rénal, et donnera des indications précises et précieuses dans la détermination chirurgicale

1. Kelly. The use of the Renal Catheter in determining the seat of obscure pain in the Side, Reprinted from *The American Journal of Obstetrics*, 1899, vol. XL, n° 3.

à prendre. Il est bien certain que la notion de la dilatation exagérée du bassinet fait penser de suite à la présence d'un foyer d'urine stagnante ou de suppuration dont il importe de connaître le volume. Si ce foyer de suppuration est considérable, il n'y a pas de doute, seule la néphrectomie sera nettement indiquée et débarrassera complètement le malade. Quand, au contraire, le bassinet très peu dilaté ne permet qu'une petite stagnation, on ne se trouve plus en droit de proposer d'emblée au malade l'ablation de son rein.

Il conviendra d'excepter ici, bien entendu, la tuberculose rénale et les néoplasmes rénaux : dans ces cas, le diagnostic bien établi commande pour la grande majorité des chirurgiens la néphrectomie.

Mais, au contraire, dans nombre d'autres affections, dans la lithiase rénale, dans les hydronéphroses, par exemple, l'accord est loin d'être établi, et il semble que la connaissance de la capacité du bassinet doit avoir un rôle prépondérant dans la détermination à prendre.

La logique et le bon sens veulent, en effet, qu'avant toute intervention rénale, soient posées des indications nettement précises et que la conduite du chirurgien soit bien arrêtée avant que celui-ci ne prenne le bistouri.

Quelques chirurgiens, en effet, s'en remettent aux symptômes cliniques et même parfois aux données qu'ils trouvent seulement au moment où ils ont le rein dans la main : c'est là vraiment une conduite peu prudente. Combien de fois, en effet, n'est-il pas arrivé à un chirurgien de ne pas savoir de quoi un rein était atteint, même lorsqu'il l'avait dans la main ?

Combien, au contraire, n'est-il pas plus sûr, plus rationnel, et surtout plus prudent de commencer par bien examiner méthodiquement son malade pour n'entreprendre l'intervention qu'avec un programme précis et dicté mot à mot par les indications reçues.

Technique de la mesure de la capacité du bassinet.

Une fois le cathétérisme urétéral effectué et la sonde urétérale parvenue dans le bassinet, on commence par laisser la sonde quelques instants en place, ce qui permet à l'urine de s'écouler normalement. Après quelques instants, on prend une seringue graduée dont on adapte bien exactement le bout sur l'extrémité de la sonde urétérale. Puis, la seringue étant pleine d'eau boriquée, on commence par en pousser le contenu avec une lenteur extrême en prévenant le malade d'avertir aussitôt qu'il ressentira la moindre douleur dans le rein cathétérisé.

Normalement, cette douleur arrive brusquement, aussitôt que l'on a injecté à peu près 5 centimètres cubes dans la sonde urétérale.

Les avantages de ce précieux mode d'investigation ressortiront mieux par la lecture des observations suivantes:

Obs. I. — M. S..., homme de 56 ans, m'est amené le 1er juillet 1905, par son médecin, M. le Dr Suarez de Mendoza (de Madrid). Cet homme avait eu, 30 ans auparavant, et du côté droit, des crises de coliques néphrétiques qui s'étaient terminées par l'expulsion de petits calculs.

Puis pendant 28 ans il n'avait plus jamais ressenti quoi que ce soit, du côté du rein droit. Depuis 2 ans et demi, au contraire, sont survenues des douleurs du côté du rein gauche, bientôt suivies d'hématurie à caractère rénal; parfois complètement claires, les urines étaient, d'autres fois, au contraire, nettement sanglantes. Depuis 6 mois, les hématuries ont cessé pour faire place à de la pyurie.

A l'examen, les urines sont nettement troubles et également troubles pendant toute la miction. L'inoculation du dépôt de ces urines, faite quelque temps auparavant dans le péritoine et sous la peau de cobayes, n'avait donné aucun résultat: les animaux après l'inoculation avaient augmenté de poids et se portaient très bien.

L'urètre est libre, la vessie a une excellente capacité, les reins sont complètement imperceptibles au palper bi-manuel. Aussi, comme il est absolument impossible de savoir cliniquement quel est le rein malade, la séparation des urines est demandée et pratiquée très aisément avec mon séparateur qui fournit le résultat suivant :

A droite, l'urine d'aspect normal vient par éjaculations rythmiques et régulières.

A gauche, l'urine d'aspect louche et sale vient en bavant, et continuellement goutte à goutte.

L'analyse chimique des urines séparées, faite par M. le Dr Mauté, donne le résultat suivant :

	REIN DROIT	REIN GAUCHE	VESSIE
Volume. . . .	8c,7	8c,6	»
Pt de congélation	— 1°,48	— 0°,72	— 1°,20
Urée pour 1 000	14gr,12	6gr,55	12gr,88
Nacl.	8gr,50	5gr	8gr,50
Indice de réfraction. . . .	1 340,822	1 336,670	1 338,960
Sédiments. . .	Uniquement composé d'éléments figurés qui sont : 1° Nombreux globules rouges ; 2° Leucocytes polynucléaires, dépassant notablement la proportion des globules blancs du sang, mais en quantité beaucoup moindre que du côté opposé ; 3° Cellules vésicales.	Uniquement composé de pus et de quelques cellules vésicales.	Uniquement composé de pus.

Le diagnostic évident après cette séparation était donc qu'il s'agissait d'une pyonéphrose gauche et que le rein droit avait un fonctionnement suffisant. La nécessité d'une intervention sur le rein gauche s'imposait. Mais quelle intervention fallait-il proposer ?

C'est pour répondre à cette question que je pratiquai le cathétérisme de l'uretère gauche le 8 juillet 1905.

La mesure de la capacité du bassinet pratiquée à trois reprises différentes donna chaque fois 15 centimètres cubes. Le bassinet était donc peu dilaté, le parenchyme rénal peu détruit ; la néphrectomie de ce rein semblait donc à rejeter. La néphrotomie, au contraire, semblait indiquée.

C'est pour obtenir la confirmation de ce diagnostic que le malade fut envoyé à la radiographie : M. le Dr Béclère trouva d'une façon nette la présence de calculs dans le rein gauche.

Le résultat de ces 3 examens successifs était donc celui-ci :

Le séparateur avait montré qu'il s'agissait d'une pyonéphrose gauche.

Le cathétérisme de l'uretère gauche avait fait voir que le bassinet était peu dilaté et le parenchyme rénal peu détruit.

La radiographie avait prouvé qu'il y avait des calculs dans le rein.

La conclusion s'imposait : il fallait opérer sur le rein gauche, ne faire qu'une néphrotomie et enlever ainsi les calculs.

Cette opération fut faite à Madrid, le 10 septembre 1905, par le Dr Suarez de Mendoza qui trouva 5 calculs dans le bassinet et la partie supérieure de l'uretère.

Par opposition à l'observation précédente, nous citerons la suivante :

Obs. 2. — H. M..., femme de 40 ans, a eu 14 grossesses ; 10 grossesses sont arrivées à terme, les autres se sont terminées par des avortements. La plupart des enfants nés à terme sont morts en bas âge, et la malade n'a plus que 2 enfants, l'un âgé de 9 ans et demi, bien portant, l'autre, âgé de 7 ans, souffre d'un mal de Pott. Sauf une rougeole et une varioloïde dans l'enfance, la malade a eu une bonne santé générale jusqu'à l'avant-dernière grossesse. Au cours de celle-ci elle avait présenté des hématuries et avait fait un avortement de 5 mois et demi, à la suite duquel les hématuries avaient cessé. Depuis cette époque, les urines étaient toujours restées troubles, abandonnant un dépôt blanchâtre par le repos.

Pendant sa dernière grossesse, elle était entrée le 11 décembre 1903, étant enceinte de 2 mois et demi, à la Maternité de l'hôpital Saint-Antoine, dans le service de M. le Dr Bar. A ce moment, les urines étaient troubles et donnaient par le repos un dépôt blanchâtre abondant. L'examen microscopique y décelait de nombreux globules de pus, mais pas de globules sanguins. La palpation bi-manuelle du rein gauche permettait de constater que le rein était douloureux et semblait augmenté de volume. Aucune douleur dans la région rénale droite, ni dans la région hypogastrique.

La séparation des urines demandée par M. le Dr Bar fut faite par moi le 19 décembre 1903 et permit de constater le résultat suivant : à droite, urine claire, à gauche, urine trouble.

L'analyse chimique des produits séparés, faite par l'interne en pharmacie du service, donne le résultat suivant :

	REIN DROIT	REIN GAUCHE	VESSIE
Réaction.	Acide.	Alcaline.	Acide.
Urée.	29gr,84	2gr,56	12gr,06
Chlorures.	9 »	4 »	8 2

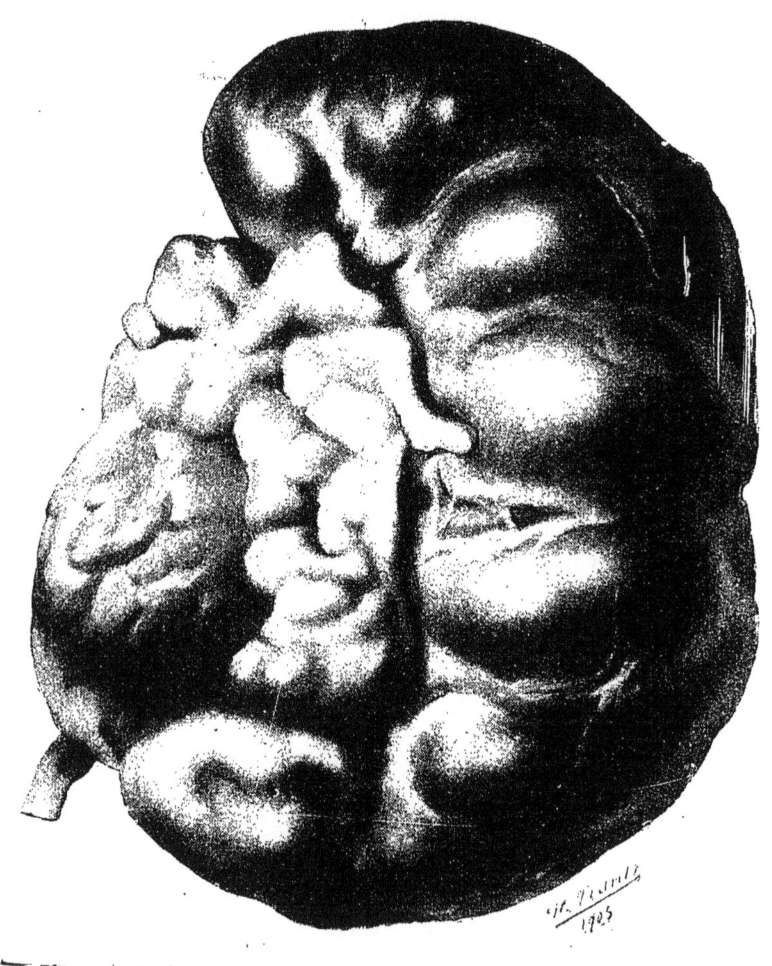

Fig. 124. — Pyonéphrose calculeuse (face externe).

Cette séparation montrait donc que presque toute la dépuration urinaire semblait faite par le seul rein droit.

La malade se trouvait alors enceinte de 2 mois et demi : cette grossesse se termina par une fausse couche de 6 mois.

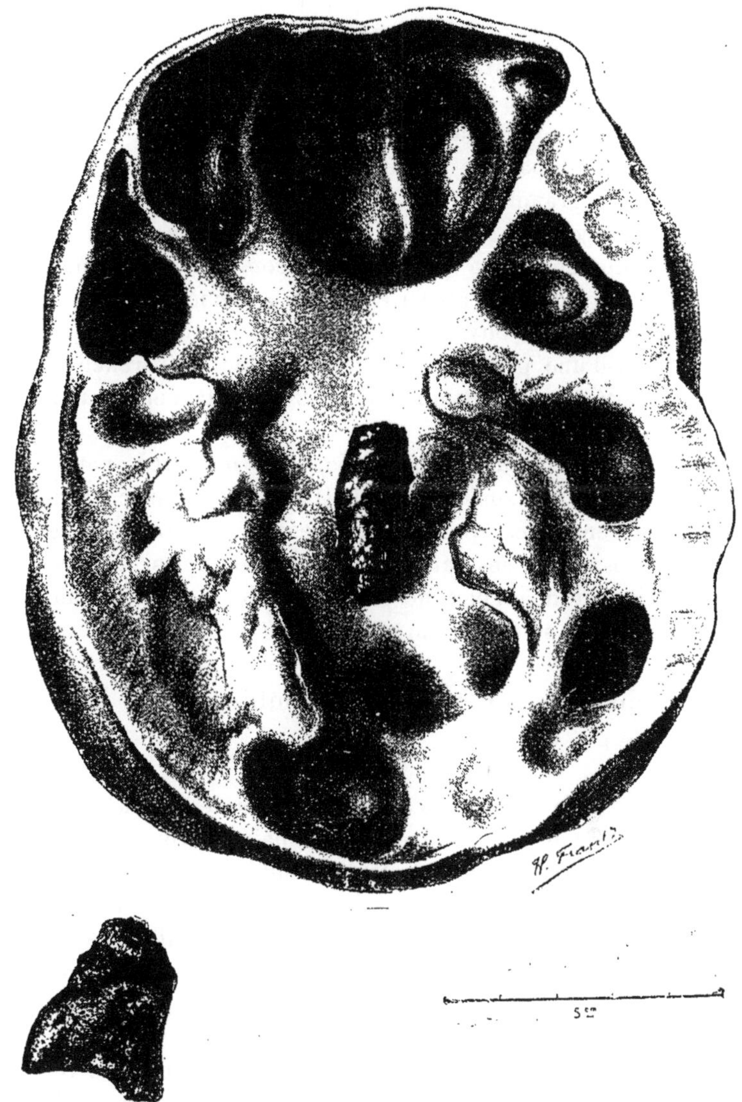

Fig. 125. — Pyonéphrose calculeuse. On voit le calcul au centre du bassinet. Ce calcul est dessiné en bas de la figure. La capacité du bassinet de ce rein était supérieure à 150 grammes.

Le 28 avril 1905, la malade revint me trouver. On sentait alors du côté gauche une masse considérable, douloureuse, très nettement mobile avec les mouvements respiratoires.

Le cathétérisme de l'uretère gauche fut pratiqué avec la plus extrême facilité au moyen du cystoscope à vision directe. Tout d'abord rien ne sortit par la sonde urétérale introduite jusqu'au rein; mais après une pression exercée par la palpation bi-manuelle, un flot de pus apparut par la sonde urétérale.

La capacité du bassinet mesurée permit de constater que celle-ci dépassait 150 grammes.

Le 4 mai 1905, un 2e cathétérisme de l'uretère gauche donna le même résultat et prouva que la malade commençait à peine à éprouver une légère douleur à partir de 150 grammes.

L'indication se trouvait donc ici bien précise. Le rein gauche était atteint d'une pyonéphrose considérable, le parenchyme rénal était très altéré, sinon complètement détruit, la néphrectomie s'imposait d'emblée.

Cette nephrectomie fut pratiquée, le 23 mai 1905, par M. le Dr Pierre Delbet dans son service de l'hôpital Laënnec. Ainsi qu'on peut s'en rendre compte par les dessins ci-joints, le rein était énorme, bosselé, et ses parois semblaient amincies, le parenchyme rénal était réduit à l'état de poche purulente; au niveau du hile dans le bassinet se trouve un assez volumineux calcul.

Un troisième exemple nous semble encore bien caractéristique :

Obs. 3. — Une dame de 53 ans m'est adressée le 15 novembre 1905 par M. le Dr Gaston Alexandre. Elle se plaint d'avoir les urines purulentes depuis plus d'un an; de temps à autre, elle présente même des hématuries qui, engendrées le plus souvent par la marche ou les courses en voitures, cèdent assez facilement sous l'influence du repos.

La fréquence des mictions est peu augmentée : le jour la malade peut garder ses urines pendant 2 heures, la nuit elle est cependant obligée de se relever trois fois.

Les urines sont troubles avec un dépôt abondant. La vessie paraît normale, sa capacité est supérieure à 250 grammes : le lavage en est facile et l'eau ressort très rapidement claire. La palpation des reins est absolument muette: on ne peut absolument pas sentir l'un ou l'autre de ces organes : il n'existe aucun réflexe urétérovésical.

En présence de tels signes la séparation des urines s'imposait :

cet examen fut immédiatement pratiqué avec mon séparateur et donna un résultat des plus nets.

Tandis que la sonde droite laisse écouler par éjaculations rythmiques et régulières, de l'urine claire et absolument limpide, la sonde gauche, au contraire, ne fournit que de l'urine complètement trouble : la différence des deux échantillons d'urine est tout à fait caractéristique et déjà on peut dire qu'il s'agit d'une pyonéphrose gauche. L'examen des urines séparées, pratiqué par M. le Dr Mauté, donne le résultat suivant :

	REIN DROIT	REIN GAUCHE	VESSIE
Volume. . . .	11cc,8	10cc,2	»
Urée par litre. .	10gr,92	10gr,92	10gr,92
Point de congélation.. . .	— 1°,36	— 1°,40	— 1°,42
Indice de réfraction. . . .	1 338 770	1 338 998	1 339 606
Sédiment. . .	1° Quelques globules rouges avec de rares leucocytes (dans la proportion des éléments du sang). 2° De rares cellules épithéliales vésicales ; 3° Des cristaux d'oxalate de chaux.	1° En grande quantité : Leucocytes polynucléaires, constituant une pyurie microscopique nette ; 2° En petit nombre dans les mêmes proportions que du côté opposé. Globules rouges, cellules vésicales.	1° Leucocytes polynucléaires abondants (Pyurie) ; 2° Quelques cellules vésicales.

Le diagnostic de pyonéphrose gauche étant acquis par le séparateur il convenait de préciser encore davantage l'état du rein gauche. C'est dans ce but que le cathétérisme de l'uretère gauche fut pratiqué très facilement avec mon cystoscope à vision directe le 21 novembre 1905. Ce jour-là, précisément, la malade se trouvait en période hématurique. La vessie examinée au cystoscope paraît tout à fait normale et les orifices urétéraux semblent également absolument normaux. Une sonde urétérale, n° 7, pénètre facilement jusqu'au rein et permet de recueillir de l'urine nettement sanglante. Pendant ce temps, une sonde Nélaton, placée dans la vessie, recueille l'urine de l'autre rein qui est claire. L'analyse chimique des produits séparés est de nouveau examinée par M. le Dr Mauté, ce qui donne le résultat suivant :

	REIN DROIT	REIN GAUCHE
Volume.	11^{cc}	7^{cc}
Point cryoscopique. .	— 1°,32	— 1°,62
Urée par litre. . .	$12^{gr},73$	$13^{gr},50$
Sédiment.	Urates amorphes abondants. Cristaux d'acide urique. Assez nombreux globules rouges, en quantité environ 10 fois moindre que du côté opposé, et cellules vésicales.	Très nombreux globules rouges. Très nombreux leucocytes polynucléaires, constituant une véritable pyurie. Quelques petites cellules épithéliales rondes du rein ou du bassinet. Larges cellules épithéliales en amas arrondies, avec un gros noyau, et qu'il est difficile de localiser. Nombreux cocci en diplocoques et en amas.

La sonde urétérale étant maintenue en place, la capacité du bassinet est alors mesurée : elle est à peine de 2 centimètres cubes ; le bassinet n'est donc sûrement pas distendu.

Comme il y a dans ce cas présomption de calcul rénal, la malade est envoyée à la radiographie. Cette radiographie fut faite quelques jours après dans le laboratoire de M. le Dr Béclère, à l'hôpital Saint-Antoine, et la malade revenait me voir avec l'indication suivante : « L'examen du cliché obtenu ne permet pas de conclure à la présence ou à l'absence de calcul. »

En présence des résultats fournis par tous ces examens on pouvait penser qu'il s'agissait ici seulement d'une pyélite simple. Aussi, pendant environ un mois, des lavages du bassinet gauche furent pratiqués à des intervalles de 8 jours. Ces lavages, faits avec une solution de nitrate d'argent à 1/1 000, faisaient cesser presque aussitôt l'hématurie pendant environ 4 jours, puis au bout de ce temps elle reparaissait. Quoi qu'il en soit, leur résultat fut nul. Aussi une intervention rénale fut-elle décidée d'un commun accord avec le Dr Alexandre.

En effet, la séparation avait bien montré qu'il s'agissait d'une pyonéphrose gauche ; la mesure de la capacité du bassinet avait prouvé que ce bassinet n'était pas distendu, enfin, les deux analyses chimiques, qui avaient permis d'étudier le fonctionnement du rein gauche, permettaient d'affirmer que ce rein gauche fonctionnait normalement.

La conclusion était qu'il fallait se garder absolument d'enlever ce rein gauche, mais que seule la néphrotomie était indiquée.

Celle-ci fut pratiquée par le Dr Alexandre et par moi, le 27 janvier 1906. Après une longue incision lombaire le rein est sorti à l'extérieur, et, le bassinet étant exploré par sa surface externe, je sens nettement la présence d'un calcul dans son intérieur. Le rein est alors fendu sur son bord externe. Puis le parenchyme rénal est effondré jusqu'au bassinet. L'index, introduit dans l'intérieur du bassinet, ramène alors facilement un calcul qui paraissait extrêmement mobile dans le bassinet. Ce calcul qui semble très dur mesure 12 millimètres de long sur 11 millimètres de large. L'uretère paraît absolument normal. Les lèvres de la plaie rénale sont alors réunies avec deux plans de suture au catgut ; enfin, trois étages de sutures réunissent les plans musculaires et superficiels.

La guérison complète se fit sans incidents, et revue par le Dr Alexandre un an après l'intervention, la malade se trouvait en excellent état.

On voit donc d'après ces trois observations quel intérêt il y a à connaître d'une manière précise avant de commencer une opération sur le rein, quelle est la capacité exacte du bassinet.

Les principaux avantages de cette méthode semblent les suivants :

1° Dans la lithiase rénale, les hydronéphroses, les pyonéphroses simples non tuberculeuses, la mesure exacte de la capacité du bassinet permettra de décider avant l'intervention si l'on doit pratiquer la néphrotomie ou la néphrectomie.

Nous ne prétendrons pas que ce mode de diagnostic doive à lui seul trancher complètement et définitivement la question, mais il n'en n'est pas moins vrai qu'il apportera sa part contributive précieuse pour la détermination de l'une ou de l'autre de ces deux interventions.

2° Lorsque la capacité du bassinet a été reconnue très notablement augmentée, et qu'on en a déduit la nécessité de la néphrectomie, il y a grand intérêt à pratiquer d'emblée celle-ci au cours de l'intervention, de manière que, dans les cas de pyonéphrose, le rein soit enlevé tout entier, sans incision préalable, ce qui empêchera l'infection de la plaie par le pus rénal et permettra une réunion par première intention, sans drainage, comme cela a été le cas dans la deuxième observation qui a été relatée ici.

QUATRIÈME PARTIE

EXPLORATION DU REIN

CHAPITRE PREMIER

EXAMEN PHYSIQUE DU REIN

En dépit des perfectionnements importants apportés dans l'exploration des reins par les méthodes modernes d'investigation de la fonction rénale, il n'en est pas moins vrai qu'avant tout examen rénal, il faudra commencer par avoir recours aux données toujours importantes, de la Clinique, et c'est pourquoi ce chapitre est placé en tête de l'exploration rénale.

Si l'interrogatoire, la recherche des antécédents personnels et héréditaires, l'étude des douleurs ressenties dans la région lombaire, ont certes une grande importance, il est aussi bien avéré que c'est surtout à *l'examen physique proprement dit* que nous devons des renseignements précis ; c'est à lui qu'il faudra demander le fil conducteur menant au diagnostic, c'est lui aussi sur lequel nous insisterons davantage.

INTERROGATOIRE

Non seulement l'histoire personnelle du malade doit

être, avant tout, écoutée avec soin, mais encore il faudra remonter aussi jusqu'à ses antécédents héréditaires. Les antécédents blennorrhagiques, syphilitiques ou tuberculeux seront notés avec soin. Les pleurésies, les rhumes répétés, les cicatrices d'adénites cervicales, un mal de Pott antécédent, les arthrites fongueuses seront enregistrés méticuleusement.

Les *douleurs* dont se plaint le malade seront analysées avec soin. Si elles semblent avoir leur siège plutôt dans la vessie, on notera si elles ont leur maximum d'intensité à la fin de la miction. Si elles ont leur origine dans le rein, on étudiera si elles sont ou non accompagnées de crises de coliques néphrétiques, et on aura soin de connaître exactement leurs irradiations douloureuses soit vers la cuisse ou le scrotum.

La *fréquence* des mictions, diurnes et nocturnes, sera étudiée minutieusement; il faudra penser à rechercher un signe sur lequel Bazy a appelé l'attention, et auquel il a donné le nom de « *pollakiurie nocturne* ou isonurie ».

Ce symptôme consiste en un trouble fonctionnel caractérisé par ce fait que les malades urinent la nuit plus, ou aussi fréquemment que le jour. Ce signe permettrait, d'après son auteur, de porter le diagnostic ferme de pyélite.

INSPECTION

L'inspection ne donne, en général, que peu de renseignements; ce n'est que lorsque le rein a acquis une grande augmentation de volume, qu'il détermine un relief anormal, appréciable à la vue. — La partie antérieure du flanc offre alors dans ces cas une voussure qui se détache nettement et forme un point culminant lorsque le sujet est amaigri; les veines de la paroi peuvent alors être apparentes et dessiner leur trajet.

Quant à la partie postérieure, lombaire du flanc, elle ne présente que bien plus rarement des déformations, et ce n'est surtout que dans les lésions périnéphrétiques qu'on l'observe.

L'inspection de la région rénale *à jour frisant,* pratiquée dans la position génu-pectorale, préconisée par le Pr Le Dentu, permet cependant d'apprécier le relief provoqué par la présence des tuméfactions postérieures.

PERCUSSION

La percussion permet souvent de reconnaître si l'on a affaire au rein ou à une tumeur du voisinage. En effet, la présence du côlon en avant du rein explique comment il est de notoriété classique, qu'une tumeur du flanc avec sonorité antérieure, siège dans le rein.

Mais si la tuméfaction rénale est volumineuse, la sonorité antérieure peut manquer. Aussi, dans les cas particulièrement difficiles, peut-on, afin de rendre plus évidente la présence du côlon en avant de la tumeur, injecter de l'air par le rectum, en introduisant une sonde dans l'anus et en insufflant de cette manière le gros intestin, soit avec une seringue, soit avec la poire d'un galvanocautère. Ou bien on peut encore aider la percussion par la méthode de Naunyn et Minkowski. Cette méthode consiste à dilater l'estomac par des gaz, en faisant prendre au malade une potion de Rivière, et à rendre le côlon mat, en le remplissant d'eau.

On arriverait ainsi fort bien, ainsi que le dit Tuffier[1], à localiser les rapports d'une tumeur du flanc, et, par conséquent, son origine.

1. Tuffier. Exploration du rein, in *Traité de chirurgie de Duplay et Reclus*, p. 147-148.

Quant à la percussion postérieure, elle ne paraît pas donner de renseignements précis, et semble même avoir été un mode d'exploration tout à fait infidèle (Guyon)[1].

La phonendoscopie pourrait aussi, au dire de Bianchi et d'Albarran, aider à préciser la situation et le volume du rein.

Mais en réalité, pour arriver avec cette méthode à de bons résultats, il faut une oreille bien exercée, et un rein notablement augmenté de volume, car il y a à l'état normal, trop d'organes interposés entre le rein et la paroi pour qu'il n'y ait pas de nombreuses causes d'erreur.

PALPATION

La palpation du rein constitue une méthode très importante d'exploration de cet organe. Lorsque le rein sera accessible à ce mode d'examen, c'est lui qui permettra de connaître le volume, la forme, la consistance et la sensibilité du rein.

Plusieurs méthodes de palpation ont été préconisées : suivant les positions différentes que l'on donne au malade, nous les examinerons successivement.

1° La première, la plus importante, la plus fréquemment employée, est la *palpation dans la position dorsale.* — Le malade doit être placé dans le décubitus dorsal, les membres inférieurs allongés, dans l'attitude du repos musculaire absolu ; la tête et les épaules un peu élevées, appuyées et soutenues par un coussin. Le chirurgien, étant placé du côté du rein à examiner, doit faire la palpation avec les deux mains : une main est postérieure et lombaire, l'autre est antérieure et abdominale.

Les doigts de la main postérieure, glissée sous le sujet,

1. Guyon. *Leçons cliniques*, t. II, p. 311.

vont reconnaître les apophyses épineuses des premières lombaires et la dernière côte, et se placer dans le triangle costo-vertébral.

Les doigts de la main antérieure seront placés sur la partie externe du muscle grand droit ; du côté droit,

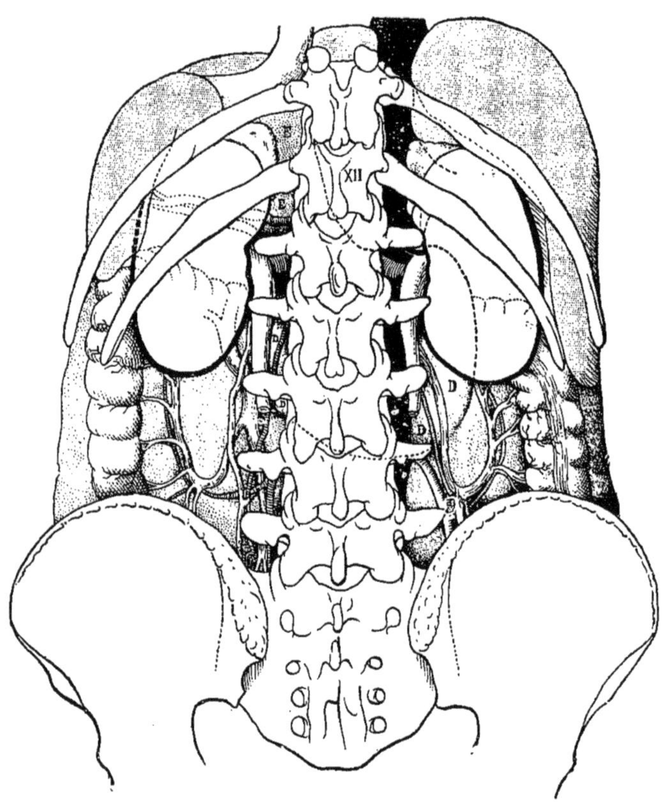

Fig. 126. — Face postérieure des reins (Récamier).

ils peuvent se tenir à l'affleurement du rebord costal ; du côté gauche, ils s'insinueront sous le rebord costal.

Les mains étant ainsi placées, il faut alors faire la palpation « en mesure » (Guyon). On prie le malade de respirer lentement et largement, sans aucun effort ; puis on a alors bien soin de profiter de la détente produite par l'expiration, dans laquelle le ventre est dans le relâchement, pour pratiquer la palpation profonde. On évite au contraire toute pression pendant l'inspiration, qui tend l'abdomen. On gagne alors du terrain à chaque expiration et l'on pénètre ainsi graduellement et progressivement dans les profondeurs de l'abdomen. C'est en agissant ainsi qu'on arrive à apprécier parfaitement la mobilité et le volume du rein.

C'est aussi dans la position dorsale que l'on recherche

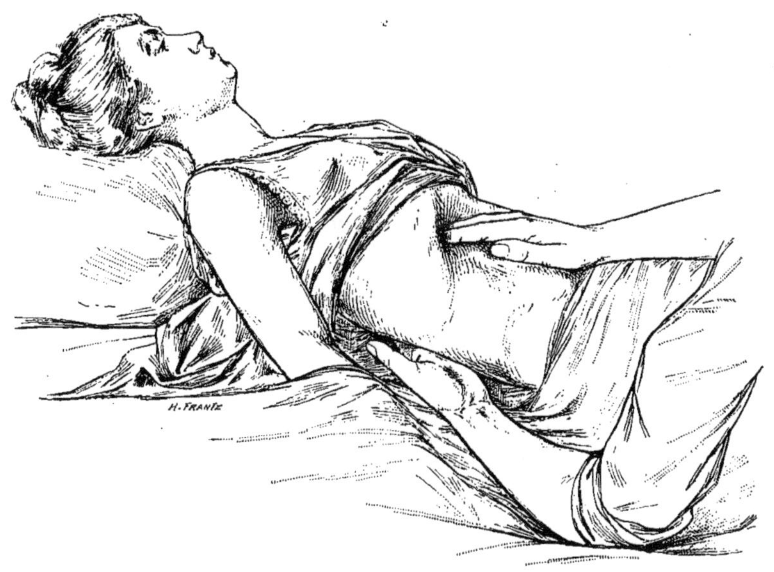

Fig. 127. — Palpation du rein en position dorsale.

le *ballottement rénal* décrit par Guyon, et qui est un adjuvant fort utile de la palpation. La main abdominale doit être bien intimement appliquée à la paroi de l'abdomen et la déprimer à peine, sans exercer de pression trop marquée. Pendant ce temps, les doigts de la main postérieure placés dans le triangle costo-vertébral impriment par la flexion répétée des phalanges, des secousses répétées sur place et qui se succèdent rapidement. Le rein, soulevé par la main postérieure, vient choquer légèrement la main antérieure. On obtient ainsi le ballottement rénal qui permet de reconnaître très aisément et d'examiner avec précision la face antérieure et les bords du rein.

Ce ballottement rénal n'est cependant pas un signe absolument particulier au rein, car on peut l'observer avec toute tumeur prenant le contact lombaire, telles que les tumeurs du foie, de la rate, du côlon ou même du pancréas. Néanmoins on reconnaîtra que le *ballottement* est bien rénal, lorsqu'il aura son maximum dans l'angle costo-vertébral, point où le rein se trouve plus près de la paroi abdominale postérieure, tandis que c'est dans l'espace costo-iliaque que le ballottement des autres tumeurs a son maximum.

2° La *palpation néphroleptique de Glénard*[1] met principalement à profit la mobilisation du rein sous l'influence des mouvements respiratoires. Glénard étreint largement et solidement la zone des parties molles immédiatement sous-jacentes au rebord costal, avec une seule main (la gauche pour le côté droit, et réciproquement) en plaçant le pouce en avant, et les autres doigts en arrière. Pendant ce temps l'autre main peut déprimer la paroi antérieure de l'abdomen en s'appliquant à plat sur elle. Si l'on fait alors effectuer au malade une inspiration profonde, on sent que le rein s'abaisse au niveau de l'anneau formé par le pouce antérieur et les doigts postérieurs. Le rein peut même s'abaisser plus bas puis reprendre sa place lorsque l'anneau se desserre. De là les dénominations expressives données à chaque temps ainsi décrit: l'affût, la capture et l'échappement.

2° *La position demi-assise* peut être employée dans la palpation du rein, principalement lorsque le rein n'est ni volumineux ni très déplacé (Tuffier).

1. Glénard. *Province médicale*, 23 août 1886. Lyon.

3° *La position assise* a été recommandée par Trastour. Le malade, assis sur une chaise, se trouve légèrement incliné en avant. C'est là une excellente position à employer lorsqu'il s'agit d'examiner les reins peu abaissés.

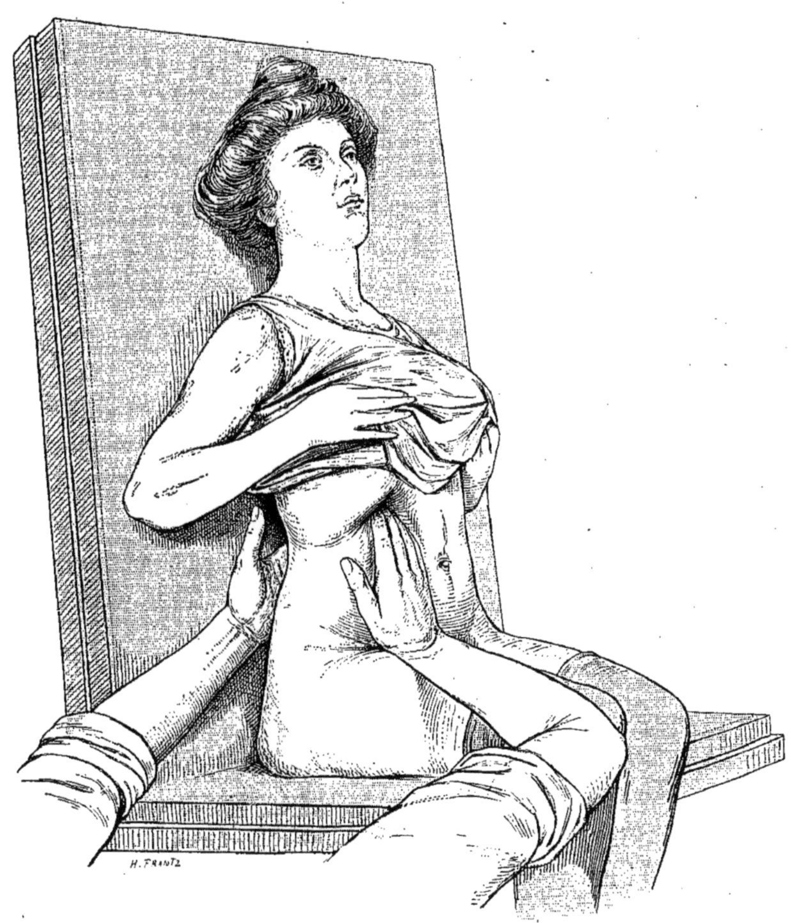

Fig. 128. — Palpation du rein, en position assise.

Dans ce cas, en effet, par le fait de la position verticale donnée au tronc, le rein déplacé tombe au-dessous des côtes par l'action de la pesanteur et se met tout naturellement entre les mains de l'explorateur (Voir fig. 128).

4° *La position debout* peut aussi être employée lorsqu'il

s'agit de malades obèses à gros ventre adipeux. Sous l'influence de cette position, les tumeurs du rein peuvent s'abaisser par leur propre poids. De plus, les mains de l'explorateur peuvent parfois la refouler en haut, en s'insinuant sous elle.

5° *La position genu-pectorale* (Plicque) peut fournir d'utiles renseignements quand on obtient le relâchement complet de la paroi ; une tumeur rénale s'abaisse alors vers la main qui supporte et soulève la paroi antérieure.

6° *La position latérale* préconisée par Israël[1] consiste à placer le sujet dans le décubitus latéral sur le flanc du côté sain, les membres inférieurs étant en légère flexion; dans ces conditions la paroi abdominale est en plein relâchement ; les viscères se portent vers le côté sain, et le rein tend à tomber en bas et en avant au-dessous des fausses côtes, à devenir plus superficiel et par conséquent plus accessible à la palpation. Le chirurgien doit être *en face* du malade ; une de ses mains est postérieure lombaire, l'autre est antérieure, abdominale, disposée de telle sorte que l'index et le médius de cette dernière main soient à deux doigts au-dessous des points de réunion des 9e et 10e cartilages costaux. La palpation se fait alors à contre-temps, c'est-à-dire que c'est pendant l'inspiration que les deux mains allant à la rencontre l'une de l'autre tâchent de surprendre le rein au passage.

D'autres chirurgiens qui se servent de cette méthode de palpation se placent non pas en face, mais *en arrière* du malade. La main antérieure peut alors plus facilement s'insinuer sous les côtes et aller à la recherche du rein.

C'est de cette façon qu'on peut interroger les reins malades, et qu'on parvient à en pratiquer souvent l'exploration manuelle alors que les autres modes de palpation,

1. Israël. Ueber Palpation gesunder und kranken Nieren. *Berlin. klinisch. Wochenschrift*, 1889, n° 8, p. 125, 156.

dans la position dorsale particulièrement, restaient muets.

Enfin lorsque la palpation ne donne aucun renseignement par suite de la contracture presque invincible des parois abdominales, on a usé de moyens adjuvants pour s'en rendre maître.

Ainsi Bendersky[1] a proposé d'examiner les malades dans un bain tiède, ce qui tend à rendre souple la paroi du ventre contracturé.

Mayor[2] d'autre part a conseillé les onctions du ventre avec de la vaseline. Ce procédé permettrait de rendre trai-

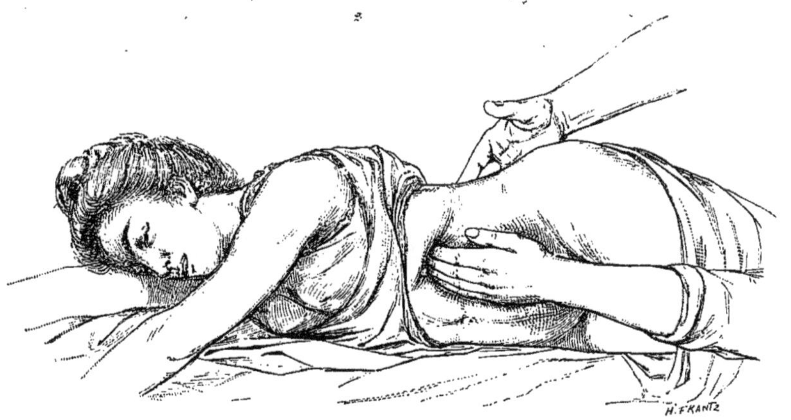

FIG. 129. — Palpation du rein en position latérale.

tables les ventres les plus réfractaires, et l'auteur s'exprime ainsi :

« Le rein paraît venir à nu dans la main... le viscère laisse l'impression très nette de sa forme et de sa consistance si spéciale. »

7° L'*examen en position élevée du bassin*.— Dans les cas où il s'agit d'une tumeur siégeant dans un rein préalablement mobilisé, Hartmann a proposé pour arriver au diagnostic de placer le malade en position élevée du bassin. Sous

1. Bendersky. La balnéation appliquée à l'examen et au massage de l'abdomen. *Médecine moderne*, 21 juin 1905.

2. Mayor. Le faux rein flottant. *Presse médicale*, 9 juillet 1904, p. 437.

cette influence, la tumeur viendrait prendre le contact lombaire s'il s'agit d'un rein, d'après cette loi qui veut que : « les tumeurs nées dans la partie supérieure de l'abdomen et tombées dans celui-ci, retournent, en vertu de la pesanteur, à leur point de départ, quand on élève le bassin »[1].

RECHERCHE DE LA SENSIBILITÉ RÉNALE

C'est par ces modes de palpation quels qu'ils soient qu'on pourra interroger par le palper bi-manuel la *sensibilité du rein.* En effet à l'état normal, le rein sain est insensible à la pression ; lorsque la pression méthodique exercée sur cet organe par la palpation bi-manuelle réveillera de la sensibilité nette ou de la douleur, c'est que le rein est malade.

Nous signalerons ici une méthode de percussion un peu spéciale qui a été indiquée par Giordano.

« Si le malade étant debout ou assis, le chirurgien se place derrière lui, et percute à coups nets, avec le côté cubital de la main, en échelle, sur les deux côtés, et qu'il arrive à provoquer une douleur bien localisée, constante, parfois si vive que le malade se dérobe sous le coup, en frappant dans l'angle costo-vertébral, on peut presque sûrement affirmer en présence d'autres symptômes de lésions rénales, qu'il y a là un rein malade... Ce simple signe peut nous fixer sur le côté à opérer[2]. »

Les points douloureux à rechercher méthodiquement ont été étudiés par Bazy[3].

Bazy recherche la douleur rénale en trois points :

1° Sous-costal au-dessous du rebord costal ;

1. Hartmann. Congrès français de chirurgie. Paris, 1896, page 501.

2. Giordano. *Rapport à la Société intern. de chir. de Bruxelles,* 1905, p. 71.

3. Bazy. *Presse médicale* du 30 décembre 1903. Diagnostic de la pyélite et de la pyélonéphrite simple et tuberculeuse.

2° Lombaire au niveau de l'angle costo-musculaire;

3° Para-ombilical ou urétéral supérieur au niveau d'une ligne horizontale passant par l'ombilic et à trois travers de doigt environ de cet ombilic sur le bord externe du muscle grand droit, ou bien encore à l'entre-croisement d'une ligne horizontale passant par l'ombilic avec une ligne perpendiculaire menée par le point de Marc Burney. Ce point est le plus fréquent, et peut s'irradier à la vessie, *réflexe pyélo-vésical*;

4° Point urétéral inférieur donnant lieu au *réflexe urétéro-vésical,* au niveau de l'orifice inférieur de l'uretère. Chez la femme, il faut pour le découvrir presser du doigt introduit dans le vagin, à peu près à l'union de la paroi antérieure avec la paroi latérale du vagin; chez l'homme par le toucher rectal, on presse contre le bas-fond vésical au-dessus d'une corne prostatique.

Si ce réflexe urétéro-vésical est souvent un précieux moyen de diagnostic pour reconnaître le rein malade, il n'en est pas moins vrai, qu'il peut parfois aussi soit faire défaut soit se trouver en faute.

Giordano[1] conteste la valeur de ce signe et rappelle à ce propos une observation de Nothaft[2]: d'après cet auteur la prostatite chronique peut être le point de départ de fausses irradiations douloureuses, dont quelques-unes précisément en remontant vers les reins, font penser à des coliques rénales.

1. *Loc. cit.*
2. Nothaft. *Munch. med. Wochensch.*, 1905, n° 4.

CHAPITRE II

EXAMEN CLINIQUE DES URINES

Conformément au programme tracé, seuls seront étudiés ici les moyens simples permettant au clinicien de pouvoir reconnaître avec rapidité et certitude la présence d'une substance anormale dans l'urine du malade.

Tout ce qui est dosage, ou procédé technique un peu compliqué, sera laissé ici complètement de côté ; c'est là la part du chimiste. Seules seront décrites les constatations que le médecin est à même de faire dans son cabinet, sans qu'il ait besoin d'avoir recours soit à des appareils spéciaux, soit à des procédés techniques délicats ou compliqués.

Il est, en effet, de première importance, avant de porter ses investigations sur telle ou telle partie de l'appareil urinaire, de pouvoir s'orienter, et le fait de savoir constater dans les urines, la présence de pus ou de sang, est d'une valeur diagnostique trop importante, pour qu'il n'y soit pas insisté ici.

Quoi qu'il en soit, les *caractères physiques des urines* seront tout d'abord étudiés.

Secondairement, les principaux caractères des urines pathologiques seront décrits : parmi eux, deux seront particulièrement examinés : a) *l'hématurie,* b) *la pyurie.*

I. CARACTÈRES PHYSIQUES DES URINES

Couleur. — Normalement, la coloration de l'urine est *jaune ambré*, mais elle peut varier dans de grandes limites depuis la teinte très pâle, jusqu'au brun noir, en passant par le rouge ou le rouge brun. Chacune de ces différentes teintes a sa raison d'être dans l'état de concentration plus ou moins marqué de l'urine.

L'urine pâle, incolore, se rencontrera dans la polyurie, que celle-ci soit due à l'ingestion plus grande de boissons, comme cela a lieu normalement après les repas, ou qu'elle soit causée par le froid qui, diminuant la sueur, active, au contraire, d'autant plus, la sécrétion rénale, soit enfin qu'elle soit causée par des états nerveux tels que ceux produits par des émotions vives (urine nerveuse des concours) ou par la migraine.

Les urines foncées, au contraire, s'observent dans tous les états où la quantité d'urine émise est peu considérable : ce sont ceux qu'on observe dans la fièvre, par exemple, ou lorsque la quantité de liquide ingéré est peu considérable ou enfin, lorsque pendant les chaleurs, la sueur devient plus abondante.

La coloration de l'urine peut encore nous donner des renseignements importants. Elle peut être, en effet, révélatrice de l'ingestion de certaines substances. La rhubarbe, le séné, la santonine, le safran, la gomme gutte donnent à l'urine une coloration jaune plus ou moins accusée, qui peut aller jusqu'au brun verdâtre. C'est dans ces cas que l'on pourrait croire, à première vue, à la présence de pigments biliaires dans l'urine. Le moyen d'éviter cette erreur, quand il y a eu ingestion de rhubarbe, est de verser de l'ammoniaque dans l'urine. Dans ce cas, elle prend alors une coloration rouge intense. La garance, le bois de campêche, la betterave, les baies d'airelles, les mûres, rendent l'urine rouge. La fuschine colore également l'urine en rouge. Le bleu de méthylène lui donne une coloration verte ou bleue. L'acide phénique, employé en pansement, le goudron, le salol, le naphtol, la résorcine, donnent à l'urine une teinte verte olivâtre, quand ils sont en petite quantité, et noirâtre quand ils sont en quantité notable. Le sulfonal enfin, donne lieu à un pigment noir spécial de l'urine.

Enfin, l'inspiration de certains gaz, tels que l'hydrogène arsénié, rend les urines noires.

La coloration de l'urine peut aussi permettre de déceler dans leur intérieur, la présence de produits pathologiques.

Lorsque les urines contiennent du sang, elles peuvent être rouge vermeil, rouge groseille ou rouge grenat. Mais elles peuvent être aussi rouge foncé, même brunes, couleur feuille morte, et devenir même parfois noirâtres, couleur de goudron ou de café.

C'est dans ces derniers cas que la quantité de sang contenue dans l'urine est, en général, considérable. Lorsqu'au contraire, le sang est en très faible quantité, l'urine peut n'avoir qu'une nuance légèrement jaune verdâtre ; plus souvent, elle s'obscurcit légèrement, en prenant simplement une teinte de fumée.

La teinte rouge des urines n'est cependant pas toujours caractéristique de la présence du sang, car on doit aussi supposer possible la présence de l'hémoglobine dans l'urine. C'est l'examen microscopique qui permettra d'établir ce diagnostic.

Lorsque l'urine contient du pus, elle devient blanc sale, couleur d'orgeat, ou blanc jaunâtre, parfois grisâtre.

Lorsque l'urine contient de la bile, sa couleur devient brun verdâtre, rouge brun ou jaune foncé. Pour reconnaître si réellement une urine est *ictérique*, on a recours à la *réaction de Gmelin*, bien connue. Dans un verre à expériences, on verse quelques gouttes d'acide nitrique nitreux. Puis, on fait lentement glisser le long des parois du verre, l'urine ictérique ; on observe alors une série de zones colorées, qui sont, en allant de haut en bas, vertes, bleues, violettes, rouges et jaune orangées.

A côté des urines ictériques, nous devons aussi signaler les urines hémaphéiques que l'on rencontre dans certaines affections du foie. C'est alors que les urines sont de couleur rousse. La réaction de Gmelin ne produit pas la série des colorations, mais, sous l'influence de l'acide nitrique, l'urine prend seulement une coloration rouge plus intense (couleur acajou).

Lorsque l'urine renferme des substances graisseuses elle devient blanchâtre, laiteuse, opalescente : c'est ce qu'on appelle la chylurie. Les urines chyleuses se rencontrent, par exemple, dans la filariose.

Transparence. — L'urine normale est transparente au moment de son émission. Lorsqu'elle est laissée au repos, on voit apparaître dans son intérieur, un nuage auquel on donne le nom de mucus ou de dépôt muqueux, qui est presque uniquement constitué par des cellules épithéliales de la vessie et de l'urètre.

En se refroidissant, l'urine peut parfois présenter un dépôt abondant et boueux, qui souvent, inquiète considérablement les malades. Ce dépôt, presque toujours dû à la précipitation d'urates, a ceci de particulier qu'il disparaît complètement lorsqu'on chauffe légèrement les urines.

D'autres fois, sans que le malade ressente le moindre trouble, et sans qu'il y ait lieu de suspecter la moindre lésion de l'appareil urinaire, les urines sont complètement troubles à l'émission et pourraient être prises facilement à première vue, pour des urines purulentes. Il suffit, pour éviter cette erreur éminemment regrettable, de verser quelques gouttes d'acide acétique dans leur intérieur. Lorsque ces urines restent troubles en dépit de cette addition, on peut affirmer que l'on a affaire à une urine pathologique. Lorsqu'au contraire, elles s'éclaircissent complètement, c'est que seul le trouble qu'elles présentaient n'était dû qu'à la précipitation de carbonates et de phosphates, en trop grande quantité dans l'urine. Ces urines phosphaturiques s'observent, soit souvent chez les dyspeptiques, soit aussi simplement, chez les sujets qui ont absorbé des eaux minérales alcalines.

L'opacité des urines purulentes peut être plus ou moins accentuée. Tandis que parfois, l'urine trouble redevient bientôt claire sous l'influence du repos, en laissant déposer au fond du vase un dépôt bien délimité, d'autres fois, au contraire, l'urine présente du trouble sur toute sa hauteur. C'est dans ce dernier cas que l'on doit toujours prévoir et craindre des lésions profondes du rein.

Consistance. — La consistance de l'urine normale est peu différente de celle de l'eau. Lorsque les urines sont fortement purulentes, la consistance du liquide augmente : l'urine peut alors avoir une consistance qui rappelle celle d'une solution de gomme ou de mucilage.

Odeur et saveur. — L'odeur de l'urine est particulière, elle est *sui generis*, comme on le dit généralement.

Certains médicaments modifient sensiblement l'odeur de l'urine. Ce sont : le copahu, la térébenthine, qui lui donnent l'odeur de violette. Certains aliments ont aussi une influence marquée sur l'odeur des urines : ce sont les asperges, l'ail, le jambon fumé.

La fétidité présentée par certaines urines est souvent en rapport avec certains phénomènes de putréfaction, qui se sont opérés dans l'intérieur de la vessie.

La saveur normale de l'urine est légèrement salée et amère ; cette saveur est d'autant plus prononcée, que l'urine est plus concentrée. Enfin, au cours de la glycosurie, l'urine devient franchement sucrée.

Quantité. — La quantité d'urine rendue par un sujet sain ou malade doit être appréciée en la recueillant pendant 24 heures de suite. La quantité moyenne d'urine rendue en 24 heures est de 1 200 à 1 500 grammes.

Les urines seront d'autant moins abondantes qu'il y aura des sueurs plus marquées, des selles profuses, une fièvre intense, ou enfin, des boissons moins abondantes.

La polyurie peut, au contraire, être l'indice d'états pathologiques importants, tels que le diabète, l'azoturie, l'hystérie, ou les néphrites.

Réaction. — L'urine normale est acide, et rougit le papier de tournesol. Chez les sujets normaux, les urines peuvent devenir alcalines sous l'influence de certains aliments, comme les raisins, les prunes, les groseilles, les pommes. De même l'usage prolongé des eaux minérales alcalines rend également l'urine alcaline. Si les urines neutres ou faiblement acides n'ont pas, au point de vue pronostic, une grande importance, les urines franchement alcalines sont presque toujours en rapport avec des lésions prononcées de la vessie.

D'autre part, les urines très acides peuvent donner lieu, par le fait même de leur composition particulière, à un ensemble de symptômes intéressants, qui a été étudié sous le nom de « syndrome urique »[1].

Le Syndrome Urique.

Il est fréquent de rencontrer dans les consultations des Voies Urinaires des malades d'aspect arthritique ou de

1. Voir journal « *La Clinique* », 1906, n° 1.

constitution goutteuse, qui se plaignent d'une série de symptômes qui les alarment, et leur font croire qu'ils sont atteints de lésions organiques sérieuses, alors qu'en réalité un examen méthodique complet, fait constater que leurs organes sont indemnes. C'est dans ces cas, que les phénomènes qu'ils présentent, ne doivent être rattachés, uniquement, qu'à des troubles de composition des urines.

Dans un mémoire publié dans les *Annales des Maladies des Organes Génito-urinaires,* de 1897-1898, le Dr Oscar Kraus, de Karlsbad a, un des premiers, attiré l'attention sur les phénomènes de cette nature, et a dénommé ce syndrome, *Pollakiurie urique.*

Plus tard, Chevalier a publié au Congrès d'Urologie de 1899, une intéressante monographie sur le même sujet.

Les principaux symptômes dont se plaignent les malades sont :

1° *La fréquence* exagérée des mictions, surtout marquée après les repas.

La miction est, souvent, extrêmement impérieuse, et simule une cystite qui n'existe pas, à tel point que cette « fausse cystite » est souvent soignée par des médecins non prévenus, qui font des lavages et des instillations, lesquels, bien entendu, ne procurent aucune amélioration, quand ils n'amènent pas l'exacerbation des symptômes.

2° *La brûlure en urinant,* vive surtout à l'émission des dernières gouttes d'urine, donne bien souvent aussi aux malades l'impression d'une véritable blennorrhagie aiguë, et les fait redouter d'en être atteints.

3° *La perte de quelques gouttes d'urine après la fin de la miction.* Ce phénomène, qui est très fréquent, inquiète parfois beaucoup les malades, les fait croire souvent à un rétrécissement qui n'existe pas, et plusieurs d'entre eux viennent consulter se croyant atteints de cette affection.

4° *La pesanteur, la lourdeur* du côté du périnée, de la prostate et du bas-ventre, sont aussi des symptômes très fréquemment observés. Les malades d'un certain âge se croient atteints d'hypertrophie prostatique, alors qu'en réalité leur prostate est normale.

5° *Les douleurs* sont, aussi, très souvent ressenties. Tantôt, ces douleurs sont articulaires, siègent au genou ou dans les articulations du pied, et font redouter chez les malades qui sont en même temps porteurs d'un suintement urétral, l'existence d'un rhumatisme blennorrhagique.

Tantôt, et plus souvent, la douleur est lombaire, extrêmement marquée le matin au réveil, ou après un repos prolongé, et disparaît rapidement sous l'influence de l'exercice modéré. Ce dernier symptôme est fréquent, et il a été bien mis en valeur par le Dr Debout d'Estrées (de Contrexéville)[1].

6° Les malades se plaignent enfin, souvent, de *troubles génitaux divers* : ils accusent parfois la diminution de la puissance virile. D'autres fois, l'éjaculation est nettement douloureuse, donnant une sensation de brûlure extrêmement désagréable. Enfin, d'autres fois, l'éjaculation est hâtive, et parfois involontaire. La répétition de ce symptôme amène un épuisement général qui inquiète considérablement les malades.

Quoi qu'il en soit, lorsque les malades viennent consulter, se plaignant de l'un ou de plusieurs de ces symptômes associés, la première chose à faire, est de les faire uriner dans plusieurs verres, et l'on peut de suite, presque toujours, éliminer une lésion organique, lorsqu'on voit que leurs urines sont limpides et ne contiennent pas trace de filaments.

Un examen plus approfondi ayant montré que l'urètre est libre, sans trace de rétrécissement, que la vessie a une excellente capacité, que le toucher rectal ne révèle aucune lésion de la prostate, ni des vésicules séminales,

1. Debout d'Estées : *Trente années de pratique médicale à Contrexéville*, p. 57. — Paris, 1898.

on en conclut alors qu'il ne s'agit nullement d'une lésion organique, et l'on doit porter toute son attention sur l'examen des urines.

Ces urines sont, presque toujours, claires à l'émission, très fortes en couleur, franchement acides, rougissant d'une manière intense le papier de tournesol, et se troublant souvent en se refroidissant ; ce trouble n'étant dû qu'à la précipitation des urates.

Ces urines contiennent aussi, souvent, soit du sable proprement dit, soit un dépôt rouge brique, tapissant comme d'un vernis les parois du vase. Il faut alors procéder à l'examen des urines, tel que l'a conseillé Chevalier :

« Dans un verre à expériences, contenant de l'urine, versons de l'acide nitrique ordinaire ; en le faisant descendre le long du vase, nous verrons ordinairement se produire une coloration foncée de l'urine, allant de l'acajou très clair à l'acajou brun rouge, en même temps qu'un dégagement de gaz plus ou moins abondant, par suite de la mise en liberté de l'acide carbonique, des carbonates, fréquents dans ces urines ; de plus, un disque d'acide urique se montrera à l'union du quart supérieur, et des trois quarts inférieurs du liquide. »

Chez ces malades, la cause des symptômes morbides qu'ils présentent est certainement due à l'excès d'acide urique dans les urines.

Le traitement est simple : il consistera à prescrire un régime approprié, une hygiène sévère, et à se garder, principalement, de tout traitement local.

Les cures aux eaux de Contrexéville, Vittel, Evian, Vichy, Karlsbad, doivent être indiquées, et produisent, le plus souvent, d'excellents résultats.

II. CARACTÈRES PRINCIPAUX DES URINES PATHOLOGIQUES

Parmi les caractères principaux des urines pathologiques, deux seulement seront particulièrement examinées: 1° *l'hématurie*, 2° *la pyurie*.

1° DIAGNOSTIC DE L'HÉMATURIE

L'hématurie, ou « pissement de sang », se caractérise essentiellement par l'apparition du sang pendant les mictions.

C'est un symptôme de premier ordre, qui doit être recherché dans presque toutes les maladies des voies urinaires, car il est d'observation courante.

Les principales questions à résoudre lorsqu'on est en présence d'une urine sanglante sont les suivantes :

1° L'urine est-elle réellement sanglante ?

Le premier soin à prendre lorsqu'un malade dit avoir observé sur lui-même ce symptôme, est de s'assurer s'il a rendu vraiment du sang. Cette constatation est le plus souvent facile, même à première vue, car la présence du sang dans l'urine donne à ce liquide un aspect trop caractéristique pour qu'on puisse longuement hésiter. Néanmoins, pour simple que soit, généralement, ce diagnostic, il n'en est pas moins vrai que parfois, la quantité de sang mélangé à l'urine est si minime, que la teinte du liquide est à peine rosé, et qu'on peut hésiter.

C'est alors qu'il faudra recourir de suite au microscope qui, en montrant dans le dépôt urinaire, des hématies bien caractérisées, établira alors sûrement le diagnostic. Et c'est ainsi qu'on ne s'en laissera pas imposer soit par certains dépôts d'urates, soit par certaines matières colorantes, qui, mélangées à l'urine, sont déterminées par l'ingestion de substances variées, telles que la fuschine, la garance, le bois de campêche, la betterave, les baies d'airelles ou de mûres, etc.

C'est aussi de cette manière qu'on pourra éliminer l'hémoglobinurie.

Les données du microscope pourront être aussi confirmées par celles du spectroscope. On sait que, lorsqu'on regarde dans cet instrument après avoir interposé une mince couche de sang, on voit deux bandes noires au milieu de la partie jaune du spectre, à droite de la ligne D, et à gauche de la ligne E de Frauenhofer.

Ces deux bandes caractéristiques de l'oxyhémoglobine, ont la propriété intéressante, de se confondre en une seule, si l'on vient à ajouter au liquide qui contient du sang, quelques gouttes de sulfhydrate d'ammoniaque.

Tels sont les moyens, absolument certains, pour reconnaître la présence du sang dans l'urine. Mais à côté de ceux-ci, nous en signalerons d'autres plus simples qui ne nécessitant pas l'usage d'un appareil compliqué, peuvent, dans certaines circonstances, rendre les plus grands services, et donner un renseignement immédiat.

L'un de ces moyens simples consiste à tremper un linge blanc dans l'urine ; si le linge reste rouge en séchant, c'est qu'il est imbibé de sang.

Un autre moyen plus précis consiste à faire bouillir dans un tube, un peu de l'urine à examiner. Sous l'influence de la chaleur, l'albumine du sang se coagule, et se précipite ensuite au fond du vase.

Sabrazès[1] enfin a indiqué aussi un moyen simple de reconnaître la présence du sang dans l'urine. Cet auteur prend 10 centimètres cubes d'urine dans laquelle il fait tomber dix gouttes d'eau oxygénée à 12 volumes. En présence du sang, il se dégage une colonne d'écume, qui mettra plusieurs heures à se dissiper.

1. Sabrazès. *Revue française de médecine et de chirurgie*, n° 4, 5 avril 1905, p. 550.

2° Quels sont les caractères de l'urine sanglante ?

Pour étudier les caractères de l'urine sanglante, il faut examiner successivement le dépôt et l'urine.

Le dépôt est, tantôt constitué par du sang pur, tantôt par un mélange de sang et de pus. Dans ce dernier cas, il y a souvent là des présomptions à établir en faveur d'une cystite.

D'autres fois, le dépôt est constitué par des caillots plus ou moins volumineux, à formes variables.

Les seuls dont la forme soit véritablement intéressante, sont ceux qui sont appelés « caillots moulés » et qui se produisent dans deux circonstances principales. Tantôt ils viennent de la prostate et du col vésical, et se moulent dans l'urètre ; tantôt ils se moulent dans l'uretère ; ils sont alors minces, ressemblant à des vers de terre et mesurent une grande longueur. Seuls ces derniers sont véritablement caractéristiques de leur origine.

La coloration des caillots est le plus souvent noire, rouge foncé ou rouge vif : parfois, quelques-uns sont blanchâtres ou grisâtres. Dans ces derniers cas, ils sont, soit fibrineux, soit purulents, et ils reçoivent alors souvent improprement des malades, l'appellation de « morceaux de chair ».

L'urine sanglante est plus ou moins teintée, et la gamme de sa coloration varie du rouge clair ou rose, au rouge éclatant ou groseille. Il est loin d'être exact qu'on doive juger la quantité de sang rendue dans l'urine, par la coloration du liquide. Sans doute, plus les urines se rapprochent de la couleur normale du sang, et plus elles contiennent d'hématies. Mais il ne faut pas oublier d'autre part, que la puissance colorante du sang est considérable, et qu'une petite quantité de sang peut colorer vivement et fortement une grande quantité d'urine.

D'autres fois l'urine sera brune ou noire ; soit couleur feuille morte ou marc de café, ou de suie. C'est dans ces cas qu'il serait absolument erroné de croire que le sang qui colore l'urine en noir vient sûrement du rein, car il est de notion bien certaine que des hématuries vésicales et uniquement vésicales comme celles d'une tumeur de la vessie, par exemple, donnent lieu à des urines noires. La coloration brune ou noire des urines sanglantes se rencontre le plus souvent lorsque la quantité de sang est minime et qu'il y a eu un séjour un peu prolongé des hématies dans le réservoir urinaire.

3° Quelle est la cause de l'hématurie ?

L'origine de l'hématurie, qui nous occupera seule ici, devra être recherchée méthodiquement :

1° Par l'interrogatoire,

2° Par l'examen des urines,

3° L'examen physique du malade,

4° L'examen instrumental.

I. — *Interrogatoire.*

Savoir bien interroger son malade, ne pas le laisser s'égarer dans des digressions inutiles ou des considérations accessoires, est une science que l'on ne peut acquérir que par la discipline rigoureuse des questions à poser, et le classement méthodique des réponses à recevoir.

Trois questions principales peuvent résumer l'interrogatoire.

A. — *Le sang est-il venu en dehors ou seulement au moment de la miction ?*

La réponse, que l'on exigera nette et précise, permettra de ne pas tomber dans deux causes d'erreurs. On sait, en effet, que l'hématurie est essentiellement constituée par l'apparition du sang pendant les mictions. Or, d'abord chez l'homme le sang peut prendre son origine dans l'urètre antérieur seul (chaudepisse cordée rompue) et s'écouler par le méat en dehors des mictions : c'est alors, non pas une hématurie, mais une *urétrorrhagie,* dont nous n'avons pas à nous occuper ici. Ensuite, chez la femme, le sang des règles peut, au moment des mictions, se mélanger à l'urine, et en imposer pour une hématurie qui n'existe pas. Il nous suffira d'avoir signalé ces deux causes d'erreur, pour n'avoir pas à y insister.

B. — *A la suite de quoi le malade a-t-il uriné du sang ?*

Y a-t-il eu, ou non, traumatisme ?

C'est ici qu'il faut savoir faire préciser bien exactement le malade, et contrôler, si possible, ses assertions, car, bien souvent, il aura tendance à toujours rapporter l'origine du sang à un traumatisme même éloigné.

Toutefois, consécutive à un traumatisme de la région lombaire, l'hématurie sera vraisemblement due à une contusion rénale. De même, à la suite d'une fracture du pubis, on peut observer l'hématurie due à la déchirure de l'urètre dans sa partie profonde.

Lorsque le malade a été sondé ou se sonde lui-même, et qu'il présente de l'hématurie, on peut songer à une faute de cathétérisme ou à une fausse route. De même, à la suite d'un cathétérisme trop complètement évacuateur chez un prostatique en rétention, on peut observer des hématuries provoquées par la décompression vésicale trop brusque.

La recherche de l'influence des mouvements sur l'hématurie est extrêmement importante. Lorsque le sang est apparu dans les urines après une course à pied, à cheval ou en voiture, et qu'il a disparu très rapidement sous l'influence du repos, on doit toujours penser à la présence d'un calcul. Ces signes de l'hématurie des calculeux, sont bien nets et bien caractéristiques.

Lorsque, au contraire, l'hématurie est apparue spontanément, sans cause apparente, à l'improviste et qu'elle n'est pas influencée par le repos, il y a alors lieu de redouter la présence d'une lésion organique (Néoplasme, Tuberculose). L'ensemble des constatations négatives signalées ici a, à ce point de vue, une grande valeur diagnostique.

Enfin, lorsque l'hématurie est survenue à la suite de crise douloureuse ayant le caractère de colique néphrétique, on devra penser que le sang vient du rein, et on pourra même désigner de quel rein il a son origine.

C. — *Quels sont les symptômes concomitants que présente le malade ?*

Lorsque le malade présente en même temps qu'une fièvre intense tous les signes d'une maladie infectieuse bien caractérisée, au cours de laquelle le « pissement de sang » n'est qu'un symptôme surajouté, il faudra penser aux hématuries qui se produisent au cours de la variole, de la scarlatine, de la rougeole, de la fièvre typhoïde, de la fièvre jaune.

Des hématuries peuvent aussi s'observer au cours des maladies toxiques ou dyscrasiques, telles que l'ictère grave, l'intoxication phosphorée, le purpura, la leucocythémie, et c'est dans ces cas que l'hématurie, négligeable en elle-même, revêt une signification pronostique extrêmement grave.

Dans ce même ordre d'idées, il faudra aussi penser à l'hématurie des hémophiliques, dont le diagnostic, le plus souvent fort difficile, se fera par les commémoratifs et la constatation de grandes plaques ecchymotiques.

Lorsque la présence, constatée auparavant, de l'albumine dans les urines, ou l'existence d'œdèmes ou d'accidents urémiques a éveillé le soupçon de néphrite, il faudra penser à la possibilité d'une néphrite aiguë, cantharidienne, érysipélateuse, pneumonique, etc., mais alors l'hématurie est le plus souvent de courte durée et de médiocre abondance.

La notion climatérique, les antécédents étiologiques, l'examen des urines pourront aussi faire penser à la possibilité des hématuries rencontrées dans les pays chauds et dues, soit à la filaire de Médine, soit au Distoma haematobium Bilharzi, soit au strongle. Les urines sont, dans ces cas, hématochyluriques, et la coloration blanche qu'elles présentent et qui est due à une émulsion huileuse disparaît par l'addition d'éther dans l'urine. L'élément essentiel du diagnostic, qui est le parasite pathogène de l'affection, sera recherché avec l'aide du microscope. Dans les cas de filaire, l'examen du sang devra aussi être pratiqué.

Les *douleurs* qu'accuse le malade en période hématurique seront analysées avec soin. La douleur, *à la fin de la miction,* surtout lorsqu'elle sera jointe à la fréquence des mictions et à l'hématurie terminale, constituera la triade symptomatique de la cystite, qui pourra permettre de localiser l'origine du sang dans la vessie. Encore faut-il que ces signes de cystite soient nés avant l'hématurie, ou peu de temps après elle ; car, lorsqu'ils se montrent tardivement, on doit toujours se demander si la vessie n'a pas été atteinte de lésions secondaires à une lésion rénale primitive.

Il convient de signaler enfin les douleurs provoquées par les mouvements et de signaler aussi celles accusées si fréquemment à l'extrémité de la verge, par les malades atteints de calcul vésical.

II. — *Examen des urines.*

Pour bien examiner les urines, on priera le malade d'uriner dans quatre verres différents, et l'on pourra alors observer les trois modalités suivantes :

a) L'urine est complètement rouge, depuis le début de la miction jusqu'à la fin. C'est l'*hématurie totale,* de laquelle il est difficile de rien inférer au point de vue de la provenance du sang.

b) Le sang n'apparaît qu'à la fin de la miction, au moment des dernières gouttes. C'est l'*hématurie terminale*, qui permet d'admettre la possibilité d'une lésion vésicale (cystite blennorrhagique ou tuberculeuse). Néanmoins, il peut se rencontrer des petites hématuries terminales, n'ayant leur origine que dans une lésion de l'urètre profond. Dans ce cas, le diagnostic se fera par l'absence des autres signes de cystite.

c) Le sang ne se montre qu'au début de la miction. C'est l'*hématurie initiale*, qui, lorsqu'elle n'est pas sous la dépendance de l'urétrorrhagie, est bien souvent due à une lésion prostatique. Elle peut néanmoins s'observer aussi dans les rétrécissements de l'urètre, compliqués de cystite.

Les caillots observés dans l'urine seront aussi étudiés, mais seuls sont importants et dignes d'intérêt ceux qui, en forme de ver de terre, reproduisent le moule de l'uretère et sont l'indice d'une hématurie d'origine rénale.

Enfin, l'examen des urines sera complété par la recherche du bacille de Koch et l'inoculation du dépôt centrifugé au cobaye. C'est de cette façon qu'on pourra dépister la tuberculose urinaire, d'un diagnostic souvent si difficile, du moins au début.

III. — *Examen physique du malade.*

La palpation devra se faire tout d'abord sur la vessie, par le *palper bimanuel*. Un doigt d'une main est introduit dans le rectum chez l'homme, dans le vagin chez la femme, pendant que l'autre main, placée à plat, déprime l'hypogastre. C'est de cette façon qu'on pourra apprécier les irrégularités et les différences de consistance dans l'épaisseur de la vessie, et qu'on pourra établir ainsi le diagnostic de néoplasme vésical.

Le *toucher rectal* permettra d'apprécier le volume de la prostate et de diagnostiquer parfois l'origine prostatique d'une hématurie. Le doigt qui perçoit une prostate dure, irrégulière, mamelonnée, augmentée de volume, établira le diagnostic de cancer de la prostate ou de carcinome prostato-pelvien.

La *palpation bimanuelle du rein* permettra d'apprécier soit des augmentations de volume de l'organe ou une douleur fixe dans l'angle costo-vertébral, et pourra déceler ainsi un néoplasme rénal producteur de l'hématurie.

Il y a parfois coïncidence, lorsqu'on parvient à percevoir en même temps une tumeur rénale et une tumeur vésicale. C'est dans ces cas qu'il faut savoir distinguer si l'une n'est pas la cause de l'autre, comme cela peut arriver lorsqu'une tumeur vésicale, siégeant au voisinage d'un orifice urétéral, détermine une distension mécanique secondaire de l'uretère, du bassinet et du rein.

La palpation devra s'étendre aussi plus loin ; elle permettra de reconnaître des lésions tuberculeuses des épididymes, lesquelles, jointes à des altérations similaires de la prostate et des vésicules séminales, indiqueront la nature tuberculeuse d'une hématurie en cause.

Enfin, la valeur diagnostique importante du varicocèle symptomatique d'un néoplasme rénal ne sera pas méconnue.

IV. — *Examen instrumental.*

On peut dire que c'est ce mode d'investigation qui, dans l'immense majorité des cas, permettra de poser, d'une manière absolument certaine, le diagnostic du siège de l'hématurie.

Cet examen instrumental devra être pratiqué méthodiquement.

Tout d'abord, l'exploration de l'urètre avec les *explorateurs à boule olivaire* permettra de reconnaître l'existence de certains rétrécissements qui, compliqués de cystite, pourront être l'origine d'hématuries.

Le cathétérisme de l'urètre avec une *sonde molle* donnera aussi de précieux renseignements. En effet, si, lorsque l'urine s'est écoulée, le sang apparaît nettement pur dans ses dernières gouttes, on est en droit de penser à une lésion vésicale ou prostatique. De même, si l'on pratique alors le lavage de la vessie avec de petites quantités d'eau boriquée, et que l'on constate nettement que le sang ne vient qu'au moment de l'évacuation des dernières gouttes, l'affirmation sera confirmée.

C'est au *cathéter métallique* que l'on devra avoir recours lorsqu'on a des présomptions en faveur d'un calcul vésical. Cet instrument montrera facilement, alors, l'origine de l'hématurie.

La *cystoscopie* est presque indispensable à faire dans tous les cas d'hématurie. C'est, en effet, ce mode d'exploration qui permettra de dire, d'une façon certaine, si l'origine de l'hématurie est vésicale, et due soit à un néoplasme vésical, soit à une cystite, soit à un petit calcul, ou bien si l'hématurie est rénale, car, dans ce dernier cas, on voit le liquide sanguin nettement sortir par un des orifices urétéraux. Cette cystoscopie pourra se faire avec le *cystoscope à prisme,* en garnissant au préalable la vessie avec un liquide transparent. Mais, avec cette méthode, il sera souvent difficile de pratiquer l'examen en pleine période hématurique, car le sang, arrivant en grande abondance, trouble complètement le liquide qui devrait rester transparent, et rend toute vision impossible. C'est dans ces cas qu'il y aura grand avantage à avoir recours au *cystoscope à vision directe* (voir plus haut, p. 188), instrument grâce auquel on peut voir directement dans la vessie, sans interposition ni de prisme, ni de liquide transparent.

Enfin, lorsqu'on soupçonnera l'origine rénale de l'hématurie, et qu'on désirera connaître non seulement quel est le rein qui saigne, mais, de plus, quel est le fonctionnement relatif de chacun des deux reins, c'est à la *séparation intra-vésicale des urines* qu'il faudra avoir recours. Cette méthode donnera, dans ce cas particulier, des résultats beaucoup supérieurs à ceux qu'on pourrait attendre soit de la cystoscopie simple, soit du cathétérisme urétéral unilatéral; en effet, dans ce dernier cas, non seulement la sonde qui est introduite dans l'uretère fait saigner ce conduit et croire à une hématurie qui n'existe pas, mais de plus, le sang qui, venu du rein, passe entre l'uretère et la sonde, peut, en venant se mélanger dans la vessie avec l'urine de l'autre rein, faire penser à une lésion bilatérale. C'est pour ces raisons que, pour affirmer une hématurie rénale unilatérale, l'emploi du séparateur paraît infiniment préférable.

Les résultats obtenus dans ces conditions, avec cet instrument, sont absolument typiques et caractéristiques; un tube d'urine rutilante indique le côté de l'hématurie; l'autre tube d'urine claire normale, montre le côté sain.

2° DIAGNOSTIC DE LA PYURIE

La pyurie est la présence du pus dans les urines. C'est un symptôme qui est extrêmement souvent observé et qu'il faut savoir analyser dans ses moindres détails.

Comme précédemment, à propos de l'hématurie, il convient de se demander:

1° L'urine contient-elle réellement du pus?

C'est ici qu'il est nécessaire de rappeler qu'il ne faut jamais s'en rapporter au dire des malades qui ne peuvent apprécier la réalité de ce symptôme. Il est donc nécessaire non seulement d'examiner l'urine trouble dans un verre, mais aussi d'avoir recours soit aux réactifs chimiques, soit à l'examen microscopique du dépôt centrifugé des urines, qui montrera la présence du pus.

C'est ainsi que seront éliminées certaines causes d'erreur. Parmi celles-ci il convient de signaler la spermatorrhée, qui vient souvent polluer les dernières gouttes d'urines, et la chylurie qui observée surtout dans les pays chauds est presque inconnue dans nos climats.

Une autre cause d'erreur réside dans la fermentation spontanée de l'urine. En effet l'urine est souvent troublée simplement par le fait de la fermentation qui s'opère dans le vase qui la contient. On doit donc avoir soin de ne jamais faire porter son examen que sur une urine fraîchement émise. Ce principe, qui doit être absolu, permettra d'éviter deux sortes de méprises regrettables :

L'une consistera en ce fait que les urines claires à l'émission ne se troublent qu'après refroidissement, ce qui indique qu'elles contiennent dans leur intérieur non pas du pus mais des urates en quantité anormale. La confirmation de cette constatation sera faite en chauffant ces urines : sous l'influence de la chaleur, les urines redeviendront claires.

L'autre méprise qui sera évitée en examinant les urines fraîchement émises proviendra de ce fait que parfois, au cours d'une maladie infectieuse, les urines se trouvent véhiculer des bactéries qui se développent ensuite dans les urines en produisant une boue bactérienne.

Enfin une dernière cause d'erreur consiste à méconnaître la présence de phosphates en excès dans les urines, car l'urine phosphaturique peut être facilement prise pour une urine purulente, et il est donc nécessaire de toujours penser à sa possibilité. L'erreur sera évitée en ayant soin d'ajouter une goutte d'acide acétique à l'urine supposée purulente : celle-ci sera clarifiée immédiatement s'il s'agit de phosphaturie et restera trouble si elle contient du pus.

2° Quels sont les caractères des urines purulentes ?

Les urines purulentes sont des *urines troubles*. Ce caractère peut passer complètement inaperçu si l'on ne regarde les urines que dans un vase : pour bien l'apprécier il faut regarder les urines par transparence dans un verre à expériences, ou dans une éprouvette graduée.

Au moment de leur émission les urines purulentes ont une teinte blanc sale uniforme dans toute leur étendue, mais lorsqu'elles sont laissées au repos, elles s'éclaircissent peu à peu et le liquide examiné se divise en deux couches : une inférieure qui constitue le dépôt, la supérieure qui représente l'urine.

Le dépôt est plus ou moins abondant, parfois il n'est constitué que par de simples filaments qui pour la plupart ont leur origine dans la muqueuse urétrale ou dans les glandes annexes de l'urètre ; d'autres fois il est constitué par des nuages floconneux restant en suspension sans s'agglomérer : presque toujours ceux-ci proviennent de la vessie, et sont l'indice de cystite légère.

D'autres fois, le dépôt est compact et homogène, il gagne le fond du verre où il forme une couche épaisse et crémeuse ; son origine est alors presque toujours rénale.

Enfin parfois le dépôt est visqueux, épais, glaireux, adhérent aux parois du vase : il a souvent alors une origine vésicale.

L'urine placée au-dessus du dépôt peut revêtir deux aspects principaux suivant qu'elle est claire ou trouble.

Si après le repos les urines qui surnagent sont claires, on peut penser que le pus a son origine dans la vessie, la prostate ou l'urètre.

Si au contraire le liquide qui surnage reste trouble, il y a bien des chances pour que l'origine du pus soit au rein.

3° A quoi est due la présence du pus dans les urines ?

Il peut prendre son origine dans l'urètre, la prostate, les reins ou la vessie.

a) Lorsqu'il existe des *filaments* dans l'urine, presque toujours il faut incriminer une origine urétrale.

La manière de distinguer si les filaments viennent de l'urètre antérieur ou de l'urètre postérieur, et leur différenciation a été étudiée dans la première partie de ce livre (voir p. 11).

b) Lorsque le pus est *très abondant* dans l'urine formant un dépôt considérable, épais et dense dans le fond du verre où il se dépose, on peut conclure que le pus vient du rein et traduit l'existence d'une pyonéphrose évoluant depuis plusieurs années.

De même aussi lorsque le pus apparaît dans l'urine d'une manière *intermittente*. En effet lorsqu'un malade rend des urines tantôt limpides, tantôt troubles, on peut penser à l'origine rénale de la pyurie. Ce principe est cependant loin d'être absolu, car lorsqu'un abcès périvésical vient s'ouvrir dans la vessie, comme cela se rencontre au cours de l'évolution de certaines salpingites, il y a tantôt urines claires, et tantôt pyurie.

De même le pus peut encore avoir son origine intermittente dans un abcès d'origine appendiculaire, ou encore, ainsi que j'ai eu l'occasion de l'observer une fois, dans un abcès venu d'un mal de Pott lombaire.

Les autres signes permettant de préciser l'origine rénale du pus ne seront pas négligés, telle, par exemple : l'*exploration de l'uretère* qui du côté malade est augmenté de volume, boursouflé, douloureux à sa terminaison vésicale, la *cystoscopie* qui montrera une inégalité ou un aspect dissemblable entre les deux orifices urétéraux; enfin, la *séparation des urines* qui dans les cas de pyurie rénale unilatérale permettra de constater d'un côté, de l'urine trouble purulente et de l'autre côté de l'urine claire.

c) Lorsque le pus vient de la vessie le dépôt est presque toujours constant et peu épais. Il existe aussi des signes de douleur vésicale à la palpation et à la distension.

Les antécédents et l'interrogatoire du malade permettront de reconnaître si la cystite a pris son origine soit à la suite d'un cathétérisme fait sans suffisantes précautions antiseptiques, soit à la suite d'une blennorrhagie, soit après l'introduction de corps étrangers dans la vessie, soit à la suite de développement de calculs de la vessie, soit enfin chez les prostatiques qui en rétention incomplète sont atteints de cystite chronique.

On devra aussi penser aux cystites survenues à la suite d'inflammations d'organes de voisinage qui sont si fréquentes chez la femme.

La cystoscopie permettra enfin de constater directement les lésions de cystites.

CHAPITRE III

DE LA NÉCESSITÉ DE RECUEILLIR SÉPARÉMENT L'URINE DES DEUX REINS

La dualité des glandes rénales commande la nécessité d'une analyse double, et la légitimité de la séparation des urines semble devoir être acceptée aujourd'hui universellement.

Ce principe de la nécessité de recueillir séparément l'urine des deux reins pour connaître le fonctionnement rénal qui paraît simple et courant aujourd'hui, a été cependant long à se faire adopter. En France il a été surtout défendu par le Pr Albarran qui pour le faire triompher a eu à soutenir pour lui des luttes retentissantes depuis 1897. Ce sont les efforts persévérants du Pr Albarran qui ont contribué à imposer à tous, cette notion importante.

Il est, en effet, certain qu'il est impossible d'être renseigné sur le fonctionnement rénal si l'on s'adresse uniquement soit aux *symptômes cliniques seuls*, soit à l'*examen de l'urine globale des deux reins*. Ces deux paragraphes seront étudiés ici séparément.

I. INSUFFISANCE DE L'EXAMEN PORTANT SUR LES SYMPTOMES CLINIQUES

Dans le chapitre précédent nous avons vu la part prépondérante que devait avoir la « Clinique » dans le diagnostic des maladies du rein. Mais si importante que soit cette part, elle est cependant limitée ; et la nécessité de recueillir séparément l'urine des deux reins s'impose formellement aujourd'hui, non seulement pour faire le diagnostic d'une lésion rénale, mais encore et surtout, lorsqu'une intervention chirurgicale paraît indiquée sur un rein, pour s'assurer de l'intégrité fonctionnelle du rein supposé sain[1].

Si, en effet, les *symptômes cliniques* permettent parfois à eux seuls de faire le diagnostic d'un rein malade, il n'en est pas moins vrai que :

1° Quelquefois, ils sont absolument muets et ne donnent aucun renseignement utile ;

2° D'autres fois, même, ils induisent complètement en erreur : plusieurs observations publiées[2] en sont une preuve convaincante. Ainsi, dans un cas cité plus loin page 347, tous les signes cliniques indiquaient *le rein droit* à la néphrectomie — alors que, tout au contraire, le séparateur avait démontré que ce rein droit était le seul rein bon. — La néphrectomie du *rein gauche* démontra la complète insuffisance fonctionnelle de celui-ci, et fit comprendre le danger qu'il y aurait eu, à ne se baser que sur la clinique ;

3° Enfin, jamais les symptômes cliniques ne pourront renseigner sûrement sur l'intégrité de l'autre rein, ce qui est capital, lorsqu'il s'agit de poser les indications d'une néphrectomie.

Quand on lit des observations où des chirurgiens, ayant pratiqué une néphrectomie, ont vu le malade mourir vingt-quatre ou quarante-huit heures après, s'apercevant alors seulement, mais un peu tard, soit que leur malade n'avait

1. Consulter à ce sujet, la remarquable thèse de Gosset : *Étude sur les Pyonéphroses*. Paris, Steinheil, 1900.

2. Luys. *La séparation de l'urine des deux reins*. Paris, Masson, 1903, Obs. 28, 36, 73.

qu'un rein, soit plus couramment, que le rein qu'ils ont laissé avait un fonctionnement insuffisant, on est alors réellement frappé de ce fait que la séparation des urines a un intérêt capital et non pas seulement un intérêt de simple curiosité comme le pense M. Bazy [1].

En effet, dans une intéressante statistique publiée par le Dr V. Schmieden [2], où l'auteur a réuni 1 118 cas de néphrectomie, on peut voir que sur les 301 cas de mort qui suivit l'opération, *56 fois* le décès survint par anurie, ou par urémie, conséquence de l'absence où de la maladie de l'autre rein. Dans ce même travail, est aussi publiée la statistique de 92 néphrectomies faites par le Pr Schede (de Bonn), dans laquelle on peut voir qu'une fois (cas 38), la mort est survenue par urémie, parce qu'il n'existait qu'un seul rein (celui qui avait été enlevé). Dans l'autre cas (cas 77), il y eut aussi mort par urémie, le rein qui avait été respecté étant rempli d'abcès miliaires.

L'auteur ajoute qu'après le choc opératoire, c'est le mauvais fonctionnement du rein respecté, supposé sain, qui entraîne le plus souvent la mort après la néphrectomie.

Le fait suivant est aussi bien caractéristique :

« Dans l'une des discussions qui ont eu lieu à la Soc. Hopkins Hosp. med. Soc. (17 décembre 1894), Welch raconte une courte et saisissante histoire : on lui apporta un jour à son laboratoire le rein d'une jeune fille sur laquelle on venait de pratiquer la néphrectomie. L'organe avait une forme et des dimensions anormales qui lui inspirèrent quelques soupçons, et lui laissèrent, dit-il, l'impression d'un rein unique. La mort de la malade survenue

1. M. Bazy pense, en effet, que les symptômes cliniques seuls peuvent absolument suffire et il dit dans la *Presse médicale* du 30 décembre 1903, p. 894 : « Je dois ajouter que le plus souvent, la séparation n'a qu'un intérêt de curiosité, qui ne suffit pas pour en justifier l'emploi. »

2. Dr V. Schmieden, Die Erfolge der Nierenchirurgie, in *Deutsche Zeitschrift für Chirurgie*. Leipzig, janvier 1902, p. 205.

en quelques jours corrobora ses méfiances et l'autopsie les confirma pleinement[1]. »

Le Dr Rafin, de Lyon, a publié[2] des observations de décès survenus à la suite de néphrectomies pratiquées alors que la valeur fonctionnelle de chacun des deux reins n'avait pu être suffisamment établie.

Dans un cas (observation IX), l'épreuve du bleu de méthylène avait paru favorable, la néphrectomie du rein gauche avait été pratiquée parce qu'à la palpation ce rein gauche seul était volumineux alors que le droit était inaccessible à la palpation. L'autopsie montra que les lésions rénales étaient bilatérales.

Dans un autre cas, dit le Dr Rafin (observation XVII), « la vessie très intolérante rendait impossible toute tentative de séparation ou de cathétérisme de l'uretère. La malade se plaignait du rein droit, lequel était très nettement augmenté de volume ; à gauche, au contraire, elle n'avait jamais souffert. A l'examen le rein gauche était à peine augmenté de volume, comme s'il se fût agi d'un rein légèrement hypertrophié par compensation et facile à percevoir à travers les parois abdominales dépressibles. La néphrectomie droite parut indiquée et fut pratiquée. Cette femme reste anurique pendant 6 jours. En ce moment, et en présence d'une situation qui malgré l'état d'euphorisme de la malade justifiait les plus grandes inquiétudes, je mis à nu et incisai le rein gauche : il était totalement remplacé par une masse caséeuse. Il serait difficile de trouver un exemple justifiant plus éloquemment toutes les tentatives pour obtenir des notions précises sur la valeur séparée de chaque rein, soit par le cathétérisme urétéral, soit par la séparation endo-vésicale. »

1. Koucheff. *Thèse,* Montpellier, 1903, p. 47.

2. Rafin. La néphrectomie dans la tuberculose rénale. *Lyon médical,* nos des 19 et 26 mars 1905, in tirage à part, p. 12.

De même, Hartmann a publié à la Société de chirurgie un cas de pyurie rénale droite diagnostiquée par la séparation des urines. Dans ce cas, la séparation des urines avait seule permis d'affirmer une lésion du rein droit, laquelle n'avait pu être soupçonnée auparavant. Il concluait ainsi :

« Nous ne croyons pas devoir insister plus longuement sur cette observation qui montre une fois de plus ce que nous répétons depuis des années, qu'il est nécessaire de faire des examens directs de l'urine isolée de chacun des deux reins, et de ne pas s'en tenir aux données de la vieille clinique, qui, si elle conserve tous ses droits, ne permet cependant pas d'arriver à la précision diagnostique que nous pouvons obtenir avec nos moyens d'investigation actuels[1]. »

Je citerai encore l'intéressante et instructive observation suivante qui a été recueillie par le Dr Canonne, Assistant du Dr Monprofit (d'Angers), et que son auteur a bien voulu m'adresser :

Observation de séparation endo-vésicale des urines à l'aide du séparateur de Luys. Due à l'obligeance du Dr Canonne, assistant du Dr Monprofit (d'Angers).

Au mois de février 1905, sur les indications du Dr Monprofit, nous avons eu l'occasion de pratiquer la séparation endo-vésicale des urines chez une malade du Dr Baudouin, de Tours.

Il s'agissait d'une femme de 35 à 40 ans qui présentait depuis quelques mois des symptômes de pyélo-néphrite — émissions indolores d'urines purulentes, douleurs lombaires, accès fébriles, etc. — Le diagnostic était d'ailleurs confirmé par le palper, qui révélait l'existence d'un rein droit augmenté de volume, légèrement prolabé et sensible à la pression.

La question de l'intervention fut posée, et le Dr Monprofit, con-

1. *Bull. et Mém. de Société de chirurgie* du 13 mars 1906, p. 279.

sulté, fut, en principe, d'avis d'intervenir; mais, afin de s'assurer de l'origine rénale du pus constaté dans l'urine, et surtout pour être fixé sur l'état du rein gauche supposé sain, il réclama la division des urines.

L'appareil choisi fut le séparateur du Dr Luys.

Les précautions de désinfection étant prises, la vessie est vidée, puis lavée plusieurs fois à l'eau boriquée. L'urine recueillie par le cathétérisme est trouble, purulente, et de coloration blanchâtre. Le liquide du lavage ressort à peu près clair.

Le séparateur est introduit, et, à la stupéfaction générale, on voit que le liquide émis par le rein droit a la coloration et la limpidité de l'urine normale, tandis que le liquide émis par le rein gauche est trouble, d'un blanc laiteux, et franchement purulent. Étonné d'un semblable résultat, diamétralement opposé aux données de la clinique, l'un des assistants fut d'avis de recommencer l'expérience. L'instrument fut donc retiré, la vessie lavée et vidée de nouveau, et le séparateur remis en place. Même résultat que précédemment. Il n'y avait donc plus de doute : le rein malade était le rein gauche indolore et à peine perceptible au palper, tandis que le rein sain était le rein hypertrophié et douloureux.

Quelques jours après, la néphrectomie pratiquée à gauche par le Dr Monprofit confirmait pleinement les données du séparateur. Le rein gauche enlevé était un rein tuberculeux, farci de cavernes, et dont le parenchyme était presque totalement détruit.

La convalescence fut rapide. Dès le lendemain de l'intervention le pus disparaissait des urines. L'état général ne tarda pas à s'améliorer et des nouvelles récentes de cette opérée (l'intervention remonte aujourd'hui à 17 mois) nous permettent de croire à une guérison définitive.

Si l'on n'avait pas eu le soin de pratiquer la division des urines, on aurait certainement opéré à droite; et, grâce au séparateur, une erreur de diagnostic a pu être évitée, erreur qui dans la circonstance aurait eu des conséquences particulièrement graves.

Enfin, une dernière observation, bien caractéristique, démontrera l'insuffisance des symptômes cliniques et l'importance capitale de la séparation des urines.

Tuberculose rénale gauche méconnue, démontrée par la séparation des urines. — Une femme de trente-sept ans, était entrée à l'hôpital Tenon, service du Dr Achard, salle Magendie, n° 19, le 10 septembre 1902, pour pyurie.

Deux ans auparavant, elle avait eu une hématurie survenue brusquement pendant la nuit et ne s'étant pas reproduite pendant un an et demi.

En février 1902, une nouvelle hématurie avait fait place bientôt à

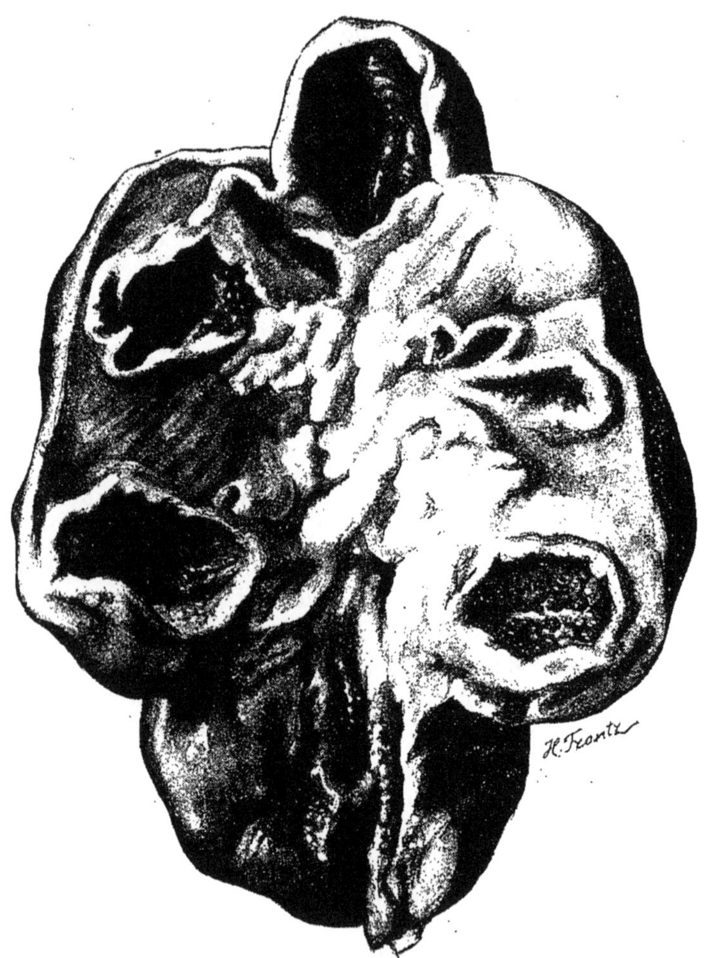

Fig. 130. — Tuberculose rénale gauche.

des urines troubles. Un chirurgien consulté à cette époque, avait proposé l'ablation du *rein droit*.

Examen : La température est de 39 degrés à son entrée. La malade se plaint de vertiges, céphalée, anorexie.

L'examen des reins donne les renseignements suivants : Le rein droit est volumineux, et est senti par le palper bimanuel, mais il n'est pas douloureux.

Le rein gauche n'est pas senti, la pression n'est pas douloureuse dans la région rénale gauche.

Les urines contiennent du pus et de l'albumine : des mictions troubles alternent avec des mictions normales.

Fréquence : La malade urine toutes les heures.

La capacité vésicale est de 50 à 60 grammes.

Le 9 octobre 1902 j'applique mon Séparateur. L'appareil reste en place cinquante et une minutes. Une injection sous-cutanée de bleu de méthylène a été faite une heure avant la séparation.

Le résultat est le suivant :

Tube droit : Urine claire, nettement teintée en bleu.

Tube gauche : Urine trouble presque pas teintée.

L'analyse chimique faite par le M. le Dr Achard donne :

	TUBE DROIT	TUBE GAUCHE
Quantité.	7cc,5	6cc,75
Densité.	1 015	1 008
Urée.	13gr,50	1gr,31
Chlorures.	6 grammes.	7gr,50
Bleu.	12 milligr.	Néant.
Albumine.	Néant.	Existe.

En présence d'un tel résultat qui indiquait clairement le mauvais fonctionnement du rein gauche, M. le Dr Achard envoie la malade à l'hôpital Lariboisière.

Là une nouvelle application du Séparateur faite le 3 novembre 1902, par moi-même, donne les résultats suivants :

	REIN DROIT	REIN GAUCHE	VESSIE
Quantité fournie dans le même temps. .	46 cent. cubes.	6 cent. cubes.	»
Couleur.	Bleu.	Incolore.	Bleu pâle.
Urée.	18gr,91	1gr,28	15gr,37.
Chlorures.. . . .	9gr,50	2gr,37	9gr,50.
Albumine.. . . .	Présence.	Présence.	Présence.
Dépôt	Hématies.	Hématies ; leucocytes ; cylindres granul.	Hématies ; leucocytes ; cylindres granul.

Ces résultats confirmaient donc absolument ceux obtenus à l'hôpital Tenon.

Aussi le 10 novembre 1902, M. le Dr Hartmann pratiquait la néphrectomie lombaire gauche. Le rein gauche enlevé était converti en une série de cavités kystiques les unes à parois minces, à contenu séreux, les autres à parois tomenteuses, et à contenu très purulent. Toutes semblent indépendantes du bassinet, qui est petit, entouré de graisse scléreuse avec une muqueuse tomenteuse (Voir fig. 130).

La malade, revue le 3 janvier 1903, était en bon état.

On peut donc voir par tous ces exemples combien il importe absolument, que le diagnostic de présomption fourni par la palpation du rein et par les symptômes objectifs ou subjectifs d'une affection rénale, soit précisé et confirmé par les méthodes d'exploration de la fonction urinaire.

INSUFFISANCE DE L'EXAMEN PORTANT SUR L'ÉTUDE DE L'URINE GLOBALE DES DEUX REINS

Tous les examens pratiqués sur l'urine totale des deux reins mélangée dans la vessie, ne peuvent donner que des résultats imparfaits, pour apprécier le fonctionnement de chaque rein pris en particulier.

S'il suffit *au point de vue médical pur,* de déceler l'insuffisance rénale par l'examen de l'urine globale des deux reins, *au point de vue chirurgical* qui envisage surtout des lésions unilatérales, ce mode d'investigation est notoirement insuffisant ; et c'est sur l'étude du travail fourni par chaque rein en particulier, que doit être assise la base d'une intervention chirurgicale.

Parmi les examens qui peuvent être pratiqués sur l'urine globale des deux reins, les principaux sont : la quantité d'urine, la densité, la composition chimique, la cryoscopie, la toxicité urinaire, et les éliminations provoquées. Parmi ces méthodes, les deux premières sont sujettes à subir des variations considérables, si bien qu'il est impossible d'inférer de leur étude un résultat précis. Elles seront seulement indiquées ici ; les autres seront examinées successivement.

1° Composition chimique des urines.

La composition chimique des urines totales est incapable de montrer si un ou les deux reins sont malades, et peut même induire dans de graves erreurs.

En effet, cette méthode peut indiquer tout d'abord que *l'élimination rénale est insuffisante lorsqu'un seul rein est malade,* soit que le rein sain ne présente pas d'hypertrophie compensatrice, ce qui est fréquent, soit que ce même rein sain subisse, par action réflexe, le retentissement du mauvais fonctionnement de son congénère, soit qu'enfin, par le fait du mauvais état général du malade, l'élimination urinaire soit profondément troublée.

D'autre part, l'étude de la composition chimique des urines totales peut aussi montrer que *la fonction urinaire se fait normalement, alors qu'en réalité, les deux reins sont altérés.*

Dans ce dernier cas, en effet, il peut subsister dans chacun des reins malades, une certaine quantité de parenchyme sain, capable de fonctionner. Il peut aussi se trouver dans un seul des deux reins, une assez grande portion de parenchyme sain ou en état d'hypertrophie compensatrice.

Enfin, les constatations précédentes peuvent avoir lieu lorsqu'il n'existe qu'un rein unique.

2° La cryoscopie.

La cryoscopie a pour but d'évaluer la quantité exacte des substances dissoutes, contenues dans l'urine ; cette évaluation s'obtient par la détermination du point de congélation de l'urine ou point Δ. Normalement le point Δ urinaire normal est compris entre — 1,30 et — 2,20. Cette méthode est également susceptible de subir des variations tellement considérables dans l'étude des urines globales des deux reins, qu'il n'est guère possible de tirer de son étude des conclusions importantes. Cependant, si l'on a soin, ainsi que l'ont indiqué Claude et Balthazar, de tenir compte, non seulement du point cryoscopique, mais surtout du rapport qui existe entre la quantité d'urine émise en 24 heures et le poids de l'individu, on acquiert alors des notions plus exactes. La formule établie par Claude et Balthazar, schématisée par la formule $\frac{\Delta V}{P}$, indique donc la teneur de l'urine en matériaux extractifs, en rapport avec la quantité d'urine émise, et le nombre de kilogrammes de l'individu. Dans cette formule, V représente le volume des urines en 24 heures, et P le poids de l'individu.

3° La toxicité urinaire.

La recherche de la toxicité urinaire (méthode de de Bouchard) présente des difficultés techniques assez considérables, car, dans les urines infectées, les toxines produites par les microbes s'ajoutent à la toxicité urinaire vraie. De telle sorte que cet examen perd, au point de vue chirurgical, une partie de sa valeur.

D'ailleurs, ces deux dernières méthodes de la cryoscopie et de la toxicité urinaire fussent-elles parfaites, ne pourraient en aucune façon donner une indication réelle sur la valeur respective de chaque rein.

4° Méthode des éliminations provoquées.

La méthode des éliminations provoquées a été considérée par quelques auteurs comme devant donner les renseignements les plus précis sur les maladies chirurgicales des reins.

Elle consiste essentiellement à injecter sous la peau ou à faire prendre par la bouche, une certaine quantité de matière colorante ou d'un médicament déterminé, puis à constater et à doser la matière colorante ou le médicament choisi quelque temps après leur élimination par les urines.

Parmi les médicaments qui ont été préconisés, il convient de signaler l'iodure de potassium (Desprez, Bard et Bonnet) où le salicylate de soude (Pugnat et Revilliod) ou la phloridzine (Achard et Delamare)[1].

Parmi les matières colorantes, les plus employées sont : la fuchsine (Bouchard), la rosaniline (Lépine), le bleu de méthylène (Achard et Castaigne), le carmin d'indigo (Voelcker et Joseph).

B. Élimination des médicaments.

Epreuve de l'iodure de potassium. — La technique de cette épreuve, qui a été réglée par Desprez, consiste à pratiquer une injection sous-cutanée de 4 centigrammes d'iodure de potassium, et à déterminer ensuite la quantité d'iode éliminée dans les 24 premières heures. Normalement, il s'élimine dans les premières 24 heures, de 18 à 29 milligrammes d'iodure. Quand les reins sont malades, la quantité d'iodure éliminée, est beaucoup diminuée.

Epreuve du salicylate de soude. — Pour pratiquer cette méthode, il convient de faire une injection sous-cutanée d'un centimètre cube d'une solution de salicylate de soude à 30 pour 100. A l'état normal, l'élimination par les

1. Achard et Delamare. *Bulletin de la Société médicale des Hôpitaux*, 1899. page 381.

Delamare : *La Glycosurie phloridzique, Thèse*. Paris, 1877.

urines commence un quart d'heure après l'injection, et se prolonge de 8 à 12 heures après. La quantité éliminée varie pendant ce temps, de 3 à 15 centigrammes. L'élimination est moindre à l'état pathologique.

Epreuve de la phloridzine. — L'épreuve de la phloridzine est basée sur ce fait, découvert par Von Mering, que l'ingestion de cette substance détermine de la glycosurie. La technique en est la suivante d'après Achard et Delamare. On commence d'abord par s'assurer que l'urine du malade ne contient pas de sucre, puis on pratique ensuite une injection sous-cutanée de un centimètre cube d'une solution stérilisée de phloridzine à 1 pour 200, ce qui fait que la dose injectée est de 5 milligrammes de phloridzine. Chez les sujets sains, le sucre apparaît dans l'urine au bout d'une demi-heure, et la glycosurie dure de 2 à 4 heures. Pendant ce temps, la quantité de sucre éliminée varie de 1 à 2 grammes. Lorsque les reins sont malades, la quantité de sucre éliminée est, sinon nulle, du moins extrêmement diminuée.

Le Pr Albarran estimant que d'après cette technique, la dose de phloridzine injectée est insuffisante, a conseillé d'injecter 4 centimètres cubes de la solution précédente, ce qui porte à 2 centigrammes la dose totale injectée.

B. Elimination des matières colorantes.

Épreuve de la fuchsine. — La fuchsine a été employée par M. le Pr Bouchard ; la substance colorante était administrée par la bouche en pilules et les urines colorées étaient ensuite recueillies à part, au moment de chaque miction.

Epreuve de la rosaniline. — Cette épreuve est basée sur ce fait, mis en valeur par le Pr Lépine (de Lyon), que l'injection de rosaniline donne aux urines une coloration rosée. La technique en est la suivante : on injecte sous la peau, 1 centimètre cube d'une solution stérilisée de rosaniline à 1 pour 100. Normalement, la coloration rosée de l'urine apparaît une demi-heure après l'injection, et se continue pendant 24 heures.

Epreuve du bleu de méthylène. — Achard et Castaigne ont, les premiers, bien étudié le mode d'élimination du bleu de méthylène par les urines, et ont montré quel parti important on pouvait en tirer pour le diagnostic des maladies des reins.

Pour pratiquer cet examen, on injecte en plein dans les muscles de la fesse, 1 centimètre cube d'une solution stérilisée de bleu de méthylène à 5 pour 100, c'est-à-dire que la quantité de bleu injectée correspond à 5 centigrammes.

A l'état normal, les urines commencent à être teintées une demi-heure après l'injection. La coloration devient plus foncée et atteint son maximum d'intensité de 3 à 4 heures après l'injection. Elle diminue ensuite, peu à peu, mais se prolonge en général pendant 40 ou 50 heures.

Parfois l'élimination du bleu ne se fait pas sous la forme de bleu proprement dit, mais bien seulement sous la forme de chromogène. C'est dans ces conditions que pour faire apparaître dans l'urine la coloration bleu caractéristique, il convient d'ajouter à celle-ci quelques gouttes d'acide acétique, et de chauffer légèrement.

Lorsque les reins sont malades, plusieurs particularités sont à noter dans l'élimination du bleu, parmi lesquelles il faut signaler le retard dans l'apparition du bleu, une diminution dans la quantité du bleu éliminée et enfin une prolongation plus ou moins considérable de la durée de l'élimination.

Epreuve du carmin d'indigo. — Voelcker et Joseph ayant remarqué l'inconvénient que présentait l'épreuve du bleu de méthylène, qui tantôt s'éliminait sous forme de bleu, et tantôt ne se formait que sous la forme de chromogène, ont proposé de substituer à ce dernier, une substance plus fixe, plus constante dans son élimination, qui est le carmin d'indigo.

La technique de cette épreuve est la suivante d'après les auteurs :

« On devra préparer toujours la solution extemporanément, avec une petite cuillère qui contient juste $0^{gr},40$ centigrammes d'indigo carmin : on mesure ainsi la substance. On la dissout dans 10 centimètres cubes de sérum physiologique, et on injecte quatre centimètres cubes de cette solution tiède à 4 pour 100, dans les muscles.

Il ne s'agit pas là, à vrai dire, d'une solution, mais d'une mise en suspension, qu'on devra secouer de telle façon que les fins corpuscules de matière colorante soient tellement pulvérisés, qu'ils puissent passer facilement par les plus fines canules des aiguilles à injection. La douleur n'est pas appréciable quand on pratique lentement l'injection. »

La coloration bleue des urines apparaît 10 minutes après l'injection, et dure de 2 à 5 heures. L'intensité de la sécrétion dépend de l'état de santé du rein, et l'on peut de cette manière, savoir si la fonction rénale est bonne ou mauvaise[1].

Cette méthode de Vœlcker et Joseph a le grand avantage de fournir des renseignements d'une manière très rapide — aussi est-elle précieuse à employer lorsqu'on veut étudier la perméabilité de chaque rein à la matière colorante — comme c'est le cas lorsqu'on combine l'élimination provoquée avec la séparation des urines.

Critique de la méthode des éliminations provoquées.

Quoi qu'il en soit de ces méthodes des éliminations pro-

1. Voelcker et Joseph. Fonkzionnelle Nieren diagnostick, *Munchener Med. Woschenschrift*. 1903, nº 48.

voquées, on peut dire qu'elles ne permettent pas de donner de certitude sur l'unilatéralité ou la bilatéralité des lésions rénales et qu'elles ne peuvent fournir au chirurgien aucune indication vraiment utile.

Pour ne parler que de l'épreuve du bleu de méthylène, qui est la plus couramment employée, il sera aisé de démontrer que non seulement elle ne sera d'aucun secours pour le diagnostic mais que, même, elle pourra faire commettre de grossières erreurs. On sait qu'on doit ici tenir compte de la durée, de la forme (chromogène ou bleu), de la quantité (dosage), et de la marche de l'élimination du bleu. Si l'élimination est mauvaise, on peut, il est vrai, penser que le fonctionnement rénal est défectueux, mais si l'élimination est bonne, on ne peut pas affirmer que les reins sont normaux.

M. Bazy avait posé, en effet, en principe, que l'absence d'une élimination normale contre-indiquait la néphrectomie du rein malade, et que la constatation de cette élimination normale indiquait l'intégrité du rein du côté opposé supposé sain [1]. Il disait à la Société de chirurgie, le 5 mars 1902 : « Le meilleur moyen de savoir si l'autre rein est sain, c'est de faire une piqûre de bleu de méthylène. Si la réponse est favorable, c'est que le rein est sain [2]. »

Or, dans l'observation suivante [3], on pourra voir que tandis que le diagnostic d'une tuberculose rénale droite semblait rationnel, que l'élimination du bleu se faisait normalement, et que d'après les règles posées par M. Bazy on aurait dû enlever le rein droit, le séparateur Luys avait montré que, bien au contraire, c'était le rein droit qui assurait toute la dépuration urinaire, et que c'était le rein gauche qui n'avait aucune valeur fonctionnelle. La

1. *Bull. et Mém. Soc. de chir.*, 14 octobre 1902, p. 947.

2. *Bull. et Mém. Soc. de chir.*, 11 mars 1902, p. 301.

3. In Luys. *La séparation de l'urine des deux reins.* Paris, Masson, 1903, Obs. 28.

néphrectomie du rein gauche vint peu après confirmer les données du séparateur en montrant que le rein gauche avait anatomiquement presque complètement disparu. Voici cette observation :

Signes cliniques de tuberculose urinaire (vessie et rein droit). Elimination du bleu de méthylène normale. Le séparateur Luys montre une absence à peu près complète du fonctionnement du rein gauche. Néphrectomie de ce côté : atrophie rénale complète. — M... D..., femme de vingt-huit ans, est soignée, par le Dr Achard, pour une tuberculose urinaire.

Cette malade qui a eu, à l'âge de quatorze ans, des ganglions suppurés au cou, se plaint depuis deux mois de douleurs dans le rein droit et de symptômes de cystite (fréquence et douleurs dans les besoins). Les urines contiennent du pus et des bacilles tuberculeux. Le rein droit est manifestement augmenté et douloureux, on ne sent pas le rein gauche. Tout fait donc penser à une tuberculose urinaire à point de départ dans le rein droit. Après injection sous-cutanée de bleu de méthylène, M. Dr Achard constate que l'élimination se fait normalement.

On pouvait donc être tenté de pratiquer l'ablation du rein droit. Mais auparavant, je fus appelé à appliquer, le 25 juillet 1902, mon Séparateur, et, contrairement à ce que l'on prévoyait, on fit les constatations suivantes :

URINE DU REIN DROIT

	1re PRISE	2e PRISE	3e PRISE
Temps.	8 minutes.	8 minutes.	10 minutes.
Volume.	21 cent. cubes.	21 cent. cubes.	23 cent. cubes.
Urée, par litre.	5gr,06	5gr,06	6gr,04
Chlorures par litre. . . .	2 85	3 16	3 15
Bleu par litre..	0 00713	0 0057	0 009

URINE DU REIN GAUCHE

Volume pendant les 26 minutes.	3 cent. cubes seulement.
Urée, par litre.	0gr,03
Chlorures, par litre.	2gr.
Pas de bleu. Chromogène seulement, non dosé.	

URINE VÉSICALE

Urée, par litre.	5gr,16
Chlorures, par litre.	2 16
Bleu, par litre..	0 008

L'urine du rein gauche est un peu plus louche que celle du rein droit qui est claire.

Le 10 août 1902, on refait une nouvelle injection de bleu dont l'élimination est de nouveau normale.

Le 14 août, après injection de bleu, j'applique une seconde fois mon Séparateur pendant quarante-cinq minutes, afin de voir si les résultats sont bien les mêmes que ceux du premier examen. On obtient :

	REIN DROIT	REIN GAUCHE	VESSIE
Volume.	106 cent. cubes	5cc,2	»
Urée, par litre.	6gr,40	1gr,28	5gr,76
Chlorures, par litre. . . .	4 91	2 04	4 45
Bleu, par litre.	Présence.	Pas de bleu, ni de chromogène.	Présence.

Dans ces conditions, et après cette double application du Séparateur, il semble évident que, contrairement à ce que faisait prévoir l'examen clinique, le travail est fait presque entièrement par le rein droit. Aussi, bien qu'on ne pût rien sentir par le palper de ce côté, M. Lecène, interne du service, fait la néphrectomie gauche, le 30 août 1902.

Le rein, très difficile à trouver, était atrophié à un degré extrême, il ne mesurait que le volume d'une noix (Voir fig. 131).

L'hémostase fut réalisée par l'application d'un catgut ; l'artère rénale présentait un calibre des plus réduits, l'uretère fut lié à part.

La guérison opératoire se fit sans incidents, mais la malade se trouve naturellement dans le même état qu'avant l'intervention.

Examen histologique du rein enlevé par M. Lecène : Les coupes ont porté sur plusieurs points :

a) Au niveau des parties du rein atrophié.

b) Au point où il restait un îlot de parenchyme rénal d'apparence normale.

c) Sur l'uretère.

En (*a*), le parenchyme rénal est transformé en un tissu conjonctif dense, parsemé de petites cavités kystiques revêtues d'épithélium cubique et contenant souvent à leur intérieur des groupes de substance colloïde (dégénérescences microkystiques du rein) ; on ne trouve plus de glomérules de Malpighi.

En (*b*), le parenchyme rénal est beaucoup mieux conservé, les tubes contournés, les glomérules, les tubes de Bellini sont bien reconnaissables, et, par endroits, tout à fait normaux ; mais, par places, il existe une infiltration embryonnaire abondante entre les tubes : de plus, les tubes collecteurs sont dilatés, et l'infiltration embryonnaire est plus marquée quand on se rapproche de l'extrémité libre de la pyramide.

En (*c*), on voit que la muqueuse de l'uretère est atteinte d'une

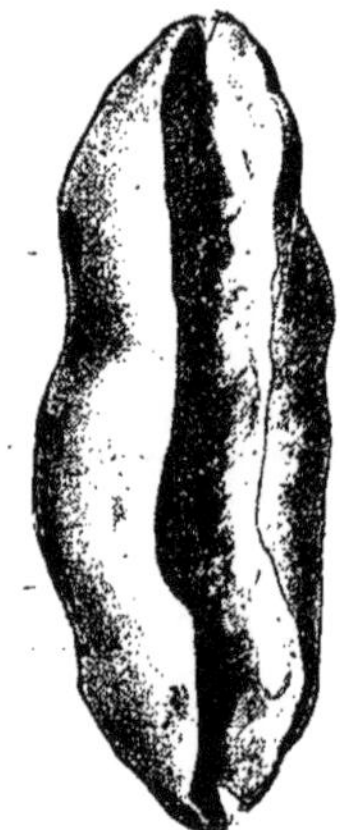

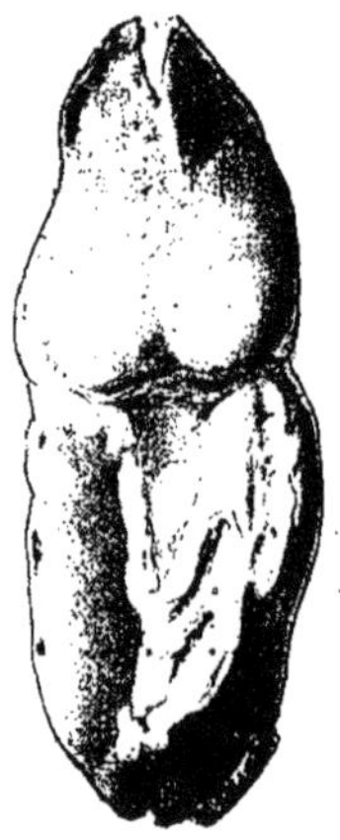

Fig. 131. — Petit rein atrophique (grandeur nature).

inflammation chronique caractérisée par des îlots sous-muqueux de cellules embryonnaires. D'ailleurs, l'épithélium de la muqueuse urétérale est normal.

Dans aucune des préparations on n'a rencontré de follicules tuberculeux.

On voit donc qu'il s'agit d'une *infiltration chronique diffuse du rein et de l'uretère*, ayant amené l'atrophie complète du parenchyme rénal avec dégénérescence microkystique dans la presque totalité du rein ; un îlot de parenchyme rénal relativement sain persistait seul dans une étendue de 2 centimètres carrés environ.

Les coupes ont été montrées à M. le Dr Brault qui pense qu'il s'agit d'un rein congénitalement petit et secondairement atteint d'inflammation chronique.

La pièce est dessinée ci-contre grandeur nature.

Cette observation se passe, croyons-nous, de commentaires, car une mort certaine qui serait survenue si, n'écoutant que la clinique, on avait pratiqué la néphrectomie à droite !

Enfin, une autre observation aussi typique que la précédente est due au Pr Albarran[1].

« Homme de trente-cinq ans, atteint de tuberculose rénale fébrile avec rein droit volumineux et pyurie abondante ; ce malade avait en outre de la cystite tuberculeuse et sa capacité vésicale était réduite à 10 grammes. Dans l'impossibilité de séparer les urines des deux reins par un procédé quelconque, nous pensions ne pratiquer que la néphrostomie, suivant notre pratique habituelle lorsque nous ne pouvons étudier les deux urines. Nous étudiâmes la composition des urines qui nous donna les chiffres suivants :

Urée.	16gr	par 24 heures.
NaCl.	12gr,60	—
PhO.	1gr,50	—
Albumine.	0gr,25	—

Épreuve du bleu de méthylène :

Début.	1re heure.
Marche.	Continue.
Intensité	Forte.
Durée.	Plus de 48 heures.

En opérant, nous trouvâmes un rein très augmenté de volume en état de pyonéphrose et contenant de volumineuses cavernes. Pour éviter une suppuration interminable, nous nous décidâmes à extirper ce rein en nous guidant sur les analyses de l'urine totale, et sur l'épreuve du bleu de méthylène, Le onzième jour, notre malade mourut anurique, et l'autopsie démontra qu'il n'existait ni rein, ni uretère du côté non opéré. »

1. Albarran. Explorat. des fonctions rénales. Paris, 1905, p. 231.

Mais ce n'est pas tout, et si l'on examine de près chacun des principaux facteurs de la méthode du bleu de méthylène, on pourra voir qu'aucun d'eux ne sera exempt de critique. On doit en effet considérer successivement :

1° *Le début de l'élimination.* — Lorsque le passage du bleu dans les urines se fait dans les délais normaux, c'est-à-dire 1/4 d'heure ou 1/2 heure après l'injection, on serait tenté de conclure qu'un des deux reins, au moins, est sain. Malheureusement, cette constatation isolée n'a aucune valeur, ainsi que le font remarquer eux-mêmes Achard et Castaigne, les auteurs de la méthode, lorsqu'ils disent : « Mais l'apparition dans les délais normaux ne saurait indiquer à elle seule l'intégrité de la perméabilité rénale. Il suffit, en effet, qu'une petite portion du parenchyme rénal soit en état d'éliminer d'une façon normale, pour qu'une quantité minime de substance colorante puisse être très rapidement décelée dans l'urine[1]. »

On sait aussi que, dans toute une catégorie d'altérations rénales graves, le début de l'élimination est normal, ou même avancé.

2° *La marche de l'élimination* paraît être le signe qui, au point de vue du fonctionnement rénal, donne le moins d'indications, et il ne semble pas que l'élimination intermittente réponde à un état particulier du rein. En serait-il ainsi, qu'il serait incapable de nous renseigner sur l'unilatéralité ou la bilatéralité des lésions rénales. En effet, d'une part les intermittences pourraient très bien ne pas se produire au même moment dans l'un et l'autre rein, d'autre part, l'élimination anormale d'un rein pourrait être masquée par l'élimination normale de l'autre.

3° *La durée de l'élimination* ne peut être non plus d'au-

1. Achard et Castaigne. Examen clinique des fonctions rénales in *Monographies Cliniques*, Masson, 1900, p. 7.

cune utilité pour connaître le fonctionnement particulier de chaque rein. En effet, il suffit qu'un des deux reins soit malade, pour prolonger *à lui seul* d'une façon anormale, l'élimination du bleu et comme les urines sont mélangées dans la vessie, il est impossible de se rendre compte si cette durée anormale est le résultat du fonctionnement anormal des deux reins, ou d'un seul.

4° Reste *l'intensité de l'élimination* obtenue facilement par dosage. C'est là l'élément le plus intéressant de l'épreuve par le bleu de méthylène, et l'importance de ce facteur a été démontrée dans un mémoire important d'Albarran et Léon Bernard paru en 1889. Il suffit, en général, de tenir compte de la quantité de bleu qui passe à travers le rein dans les 24 premières heures qui suivent l'injection.

Malheureusement, cette recherche présente encore, au point de vue qui nous occupe, un grand inconvénient, c'est que, dans la dégénérescence amyloïde, dans la néphrite parenchymateuse, le bleu de méthylène passe avec une intensité égale ou supérieure à la normale.

En somme, on peut dire sans crainte d'être démenti, qu'il n'existe actuellement aucun moyen de se rendre compte de la valeur respective de chaque rein sans avoir recours aux méthodes permettant de recueillir séparément les urines de chaque rein.

5° Épreuve de la « polyurie expérimentale ».

Le Pr Albarran désigne sous le nom de « polyurie expérimentale » le procédé d'exploration des fonctions rénales qui consiste à faire boire de l'eau dans le but d'étudier les modifications que subit la sécrétion urinaire[1].

Dans un travail publié en 1897 avec le Pr Guyon, il

1. *Assoc. fr. urologie*, 1903, p. 706.

avait démontré en comparant la sécrétion des deux reins pendant plusieurs périodes successives de 24 heures, que les quantités d'eau et d'urée éliminées par le rein sain subissent des variations beaucoup plus considérables que celles éliminées par les reins malades.

En 1902, Ilyès et Kovesi[1], faisant boire à différents malades 1 800 centimètres cubes d'eau de Salvator et en recueillant par le cathétérisme urétéral les urines des deux reins, avaient constaté que du côté sain il s'élimine beaucoup plus d'urine qu'avant l'expérience et que cette urine présente un Δ plus faible ; du côté malade, la sécrétion ne change guère. Les recherches du Pr Albarran confirmèrent et complétèrent celles d'Ilyès et Kovesi.

La polyurie expérimentale est basée sur les deux lois suivantes établies par Albarran : 1° « Le rein malade a un fonctionnement beaucoup plus constant que le rein sain, et sa fonction varie d'autant moins d'un moment à l'autre que son parenchyme est plus détruit.

2° Lorsqu'un des deux reins est seul malade, ou plus malade que l'autre, si la fonction urinaire vient à être troublée, il modifie sa fonction moins que l'autre : l'écart entre les deux glandes s'exagère surtout par les variations dans le fonctionnement du rein sain. »

Technique de l'épreuve. — On recueille séparément les urines du rein droit, et du rein gauche pendant quatre demi-heures consécutives. Au moment même où l'on commence à recueillir les urines on fait une injection sous-cutanée de 2 centigrammes de phloridzine et à la fin de la 1re demi-heure, on fait boire trois verres d'eau d'Evian.

Résultats. — Les résultats obtenus sont variables et doivent être examinés dans trois groupes différents d'après Albarran :

1° *Lorsqu'un rein est très détruit et que l'autre sain fonctionne*

1. Ilyès et Kovesi. Der Verdauungsversuch um Dieuste der funktionnellen Nierendiagnostik. Berlin, *Klin. Woch.*, 1902, n° 15.

à peu près seul, les courbes d'élimination du rein sain sont celles d'un rein ou normal ou légèrement exagérées; du côté malade la courbe indique un fonctionnement presque nul, sans modifications importantes d'un moment à l'autre.

2° *Lorsque les deux reins fonctionnent, un seul étant malade*, le rein sain présente dans la demi-heure qui suit l'ingestion de l'eau une polyurie marquée, qui s'accuse souvent davantage dans la demi-heure suivante pour diminuer ensuite. Du côté du rein malade la polyurie est d'autant moindre que la lésion est plus grave.

Lorsque le rein sain sécrétait déjà plus d'urine avant l'expérience, l'écart des deux courbes s'exagère pendant la polyurie.

Lorsqu'au début de l'épreuve, les deux reins sécrétaient la même quantité d'urine, on voit que la polyurie devient plus active du côté du rein sain.

Lorsque le rein malade était polyurique par rapport à l'autre au début de l'expérience, on voit la courbe du rein sain se rapprocher de la sienne, le plus souvent même l'atteindre et la dépasser.

Exceptionnellement, en cas de lésion rénale peu importante, on peut observer que la polyurie du rein malade est égale ou même plus marquée que celle du rein sain ; ce fait a été observé par Albarran dans les pyélonéphrites calculeuses et dans la tuberculose rénale au début.

La concentration moléculaire de l'urine varie dans le rein sain inversement à la quantité d'urine. Pendant la polyurie, elle s'abaisse pour le rein sain, pour remonter lorsque la quantité sécrétée devient moindre. La concentration moléculaire de l'urine du rein malade ne varie que dans des proportions beaucoup moindres. Les courbes de l'urée, des chlorures et de la phloridzine sont analogues à celle de la concentration moléculaire.

3° *Lorsque les deux reins sont malades* les différences entre les courbes des deux reins sont moins accusées que lorsqu'un seul rein est malade.

D'après Albarran, ce procédé serait celui qui nous renseignerait le mieux pour établir d'une manière constante :

1° Quel est le rein qui fonctionne le mieux ?

2° Quel est le rapport approximatif dans la valeur fonctionnelle de chaque rein.

Enfin la polyurie expérimentale permet de se rendre compte jusqu'à un certain point de la suractivité dont un rein est capable, en présence d'une perturbation accidentelle et d'indiquer sa capacité d'accommodation à un surcroît de travail, ce qui constitue une donnée pronostique importante lorsqu'il s'agit de poser les indications d'une néphrectomie.

Quoi qu'il en soit et en résumé, la séparation des urines touche à toutes les questions rénales, et si cette méthode, actuellement, doit être toujours appliquée, par tout médecin désireux d'établir un diagnostic exact d'une lésion rénale, elle doit surtout être toujours effectuée par le chirurgien qui se dispose à pratiquer une intervention sur un rein.

Aussi comprend-on que cette intéressante question ait depuis longtemps occupé les chirurgiens et que de nombreuses méthodes aient été proposées.

CHAPITRE IV

DES DIFFÉRENTS PROCÉDÉS EMPLOYÉS POUR EFFECTUER LA SÉPARATION DE L'URINE DES DEUX REINS

Toutes les tentatives faites jusqu'ici dans le but de recueillir séparément l'urine de chaque rein peuvent se résumer en cinq méthodes différentes[1].

1° Expression rénale ;

2° Compression d'un uretère permettant de recueillir la sécrétion de l'autre rein ;

3° Abouchement d'une sonde sur un orifice urétéral ;

4° Cathétérisme d'un ou de deux uretères permettant d'obtenir l'urine directe du rein ;

5° Cloisonnement de la vessie en deux loges permettant de recueillir séparément dans ce réservoir les deux urines.

PREMIÈRE MÉTHODE

EXPRESSION RÉNALE

Giordano[2] en 1898, après Doyen en 1896, a décrit un procédé très simple pour récolter séparément les urines

1. Luys. *Presse médicale*, n° 4, 11 janvier 1902.
2. Giordano. *Chirurgia renale*. Torino, 1898, p. 90.

de chaque rein. « Après avoir laissé le malade au repos au lit pendant quelques heures, on lave la vessie et, après l'avoir vidée, on pratique avec un massage lombo-abdominal une espèce de pressurage d'un rein et de son uretère ; on recueille alors la petite quantité d'urine descendue dans la vessie, qu'onlave de nouveau. Si en répétant le même procédé de l'autre côté, on obtient des urines différentes, on pourra donner quelque valeur à cette méthode, si au contraire il n'y a aucune différence dans les urines, le procédé n'a aucune valeur mais aussi aucun dommage [1] ».

Nicolich [2] en 1904 a ajouté à ce procédé la compression de l'uretère du côté opposé.

« Le malade est placé comme pour l'examen cystoscopique ; après un grand lavage de la vessie, on introduit une petite sonde ou un instilateur n° 6 qu'on doit mettre au point ; on pratique alors avec un massage lombo-abdominal une légère pression sur un rein et son uretère, en même temps on fait comprimer par un aide, l'uretère de l'autre côté dans la région iliaque; cette compression réussit très bien chez les malades maigres. On renouvelle pendant quelques minutes l'urine qui coule de la sonde, l'on répète le même procédé de l'autre côté après avoir lavé la vessie, ce lavage n'est pas nécessaire si l'urine obtenue du premier rein est limpide.

Nicolich a essayé 12 fois ce procédé et aurait obtenu 9 fois des bons résultats.

Ce procédé très simple et sans danger n'est évidemment pas d'une exactitude rigoureuse et on ne peut le prendre en considération que lorsque les résultats obtenus sont typiques. Quoi qu'il en soit, lorsque toutes les autres méthodes de séparation des urines sont impossibles à ap-

1. Rapportée par Nicolich, in *Ann. génito-urinaires*, 1904, p. 137.
2. Nicolich. *C. R. Ass. franç. urologie*, 1904, p. 616.

pliquer, il est susceptible dans certains cas de rendre des services.

DEUXIÈME MÉTHODE

COMPRESSION D'UN URETÈRE

La compression uni-latérale de l'uretère a pu être effectuée en deux endroits différents :

a. Dans son trajet pelvien ;

b. A sa terminaison dans la vessie.

A. **Compression de l'uretère dans son trajet pelvien.** — Cette compression a été proposée par Hallé et Perez.

Hallé[1] avait tenté, sur le cadavre, de comprimer l'uretère sur la paroi pelvienne latérale en introduisant dans le rectum, soit le doigt seul, soit le doigt muni d'un embout de gutta-percha. Mais les résultats n'ont pas été satisfaisants, car l'uretère mobile glisse sur la paroi, fuit l'instrument, et échappe à toute compression perpendiculaire.

Perez[2] avait proposé la compression de l'uretère à travers la paroi abdominale contre le détroit supérieur. Cette méthode, qui n'a pas été employée sur le vivant, aurait pleinement réussi sur le cadavre.

Simon, introduisant toute sa main dans le rectum, allait comprimer un uretère sur la paroi pelvienne. Cette manœuvre violente et dangereuse ne peut être usitée couramment.

Robert Weir[3] employait pour éviter l'introduction de la main dans le rectum, le pessaire rectal de Davy destiné à comprimer les vaisseaux iliaques pendant la désarticulation de la hanche. Essayé sur le cadavre, ce pessaire aurait paru bien comprimer l'uretère.

1. Hallé. *Thèse*, Paris, 1887.
2. Perez. *Thèse*, Paris, 1888.
3. R. Weir. *Practitionner Society*. New-York, février 1883.

Hegar et Sänger ont proposé d'atteindre un uretère par le vagin, et d'y mettre une ligature provisoire.

Nous n'insisterons pas sur ces méthodes qui ne peuvent : ou que donner des résultats imparfaits, ou être d'une application trop difficile.

Séparateur extra-vésical de Heusner.

Récemment cependant Heusner (de Barmen) tenta encore cette méthode et construisit ce qu'il appelle un *séparateur extra-vésical.*

L'appareil est constitué par un grand arceau de fer dont les extrémités viennent se fixer à un large plateau. De la concavité de l'arceau descendent par l'action d'un pas de vis, deux tiges munies de grosses pelotes.

Le malade est placé au milieu de l'arceau et les pelotes sont destinées à venir comprimer chacune un uretère, au niveau de la cinquième vertèbre lombaire, au point où l'uretère quitte le psoas pour descendre dans le petit bassin.

Technique.— On commence par laver la vessie et la vider, puis on pratique la compression des deux uretères. Lorsqu'on s'est assuré à l'aide d'une sonde que la vessie est bien vide, on lâche la compression d'un côté, et on recueille l'urine qui vient du rein correspondant. On comprime de nouveau les deux uretères pour s'assurer ensuite que la vessie est bien vide, et on lâche après la compression du côté opposé pour recueillir l'urine du côté opposé. L'auteur dit qu'il serait parvenu dans tous les cas à établir cette compression.

Il n'en est pas moins vrai que celle-ci semble un peu brutale, puisque au moment de la compression on a pu remarquer que le pouls de l'artère fémorale n'était plus perceptible[1].

1. *Münchener medizinische Wochenschrift,* n° 36, 4 septembre 1906, pages 1765-1767.

B. **Compression de l'uretère à sa terminaison.**—Tuchmann[1] avait fait construire un instrument ayant la forme d'un lithotriteur perforé dans le but de laisser couler l'urine, mais dont les branches ne pouvaient, grâce à la présence d'un ressort, se rapprocher qu'avec peu de forces. Cet instrument était destiné à saisir un méat urétéral dans ses mâchoires, et à le comprimer pendant assez de temps

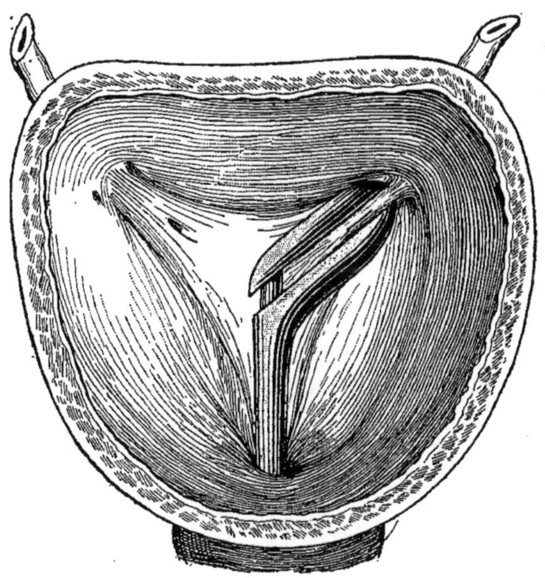

FIG. 132. — Compresseur de Tuchmann.

pour qu'on pût recueillir dans la vessie l'urine du rein opposé.

Ebermann[2] pinçait l'extrémité inférieure de l'uretère avec une longue pince à deux branches, dont l'une était dans la vessie, et l'autre dans le rectum.

Polk[3] agissait de façon similaire, et comprimait l'orifice

1. Tuchmann. *Wien. med. Woch.*, 1874, n°s 21 et 22.
2. Ebermann. Cité par Casper (monographie).
3. Polk. *New-York med, Journal,* 7 avril 1883, p. 387.

urétéral entre un cathéter introduit dans la vessie, et son doigt introduit dans le rectum.

Silbermann [1] introduisait dans la vessie une grosse sonde à bout coupé dans laquelle glissait un petit sac en caoutchouc. Ce sac, rempli avec 250 grammes environ de mercure, était destiné à comprimer par son propre poids un orifice urétéral.

Tous ces procédés, évidemment curieux à connaître, n'étaient réellement pas pratiques à appliquer.

Cette méthode de la compression uni-latérale d'un uretère ne semblait donc pas devoir donner de résultats pratiques, lorsqu'en 1902, deux médecins lyonnais, les Drs Rochet et Pellanda [2] reprirent cette idée et publièrent un ingénieux instrument destiné à comprimer efficacement dans la vessie un orifice urétéral, de manière à recueillir l'urine qui s'écoulait par l'uretère du côté opposé.

Compresseur uni-urétéral de Rochet et Pellanda.

Voici la description de cet instrument telle qu'elle est donnée par les auteurs :

« Le compresseur unilatéral que nous avons établi se compose essentiellement :

1° D'une *sonde,* destinée à *introduire* et à *maintenir* dans la vessie l'appareil compresseur, à permettre enfin l'*évacuation* au dehors des urines recueillies par siphonage simple ou aspiration.

2° D'un *ballon* de caoutchouc mince, distendu par injection d'air, et que le bec de la sonde, incliné latéralement, maintiendra appliqué contre l'orifice urétéral.

On a combiné ces différents éléments pour donner à leur ensemble la forme d'une sonde métallique ordinaire, à bec court, et d'un calibre n° 24 de la filière Charrière. Il faut avoir deux appareils symétriques : l'*un* destiné à la compression de l'uretère *droit* ; l'*autre* à la

1. Silbermann. *Berl. klin. Woch.*, 1883, n° 34.

2. Rochet et Pellanda. La séparation des urines par compression des orifices urétéro-vésicaux dans la vessie elle-même. *Gaz. hebd. de méd. et de chir.*, 14 décembre 1902, p. 1177.

compression de l'uretère *gauche*. Nous prendrons ce dernier pour type de notre description.

1° La *sonde* se compose de deux pièces glissant à coulisse l'une dans l'autre, et rappelant en tous points un lithotriteur ordinaire, avec cette différence cependant que les branches du lithotriteur sont pleines, alors que celles-ci sont creuses.

De ces deux branches, l'une est *mâle*, l'*antérieure* (fig. 133 B, 10); l'autre *femelle*, la *postérieure* (9). Lorsque l'appareil est *fermé* (fig. 133 A), les deux pièces se pénètrent réciproquement, et le bec de la sonde n'offre aucune saillie. Quand l'appareil s'*ouvre*, les deux becs s'écartent (fig. B), et leur écartement n'est limité que par la mise en tension incomplète d'une lame articulée, qui devra peser sur le ballon compresseur quand le bec sera incliné latéralement.

La branche mâle présente à son extrémité vésicale, et tout près de sa terminaison, deux *orifices* ; l'un, sorte de gouttière longue de

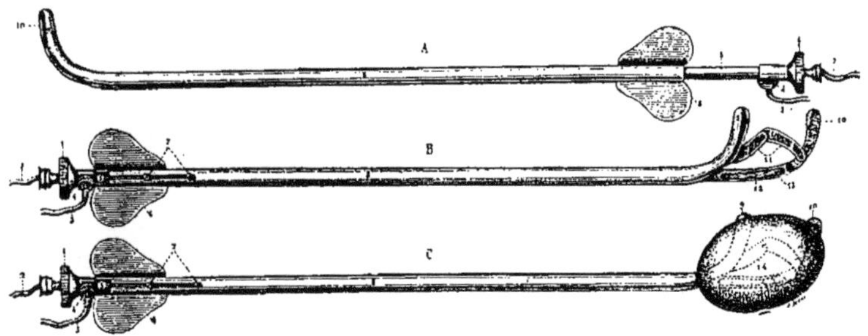

Fig. 133. — Compresseur uni-urétéral de Rochet et Pellanda.

4 centimètres, est destiné à permettre l'*expansion au dehors du ballon de caoutchouc,* destiné à comprimer l'uretère. Il est situé sur la face *droite* de la sonde supposée introduite, et maintenue dans le plan sagittal, le bec regardant en haut. L'autre, plus petit, est situé sur la face gauche ; il est destiné à mettre en communication le liquide venu de l'uretère droit non comprimé, avec l'extérieur.

Cette même branche mâle, à son extrémité libre est munie d'un *pavillon* à ailettes, et présente deux *orifices*. Un de ces orifices est terminal, il est exactement calibré pour permettre au tube du ballon compresseur de glisser très aisément dans son intérieur. L'autre est latéral et muni d'un *téton* sur lequel pourra être fixé un tube de caoutchouc qui servira à l'évacuation des urines.

2° Le *ballon* est d'une seule pièce ; il comprend : *a*) un long *tube* de diamètre déterminé et constant ; *b*) une *ampoule* souple et mince, qui, distendue, acquiert une forme ovoïde, et peut atteindre au volume de 30 ou 40 centimètres cubes. Ce ballon est muni à son extrémité libre de deux fils qui permettront de le fixer solidement à l'extrémité antérieure de la gouttière.

3° Enfin, comme pièces accessoires, une *seringue* en cristal, graduée, munie d'un embout spécial, et destiné à injecter par le tube 2 l'air nécessaire au gonflement du ballon.

Pour *monter* l'appareil, on pousse dans la branche mâle par l'orifice, le tube d'un ballon ; l'extrémité de ce tube apparaît à l'extrémité du pavillon, et on tire alors sur elle jusqu'à ce que l'ampoule recroquevillée sur elle-même se dispose dans la partie terminale de la branche mâle, et l'on assure sa fixité, en nouant les deux chefs de fil dont est munie son extrémité, par deux petits orifices ménagés au voisinage du bec de la sonde.

L'appareil étant *fermé,* rien n'est visible du dispositif contenu dans son intérieur. Mais si, l'appareil étant ouvert, on injecte par le tube extérieur du ballon une quantité d'air déterminée, on voit le ballon se distendre, *faire hernie* à travers l'orifice sous forme d'une boule ovoïde, résistante, fixée latéralement à l'extrémité de la sonde, un peu à la façon d'un fruit à très court pédicule. C'est par l'*intermédiaire de ce coussinet gazeux* que l'on exerce sur la région de l'orifice urétéral une *compression* qui intéressera sûrement l'uretère, et qui, en raison de ses qualités d'élasticité, d'uniformité, ne saurait provoquer de la part du muscle vésical, la réaction défensive habituelle dans les cas de contact rigide. »

Quoi qu'il en soit, en dépit de l'ingéniosité apportée à l'invention de tous ces appareils, il n'en est pas moins vrai que la méthode elle-même de la compression uni-urétérale est passible d'un grave reproche qui résulte de l'impossibilité où l'on se trouve de recueillir en même temps le produit de sécrétion des deux reins. Or, comme cette sécrétion varie constamment, d'un moment à l'autre, on ne peut penser à pouvoir comparer d'une manière utile deux échantillons d'urine prélevés à des moments différents et non pas en même temps.

TROISIÈME MÉTHODE

ABOUCHEMENT D'UNE SONDE SUR UN ORIFICE URÉTÉRAL

Fenwick[1] applique un cathéter courbe et percé d'une ouverture latérale sur l'orifice d'un uretère. L'instrument est maintenu par la compression d'un doigt introduit dans le rectum, et l'urine est aspirée par un ballon appliqué au bout extérieur de l'instrument.

Rose[2] se sert d'un spéculum urétral dont le haut est coupé obliquement ou en biais. Ce spéculum est destiné à couvrir directement l'ouverture urétérale dans la vessie, et à permettre à l'urine de couler ainsi directement au dehors. Ce procédé n'est applicable que chez la femme.

QUATRIÈME MÉTHODE

CATHÉTÉRISME D'UN OU DES DEUX URETÈRES

Cette méthode ayant été décrite complètement plus haut, nous renvoyons page 232.

1. Fenwick. *Soc. méd. de Londres*, 14 mars 1887.
2. Rose. Ein neues Verfahren bei der Frau den Urin beider Nieren gessondert aufzufangen. *Centralbl. für Gynekol.*, 1897, n° 5, p. 121.

CHAPITRE V

MÉTHODE DE LA SÉPARATION INTRA-VÉSICALE DES URINES DES DEUX REINS MÉTHODE DE LUYS-LAMBOTTE

Rapport de M. le Pr Le Dentu, à l'Académie de médecine (Séance du 24 mars 1903).

HISTORIQUE

Le premier qui ait eu l'idée de faire la séparation intra-vésicale de l'urine des deux reins, est M. E. Lambotte (de Bruxelles). Dans un mémoire publié sous le titre : *Étude sur la taille du rein*[1], il établit la « nécessité de s'enquérir de l'état fonctionnel des deux glandes urinaires », et décrit dans un paragraphe intitulé : « Cathétérisme des uretères », un instrument permettant de cloisonner la vessie et de recueillir isolément l'urine provenant de chaque rein. Ce mémoire, très intéressant au point de vue de l'étude des calculs du rein, ne contient aucune observation personnelle, et bien que le cloisonnement vésical par une membrane développée à l'intérieur de la vessie y soit exposé, *aucun fait clinique ne vient en établir la réalité.*

M. E. Lambotte a cependant effectué cette séparation

1. E. Lambotte. *Journ. de méd., de chir. et de pharm.* Bruxelles, 1890, n° 20, p. 607, 672 et 755.

sur le cadavre et sur le vivant, comme en témoigne une lettre écrite à un élève du service Civiale, M. Lambert, qui faisait des recherches sur la séparation intra-vésicale des urines. Il a pu, avec son appareil, déterminer le côté d'où provenait une pyurie, une hématurie.

Mais ces faits n'ont pas été publiés à notre connaissance, et du reste, écrit M. Lambotte dans la même lettre : *Je n'ai appliqué mon procédé que peu souvent, non que je n'en aie retiré aucun avantage, mais parce que ma pratique ne m'en a pas offert très souvent l'occasion, et que d'ailleurs, j'ai toujours évité autant que je l'ai pu, une exploration qui, malgré tout, reste assez désagréable, surtout chez l'homme*[1].

C'est après avoir pris connaissance de cette lettre que M. le Pr Le Dentu put dire à la tribune de l'Académie de Médecine dans la séance du 24 mars 1903 : *A lire entre les lignes, ne semble-t-il pas que Lambotte ait manqué de conviction au point de vue de la portée de son invention*[2]*?*

Perdue dans un mémoire sur la taille du rein publié en 1890, la description de l'appareil cloisonneur de Lambotte passa donc complètement inaperçue de tous. Elle resta totalement ignorée et ne fut tirée de l'oubli profond où elle se trouvait, qu'après la publication de mes travaux, dix ans plus tard. M. Lambotte avait en effet tellement peu confiance dans son instrumentation rudimentaire, et même d'une façon plus générale, dans la méthode de la séparation endo-vésicale des urines dont il n'avait fait qu'entrevoir la portée, que pendant douze ans, il abandonna complètement son idée. Ce ne fut que deux ans après la publication de mes premières recherches qu'il fit construire un autre modèle de cloisonneur[3]. Et la meilleure consécra-

1. Lettre datée du 21 octobre 1902.

2. Sur le séparateur des urines de M. Luys et ses applications. *Bull. de l'Acad. de méd.*, t. XLIX, nº 12, p. 410.

3. *Bulletin de l'Académie royale de médecine de Belgique*, séance du 27 juin 1903, IVe série, t. XVII, nº 6.

tion de l'importance de mes travaux se trouve dans ce fait que le nouvel appareil de Lambotte prenant modèle sur la forme de mon instrument, copiait exactement la courbure de mon séparateur (voir plus loin page 383).

Le premier travail de Lambotte était donc passé complètement inaperçu, à telle enseigne qu'en 1897, Neumann[1] (de Guben) faisait construire un instrument très inférieur à celui de Lambotte, utilisable seulement chez la femme, et destiné à séparer les urines des deux reins.

Cet appareil fut peu après son apparition critiqué[2] par ceux qui l'avaient expérimenté[3]. Il manquait d'exactitude, et ne fit guère progresser la question de la séparation intra-vésicale des urines.

Un an après, Harris[4] (de Chicago) faisait connaître un appareil plus pratique, assurant le cloisonnement intra-vésical, par l'introduction dans le rectum chez l'homme ou le vagin chez la femme, d'un levier qui soulevait le bas-fond de la vessie au niveau de l'espace inter-urétéral. Ce levier créait ainsi deux dépressions correspondant à chaque uretère, dans lesquelles deux sondes métalliques accolées l'une à l'autre, préalablement introduites par l'urètre dans la vessie, venaient puiser le produit séparé de chaque rein. Les publications successives de Harris sont telles qu'on peut le considérer comme le premier qui ait réellement cherché à montrer les avantages de la séparation intra-vésicale des urines.

Cet appareil modifié et perfectionné par Downes (de Philadelphie), fut préconisé par le Dr Nicolich, de Trieste[5].

1. Neumann (A.). Eine einfache method den urin beider Nieren, bei Weibe gessondert auf zu fangen. *Deutsche med. Woch.* Leipzig, 21 october 1897, p. 690.

2. Rose. *Deutsche med. Woch.* Leipzig, 5 novembre 1897, p. 775.

3. Gesa de Illyes. *Ann. génito-urinaires.* Paris, décembre 1900, p. 1835.

4. Harris (M. L.). A new and simple method of obtaining the urin separateley from the two kidneys in either sex. *Journ. of the American medic. Associat.* Chicago, 29 january 1898.

5. Nicolich. *Ann. génito-urinaires,* juin 1901.

Malgré les derniers travaux cités, la méthode de la séparation intra-vésicale des urines ne s'était pas généralisée. On ne possédait encore que quelques faits isolés de séparations, et personne avant moi, en France, n'avait éveillé l'attention sur cette intéressante question.

Je commençai à étudier la question immédiatement après la fin de mon internat. Mes premières recherches sur le cadavre furent faites au cours de l'année 1900, à la Faculté, dans le laboratoire de mon maître, M. le Pr Berger, qui avait bien voulu mettre des sujets à ma disposition. Au cours des dissections que je fis, je fus frappé de ce fait si simple et bien connu de tout le monde, que, lorsqu'on a devant soi une vessie ouverte et qu'on met le doigt allongé entre les deux orifices urétéraux, on peut déprimer très aisément le bas-fond vésical, et créer ainsi deux loges, parfaitement distinctes, dans lesquelles viennent s'accumuler les sécrétions séparées de chaque rein. Je vis que pour obtenir une bonne séparation intra-vésicale des urines, il n'était pas nécessaire de cloisonner la partie supérieure de la vessie, mais que, pourvu qu'on pût assurer l'écoulement de chaque urine séparée, au dehors, sans la laisser par trop s'accumuler dans la vessie, la seule pression sur le bas-fond vésical était absolument suffisante pour empêcher toute espèce de mélange entre les deux urines.

Je compris aussi, que pour être efficace, le cloisonnement de la vessie n'avait pas besoin de remonter jusqu'à sa paroi supérieure et d'être total. Le seul point intéressant était d'établir le cloisonnement partiel portant sur la partie inférieure de la vessie, et s'étendant depuis le milieu de l'espace interurétéral jusqu'à l'orifice urétral. Il me suffisait donc dès lors, de substituer à mon doigt un instrument susceptible d'être introduit par l'urètre, destiné à déprimer le bas-fond vésical, et muni d'une cloison médiane, extensible à volonté.

Je me mis alors au travail, et les recherches techniques que j'entrepris me menèrent à la fin de l'année 1900.

En février 1901, j'entrai comme Assistant à l'hôpital Lariboisière, dans le service des voies urinaires, dirigé par M. Hartmann. J'y apportai mon idée, et mon instrument tout fait : c'est dans ce service que je fis les premiers essais de mon séparateur sur le vivant, et que je pus perfectionner peu à peu ma méthode.

En octobre 1901, je présentai à l'Association française d'Urologie mon instrument destiné à obtenir facilement et dans les deux sexes la séparation intra-vésicale des urines.

Le 29 janvier 1902, je montrai à la Société de Chirurgie[1] une série de tubes établissant la réalité de cette séparation : « urine claire d'un côté, urine purulente du côté opposé ».

Le 5 mars 1902 à la Société de Chirurgie, le Pr Albarran faisait à mon appareil initial quelques critiques très justes, mais qui tombaient devant la présentation faite au cours de la même séance d'une modification que j'avais apportée dans la courbe de mon séparateur.

Le 20 mai 1902, c'est-à-dire sept mois après la présentation de mon premier instrument, le Pr Guyon présentait à l'Académie de Médecine un autre appareil séparateur construit sur les indications d'un de ses internes, et terminait sa communication ainsi : « La séparation des urines dans la vessie fera faire de nouveaux progrès au diagnostic, en permettant d'étudier le fonctionnement des reins, de savoir si les lésions sont uni ou bilatérales, et de rechercher à quel degré les deux reins sont atteints quand elles sont bilatérales. »

Les faits se multiplièrent bientôt, et au cours de l'année 1902, de nombreux auteurs présentèrent des faits de séparation intravésicale des urines à la Société de Chirurgie,

1. *Bull. et Mém. Soc. de Chirurgie*, t. XXVIII, n° 4, p. 105.

et dans les journaux scientifiques, français et étrangers.

En octobre 1902, au Congrès d'Urologie, la question est abordée et discutée. A la suite d'une communication que je fis[1] en collaboration avec M. Hartmann, on voit une série de communications sur le même sujet.

En décembre 1902, je précisai quelques faits dans la *Gazette hebdomadaire de Médecine et de Chirurgie,* du 11 et du 28 décembre 1902.

En décembre 1902, M. Monprofit faisait à la Société médicale d'Angers et dans l'*Anjou Médical* (numéro du 12 décembre 1902, page 289), une description de mon séparateur.

Le 7 janvier 1903, le Dr Rafin (de Lyon) publiait à la Société des Sciences Médicales de Lyon, des observations de séparation intra-vésicale des urines obtenue avec mon appareil[2].

En janvier 1903, le Pr Garré (de Kœnigsberg), décrivait mon séparateur, et publiait les heureux résultats qu'il avait obtenus avec cet appareil[3].

Le 12 février 1903, le Dr Robert Lichtenstern, assistant du Pr Zuckerkandl, présentait mon séparateur à la Société de Médecine interne de Vienne. L'ayant expérimenté dans une série de cas, il publiait les excellents résultats qu'il avait obtenus avec cet instrument et en recommandait expressément l'emploi[4].

En février 1903, je publiai une modification de mon séparateur, portant sur une réduction de calibre de l'instrument qui le rendait utilisable chez l'enfant[5]. De cette façon,

1. *C. R. de la Soc. franç. d'urologie,* 1902.

2. Rafin. *Lyon médical,* 8 mars 1903.

3. Garré. Ein neue urinseparator. *Therapeutische Monatshefte* von Oscar Liebreich, Januar, 1903.

4. Lichtenstern (Robert). Ueber Harnsegregatoren. Demonstration in der Gesselschaft für innere medicin in Wien am 12 Februar 1903. *Wiener medic. Presse,* n° 13, 1903.

5. Luys. La séparation de l'urine des deux reins chez l'enfant. *Ann. des organes génito-urinaires.* Paris, 15 février 1903.

le procédé de diagnostic par la séparation de l'urine des deux reins pouvait dès lors s'appliquer même à l'enfant ce qui n'était jusqu'ici réellement pas possible ; étant données, d'une part l'étroitesse des voies d'accès dans la vessie de l'enfant, et d'autre part la nécessité d'employer pour la séparation des urines des instruments d'un assez fort calibre.

Dans une intéressante thèse soutenue à Paris, en avril 1903, le Dr Préciado[1] montrait tout le parti qu'on pouvait tirer dans les affections rénales d'ordre médical, de la séparation de l'urine des deux reins, effectuée avec mon séparateur.

Dans un mémoire que j'ai publié avec M. Hartmann, nous citons 80 cas de séparation intra-vésicale des urines avec mon appareil[2].

Dans la séance du 24 mars 1903, mon maître, M. le Pr Le Dentu me faisait l'honneur de faire à la tribune de l'Académie de Médecine un rapport sur mon séparateur et ses applications, et concluait ainsi[3] :

« 1° Si Lambotte est l'auteur indiscutable de la méthode de la séparation intra-vésicale des urines par une membrane de caoutchouc, cette méthode peu appliquée par son auteur, sans doute à cause de l'insuffisance de son instrument, était tombée dans un profond oubli ;

« 2° M. Luys, qui n'en avait nulle connaissance, a repris sans le savoir l'idée de Lambotte, et a imaginé après des recherches remontant à l'année 1900, un instrument n'ayant de commun avec celui de Lambotte que la matière de l'écran séparateur, instrument qui même sous sa première forme

1. Preciado (Y. Nadal). *La séparation intra-vésicale des urines dans les lésions rénales dites médicales*. Paris, 1903.

2. Henri Hartmann et Georges Luys. *La séparation intra-vésicale de l'urine des deux reins*, in *Travaux de chirurgie anatomo-cliniques*, par H. Hartmann. Steinheil. Paris, avril 1903.

3. Le Dentu. Rapport sur le séparateur de M. Luys et ses applications. *Bull. de l'Acad. de méd.*, 1903, p. 408.

s'est déjà montré utilisable, et que sa seconde forme a rendu maniable, et véritablement pratique ;

« 3° Il serait peut-être équitable de désigner la méthode de la séparation des urines par les noms réunis de Lambotte et de Luys, le premier en ayant fourni la conception, le second en ayant réalisé la mise en pratique par l'invention d'un instrument dont plus de 100 applications ont démontré le bon fonctionnement chez l'homme aussi bien que chez la femme. »

C'est également la pensée de Hartmann [1] qui écrit :

« Sans vouloir diminuer le moins du monde l'intérêt qui s'attache à l'appareil cloisonneur imaginé par Lambotte, nous pouvons dire, sans crainte d'être démenti que si l'instrument de Luys n'avait pas été inventé, celui de Lambotte n'aurait pas été exhumé d'un mémoire sur la taille du rein, où il se trouvait incidemment décrit sans une seule observation clinique à l'appui. » ..... « C'est le séparateur de Luys qui a été l'occasion de tout ce qui a été écrit sur la question, et même de la création des autres modèles de séparateurs imaginés postérieurement. »

C'est aussi l'opinion du Pr Pozzi qui écrit :

« C'est incontestablement à Luys que la méthode de séparation intra-vésicale des urines doit d'être entrée dans la pratique [2]. »

La même idée était aussi exprimée par le Dr Malherbe, de Nantes, lorsqu'il disait :—

« Je ne voudrais pas faire tort au distingué chirurgien de Bruxelles dont l'esprit inventif s'est manifesté par la production de plusieurs ingénieux appareils, et notamment par l'application d'une très curieuse méthode du traitement des fractures de l'humérus. Mais il faut bien le dire, M. Lambotte a été simplement un précurseur. Or

1. Hartmann in Luys, *La séparation de l'urine des deux reins*. Paris, Masson, 1904, in préface, p. VII.

2. Pozzi. *Traité de gynécologie*, 4e édition, t. I, p. 194.

qu'est-ce qu'un précurseur? C'est un homme qui a vu que dans une branche quelconque de l'activité humaine il y avait quelque chose à faire, qui a montré la voie, qui a même peut-être essayé de la parcourir, mais qui n'a pas pu. Il y avait à prendre dans l'invention de Lambotte l'idée de la membrane en caoutchouc. Quant à la manière de s'en servir pour établir un instrument diviseur, le problème a été résolu de manière très différente par Luys et par Lambotte et il serait tout à fait injuste de ne pas reconnaître que Luys a, le premier, trouvé la solution pratique de la séparation des urines des deux reins[1]. »

De même enfin, le Pr Delorme déclarait à l'Académie de médecine :

« Si M. Luys n'a pas eu l'idée première de la séparation des urines des deux reins, il a donné à la méthode que les imperfections instrumentales faisaient oublier, une sanction personnelle très originale, définitive. Il a imposé une méthode par l'invention d'un appareil excellent, et par les nombreux succès dus à son emploi[2]. »

Au Congrès international tenu à Madrid en avril 1903, la question des diverses méthodes destinées à séparer les urines des deux reins était mise à l'ordre du jour. La séparation intra-vésicale des urines y tint une place importante. De nombreux auteurs de tous les pays vinrent exposer leurs résultats sur cette intéressante question.

Je nommerai encore, comme m'ayant communiqué des observations effectuées avec mon appareil, MM. Saxtorph (de Copenhague), Pr Israël, Frank, Lewin, Schurmayer (de Berlin), Beuttner, Pr Reverdin (de Genève), Pardoe (de Londres), Moynihan (de Leeds), Lynn Thomas (de Cardiff), Pr Kocher (de Berne), Achilles Müller (de Bâle), Gottstein (de Breslau), Suarez de Mendoza (de Madrid), Nico-

1. Malherbe, in *Progrès médical* du 15 octobre 1904.
2. *Bull. Acad. de médecine*, 29 novembre 1904.

laïdès (de Constantinople), Terranova (de Rome), Steer-Bowker (de Sydney-Australie), Guisy (d'Athènes), Caccioppoli (de Naples), Gaudini (de Bologne), Garré (de Königsberg), Kreissl (de Chicago), Oscar Kraus (de Karlsbad), Ernesto Crissiuma, Alvaro Ramos (de Rio de Janeiro), Imbert, Jeanbrau (de Montpellier), Pr Pousson (de Bordeaux), Commandeur, Rafin, Adenot, Rochet (de Lyon), Pauchet (d'Amiens), Thénieux, Monié (de Limoges), Dujon (de Moulins), Pral (de Nice), Brin, Monprofit (d'Angers), Cestan (de Toulouse), Pr Albarran, Bazy, Cunéo, Desfosses, Iselin, Leroy, Noguès, Pasteau (de Paris), etc., etc.

Le Pr Forgue, de Montpellier, m'écrivait en avril 1903 : « J'use très fréquemment de votre séparateur, et j'en suis pleinement satisfait. Ce matin encore dans un cas de tuberculose rénale, il a été d'une action cloisonnante parfaite. »

C'est sous l'inspiration du Pr Forgue, et sous sa présidence que fut soutenue le 29 avril 1903, devant la Faculté de Montpellier, l'intéressante thèse du Dr Duchenne sur la *séparation des urines des deux reins par l'appareil de Luys.*

A la même Faculté, sous la présidence du Pr Forgue et l'inspiration du Dr Jeanbrau, était également soutenue en juillet 1906 l'intéressante thèse du Dr Nicolas intitulée : « 21 *Cas inédits de séparation vésicale des urines avec l'appareil de Luys* ».

A Lyon, sous l'inspiration du Dr Rafin, était publiée la thèse bien étudiée et documentée du Dr Pierre Loup[1].

Le Dr Gottstein, assistant de la clinique chirurgicale de Breslau, m'écrivait le 16 juin 1903, qu'il avait essayé déjà vingt-deux fois mon instrument, et qu'il en avait obtenu d'excellents résultats.

Le Dr Bickersteth, chirurgien de l'Infirmerie royale de

1. Loup. Contribution à l'étude clinique de la séparation endo-vésicale des urines des deux reins, thèse Lyon, février 1904.

Liverpool, fut un des premiers à faire connaître en Angleterre la méthode de la séparation endo-vésicale des urines. Il écrivait en mars 1904 dans « The Lancet[1] » un article important et bien documenté dans lequel il posait les indications, et décrivait la technique du séparateur Luys. Adepte convaincu de la méthode, le Dr Bisckersteth m'adressait le 29 janvier 1904 une lettre ainsi conçue :

« J'ai obtenu un plein succès presque dans tous les cas dans lesquels j'ai essayé l'instrument et dans un ou deux cas pour lesquels je n'ai pas réussi, la non-réussite était due aux cas eux-mêmes qui n'étaient pas convenables pour cette méthode. J'ai eu l'occasion d'employer le séparateur dans trois cas où un rein avait été soit enlevé par une opération, soit démontré de fonctionnement nul par une opération. Dans ces trois cas la séparation était parfaite : pendant une demi-heure l'urine venait d'un seul côté ; aucune urine du tout de l'autre côté.

« Je vous félicite sincèrement de votre invention laquelle, dans mon opinion, est un aussi grand progrès dans nos méthodes de diagnostic des maladies des reins, que le fut l'introduction du cystoscope pour nos moyens de diagnostic des affections de la vessie. »

Le Dr Cestan (de Toulouse) a publié en juillet 1906 à la Société de Médecine de Toulouse un travail très documenté intitulé : « Séparation des urines et chirurgie rénale. » Après avoir montré l'importance clinique de la séparation des urines, l'auteur passe en revue les différents instruments qui ont été proposés dans ce but, et déclare accorder sa préférence au séparateur de Luys. Douze observations concluantes ont été obtenues par l'auteur avec cet instrument[2].

Le Dr Jeanbrau (de Montpellier) a également publié un très intéressant mémoire intitulé « Quelques résultats de la séparation intra-vésicale des urines[3] » où il relate 13

1. Bickersteth. Intravesical separation of the urines coming from the two ureters as an aid to diagnosis in surgical diseases of the kidneys. *The Lancet*, march 26, 1904, p. 859.

2. *Archives médicales de Toulouse*, 1er octobre 1906, et janvier 1907.

3. In *Montpellier médical*, 26 août 1906.

observations de séparation faites avec mon appareil. Ses conclusions sont bien étudiées et fort intéressantes.

Il convient encore de citer un travail du Dr Paul Blondel (d'Amiens)[1] et celui du Dr Gallois (de Lille)[2] sur l'examen fonctionnel du rein, par la division intra-vésicale des urines.

Parmi les autres travaux parus à l'étranger, nous citerons comme particulièrement intéressant un travail bien concluant du Dr Bruce Clarke, l'éminent chirurgien de l'hôpital Saint-Bartholomew's de Londres, qui se montre partisan convaincu de mon séparateur[3] et cite dans son mémoire des observations personnelles absolument caractéristiques.

Un autre ouvrage très impartialement et très rigoureusement étudié est celui du Dr Lichtenstern assistant du Pr Zuckerkandl, de Vienne, qui a publié de très nombreuses observations de séparation des urines avec le séparateur Luys et qui préconise l'emploi systématique de cet instrument[4].

Le Dr Keydel (de Dresde) a publié 50 observations de séparation des urines avec mon séparateur[5] et a précisé dans son mémoire les conditions dans lesquelles on devait opérer pour obtenir des résultats parfaits.

Un autre travail du Dr Suter, de Bâle, relate neuf obser-

1. Paul Blondel. La séparation intra-vésicale des urines, in *Gazette médicale de Picardie*, n° 2, février 1904, p. 60.

2. Gallois. De l'examen fonctionnel du rein par la division intra-vésicale des urines, in *Revue pratique des maladies des org. génito-urinaires*, 1er mai 1904.

3. A Simple methode of Separating and Collecting the urine which is secreted by each of the two Kidneys, in *Lancet*, January 7, 1905.

4. Robert Lichtenstern, in *Wiener klinischen Wochenschrift*, 1904, n° 39, p. 1027-1033. Traduction française, in *Revue pratique des mal. des org. génito-urinaires* du 1er mars 1906, p. 34-37.

5. Keydel. Beiträge zur funktionellen Nierendiagnostik. *Centralblatt für die Kraukheiten den Harn und Sexualorgane*, XVI Band, Heft 5, ausgegeben am 25 mai 1905, p. 225 à 274.

vations personnelles dans lesquelles l'auteur a eu un plein succès dans l'emploi de mon séparateur [1].

Frank Vale (de Washington) a publié également un très intéressant et très documenté article sur la séparation intra-vésicale des urines, dans lequel il préconise l'emploi de mon séparateur et cite des observations personnelles [2].

Le Dr Paul Denis (de Liège), après la publication d'un intéressant travail sur cette question paru en 1904 [3] m'écrivait le 21 février 1905 : « En reconnaissant la séparation comme plus simple, c'est à votre séparateur que je donne de loin la préférence sur tous les modèles existant. »

Le Pr Cacciopoli, de Naples, me confirmait aussi par lettre, qu'il avait pratiqué avec succès la séparation des urines avec mon appareil, chez l'homme et chez la femme.

Le Dr Christoph Müller, d'Immenstadt, m'écrivait également le 15 février 1905 : « J'emploie très souvent votre instrument dont je suis toujours très satisfait. »

Le Dr Willy Auschütz Privatdozent, à Breslau, me mentionnait aussi par lettre du 1er avril 1904 que depuis six mois il n'avait plus besoin d'utiliser le cathétérisme de l'uretère, et qu'il avait déjà utilisé 25 à 30 fois mon séparateur.

Une intéressante thèse publiée à Rio de Janeiro par le Dr Ernesto Crissiuma Filho sous l'instigation de son père le Dr Ernesto de Freitas Crissiuma et du Dr Alvaro Ramos montrait aussi la part importante du séparateur dans le diagnostic des fonctions rénales [4].

1. Ueber den Harnscheider von Luys und die Ausscheidund von Indigokarmin durch die Nieren. Ein Beitrag zur funktionnellen Nierendiagnostik, in *Correspondenz-Blatt für Schweizer Aerzte*, 1904, n° 18.

2. Vale Frank P. Luys's Instrument for the intravesical separation of the two urines, in *Annales of Surgery Philadelphie*, n° 145, janvier 1905, p. 81-107.

3. Paul Denis. Étude critique des différentes méthodes de séparation des urines, *Journal médical de Bruxelles*, n° 6, 9 février 1905 et Lettre manuscrite du 21 février 1905.

4. Dr Ernesto Crissiuma Filho. Da Separaçao intra-vesical das urinas pelo processo de Luys. *Thèse inaugurale*. Rio de Janeiro, 1904.

Il convient de citer encore le travail du Dr Steer-Bowker de Sydney (Australie)[1] et celui du Dr Toufexis d'Athènes[2] paru dans les *Archives de médecine d'Athènes*.

Le Dr Georg Berg (de Frankfort) m'écrivait le 16 février 1905 « étant persuadé que votre instrument est le meilleur de tous les séparateurs que je connais, et qu'il est destiné à jouer un très important rôle pour l'examen de la fonction de chaque rein ».

Il faut encore signaler l'intéressant article de Caird[3] paru en septembre 1905, intitulé « On the urine Separator of Luys » et dans lequel l'auteur après de nombreux essais préconise l'emploi du séparateur Luys.

Enfin un des plus récents travaux parus sur cette question est celui du Dr Domenico Taddei[4] (de Florence) qui, dans une étude complète et intéressante des instruments séparateurs, conclut à l'emploi de mon instrument. Après avoir contrôlé les bons résultats fournis par cet appareil, soit par le cathétérisme urétéral, soit par la cystoscopie, soit par les opérations consécutives, soit par des injections de liquide pratiquées par l'une ou l'autre sonde du séparateur en place, l'auteur en préconise l'emploi, et le considère comme extrêmement utile pour le diagnostic des maladies des reins.

On peut donc voir par ces citations le chemin parcouru par la méthode de la séparation intra-vésicale des urines depuis sa naissance. Six années d'études et de patientes recherches m'ont démontré que les principes essentiels

1. Aids to diagnosis in renal disease. Reprinted from the *Australasian medical gazette*, august 20, 1904.

2. Toufexis. Νοσηματα ουρητικων οργανων Παρατηρησεις επι της μεθοδου της Ενδοκυστικης διαχωρησεως των ουρον, in Αρχεια ιατρικης. 15 η Φεβροναριον, 1905.

3. Caird. *Scott. méd.* and *Surg journ.*, september 1905.

4. Domenico Taddei. Recherche cliniche sulla separazione endovesicale delle urine dei due reni. *Riforma medica*, 1906, anno XXII, n° 32.

qui dès le début, m'avaient guidé, restent toujours l'expression de la parfaite vérité.

Née tout récemment, cette méthode tombée dans l'oubli à l'étranger était avant mes premiers travaux, absolument inconnue en France, où le premier je la fis connaître et la mis à l'ordre du jour. On a vu quelle grande extension elle prit rapidement et quel intérêt universel lui porta bientôt le grand public médical, non seulement de France, mais aussi de l'étranger.

La séparation intra-vésicale des urines a donc pris droit de cité et se trouve actuellement pratiquée dans presque tous les pays, soit avec mon appareil, soit avec des appareils dérivés du mien.

L'attribution du prix Barbier que la Faculté de médecine de Paris m'a fait l'honneur de décerner à mon Séparateur (décembre 1903), alors que celui-ci se trouvait mis en concurrence avec un appareil de même genre, a apporté à ma méthode une consécration officielle.

CHAPITRE VI

MÉTHODE DE LA SÉPARATION INTRA-VÉSICALE DE L'URINE DES DEUX REINS.

MÉTHODE DE LUYS-LAMBOTTE

DESCRIPTION TECHNIQUE ET CRITIQUE DES INSTRUMENTS

1° Appareil de Lambotte[1].

Cet instrument se compose d'une sonde double, dont l'extrémité supérieure est garnie de ressorts susceptibles de s'épanouir en une sorte de diaphragme, lequel permet de cloisonner le segment inférieur de la vessie en deux compartiments comprenant chacun un uretère, et dans lesquels s'ouvrent respectivement les deux œils de la sonde.

Il se compose essentiellement d'un tube cloisonné dans sa longueur de la même manière que la-sonde à double courant.

Chacun des conduits s'ouvre librement vers l'extrémité vésicale, dans le compartiment correspondant; à l'autre extrémité de l'instrument ils se séparent latéralement de leur axe, pour constituer deux becs distincts.

La cloison qui sépare les deux compartiments de la sonde est elle-même percée d'un canal dans toute sa longueur, et celui-ci livre passage à une tige métallique qui se continue au delà de

1. Lambotte. Étude sur la taille du rein. *Journ. de méd., de chir. et de pharm.* Bruxelles, septembre-octobre-novembre 1890.

l'extrémité vésicale, sur une longueur de 8 centimètres environ, et se termine par un petit bouton métallique mousse et arrondi comme l'extrémité d'une sonde ordinaire. L'extrémité antérieure de cette tige est garnie d'un bouton plat.

Deux ressorts en acier, très flexibles, un antérieur et un postérieur, sont étendus de l'extrémité supérieure de la portion tubaire de l'instrument jusqu'au bout métallique qui termine la tige centrale. Ils mesurent 7 centimètres et demi de longueur et s'attachent à chacune de leurs extrémités par une petite articulation.

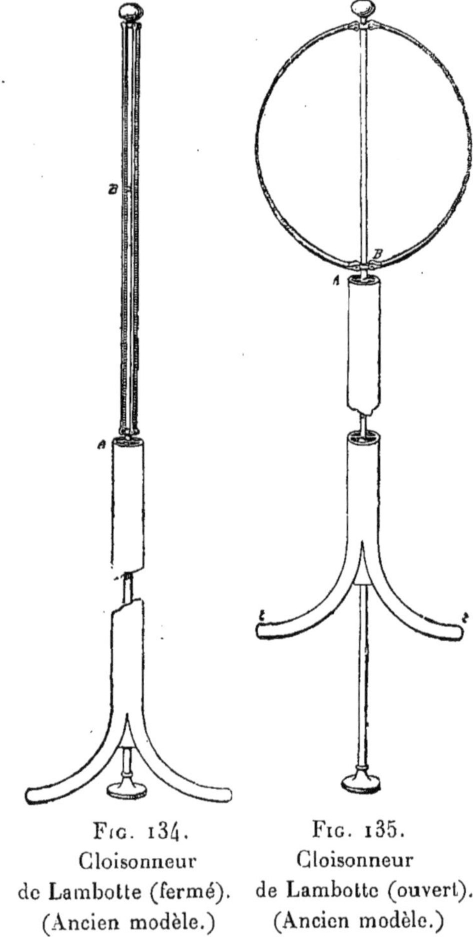

Fig. 134. Cloisonneur de Lambotte (fermé). (Ancien modèle.)

Fig. 135. Cloisonneur de Lambotte (ouvert). (Ancien modèle.)

Il résulte de cette disposition que, si l'on exerce un traction sur l'extrémité inférieure de la tige centrale, les ressorts primitivement fixés le long de l'extrémité supérieure de cette tige, se courbent comme on le voit dans la figure 133 par suite du rapprochement qui s'opère entre leurs extrémités, et forment, par leur réunion un cercle métallique. Un point empêche de pousser plus loin la flexion. Nous désignerons l'état dans lequel se trouve alors l'instrument, en disant qu'il est ouvert.

L'instrument étant fermé, dans sa première position, on recouvre la partie occupée par les ressorts au moyen d'un de ces petits ballons de caoutchouc qui servent de jouet aux enfants ; un fil de soie fixe la portion rétrécie de celui-ci au-dessous des articulations inférieures. Si alors on ouvre l'instrument, le développement a pour effet de tendre la membrane élastique, et la sonde se trouve ainsi terminée par une lame circulaire.

Si cette opération est pratiquée après avoir introduit dans la vessie l'instrument préalablement fermé, cette cavité se trouvera cloisonnée par cette sorte de diaphragme en deux compartiments, l'un droit, l'autre gauche ; en ayant soin de tenir l'instrument de telle sorte que la lame soit antéro-postérieure et médiane, chacun des orifices des uretères correspondra à l'un des compartiments et aussi à l'ouverture supérieure correspondante du cathéter. Une légère traction exercée sur l'instrument a pour effet d'appliquer si étroitement la cloison contre la muqueuse vésicale, que le liquide d'un des compartiments ne peut s'écouler dans la loge voisine; une très légère traction suffit à cette fin.

L'urine ne s'accumule donc pas dans les loges ; elle s'écoule immédiatement au dehors par les tubes, et l'on peut ainsi recueillir isolément l'urine de chaque uretère.

Avant d'appliquer l'instrument sur le vivant, il est bon d'injecter dans la vessie une petite quantité de liquide (200 centimètres cubes d'eau boriquée), puis, cela fait, et l'instrument étant bien huilé on l'introduit comme une sonde jusqu'à ce que toute sa portion terminale soit dans la vessie.

Le malade doit être placé dans la position verticale.

Les résultats donnés par cet instrument primitif furent médiocres, c'est ce qui explique son abandon. Sa forme droite et les plis formés par le ballon de caoutchouc qui recouvrait les ressorts rendaient son introduction difficile, principalement chez l'homme.

Comme l'a écrit M. Lambotte lui-même : « C'est le premier cloisonneur qui ait été confectionné mais il n'a aucun autre mérite ; à peine a-t-il celui de permettre de juger de la valeur du procédé[1]. »

Ce ne fut que treize ans plus tard et deux ans après la publication de mes premiers travaux que M. Lambotte, comprenant alors la grande portée de la méthode de la séparation endo-vésicale des urines, fit construire un

1. *Bulletin de l'Académie royale de médecine de Belgique*, VIe série, t. XVII, p. 406, n° 6.

deuxième modèle de cloisonneur. C'est ce qui ressort des paroles mêmes de M. Lambotte lorsqu'il dit[1] : *A l'exemple de M. Luys* « nous avons fait courber notre instrument. Il nous a suffi pour atteindre ce résultat d'enlever le ressort antérieur ou plutôt supérieur (lequel est inutile pour

Fig. 136. — Cloisonneur de Lambotte fermé.
Nouveau modèle actuel paru trois ans après mes travaux.

obtenir la séparation des liquides puisqu'il se trouve à un niveau que l'urine n'atteint pas). L'instrument prend ainsi la forme indiquée ci-contre (fig. 136 et 137) qui ne lui enlève ni sa légèreté ni son faible calibre. »

Le manuel opératoire est ainsi décrit par Lambotte: « Le malade est assis sur le bord d'une table, le tronc vertical et les jambes basses, puis l'instrument aseptisé,

Fig. 137. — Cloisonneur de Lambotte ouvert avec sa membrane.
Nouveau modèle actuel paru après mes travaux. La courbe de la position vésicale est exactement celle de mon séparateur.

huilé, pourvu de ses sondes adductrices, est alors présenté au méat urinaire et enfoncé jusque dans la vessie absolument comme dans le cathétérisme ordinaire. Lorsqu'il est bien en place, on se garde de tirer sur la tige centrale : c'est au contraire le corps de l'instrument qu'on enfonce davan-

1. *Ibid.*, p. 413.

tage ; vu le mécanisme de l'instrument, il n'en résulte aucune pénétration plus grande puisqu'on maintient la tige centrale. Par ce mouvement, la cloison s'épanouit dans la cavité vésicale et s'étend dans le plan médian antéro-postérieur... On pousse alors les sondes adductrices qui, franchissant le col vésical, viennent faire saillie dans les compartiments. »

L'idée de la construction de ce nouvel instrument, dont l'ensemble paraît bien fragile, a été reprise un an plus tard par Boddaërt de Gand, et ces deux appareils présentèrent de nombreuses similitudes. Les critiques qui sont plus loin présentées à propos de ce dernier instrument semblent donc devoir lui être adressées (voir plus loin, page 398).

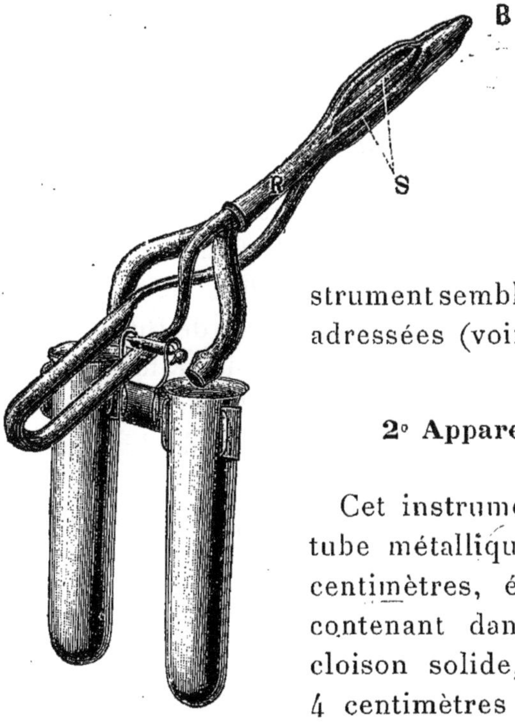

Fig. 138.
Appareil de Neumann.

2° Appareil de Neumann.

Cet instrument[1] se compose d'un tube métallique R mince, long de 4 centimètres, épais de 1 centimètre ; contenant dans son intérieur une cloison solide, qui se prolonge de 4 centimètres cubes au delà du tube dans la vessie de telle sorte que la cloison possède en tout une longueur de 8 centimètres.

A l'extérieur, se trouvent deux tubes divergents aux-

1. Neumann (A.). Eine einfache Methode den urin beider Nieren beim Weibe gesondert aufzufaugen. *Deutsche med. Woch.* Leipzig, 21 octobre 1897, p. 690.

quels sont adaptés deux tubes à essais destinés à recueillir l'urine. L'extrémité libre de la cloison se termine par une pointe mousse de laquelle partent deux minces lames de métal S à trajet recourbé, qui vont se fixer à l'extrémité vésicale du tube, formant ainsi avec la cloison, deux larges ouvertures, pour recueillir l'urine.

Pour appliquer l'appareil, il est nécessaire que la malade soit assise sur le bord d'une table, et que ses pieds reposent sur des chaises.

L'instrument étant introduit, on assure le contact de la vessie contre lui, avec un doigt placé dans le vagin, et dont la pulpe s'applique contre lui.

Critique.

Cet appareil possède avant tout le grave défaut de n'être exclusivement appliquable que chez la femme. De plus, il est douloureux pour la malade : en effet, Gesa de Ilyes qui l'essaya à la clinique du Pr Dollinger de Buda-Pesth, réussit dans un cas de pyonéphrose uni-latérale à recueillir l'urine purulente séparément, mais la mise en contact de la paroi vésicale avec l'instrument était douloureuse et suivie d'hémorragie.

Dans d'autres cas, l'instrument n'avait donné aucun résultat.

3° Appareil de Harris.

(The urine Segregator.)

Cet appareil[1] dont le grand mérite est de pouvoir s'appliquer aux deux sexes, se compose de trois parties :

1. Harris (Malcolm L.). A New and simple method of obtaining the urine separately from the two kidneys in either sex. *Journ. of the american med. Association*. Chicago, 29 janvier 1898, p. 236. — A New devise for obtaining the

1° Une pièce destinée à être introduite dans la vessie et constituée par deux sondes métalliques accolées mais indépendantes. Ces deux sondes sont droites dans leur plus grande longueur, mais leur extrémité vésicale est percée de trous et légèrement recourbée. Lorsque cette sonde est introduite dans la vessie on peut écarter les deux becs l'un de l'autre, en leur faisant décrire un peu plus d'un quart de cercle de manière que l'extrémité de chaque sonde regarde en bas et en arrière, et se trouve écartée

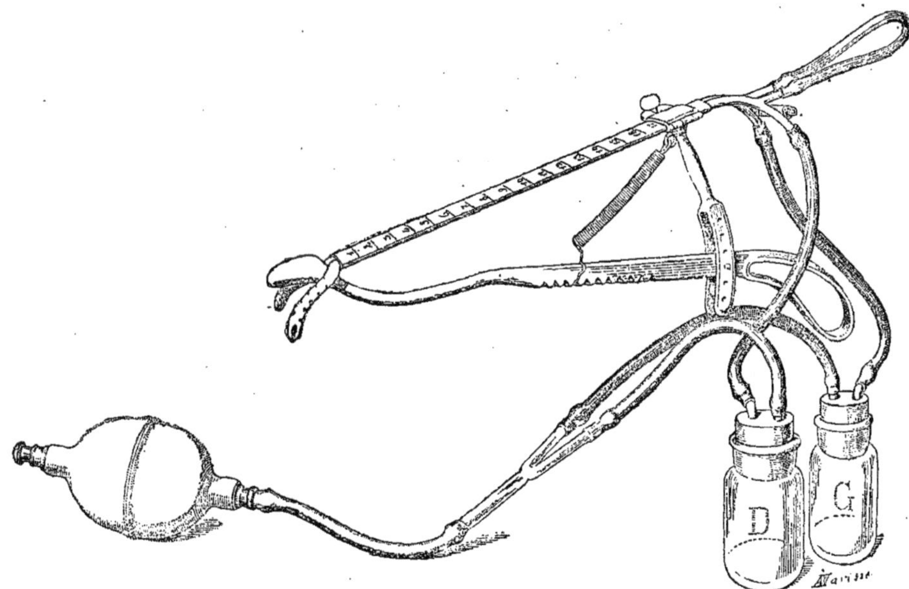

Fig. 139. — Appareil de Harris.

de sa congénère d'une longueur plus grande que celle qui sépare les orifices des uretères.

2° Une deuxième pièce en forme de levier destinée à être introduite dans le rectum chez l'homme, ou dans le vagin chez la femme. La portion convexe de ce levier est destinée à soulever la paroi rectale ou vaginale, et à venir se loger ainsi coiffée de la paroi vésicale dans l'écartement des becs des sondes situées dans la vessie.

urine separateley from the two kidneys in either sex. *Medicine Détroit,* avril 1898. — The use of urine segregator in the diseases of the urinary tract. *Med. Record.* New-York, avril 1898.

Ainsi se trouve formé dans la vessie un pli longitudinal entre les orifices urétéraux. Ceux-ci viennent donc s'ouvrir dans deux gouttières latérales, où s'accumule le produit séparé de chaque rein.

3° Un aspirateur, constitué par une poire en caoutchouc et deux flacons. Chacun des flacons se trouve respectivement en communication au moyen d'un tube de caoutchouc avec chacune des deux sondes; l'urine séparée se trouve ainsi aspirée au dehors et portée dans chacun des flacons de l'aspirateur.

Pour utiliser l'instrument, on commence par faire pénétrer les deux sondes accolées l'une à l'autre dans la vessie, puis on écarte alors leur bec l'un de l'autre. On introduit ensuite le levier dans le rectum chez l'homme, et dans le vagin chez la femme, et l'on manœuvre de telle façon que la partie la plus convexe de cet instrument vienne juste dans l'écartement des deux sondes qui se trouvent alors à cheval sur lui. On met ensuite les sondes en communication avec l'aspirateur, et pressant sur la poire en caoutchouc, on recueille l'urine dans chacun des flacons.

Harris rapporte plusieurs cas [1] dans lesquels son instrument fut essayé avec des résultats satisfaisants.

4° Appareil de Downes.

En juin, 1901, Nicolich [2] fit connaître l'*instrument ségrégatif de l'urine, de Downes* (de Philadelphie). Il se compose comme l'appareil de Harris de deux sondes accolées qui sont introduites dans la vessie, et d'un levier rectal ou vaginal. Mais, tandis que dans l'instrument de Harris il y a un aspirateur, ici, au contraire, les deux petites sondes forment siphon. En 1903 le Dr Downes faisait de nouveaux changements et des perfectionnements à son instrument

1. Harris. *Journ. of the american med. Association*, 1898, p. 405.
2. Nicolich. *Ann. génito-urinaires*, juin 1901.

qui toutefois conservait toujours son principe et sa forme primitifs[1].

Les appareils de Harris et de Downes, à peu de chose près semblables, ont été expérimentés par quelques chirurgiens. Freudenberg (de Berlin)[2] et surtout Nicolich (de Trieste)[3] ont obtenu des séparations effectives d'urine

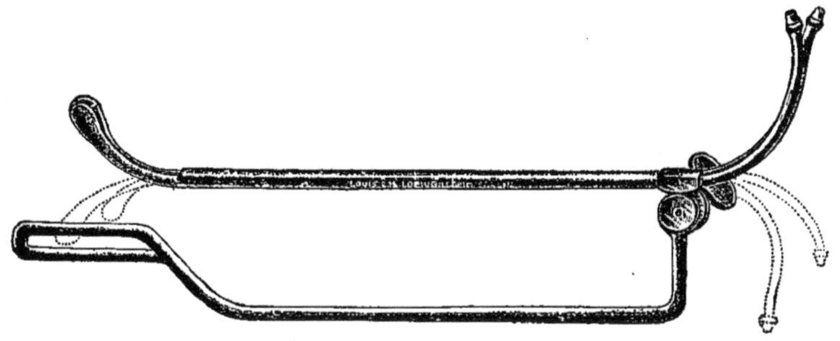

Fig. 140. — Appareil de Downes.

avec ces instruments et ce dernier s'en montre encore un partisan convaincu.

Critique.

Quoi qu'il en soit, ayant expérimenté moi-même l'appareil de Downes sur une femme dont la vessie était saine, j'ai pu me rendre compte :

1° Que le retournement des sondes dans la vessie était très douloureux, et pouvait même provoquer une petite hémorragie ;

2° Que la mise en place du levier vaginal était délicate à effectuer. En effet, on ne peut jamais être sûr que celui-ci soit bien entre les deux sondes écartées, ou bien sur la paroi latérale externe de l'une d'elles ;

1. Downes. Urine segregation, its importance and methods, in the *Philadelphia medical journal*, january 10 1903, page 81.
2. Freudenberg. *Berliner klinische Wochenschrift*, 1900, n° 42.
3. Nicolich. *C. R. Assoc. franç. d'urologie*, 1901, p. 523.

3° Que les gouttières latérales créées au niveau des orifices urétéraux et dans lesquels viennent se déverser les urines séparées de chaque rein, ont une capacité assez minime pour que, s'il survient brusquement une éjaculation d'urine assez abondante, il y ait mélange certain entre les deux côtés.

Enfin, ainsi que le dit M. Nicolich lui-même[1] :

« La cause principale et la plus fréquente qui ne permet pas l'usage de cet instrument est la cystite, quand la vessie ne peut pas être dilatée par une injection d'à peu près 100 centimètres cubes de liquide. Dans ces cas, il peut arriver qu'en tournant l'instrument, l'une ou l'autre de ses extrémités vésicales soulève ou plisse la muqueuse, de manière à boucher leurs ouvertures. Un petit caillot, quelques grumeaux de pus, peuvent aussi boucher les tubes. »

5° Appareil de Hock.

Hock[2] en 1903 a fait construire un instrument composé de deux branches.

La branche vésicale est une sonde métallique ordinaire ayant la courbure de la sonde de Mercier.

La branche séparatrice, rectale ou vaginale, n'est pas fixe comme celle du séparateur de Downes. Elle est destinée à soulever la paroi inférieure de la vessie. La technique est très simple.

La sonde métallique est introduite dans la vessie et ensuite ce réservoir est lavé jusqu'à ce que l'eau ressorte claire, puis vidé complètement. Une fois ce résultat obtenu, la sonde métallique est tournée d'un côté, et en même temps, la branche séparatrice est introduite dans le

1. Nicolich. *C. R. de l'Assoc. franç. d'urologie*. Paris, 1901, p. 527.

2. Hock. Ueber die methoden den Harn jeder Niere gesondert aufzufangen, *Prager med. Wochenschrift*, XXVIII, nos 40-42, 1903.

rectum ou dans le vagin. Le cloisonnement vésical est ainsi obtenu et l'on peut recueillir alors l'urine d'un côté.

Après avoir attendu quelque temps, et avoir récolté suffisamment d'urine d'un côté, on opère de la même façon pour l'autre côté.

Hock s'est préoccupé principalement dans la construction de son appareil, d'avoir un instrument de petit calibre pouvant être facilement utilisé chez l'enfant.

6° Appareil de Cathelin.

Cet instrument a été appelé par son auteur : diviseur vésical gradué. Quoique construit bien après mon Séparateur (7 mois après), il a été bientôt abandonné en raison même de ses défauts. Nous ne le citerons donc simplement que comme mémoire, car il ne constituait qu'une ébauche de l'appareil du même type exactement, mais plus perfectionné, qui est le Cloisonneur vésical gradué de Boddaert sur lequel nous insistons plus loin.

L'auteur partait du principe de *la graduation vésicale,* qui en réalité était absolument étranger à la question de la séparation intra-vésicale des urines. Il prétendait subordonner l'action de la membrane séparatrice à celle du muscle vésical, c'est-à-dire qu'une même membrane semi-rigide devait en étant plus ou moins introduite dans la vessie, s'adapter suivant son plus ou moins complet développement, aux vessies de grande, de moyenne ou de petite capacité. La nécessité de la prise exacte de la capacité vésicale s'imposait donc comme premier temps de l'application de l'appareil.

En réalité l'application de l'idée de la graduation vésicale à la méthode de la séparation endo-vésicale des urines était vaine, illusoire, et n'avait rien à voir avec elle. En effet, elle impliquait par sa définition même, la participation de l'action de toute la paroi vésicale, alors que seul le barrage inférieur, étendu du milieu de l'espace inter-urétéral à l'orifice urétral, est nécessaire à la méthode.

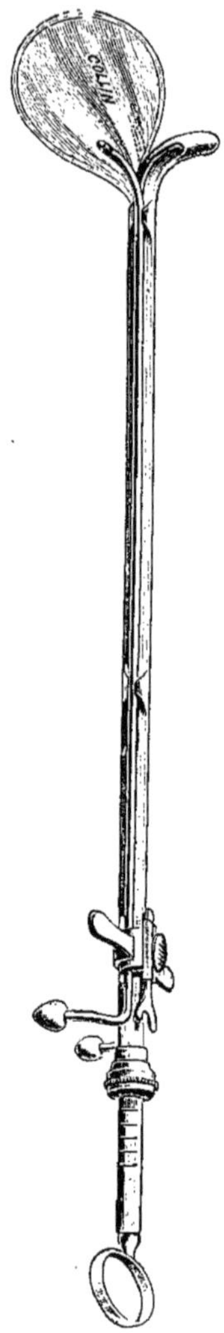

Le diviseur vésical gradué comprenait essentiellement un tube plat, médian correspondant au n° 28 de la filière Charrière, dans l'intérieur duquel se mouvait un mandrin. Ce mandrin se terminait par un ressort métallique entouré d'une membrane de caoutchouc tendue dans son plan, qui devait former par son développement en éventail, écran séparateur de la vessie. Lorsqu'on retirait le mandrin, la membrane se plissait et le ressort s'aplatissait dans le tube. De chaque côté de ce tube médian, se trouvaient deux sondes métalliques logées dans un évidement du bec coudé de l'instrument, qu'on devait rabattre de chaque côté de la membrane en les faisant tourner autour de leur axe.

Pour appliquer l'instrument, on commençait par mesurer la capacité vésicale, puis on vidait la vessie. L'instrument était introduit comme un lithotriteur, on poussait alors le mandrin en lisant au fur et à mesure les chiffres de la graduation, s'arrêtant au chiffre qui correspondait à la capacité vésicale. On rabattait ensuite les sondes et on recueillait les urines dans deux tubes séparés.

Fig. 141. Appareil de Cathelin.

Critique.

Le diviseur vésical gradué de Cathelin a été, depuis son apparition, l'objet de justes critiques, et les principales objections à faire à cet instrument peuvent ainsi se résumer : 1° il donne des résultats erronés; 2° il est dangereux à employer.

1° *Le diviseur vésical gradué ne cloisonnait qu'imparfaite-*

ment la vessie. C'est là un fait reconnu par tous ceux qui, ayant essayé l'instrument, se sont hâtés d'en abandonner l'emploi. En effet, le mince éventail de caoutchouc, auquel était dévolu le rôle important d'établir un barrage étanche dans la vessie, était absolument insuffisant à remplir son but, pour deux raisons principales.

a) Tout d'abord à cause de sa *fragilité*, qui le mettait à la merci de la moindre contraction de la vessie. Comme le dit si bien le Dr Rochet, de Lyon[1] : « Avec des vessies qui se contractent, cette cloison devient une trop faible barrière, elle se laisse couler en cornet, et ne sépare plus rien du tout. » C'est aussi l'opinion du Dr Robert Lichtenstern, qui, ayant expérimenté cet instrument à Vienne, dans la clinique du Pr Zuckerkandl, l'abandonna aussitôt et écrivait : « J'estime que la mince cloison de caoutchouc est insuffisante pour assurer un cloisonnement certain de la vessie en deux parties[2]. » De même le Pr Albarran, qui, parlant de cet instrument, disait au Congrès de Madrid : « Assez souvent, chez la femme et chez l'homme, j'ai échoué, même avec des vessies de bonne capacité. La principale cause des échecs paraît due à ce que parfois, lorsque la membrane n'est pas complètement dépliée, c'est un pli de caoutchouc et non l'arceau métallique qui appuie sur la paroi vésicale : dans ces conditions, les deux urines se mélangent[3]. »

b) La seconde raison du manque d'étanchéité de la membrane séparatrice résultait de son *mode d'action* lui-même. En effet, ce n'était pas cette membrane séparatrice elle-même qui devait assurer à elle seule le cloisonnement de

1. Rochet. *Lyon médical*, 3 mai 1903, p. 774.

2. Lichtenstern. *Wiener medicinische Presse*. Separate Abdruck, n° 13, 1803, p. 5.

3. Albarran. *C. R. du Congrès internat. de Madrid*, 1203, in *Ann. gén. urin.*, 15 août 1903, p. 1265.

la vessie. C'est, au contraire, à la vessie seule qu'était dévolu le principal rôle de s'appliquer sur la membrane, pour assurer le cloisonnement vésical. C'est donc un muscle totalement soustrait à l'action de la volonté de l'opérateur, comme du reste, à celle du patient, qui devait assurer par sa contraction sur la membrane, l'étanchéité de la cloison séparatrice. Comme le disait M. Cathelin lui-même : « La membrane n'est pour rien dans le cloisonnement ; c'est la vessie qui est tout ; c'est elle qui se contracte sur la membrane[1]. »

Toute la réussite de la séparation était donc ici subordonnée à la contractilité vésicale, laquelle est absolument impossible à réglementer. Si la vessie se contracte trop, ainsi que le dit le Dr Rochet, de Lyon : « La membrane séparatrice se laisse couler en cornet, et ne sépare plus rien du tout. » Si, au contraire, la vessie ne se contracte pas assez, comme cela arrive dans le sommeil chloroformique, la séparation n'existe plus, ainsi que le déclarait M. Cathelin lui-même, quand il disait : « La division est impossible sous le chloroforme avec notre appareil, comme nous nous en sommes assuré une fois chez une malade en présence du Pr Pinard et du Dr Segond[2]. »

D'autre part, l'application de la membrane séparatrice sur le bas-fond vésical, depuis le milieu de l'espace inter-urétéral jusqu'à l'orifice urétral ne se faisait pas directement. Le barrage ne se trouvait établi que lorsque le ressort inférieur de la membrane devenait convexe sous l'influence de la butée de cette membrane contre la paroi postérieure de la vessie. Le ressort inférieur de la membrane, au lieu de prendre un contact intime, immédiatement avec le bas-fond vésical, ne parvenait à ce but qu'indirectement, en allant prendre point d'appui d'abord sur la paroi posté-

1. Cathelin. *Loc. cit.*, p. 76.
2. *Ibid.*, p. 45.

rieure de la vessie : sa convexité n'augmentait que sous l'influence de la butée de son extrémité postérieure contre la paroi postérieure de la vessie. Le but qu'il était chargé de remplir n'était donc atteint que par un moyen détourné au lieu d'être atteint directement. C'était donc là encore un facteur important, qui, se trouvant absolument indépendant de la volonté de l'opérateur comme de celle du patient, ne pouvait donc pas être gouverné.

c) La troisième cause de l'infidélité des résultats obtenus avec le diviseur vésical gradué venait de ce qu'il y avait une *stagnation des urines* soi-disant séparées de chaque côté de la membrane séparatrice : de là, miscibilité facile des deux échantillons. Cela était bien prouvé par le fait suivant que l'on peut constater toujours : si à la fin d'une application du diviseur et le diviseur étant enlevé, on mettait immédiatement après, une sonde dans la vessie, on pouvait s'apercevoir qu'il y avait toujours stagnation d'urine dans le réservoir vésical ; c'est aussi ce que déclare le Pr Albarran, lorsqu'il dit [1] : « Souvent dans ces cas, on trouve à la fin de l'expérience, 40 ou 50 centimètres cubes d'urine dans la vessie. »

L'insécurité des résultats obtenus avec le diviseur vésical gradué était donc une chose certaine, et l'opinion générale sur ce sujet a été bien résumée par le Dr Nicolich, de Trieste, lorsqu'il disait [2] :

« Guidé par l'impression que j'avais éprouvée en lisant les résultats de M. Cathelin, j'ai appliqué l'instrument avec pleine confiance ; mais, soit à cause de quelques défauts techniques, soit à cause des conditions spéciales des malades auxquels j'ai appliqué le diviseur, les résultats que j'ai obtenus ont été tous décourageants. »

« Une fois ébranlée ma confiance sur l'instrument, j'ai

1. Albarran. *Exploration des fonctions rénales*. Paris, 1905, p. 275.

2. Nicolich. Sur le diviseur vésical. *C. R. de l'Assoc. franç. d'urologie*, 1902, p. 631.

voulu faire quelques essais pour me persuader si l'étanchéité était vraiment parfaite comme l'assurait M. Cathelin. Les expériences que j'ai pratiquées dans ce but m'ont démontré à mon regret, qu'on est bien loin de la parfaite étanchéité, conditions indispensables d'un bon diviseur (page 633). »

« Le diagnostic fonctionnel, qui est toujours possible avec le cathétérisme urétéral et l'instrument de Downes dans les cas où ils peuvent être appliqués, n'est pas possible avec le diviseur de M. Cathelin (page 636). »

2° *Le diviseur vésical gradué était dangereux dans son emploi.* Presque tous les opérateurs qui se sont servis de cet instrument ont eu à déplorer la déchirure de la membrane de caoutchouc, et nous avons eu occasion de voir dans un des grands services de voies urinaires de Paris, une série de ces membranes brisées ; les pointes des arceaux brisés s'étaient écartées, et les membranes n'avaient pu être retirées de la vessie qu'au prix de déchirures multiples de l'urètre, et de douleurs atroces ressenties par les malades. Ce fait, constaté par nombre d'expérimentateurs, a été consigné par le Dr Taddei[1] (de Florence) et par le Pr Albarran, qui dit à ce sujet :

« Une autre fois, l'arceau métallique qui retient la membrane s'est cassé lui-même et *nous n'avons pu retirer l'instrument qu'en déchirant l'urètre*[2]. »

Le gros volume de l'instrument, dont le calibre mesure, en réalité, le n° 28 de la filière Charrière, rend son introduction, chez l'homme, souvent impossible ou tout au moins pénible.

Enfin, le retournement de l'extrémité des sondes mé-

1. Taddei. *Riforma Medica.* Anno XXII, n° 32.
2. Albarran. *Loc. cit.*, p. 275.

talliques fait fréquemment saigner la muqueuse vésicale, soit en l'accrochant, soit en s'en coiffant.

7° Appareil de Jaboulay.

Nous signalerons aussi le séparateur des urines de Jaboulay, publié dans les *Archives Générales de Médecine* (numéro du 17 novembre 1903, p. 2907). Mais le manque de description qui accompagne la figure nous empêche de porter aucune appréciation à ce sujet.

Nous nous bornerons simplement à constater la grande

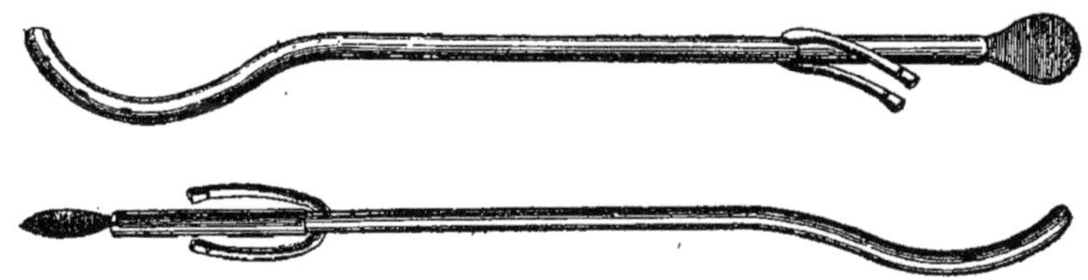

Fig. 142. — Séparateur de Jaboulay.

ressemblance de ce séparateur avec le nôtre ; il ne se différencie de celui-ci que par l'absence peu explicable du reste, de la membrane séparatrice.

8° Appareil de Riccardo Della Vedova[1].

Cet instrument est formé d'un cathéter coudé dont le bec assez long mesure 4 centimètres et demi, et est composé de 3 sondes accolées. Au lieu de cloisonner la cavité de la vessie en deux compartiments séparés, l'appareil ne vient former qu'une digue basse dans la région du trigone ; les deux sondes latérales drainant au dehors l'urine qui

1. Un nouveau séparateur intravésical des urines. *Annales génito-urinaires*, vol. I, n° 3, février 1906, p. 213 à 239.

coule de chaque orifice urétéral dans la moitié correspondante du trigone.

Cet appareil qui paraît être basé sur le même principe que celui de Newmann et de celui de Jaboulay possède cependant comme originalité le contrôle facile du contact entre l'instrument et la paroi du trigone vésical.

Ce séparateur semble être passible des mêmes inconvénients que celui de Jaboulay dont le principal paraît être une séparation insuffisante.

L'auteur dit qu'il a pu cependant, sur 18 applications, obtenir 12 fois des séparations sûres et complètes.

9° Appareil de Lluria.

Au Congrès international de Madrid en 1903, Lluria a présenté un séparateur procédant de l'instrument primitif de Lambotte. Il se compose de deux sondes métalliques accolées, dans l'intervalle desquelles se trouve reliée une tige portant un ressort en demi-circonférence. Lorsque ce ressort est actionné par une pression faite sur un bouton du manche, il tend une membrane de caoutchouc qui forme cloison et sépare les deux moitiés droite et gauche de la sonde [1].

Cet instrument n'a été que peu employé par son auteur qui lors de la présentation de son instrument, n'a publié aucune observation de son application.

10e Appareil de Boddaërt.

Le cloisonneur vésical gradué de Boddaert (de Gand) a pour principe d'établir entre les deux uretères, une cloison de caoutchouc qui se développe par sa partie infé-

1. Lluria. *Congrès de Madrid*, 1903.

rieure, et dont la courbure augmente sous l'action d'une branche composée d'une série d'onglets articulés les uns avec les autres.

Cet intéressant instrument se rapproche beaucoup du deuxième modèle de cloisonneur de Lambotte et du diviseur vésical gradué de M. Cathelin, dont il est certainement un perfectionnement. En effet, il évite avec une grande adresse les deux critiques formulées plus haut contre ce dernier appareil.

Tout d'abord, il ne cloisonne pas la partie supérieure de la vessie, l'auteur s'étant parfaitement rendu compte de l'inutilité de ce cloisonnement. Il réserve tout son effort utile pour établir le barrage indispensable du bas-fond vésical, et il le fait d'une façon fort habile.

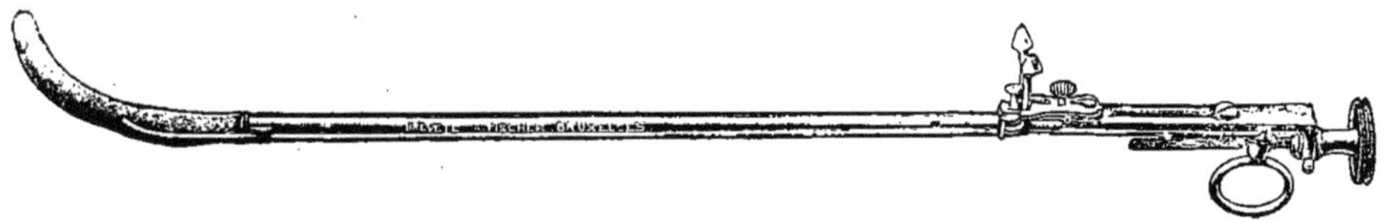

Fig. 143. — Le cloisonneur vésical gradué de Boddaert (membrane rentrée).

Ensuite, au lieu de n'établir son barrage qu'indirectement, et par contre-coup, si l'on peut ainsi s'exprimer, il le fait directement et va droit au but qui est le bas-fond vésical.

De plus, le barrage établi par la branche à onglets, qui entraîne une membrane de caoutchouc « offre une résistance suffisamment grande pour ne pas être déformée, comme cela se produit parfois avec l'appareil Cathelin, au cours de divisions vésicales faites avec des vessies qui se contractent[1] ».

Enfin, si l'auteur invoque en faveur de son cloisonneur l'avantage d'être gradué, ce n'est, du moins, que pour pou-

1. Boddaert. *Annales gén.-urin.*, 1er décembre 1904, p. 810.

voir enfoncer plus ou moins profondément sa membrane séparatrice dans le bas-fond vésical. Mais il ne semble pas que, plus ici qu'ailleurs, la notion de la capacité vésicale doive avoir un rapport quelconque avec la séparation intra-vésicale des urines.

Quoi qu'il en soit, ce sont là autant d'avantages marqués qui constituent pour le cloisonneur de M. Boddaert une supériorité incontestable sur l'appareil de M. Cathelin qui lui avait servi de modèle.

L'intéressante tentative de M. Boddaert a particulièrement attiré mon attention, car, dans les nombreuses re-

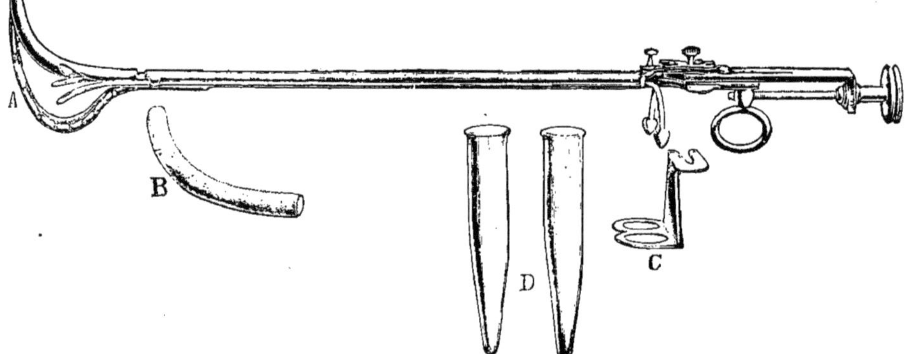

Fig. 144. — Pièces constitutives du cloisonneur vésical gradué de Boddaert.

cherches que j'avais faites sur le cadavre, j'avais eu une idée presque semblable, et ce n'est qu'après de multiples expérimentations, que je l'ai abandonnée, pour établir le modèle définitif de mon séparateur.

Quelles sont donc les raisons de cet abandon ?

Tout d'abord, M. Boddaert avait, il est vrai, parfaitement bien vu la nécessité de déprimer le bas-fond vésical, et de creuser un puits entre les deux uretères. C'est ce qui fait que, dans l'ensemble, lorsque sa membrane est déployée, son instrument et le mien ont presque tout à fait la même forme. Mais il y a entre les deux appareils une différence essentielle et capitale.

En effet, tandis que la membrane séparatrice du cloisonneur vésical de M. Boddaert s'enfonce dans la muqueuse vésicale et la déprime en créant ainsi sur ses côtés, deux bas-fonds, au contraire, ses deux sondes évacuatrices restent toujours dans la partie supérieure de cette membrane, de telle sorte que l'urine venant des uretères vient s'accumuler dans la partie toute inférieure et déclive et, celle-ci ne peut être évacuée que lorsque, s'accumulant, elle a atteint le niveau des sondes. Il y a donc là manifestement une stagnation des urines séparées (voir fig. 146

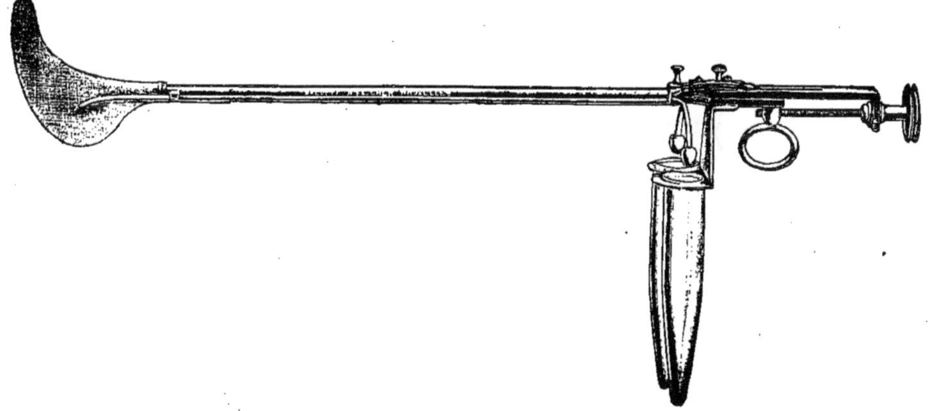

Fig. 145. — Le cloisonneur vésical gradué de Boddaert (membrane déployée).

et 147), et, si l'on veut bien se reporter aux expériences sur le cadavre que j'ai publiées page 439, on verra qu'il y a là une cause manifeste d'inexactitude, car la miscibilité des urines devient possible dans ces conditions. Les sondes d'un bon cloisonneur doivent se trouver comme dans mon séparateur : en bas et à la partie déclive (voir fig. 148), au lieu d'être placées en haut. Leur rôle essentiel est d'évacuer immédiatement par siphon, l'urine qui arrive des uretères, et non pas de la laisser stagner.

Peut-être, la membrane du cloisonneur gradué est-elle aussi trop courte dans le sens antéro-postérieur, et ensuite trop mince. Dans sa plus grande longueur, la membrane séparatrice ne mesure seulement que 5 centimètres. (Lettre manuscrite du constructeur, en date du 22 décembre 1904.) Or, cette longueur me paraît insuffisante. En effet, la longueur totale de ma cloison séparatrice mesure 7 centimètres, et lorsque, pour faire des essais, j'ai tenté de la réduire à 5 centimètres, je n'ai plus eu de bonne séparation : c'est ce qui s'est passé dans l'observation 83 de mon livre[1]. Lorsque la membrane est trop courte, les

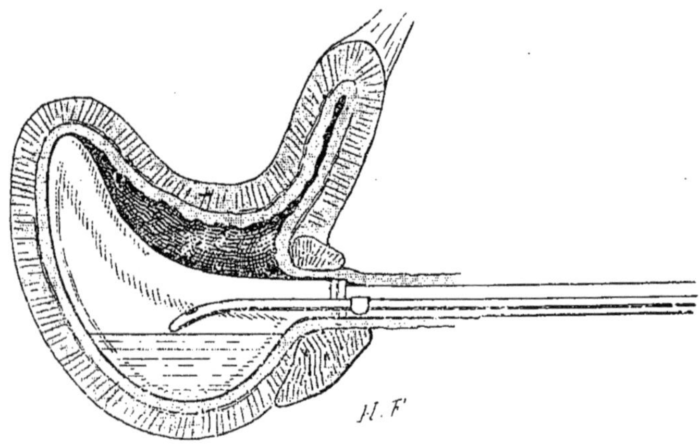

Fig. 146. — Dans le cloisonneur de Boddaert, la sonde évacuatrice est en haut, et laisse dans le bas-fond vésical un résidu d'urine stagnante et par conséquent miscible.

urines filent par derrière, au niveau de son bord postérieur.

Si la membrane séparatrice est notoirement trop courte, elle est peut-être aussi bien mince pour assurer un bon cloisonnement. En effet, elle devra, pour remplir ce rôle, appuyer assez fortement sur la muqueuse, s'enfoncer profondément entre ses plis, et par là devenir passible de nombreux reproches, parmi lesquels nous signalerons : la profondeur trop grande des puits vésicaux permettant la

1. Luys. *La séparation de l'urine des deux reins*. Paris, Masson, 1904.

stagnation d'une trop grande quantité d'urine non évacuée (voir fig. 147) et la douleur inévitable d'une pression continue trop accentuée.

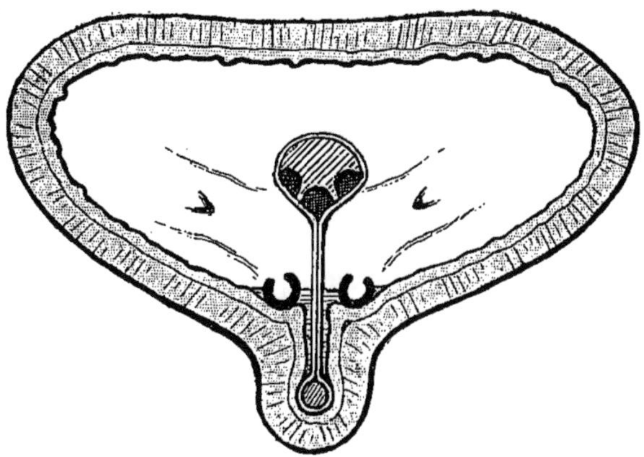

Fig. 147. — La mince cloison du cloisonneur de Boddaert déprime fortement le bas-fond vésical. — Les sondes placées trop haut laissent un résidu d'urine stagnante et par conséquent miscibles.

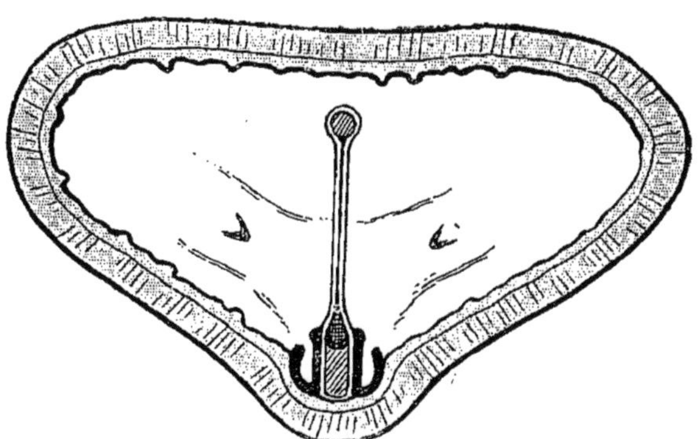

Fig. 148. — Schéma imité de *Bickersteth*[1].
Le large contact du séparateur Luys assure le cloisonnement. Les sondes placées à la partie inférieure du bas-fond recueillent et évacuent l'urine au fur et à mesure de sa production ; *il n'y a pas de résidu.*

Un autre inconvénient du cloisonneur vésical gradué réside dans la nécessité de rabattre les sondes latéralement, une fois l'instrument introduit dans la vessie. En

1. Bickersteth. *The Lancet,* 28 march 1904.

effet, chaque sonde viendra bien, il est vrai, se mettre en contact avec la muqueuse vésicale, mais ne parviendra pas à venir chercher l'urine qui est accumulée dans les bas-fonds. De plus, ce « retournement » est nettement et sûrement offensif, et provoquera certainement le saignement d'une muqueuse enflammée.

Enfin, les sondes sont minuscules, et pourront être facilement bouchées soit par un caillot sanguin ou des grumeaux de pus.

Il n'en est pas moins vrai que l'appareil de Boddaert constitue un instrument intéressant, — principalement par l'ingéniosité avec laquelle la membrane séparatrice effectue son déploiement.

11° Séparateur Luys.

Le principe essentiel qui dirigea constamment mes recherches et auquel je suis resté toujours fidèle dans la construction des types successifs de mon séparateur, fut *d'élever une cloison étanche dans cet étroit espace compris entre le milieu des orifices urétéraux et l'orifice urétral.* De cette manière, on devait recueillir de chaque côté de la cloison, le produit séparé de chaque rein, pourvu toutefois qu'on prît le soin d'assurer un libre cours à l'urine au dehors, en ne la laissant pas s'accumuler dans la vessie.

Ce principe dérivait du reste de la simple constatation des conditions anatomiques. En effet, l'urine de chaque rein reste séparée de celle du côté opposé tant qu'elle est contenue dans l'uretère, elle ne tend à se mélanger que dans le court espace compris entre l'orifice urétéral et l'orifice urétral (pourvu, bien entendu, qu'elle trouve à s'évacuer facilement au dehors par ce dernier, au fur et à mesure de sa production). Il suffisait donc de trouver le moyen d'élever dans ce court espace une cloison suffisamment haute, pour que les orifices urétéraux fussent situés sur ses parties latérales et non pas au-dessus d'elle.

Chacun sait, en effet, que les trois éléments du trigone, c'est-à-dire l'orifice urétral, et les deux orifices urétéraux droit et gauche, ont entre eux des rapports d'une constance remarquable. La distance qui sépare les deux orifices urétéraux l'un de l'autre oscille toujours entre 20 à 30 millimètres ; de même la distance qui sépare le milieu de l'espace inter-urétéral de l'orifice urétral, est toujours sensiblement la même et mesure environ 25 à 30 millimètres. La fixité de ces rapports est absolue et complètement indépendante des dimensions de la vessie.

De plus, on sait que la région du trigone vésical est une des plus inextensibles de la vessie.

De ces données anatomiques, il est facile de formuler cette conclusion :

A des points de repère toujours fixes, toujours semblables, doit correspondre un instrument de dimensions fixes et uniformes.

C'est ce qui fut mon guide dans mes premières recherches, pour la construction de mon premier modèle de séparateur, présenté à l'Association française d'Urologie en octobre 1901.

Premier modèle du séparateur (1901).

(Modèle abandonné.)

Cet instrument se composait de 3 parties réunies les unes aux autres dont l'ensemble présentait la courbure d'un explorateur vésical métallique de Guyon.

Des 3 parties deux étaient latérales et étaient constituées par les sondes qui à leurs extrémités présentaient sur leur face externe et leur face interne des ouvertures.

La pièce intermédiaire était munie d'une scie à chaîne

qui pouvait être tendue et détendue par l'action d'un volant situé au niveau du manche; elle était recouverte

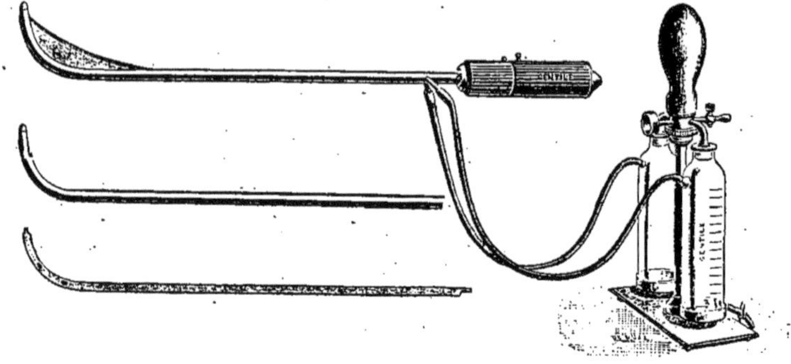

Fig. 149. — Premier modèle (abandonné) du séparateur Luys avec son aspirateur.

par une chemise de caoutchouc et la manœuvre du volant permettait d'élever entre les sondes ou d'abaisser une cloison séparatrice.

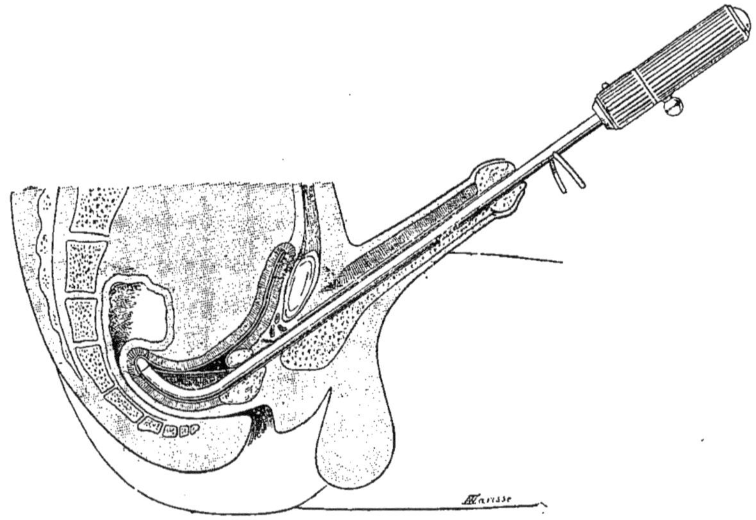

Fig. 150. — Séparateur Luys Ier modèle (abandonné) en place chez l'homme.

Il en existait deux modèles de construction identique, mais de longueurs différentes, l'un pour l'homme, l'autre pour la femme.

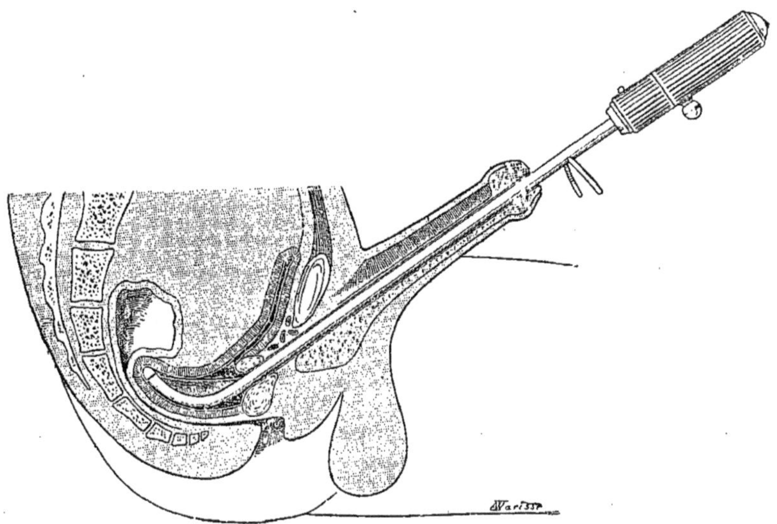

Fig. 151. — Avec ce premier modèle (abandonné) du séparateur Luys, il existait parfois un petit cul-de-sac rétro-prostatique dans lequel les urines pouvaient se mélanger.

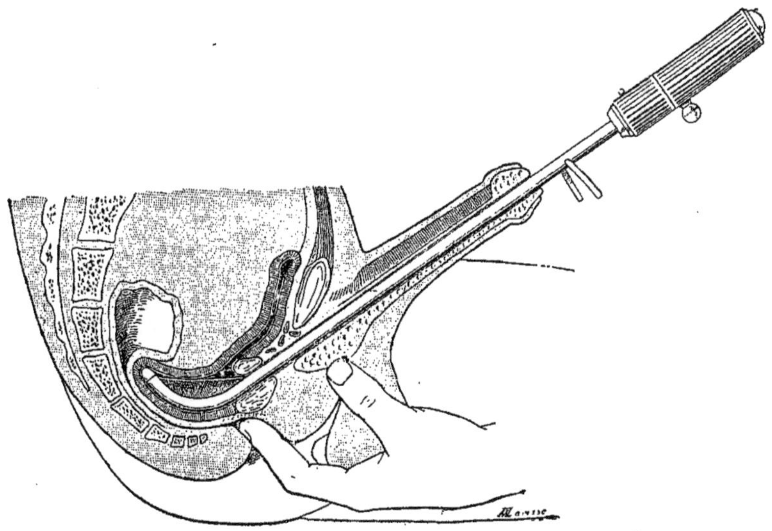

Fig. 152. — Il était nécessaire avec le premier modèle (abandonné) du séparateur Luys d'appliquer avec l'index introduit dans le rectum la paroi vésicale contre le rectum afin d'éviter la miscibilité des urines au niveau du cul-de-sac rétro-prostatique.

Comme l'évacuation des urines était impossible de par le fait de la pesanteur et de la position de l'instrument à manche élevé, il était nécessaire de faire l'aspiration du liquide, ce qui s'opérait à l'aide d'un système aspirateur comprenant une poire en caoutchouc et deux flacons.

Ce premier instrument avait deux inconvénients :

1° La cloison de caoutchouc étant d'un diamètre trop long, entr'ouvrait douloureusement le col vésical ;

2° Parfois, chez l'homme, il existait au-dessous de la cloison instrumentale un petit cul-de-sac rétro-prostatique permettant un mélange partiel des urines; ce qui obligeait, pour éviter toute cause d'erreur, à appliquer avec l'index droit introduit dans le rectum, la paroi vésicale contre le séparateur.

Dès le 5 mars 1902 [1], était alors présentée à la Société de Chirurgie une modification de mon instrument permettant d'éviter ces deux inconvénients.

Modèle définitif du séparateur Luys.

(Modèle actuel pour les deux sexes.)

La modification de ce deuxième modèle porte essentiellement sur la courbure de la portion terminale de mon instrument.

De plus, le système aspirateur a été supprimé, car j'ai pu constater qu'il était inutile, et que l'écoulement des urines se faisait spontanément par petites éjaculations rythmiques, correspondant à l'arrivée de l'urine par les uretères.

Description du séparateur luys.

Le séparateur se compose de trois parties réunies entre

1. Voir *Bull. et Mém. Soc. de chir.*, 11 mars 1902, p. 298.

elles dont l'ensemble présente une courbure identique à celle de la sonde métallique bi-coudée qu'Escat avait fait construire pour drainer le bas-fond vésical dans les cas de grosses prostates avec élévation du col[1].

Des trois parties constitutives, on doit distinguer une partie médiane intermédiaire, et deux latérales.

La pièce médiane est constituée par une tige métallique qui à une de ses extrémités est courbe. Dans la concavité de celle-ci peut se tendre et se détendre une chaîne analogue à celle d'une petite scie à chaîne ; les mouvements d'abaissement et d'élévation de cette chaîne sont commandés par un volant situé à l'autre extrémité de l'instrument.

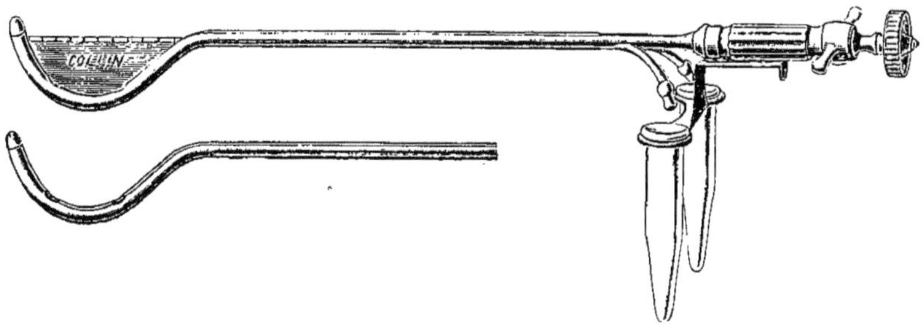

Fig. 153. — Le séparateur Luys monté, avec la membrane séparatrice tendue et détendue.

Cette pièce médiane est recouverte par une chemise en caoutchouc, et l'on comprend de suite comment, lorsque par l'action du volant la chaîne est tendue, il s'élève ainsi une véritable cloison, tandis que lorsque elle est détendue, l'élasticité du caoutchouc applique la chaîne sur la concavité de la partie métallique.

Les parties latérales sont constituées par les sondes qui épousant la courbure de la pièce intermédiaire sont métalliques et creuses. A leur face interne seule, et dans

1. Escat Sonde métallique bi-coudée. *Assoc. franç. d'urologie.* Paris, 1901, p. 580.

leur portion concave sont percés trois orifices destinés à l'évacuation de l'urine.

Les trois parties de l'instrument sont réunies entre elles à leurs deux extrémités : à l'une par le manche, à l'autre par un petit capuchon métallique creusé intérieurement d'un pas de vis.

Mais l'accolement des trois parties de l'instrument est disposé de telle manière que la pièce métallique intermédiaire aux deux sondes recouverte de sa chemise caoutchoutée dépasse légèrement par sa position convexe la convexité des sondes, de telle manière que, autant par sa

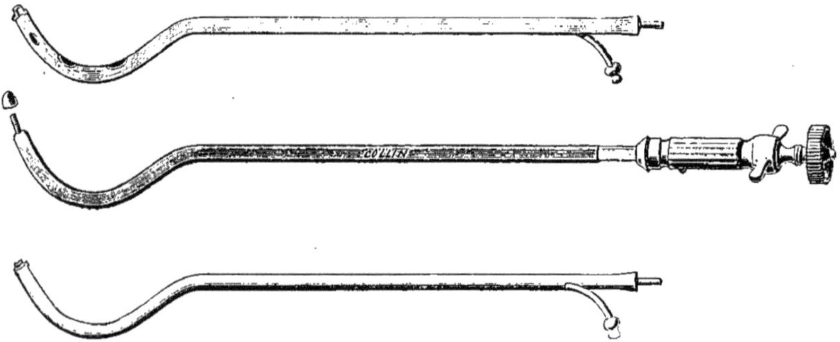

Fig. 154. — Le séparateur Luys démonté avec ses 3 pièces constitutives.

convexité que par sa concavité, cette pièce intermédiaire forme bien une véritable cloison.

L'ensemble de l'instrument a un calibre total qui répond au n° 22 faible de la filière Charrière.

Il n'existe qu'un seul et unique modèle pour l'adulte qui est également applicable chez l'homme et chez la femme.

Modèle spécial pour l'enfant. — J'ai fait construire un modèle spécial pour l'enfant, qui ne diffère du modèle de l'adulte que par la dimension plus petite du calibre total de l'instrument qui a pu être abaissé à un n° 15 de la filière Charrière.

Ce résultat ne pouvait être obtenu qu'avec un appareil tel que mon séparateur dont les larges sondes plus que suffisantes chez l'adulte, étaient susceptibles de subir une réduction de calibre, tout en permettant cependant une évacuation très suffisante.

La courbure de la portion vésicale du séparateur a été aussi réduite afin de pouvoir s'adapter à la vessie de l'enfant.

J'ai eu occasion d'appliquer ce modèle spécial sur des

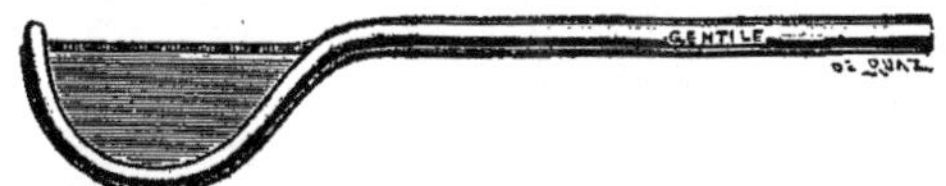

Fig. 155. — Extrémité vésicale du séparateur de l'enfant. La cloison est plus courte que sur le modèle de l'adulte.

enfants où tout autre moyen de diagnostic instrumental était inapplicable.

Cet instrument paraît devoir rendre les plus précieux services dans le diagnostic des affections rénales chez les enfants, car il semble être le seul qui puisse être facilement appliqué dans le jeune âge.

Voici, entre autres, deux observations où l'emploi du séparateur chez l'enfant a donné un bon résultat.

Obs. I. — *Pyonéphrose gauche chez une fillette de six ans et demi. Cathétérisme de l'uretère impossible. Séparation des urines* (Observation due à l'obligeance de M. Paul-Louis Muret, Interne des Hôpitaux).

R. A..., petite fille de six ans et demi couchée salle Ollier, lit n° 16, dans le service de M. le Pr Albarran, à l'hôpital Hérold, avait été d'une bonne santé jusqu'à l'âge de trois ans. A ce moment (27 mai 1900), pour la première fois, hématurie considérable. Ces hématuries se reproduisent le 12 mai 1901, puis en juillet et en décembre 1901. En janvier 1902, très forte hématurie, avec caillots sanguins vermiformes, longs de 4 à 5 centimètres. L'enfant est alors soignée à l'hôpital des Enfants-Malades, sans qu'à ce moment on ait formulé un diagnostic précis sur son état.

Après sa sortie de l'hôpital, elle a été atteinte de rougeole compliquée de broncho-pneumonie. Quelques semaines après, elle se rétablit, sans avoir présenté de nouvelle hématurie, au cours de

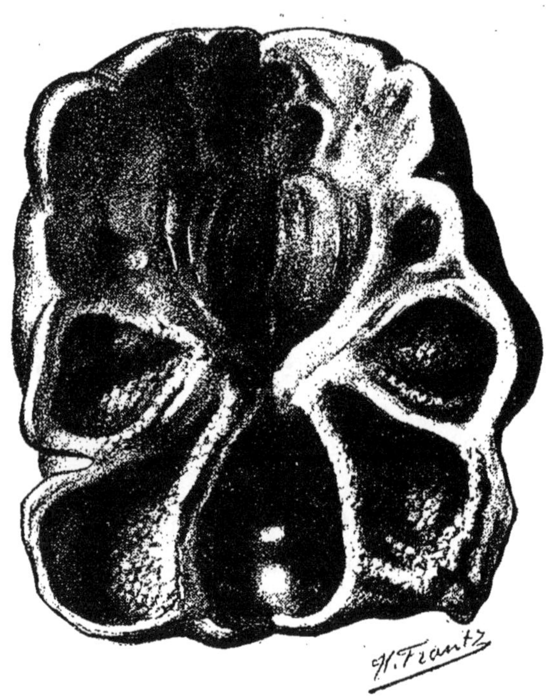

FIG. 156. — Pyonéphrose tuberculeuse.

cette maladie intercurrente. Elle se plaint ensuite à chaque miction de violentes douleurs, surtout marquées à la fin de la miction. Les urines sont tantôt nettement sanguinolentes, tantôt assez claires. Dans ce dernier cas, il y avait toujours à la fin de la miction un écoulement de quelques gouttes de sang pur.

En juillet 1902, entérite qui dure deux mois. En septembre 1903, la santé est meilleure, mais les urines sont continuellement rosées ou bien claires, avec quelques gouttes de sang à la fin de la miction.

Depuis mai 1903, elle a des hématuries journalières. Elle entre alors le 30 septembre 1903, dans le service de M. le Pr Albarran à l'hôpital Hérold.

A ce moment, la palpation du rein gauche permet d'en constater la notable augmentation de volume. On ne peut trouver la présence d'aucun signe de tuberculose, dans aucun des appareils pulmonaires.

Le 2 octobre 1903, un examen cystoscopique, pratiqué sous le chloroforme, permet de voir que toute la vessie est atteinte de cystite et présente une coloration générale foncée interrompue par des plaques de cystite du côté droit, uniforme du côté gauche. Du côté droit, on aperçoit encore au milieu d'amas de fongosités dont quelques-unes se déplacent comme des fausses membranes, par l'injection de quelques gouttes de liquide, l'orifice noir de l'uretère où l'on n'a pu introduire de sonde urétérale, à cause des fongosités qui l'encerclent et proéminent dans sa lumière. L'orifice urétéral gauche est, au contraire, invisible.

Les urines sont peu abondantes (600 à 700 grammes) ; elles sont troubles et nettement rosées.

Le 6 octobre 1903, M. le Pr Albarran prie M. le Dr Luys de venir faire la séparation des urines chez sa petite malade.

Les urines recueillies avec une sonde, avant la séparation, avaient montré que ces urines étaient extrêmement troubles, épaisses, purulentes, et même que la fin de l'émission urinaire était teintée de sang.

Quelques seringues d'eau boriquée injectées permirent de diminuer le trouble du liquide, mais ne parvinrent pas à faire disparaître complètement le sang venant de la vessie. Il existait donc là des lésions de cystite hémorragique des plus nettes.

La capacité vésicale était néanmoins bonne, puisque le volume des urines recueillies avec la sonde dépassait certainement 100 grammes.

Le Séparateur (modèle d'enfant), introduit sans difficulté, fut laissé en place pendant un quart d'heure, et permit d'obtenir le résultat suivant :

A gauche : urines extrêmement purulentes, épaisses et sanglantes, du volume d'environ 4 centimètres cubes.

A droite : urines nettement sanglantes, mais ne paraissant pas contenir de pus en proportion appréciable.

L'analyse chimique des urines séparées, faite par M. Boinot, interne en pharmacie du service, donne le résultat suivant :

	REIN DROIT	REIN GAUCHE
Quantité. . . .	$2^{cc},5$	$4^{cc},5$
Aspect. . . .	Trouble avec dépôt rouge vif occupant le 1/3 du liquide.	Opaque ; dépôt jaune sale occupant les 2/3 du liquide.
Réaction. . . .	Alcaline.	Alcaline.
Urée, par litre. .	$12^{gr},10$	$0^{gr},70$ à $0^{gr},75$ (Trop peu d'urine pour en faire un dosage rigoureux).
Examen micr. .	Hématies très abondantes ; leucocytes assez nombreux.	Hématies assez nombreuses ; leucocytes très abondants ; quelques cylindres muqueux chargés de globules blancs.

Le 10 octobre 1903, néphrectomie du rein gauche par M. le Pr Albarran.

Le rein présente des lésions manifestes de tuberculose (fig. 156). La partie supérieure du rein a une zone corticale assez étendue, mais elle est infiltrée de granulations. La partie inférieure, au contraire, ne présente rien que des cavernes, dont beaucoup n'étaient pas encore ouvertes. L'uretère était très dur, énorme et sclérosé.

A la suite de cette intervention, l'urine devient jaunâtre, non plus rosée, et moins trouble. L'état général va en s'améliorant énormément. La petite malade est soignée par la suralimentation et l'huile de foie de morue. Des instillations gaïacolées sont faites dans la vessie.

Le 18 novembre, la plaie opératoire était fermée, l'état général était bon et très amélioré, la quantité d'urine était suffisante. Il y avait encore cependant, dans ses urines, un dépôt sanguinolent et purulent.

Obs. II. — *Pynonéphrose gauche. L'application du Séparateur (modèle d'enfant) permet de constater que l'autre rein a un bon fonctionnement et autorise la néphrectomie gauche.*

Une petite fille de neuf ans, du service de M. le Pr Lannelongue à l'hôpital des Enfants-Malades, présentait des urines troubles, purulentes et boueuses. On sentait en même temps, dans l'hypocondre gauche, une masse assez volumineuse, présentant du ballottement très net, et paraissant être le rein. Le diagnostic clinique de tuberculose rénale gauche semblait évident et avait été posé par

M. le Dr Variot, dans le service de qui la petite malade se trouvait tout d'abord. Mais le point essentiellement intéressant était de savoir quel était l'état de l'autre rein, du côté droit, qui n'était ni senti, ni douloureux.

C'est pour y répondre que la séparation des urines fut demandée, elle fut faite le 1er février 1903, par le Dr Luys. Le Séparateur, laissé en place pendant près de vingt minutes, permit de constater que tandis qu'à droite il s'écoulait de l'urine nettement jaune et claire ; à gauche, au contraire, il s'écoulait de l'urine purulente. L'analyse chimique fut faite par M. Fournier, interne en pharmacie du service, qui donna le résultat suivant : tandis que l'urine de la vessie contenait 12 grammes d'urée par litre, et un dépôt épais et dense de pus, l'urine du rein sain contenait 23 grammes d'urée par litre, et un dépôt floconneux insignifiant.

Ce résultat si net fit décider l'intervention. La néphrectomie du rein gauche fut pratiquée le 4 février 1903, par M. le Dr Villemin, et permit de constater que l'on avait bien affaire à une tuberculose rénale.

Dès le jour même, la petite malade urinait bien, et ses urines s'étaient considérablement éclaircies.

Préparation du Séparateur.

L'instrument étant démonté, il faut s'assurer :

1° Que les œils des sondes sont parfaitement perméables, et qu'il n'existe aucune impureté pouvant les obturer;

2° Si l'instrument a été utilisé auparavant dans une vessie très infectée, il sera bon de faire passer ces sondes dans l'étuve sèche à 130 degrés ;

3° On s'assure que la chaîne de la pièce intermédiaire n'est pas rouillée, qu'elle glisse bien, et que sa manœuvre est facile ;

4° On plonge cette pièce intermédiaire dans un peu de poudre de talc, puis on la revêt d'une chemise en caoutchouc elle-même bien talcquée, en s'assurant que celle-ci est bien appliquée et ne fait pas de plis (chaque chemise en caoutchouc ne peut guère servir plus de trois ou quatre fois, il est donc bon d'en avoir un grand nombre de rechange) ;

5° On essaie alors cette chemise en caoutchouc en la tendant par l'action de la chaîne, et l'on s'assure ainsi qu'il n'existe sur elle aucun petit orifice ou aucune éraillure, car c'est à la faveur d'une semblable petite lésion que cette membrane peut parfois se rompre ;

6° On finit ensuite de monter l'instrument, en appliquant les deux sondes et en les réunissant avec le petit bouton métallique terminal ;

7° On s'assure alors que les sondes s'appliquent bien exactement contre la membrane de caoutchouc et qu'il n'y a pas d'intervalle appréciable entre ces deux parties, surtout au niveau de leur convexité. Les sondes doivent « coller » contre la membrane;

8° On plonge ensuite pendant cinq minutes l'instrument tout entier et tout monté dans l'eau bouillante pour le stériliser, en évitant de mettre de la soude dans l'eau, car cette substance pourrait altérer la chemise de caoutchouc, et en déterminer la rupture.

L'instrument est alors prêt à servir.

Préparation du malade.

Le ou la malade doit avoir été examiné dans une séance précédente de manière à ce qu'on se soit assuré que l'urètre est souple et bien perméable, qu'il n'existe ni rétrécissement chez l'homme, ni polype chez la femme qui puisse être un obstacle à l'introduction du séparateur.

La capacité vésicale doit avoir été prise, car si celle-ci est réduite au-dessous de 20 grammes, il est inutile de songer à introduire aucun instrument dans la vessie.

Si la vessie est suffisamment tolérante, mais que la traversée membraneuse soit trop sensible, ou bien, si l'on craint que le sujet pusillanime, n'ait des réactions trop vives, il sera bon d'injecter dans la région profonde de l'urètre quelques centimètres cubes d'une solution de stovaïne à 1 pour 100, quelques minutes avant l'introduction du séparateur.

Parfois, il sera indiqué d'administrer une heure environ avant la séparation un petit lavement contenant 1 gramme d'antipyrine et quelques gouttes de laudanum.

Quoi qu'il en soit, il faudra toujours s'informer si le malade a été récemment à la selle, car si pendant la durée de la séparation, il vient à faire des efforts involontaires de défécation, il éprouvera du fait du ténesme ainsi produit, des douleurs telles, que l'examen avec le séparateur devra être suspendu. Une bonne précaution à prendre sera donc de faire donner un lavement évacuateur, quelque temps auparavant.

Le malade ne devra pas non plus être à jeun ; il devra avoir mangé et bu suivant son ordinaire.

Si la quantité des urines totales de vingt-quatre heures est inférieure à un litre, on pourra faire prendre un quart d'heure avant la séparation une boisson diurétique ou simplement de l'eau d'Evian, mais autant que possible, et chez les sujets normaux, il vaut mieux ne faire prendre aucune boisson spéciale, aussitôt avant l'examen, de manière à laisser les reins effectuer leur travail dans des conditions normales et ordinaires.

Sauf dans les cas d'hématurie rénale, il sera très utile de faire au malade deux heures avant la séparation une injection sous-cutanée aseptique de 1 centimètre cube d'une solution aqueuse stérilisée de bleu de méthylène à 5 pour 100. Car, ainsi que nous l'avons dit plus haut, si l'élimination du bleu de méthylène prise en bloc dans l'urine totale ne donne que des renseignements très imparfaits, au contraire, l'examen des urines séparées au moment de l'élimination du bleu est extrêmement instructif, pour la connaissance de la perméabilité rénale.

On aura aussi soin de recommander au malade d'uriner juste au moment de l'injection de bleu de méthylène, mais surtout de ne plus uriner ensuite, et de conserver ses urines pendant deux heures environ, avant la séparation, de manière qu'on puisse obtenir au moment même de l'examen, une certaine quantité d'urine vésicale. Celle-ci, sécrétée peu avant la séparation devra avoir à peu de chose près, la même composition chimique que celle qui sera recueillie au moment de la séparation.

La salle où se fera l'examen ne devra pas être trop chauffée de façon à éviter au malade une transpiration abondante qui diminuerait d'autant la sécrétion urinaire.

Enfin, dans les cas de cystites accentuées, ou lorsque l'état nerveux du malade est trop prononcé, on pourra employer l'anesthésie générale au chloroforme ou au bromure d'éthyle qui supprimant la douleur permettra l'application du séparateur. Toutefois, en raison de la position assise à donner au patient, on ne devra jamais pousser trop loin l'anesthésie et l'on se bornera à ne donner que quelques bouffées de chloroforme destinées à étourdir le malade (chloroforme à la reine). Plusieurs applications du séparateur ont pu être ainsi effectuées avec succès dans des cas particulièrement difficiles.

Technique de la Séparation.

Le ou la malade, n'ayant pas uriné depuis le plus longtemps possible, est couché horizontalement sur une table, de manière que son siège vienne en affleurer le bord, et que ses pieds reposent de chaque côté sur un plan solide. On lave le méat et l'urètre antérieur comme avant tout cathétérisme, et l'on introduit une sonde molle dans la vessie, recueillant dans un verre, l'urine qui s'y trouve, pour la comparer macroscopiquement, microscopiquement et chimiquement à l'urine qu'on va recueillir dans un instant de chacun des deux reins.

La vessie est alors soigneusement lavée jusqu'à ce que

l'eau de lavage ressorte claire, ce dont on peut s'assurer en la recueillant dans un verre. Puis, 30 ou 40 grammes d'eau boriquée ou de sérum physiologique tiède, ainsi que l'a préconisé le Dr Taddei (de Florence), sont laissés dans la vessie de manière à amorcer les siphons constitués par les sondes du séparateur. On aura bien soin pendant tout ce temps, de ne pas injecter d'air dans la vessie, ce qui empêcherait les sondes de bien siphonner.

Le séparateur est alors abondamment lubréfié, et un des meilleurs mélanges pour parvenir à ce but, est celui

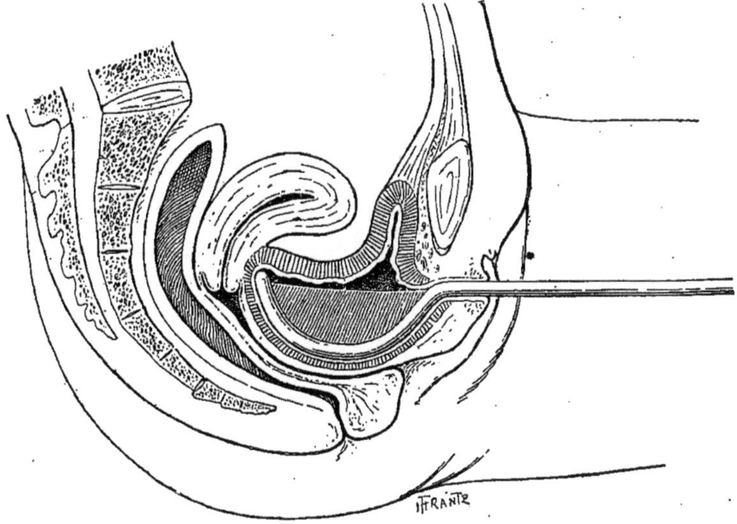

FIG. 157. — Le séparateur Luys en place chez la femme.

d'Oscar Kraus (gomme adragante, 2gr,50; glycérine, 10 grammes; eau phéniquée à 3 pour 100, 90 grammes).

INTRODUCTION CHEZ LA FEMME. — Chez la femme, on présente l'instrument au méat, et on le pousse lentement et doucement dans l'urètre; s'il n'entre pas avec la plus grande facilité, ou si l'on éprouve la plus petite résistance, il ne faut pas hésiter à le retirer complètement et à dilater légèrement l'urètre, en y passant deux ou trois bougies d'Hegar, nos 5, 6, 7, ou 8, ce qui ne provoque aucune douleur. Le séparateur passe ensuite, sans la moindre difficulté.

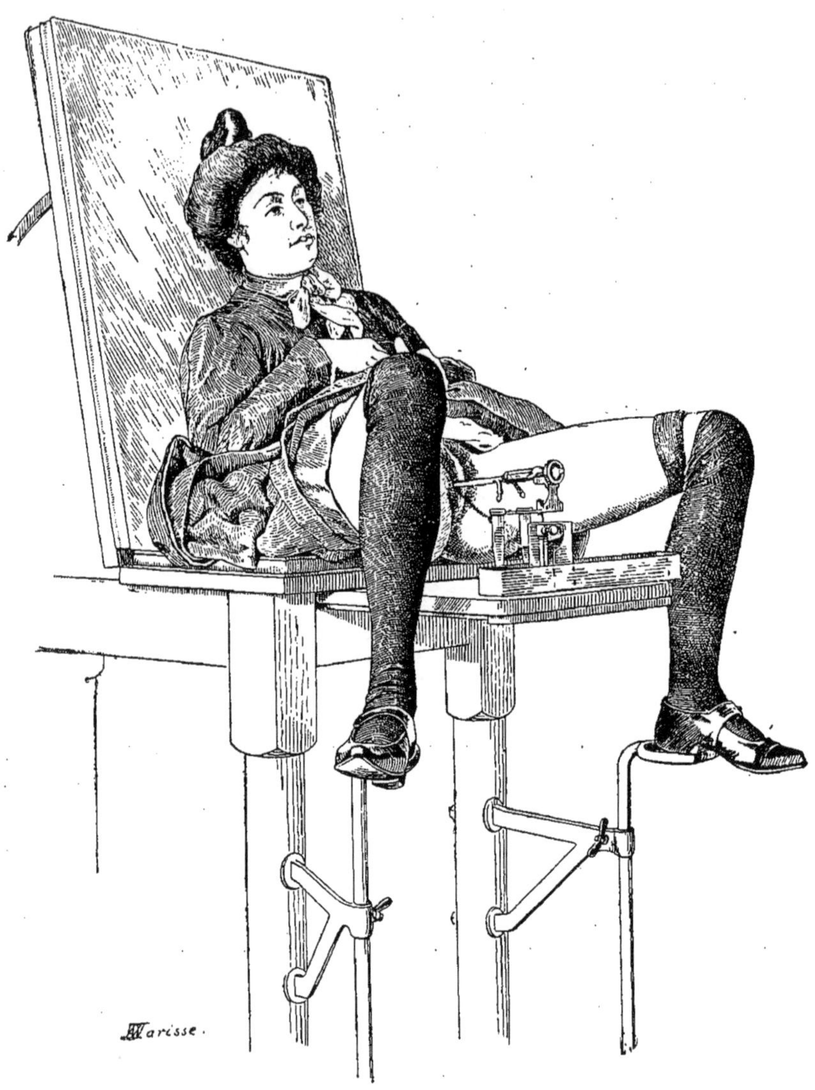

Fig. 158. — Le séparateur Luys en place chez la femme. La position assise est nécessaire pour que la séparation soit parfaite.

Introduction chez l'homme. — Pour introduire le séparateur chez l'homme, le malade *doit être couché bien horizontalement* dans la position décrite plus haut. Le séparateur préalablement bien lubréfié est présenté au méat, puis introduit lentement et doucement dans l'urètre. Il est très facile de pousser son introduction comme celle d'un béniqué, de manière que l'extrémité vésicale du séparateur vienne affleurer au niveau du col vésical. Mais il est ensuite nécessaire d'introduire toute la partie curviligne de

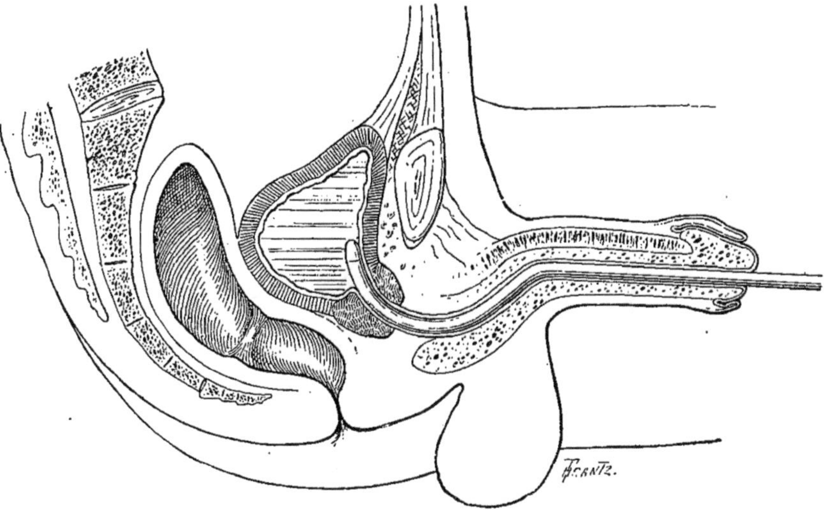

Fig. 159. — Premier temps de l'introduction du séparateur chez l'homme. L'instrument a été introduit comme un Béniqué ; seule l'extrémité du séparateur a pénétré dans la vessie. L'instrument est en réalité dans l'urètre et non dans la vessie ; si l'on soulève maladroitement la membrane à ce moment, on déterminera évidemment une vive douleur.

l'instrument dans la vessie. Pour ce faire, *il est indispensable d'abaisser fortement le manche de l'instrument*, de pousser légèrement, et l'on est tout étonné de voir tout à coup l'instrument filer de lui-même dans la vessie.

Avec deux doigts de la main gauche, on bouche alors les orifices des sondes, et en agissant sur le volant, on tend complètement la membrane de caoutchouc. Ceci fait, on laisse couler les sondes, et l'on se rend compte qu'aucune d'elles n'est bouchée.

Si l'introduction a été bien faite, il n'y a aucune douleur au moment de l'élévation de la cloison, celle-ci étant située tout entière dans la vessie et ne pouvant dilater le col.

Le malade *est alors mis en position assise,* en relevant son tronc soit avec le dossier d'une table spéciale, soit

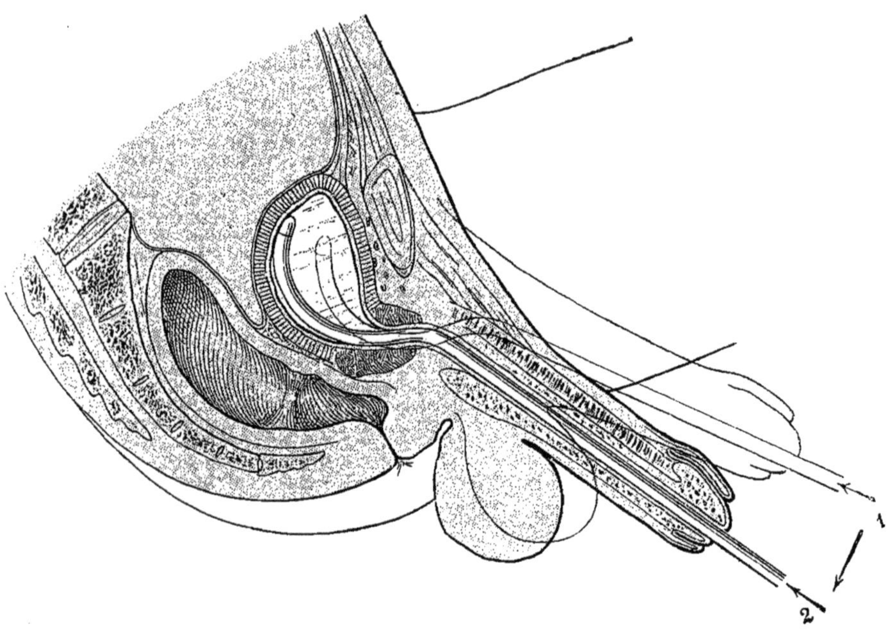

Fig. 160. — Deuxième temps de l'introduction du séparateur chez l'homme. La verge et l'instrument sont fortement abaissés et lorsque la courbe du séparateur a passé par-dessus la prostate, l'instrument pénètre de lui-même dans la vessie.

avec des oreillers et une chaise renversée. Ceci fait, on ramène légèrement à soi l'instrument, de manière que la courbure du séparateur vienne bien repérer le col vésical. Puis on relève doucement le manche, ce qui applique exactement la convexité des sondes sur le bas-fond vésical.

Si l'on a soin de combiner avec une grande douceur les deux mouvements : la traction légère à soi, puis l'élévation du manche de l'instrument, on peut être certain que le cloisonnement est parfait, et que les urines ne se mélangent pas. Point n'est besoin d'employer de la force, il faut simplement mettre en jeu l'élasticité des tissus, sentir doucement la résistance du col et du bas-fond vésical pour être certain d'être bien placé.

Il est bon à ce moment de vérifier par le toucher rectal

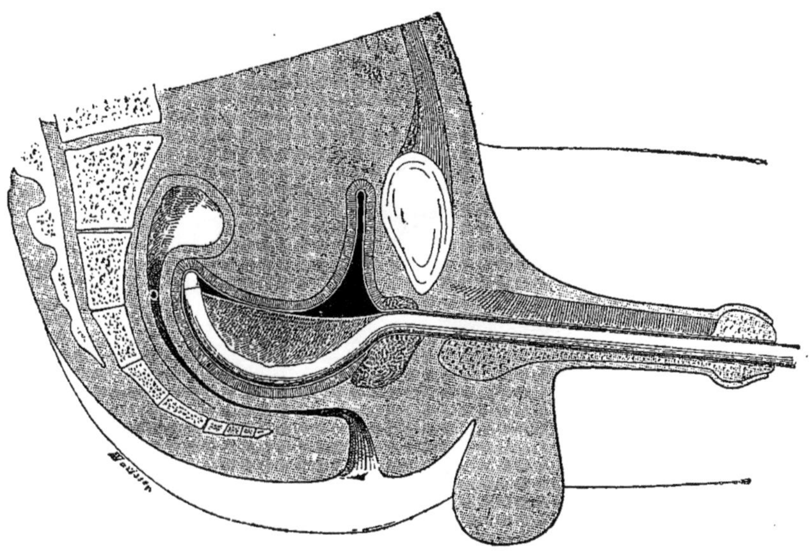

Fig. 161. — Le Séparateur est complètement introduit dans la vessie bien en place, et en bonne position. Le soulèvement de la membrane ne déterminera à ce moment aucune espèce de douleur.

chez l'homme ou vaginal chez la femme que la courbure de l'instrument est normalement placée tout près du col. Il n'est pas utile de pousser loin l'introduction du doigt : la courbure de l'instrument est très facile à sentir, la portion antérieure de la courbure est tout près de l'anus chez l'homme, et tout près de la vulve chez la femme.

On attend ensuite patiemment que l'écoulement de

l'urine se fasse par les sondes. En effet, il ne faut pas être trop pressé de recueillir ce qui coule des sondes, car, de

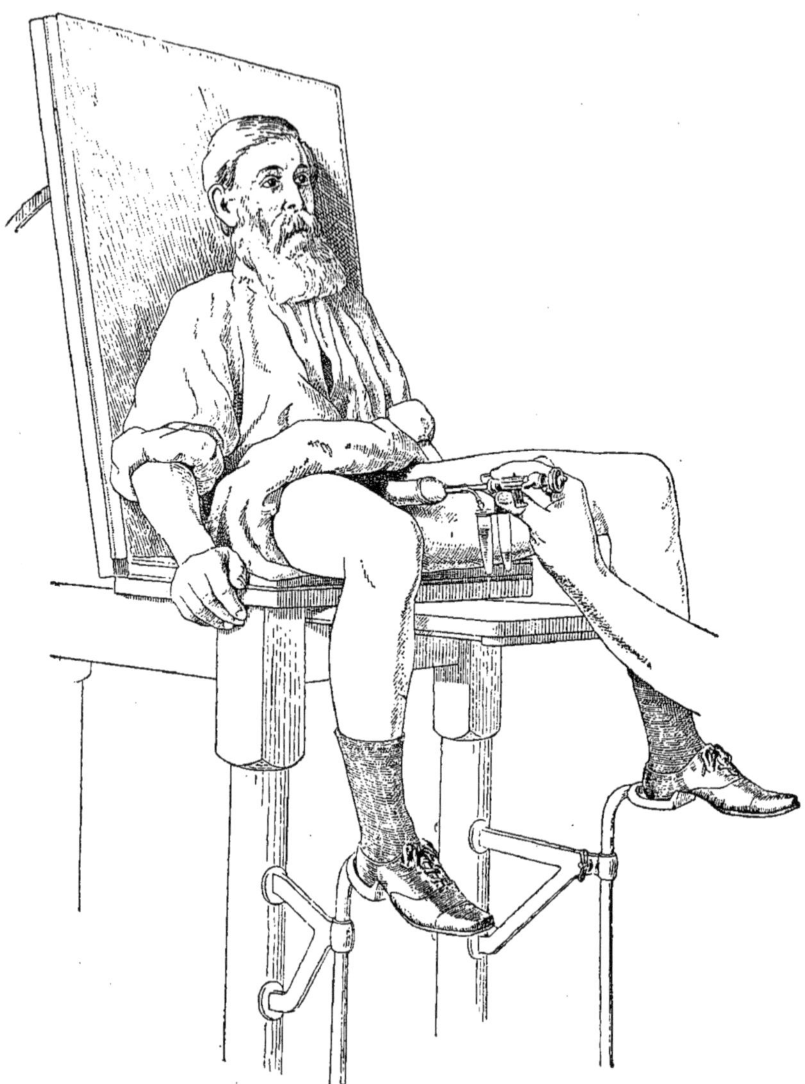

Fig. 162. — Le séparateur en place chez l'homme. La position assise est nécessaire pour que la séparation soit parfaite, elle ne doit être donnée que lorsque l'introduction a été complètement effectuée.

l'eau boriquée introduite dans la vessie pour amorcer les sondes il reste encore quelques gouttes, lesquelles poussées par derrière par l'urine sortiront les premières des sondes. De telle manière que si on les recueillait de suite, on diluerait ainsi d'autant les urines séparées, ce qui fausserait les résultats de l'analyse chimique. On a donc tout intérêt à être patient et à ne recueillir les urines que lorsque l'on est sûr que ce qui coule est nettement de l'urine.

C'est seulement quand on voit s'établir rythmiquement les jets d'urine par les sondes, quand le liquide évacué

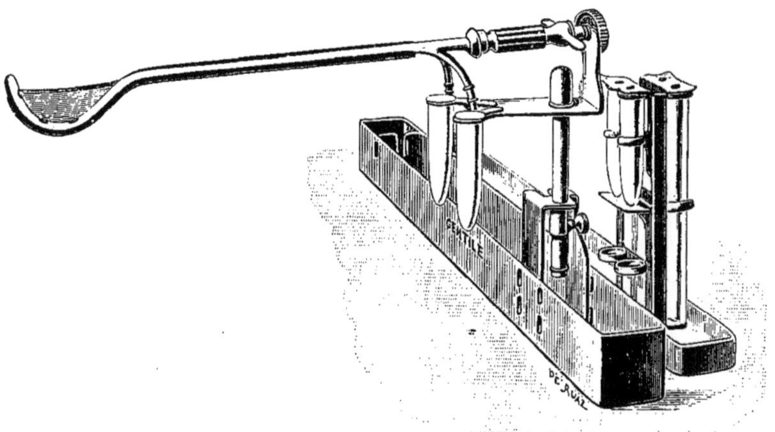

Fig. 163. — Le séparateur Luys en place sur un support.

est nettement teinté, qu'alors on place sous les sondes, deux tubes pour recueillir les urines séparées.

Le manche de l'instrument peut alors être fixé sur un support, et l'opération est abandonnée à elle-même. En fait, cependant, je ne me sers qu'exceptionnellement de ce support, et j'estime même que son usage est défectueux. En effet, le malade peut se déplacer inconsciemment et glisser en avant. La courbe du séparateur quitte alors le contact avec le col vésical, et la séparation n'est plus exacte. La main de l'opérateur, au contraire, suit les mouvements du malade, et maintient toujours exact le repérage du col.

Il est facile de se rendre compte du mécanisme de l'évacuation de l'urine. Aussitôt que quelques gouttes d'urine sortent de l'uretère, elles gagnent la dépression en cul-de-sac formée sur le bas-fond vésical par la pression de l'instrument; elles s'y accumulent quelques instants, et aussitôt qu'elles sont en quantité suffisante pour atteindre le niveau des orifices des sondes, elles sont évacuées. Les éjaculations rythmiques que l'on voit au niveau de l'orifice des sondes ne sont pas la continuation immédiate de l'éjaculation urétérale, mais en sont le contre-coup instantané. L'éjaculation urétérale remplit le bas-fond vésical, et c'est la même quantité d'urine qui est évacuée au bout de la sonde par le trop-plein.

Le plus souvent, en effet, lorsque le rein est sain, l'urine s'écoule par éjaculations rythmiques et régulières : deux ou trois gouttes arrivent pressées l'une à la suite de l'autre, puis le débit s'arrête pendant quelques instants, pour reprendre ensuite suivant le même rythme.

Quand il s'agit de rein malade, il y a plus rarement des éjaculations rythmiques. Le débit urinaire se fait par des gouttes qui tombent lentement, uniformément, mollement et sans force. Dans les cas de pyonéphrite unilatérale, le contraste entre ces deux débits est frappant.

Quoi qu'il en soit, au bout de dix à quinze minutes, on peut vider les tubes et les remplacer par d'autres pour faire de nouvelles prises. J'ai laissé plusieurs fois mon séparateur en place pendant près de trois quarts d'heure à une heure, sans que le malade en fût le moins du monde incommodé. On recueille ainsi des quantités d'urine suffisantes, pour faire l'analyse chimique, histologique et bactériologique du produit de la sécrétion de chacun des deux reins.

Le Dr Beuttner de Genève a apporté une modification intéressante à ma technique[1]. Voici en quoi elle consiste.

1. Beuttner. Quelques modifications apportées à la technique de la sépara-

Il se sert d'une table spéciale, très ingénieusement construite sur ses instructions qui, mue par une crémaillère, peut faire facilement passer le malade de la position déclive à la position assise. Le séparateur est d'abord introduit dans la vessie lorsque le malade est dans la position déclive, puis on applique sur les cuisses dirigées horizontalement une barre métallique qui porte une sorte de pince destinée à fixer le séparateur. « Pendant que la main gauche se charge de tenir le séparateur bien au contact avec la muqueuse vésicale, la main droite se porte à la manivelle de la table, et par la crémaillère transporte le malade de la position déclive en passant par la position horizontale, à une position légèrement déclive en avant.

« La barre métallique transversale posée sur les cuisses et munie de la pince-support à ressort, donne une certaine fixité au séparateur, même si par malchance le malade remuait. »

CAS PARTICULIERS

1° *Hypertrophie de la prostate.* — Lorsque, chez l'homme, on a eu à franchir une *grosse prostate,* il arrive que l'on a un saignement plus ou moins considérable, qui peut amener des caillots et teinter l'urine pendant un temps assez long; parfois même ces caillots sont assez volumineux pour obturer complètement les sondes. Aussi a-t-on avantage lorsqu'on a des raisons de croire à cet inconvénient, d'injecter abondamment avec une grosse seringue, de l'eau, par une des sondes métalliques, de manière que le liquide ressorte par l'autre sonde. On injecte alternativement par l'une ou par l'autre sonde, jusqu'à ce que l'eau de lavage ressorte absolument limpide.

tion des urines des deux reins au moyen du séparateur du Dr Luys, in *Revue médicale de la Suisse romande,* du 20 septembre 1906.

2° *Hématurie rénale.* — Dans les cas d'*hématurie rénale* unilatérale il faut avoir grand soin de laver soigneusement et complètement la vessie avant l'application du séparateur, jusqu'à ce que l'eau de lavage revienne tout à fait pure, car sans cette précaution, les caillots sanguins venus du rein peuvent s'être accumulés au niveau du bas-fond, lesquels viennent s'enrouler sur les sondes du séparateur et provoquer la présence de sang dans les deux sondes. Si cet accident se produisait, il serait beaucoup plus simple de retirer simplement tout l'instrument, de le nettoyer à fond en enlevant tous les caillots sanglants qu'il peut contenir, de pratiquer de nouveau un lavage soigné et complet de la vessie, et de recommencer ensuite la séparation, qui sera alors parfaite.

3° *Cystocèle.* — Dans les cas de cystocèle très accentuée, chez la femme, on peut éprouver une certaine difficulté à bien faire appliquer la courbe du séparateur sur le bas-fond vésical. C'est pour obvier à cet inconvénient que le Dr Taddei (de Florence)[1] a proposé d'adjoindre au séparateur un petit levier vaginal, destiné, après avoir été introduit dans le vagin, à appliquer étroitement la paroi vésicale inférieure prolabée contre la courbure du séparateur, et assurer ainsi l'étanchéité dans ces cas particulièrement difficiles.

4° *Arrêt complet de la sécrétion urinaire des deux côtés.* — Il arrive quelquefois, une fois l'introduction du séparateur effectuée, qu'en dépit de toute patience, on s'aperçoit que *rien ne coule par aucune des deux sondes.* La cause peut en être à l'une des deux raisons suivantes :

Ou bien le malade est pâle et a des menaces de syncope ou de lypothimie, ou bien le visage est très coloré, et une sueur abondante couvre le front et tout le corps. Dans ces deux cas, la sécrétion urinaire est arrêtée, et il faut alors

1. Taddei. *Riforma medica,* anno XXII, n° 32, 1906.

prendre les moyens appropriés pour obvier à ces inconvénients.

S'il y a tendance à la lypothimie, il faut d'abord essayer les inhalations d'acide acétique, ou d'éther, les onctions et les frictions du visage à l'eau de cologne — enfin si l'état syncopal tend à augmenter, il faudra interrompre l'examen. Si au contraire il s'agit de transpirations abondantes, on tâchera soit d'abaisser la température ambiante soit de dévêtir le malade — soit enfin de pratiquer de la ventilation sur lui.

5° *Arrêt de la sécrétion urinaire d'un seul côté.* — On observe assez fréquemment que la sécrétion urinaire n'existe que d'un seul côté. Ce fait peut se rencontrer soit lorsque le rein correspondant ne fonctionne pas — soit lorsque l'uretère est oblitéré — soit enfin lorsque ce conduit est coudé.

C'est dans ces conditions que, pour savoir s'il *existe une coudure urétérale réductible,* il convient de pratiquer la manœuvre suivante : le Séparateur restant en place, on prie un aide de soulever le rein vers le diaphragme en opérant suivant la méthode suivante. L'aide doit se mettre du côté du rein à mobiliser, une de ses mains est postérieure et s'applique dans la région lombaire au niveau de l'angle costo-vertébral, l'autre main est antérieure et se met en rapport avec la paroi abdominale au-dessous des fausses côtes ; la position des mains est à peu près celle qui est indiquée sur la figure 128 (voir plus haut page 304). L'aide saisissant ainsi la tumeur rénale (quand elle existe) entre ses deux mains, tente de la soulever verticalement et de la porter vers le diaphragme. On comprend facilement comment cette manœuvre permettra fréquemment de redresser des coudures urétérales réductibles, et d'obtenir tout à coup un flot d'urine considérable dans un tube qui était resté pendant longtemps auparavant complètement vide. Bien entendu elle restera sans aucun effet lorsqu'il s'agira de coudures de l'uretère fixées par des adhérences ou lorsque l'uretère sera oblitéré par de la périnéphrite par exemple.

Voici quatre observations dans lesquelles cette manœuvre a permis d'obtenir un résultat typique.

La première, inédite, est due à l'obligeance de M. le Pr Auguste Reverdin, de Genève, qui a bien voulu me la communiquer ; elle est absolument caractéristique.

Obs. I. — *Observation due à l'obligeance de M. le Pr Auguste Reverdin, de Genève.*

Le 15 juillet 1904, une femme du Haut-Valais vient me consulter.

Les primitifs habitants de ce pays ne se dérangent guère pour un mal imaginaire ; très durs et très économes, ils souffrent longtemps en patience avant de se décider à faire les frais d'un voyage en lointain pays pour cause de maladie. La personne qui fait le sujet de cette observation était une petite femme maigre, pâle, courbée en avant. Chaque pas semblait lui causer une souffrance aiguë et cependant elle ne se plaignait guère, se contentant de montrer son côté droit et de proférer une plainte sourde lorsqu'on y portait la main.

Sa maigreur permettait de sentir immédiatement une masse mobile qu'on pouvait aisément faire monter et descendre dans tout le côté droit du ventre.

Cette mobilisation était douloureuse surtout lorsqu'on l'exerçait de haut en bas.

Les renseignements fournis par la malade étaient nuls, absolument nuls ! C'était donc à une sorte de médecine vétérinaire que nous en étions réduit.

Le premier diagnostic qui venait à l'esprit était celui d'un rein mobile, nous pouvions en effet aisément faire remonter la masse du côté de la loge rénale et l'y maintenir avec la main. Dans la station couchée, l'organe restait un certain temps en place, mais le moindre mouvement, en particulier la station verticale, le faisait immédiatement descendre bas, dans le ventre. Je n'ai jamais vu rein plus mobile. Quant à la fonction urinaire elle paraissait s'exercer normalement, quoique peu abondamment, mais il s'agissait de savoir quelle était la part prise par chaque rein à cette fonction.

La séparation des urines était la seule méthode de nous éclairer à ce sujet. Je la pratiquai avec l'excellent séparateur du Dr Luys.

Elle nous fournit de suite une indication précieuse. Le côté droit fournissait beaucoup moins que le gauche. Pendant ce premier examen le rein était descendu ; nous accentuâmes son déplacement, pendant que l'instrument restait en place, et *tout écoulement fut supprimé*. Refoulant alors le rein à sa place, nous vîmes la sonde débiter *de suite* copieusement.

L'expérience était aussi facile à répéter que démonstrative ; nous fîmes plusieurs essais nouveaux devant les élèves et acquîmes la conviction que l'uretère subissait une coudure d'autant plus prononcée que le rein était plus abaissé ; de là à conclure que la fixation de l'organe en place normale était le traitement le plus logique, le seul réellement efficace, il n'y avait qu'un pas.

Nous eûmes en effet la grande satisfaction de constater quelques jours après l'opération, que la fonction urinaire tendait chaque jour à s'équilibrer davantage et comme si le rein déplacé eût voulu rattraper le temps perdu, il sécréta pendant quelques jours plus d'urine que son congénère.

Son volume qui était notablement accru, ce qu'il fut facile de constater au cours de l'opération, diminua manifestement depuis la reposition de l'organe. Bref, un mois après son entrée à la clinique, la malade rentrait chez elle, donnant des signes non équivoques de satisfaction : toute douleur avait bientôt disparu.

L'opération ne présenta rien de spécial ; je suspendis le rein par deux forts catguts à la dernière côte, et fis en outre quelques sutures réunissant la capsule aux parties voisines de la paroi.

Les suites opératoires furent des plus simples.

Obs. II. — *Hydropyonéphrose droite. Séparation des urines. Néphro-urétérectomie droite.*

Van L..., femme de vingt-six ans, fleuriste, entre à l'hôpital Lariboisière le 10 septembre 1903, salle Lailler, lit n° 24. Elle se plaint d'avoir des troubles de la miction et des crises douloureuses dans la région lombaire droite. Le début remonte à trois ans et demi environ ; elle ressentit un jour brusquement en se levant un poids assez lourd, une douleur très vive dans le côté droit, ayant provoqué une syncope et peu après des vomissements. Cette douleur s'irradiait dans la partie inférieure droite de l'abdomen. La crise dura trois heures et se termina par une hématurie qui se prolongea pendant huit jours environ.

Quatre mois après, nouvelle crise, survenant brusquement comme la précédente, et sans cause apparente. Les crises se succédèrent ensuite de deux en deux mois environ, survenant surtout aux moments des règles, et suivis pendant deux ou trois jours d'un endolorissement général qui l'obligeait à garder le lit. Pendant la crise, la malade n'émet que quelques gouttes d'urine; après la crise, au contraire, elle urine abondamment.

Depuis trois mois, les crises sont devenues beaucoup plus fréquentes; elles surviennent presque journellement, plus ou moins douloureuses. De plus, depuis cette époque, elle ressent de la douleur à la fin de la miction. Les urines sont troubles, mais ne contiennent jamais de sang.

Comme antécédents, la malade a eu quatre enfants, tous morts en bas âge de méningite. Il y a quatre ans, elle aurait subi un curettage à l'hôpital Tenon pour une métrite post-puerpérale.

Première application du Séparateur le 17 septembre 1903 qui donne le résultat suivant au bout de vingt minutes :

A droite : Urines troubles, de couleur blanche, en quantité deux fois plus considérable qu'à gauche.

A gauche : Urines de couleur jaune pâle légèrement louches.

Le 29 septembre 1903, une deuxième application du Séparateur est faite une heure et quart après une injection sous-cutanée de bleu de Méthylène. La vessie ayant une capacité de 80 grammes seulement.

Le Séparateur, introduit sans difficulté, est facilement toléré pendant quinze minutes ; on obtient macroscopiquement :

Le rein gauche donne des éjaculations rythmiques d'une urine légèrement colorée en vert;

Du côté du rein droit, on n'obtient rien, bien que les sondes fussent parfaitement perméables un instant auparavant.

L'analyse chimique des urines de la vessie et du rein gauche donne le résultat suivant :

	REIN GAUCHE	VESSIE
Réaction	Acide.	Nettement alcaline.
Odeur	Sui generis.	Faible.
Sucre	Néant.	Néant.
Albumine	Traces.	Traces.
Urée	13gr,871.	10gr,088.

Le 5 octobre 1903, une troisième séparation est faite une heure un quart après une injection de bleu de méthylène. La capacité vésicale était de 100 grammes. Les urines recueillies avant la séparation étaient légèrement teintées en vert.

Pendant les dix premières minutes de l'application du Séparateur, le rein gauche donnait des urines nettement vertes, tandis que du côté du rein droit il ne coulait pas une goutte de liquide.

Après dix minutes, un aide ayant soulevé le rein droit, il se met alors à couler régulièrement par la sonde droite des gouttes de liquide pâle et d'aspect louche.

L'analyse chimique des urines séparées fut faite par M. le Dr Gouraud, chef de clinique de M. le Pr Dieulafoy, qui donna le résultat suivant :

	REIN DROIT		REIN GAUCHE	
	PENDANT 10 minutes.	PENDANT 5 minutes.	PENDANT 10 minutes.	PENDANT 5 minutes.
Quantité.	Rien.	5cc	11cc	2cc
Urée.	—	0gr,19	2cc,17	0cc,39
— par litre. . .	—	3gr,84	19gr,73	19gr,80
Phosphates. . . .	—	0cc,0025	0cc,66	0cc,026
— par litre.	—	0gr,05	0gr,12	0gr,13
Bleu.	—	0	Abondant.	Abondant.

Une quatrième séparation est faite le 23 octobre 1903, la malade ayant eu pendant la nuit précédente une crise douloureuse du côté de son rein droit. Au bout de vingt minutes on obtient le résultat suivant :

A droite : Urines troubles de couleur blanche, environ 27 centimètres cubes.

A gauche : Urines de couleur jaune pâle, environ 17 centimètres cubes.

L'analyse chimique, faite par MM. Desgrez et G. Samné-Bey, donne le résultat suivant :

	REIN DROIT	REIN GAUCHE	VESSIE
Urée.	7gr,30	21gr,16	16gr,11
Chlorures.	3 21	4 18	4 46
Δ.	— 60	— 129	— 108

En résumé, après ces quatre séparations, on pouvait conclure qu'il s'agissait évidemment d'une hydronéphrose intermittente du rein droit, que ce rein droit avait un mauvais fonctionnement, et

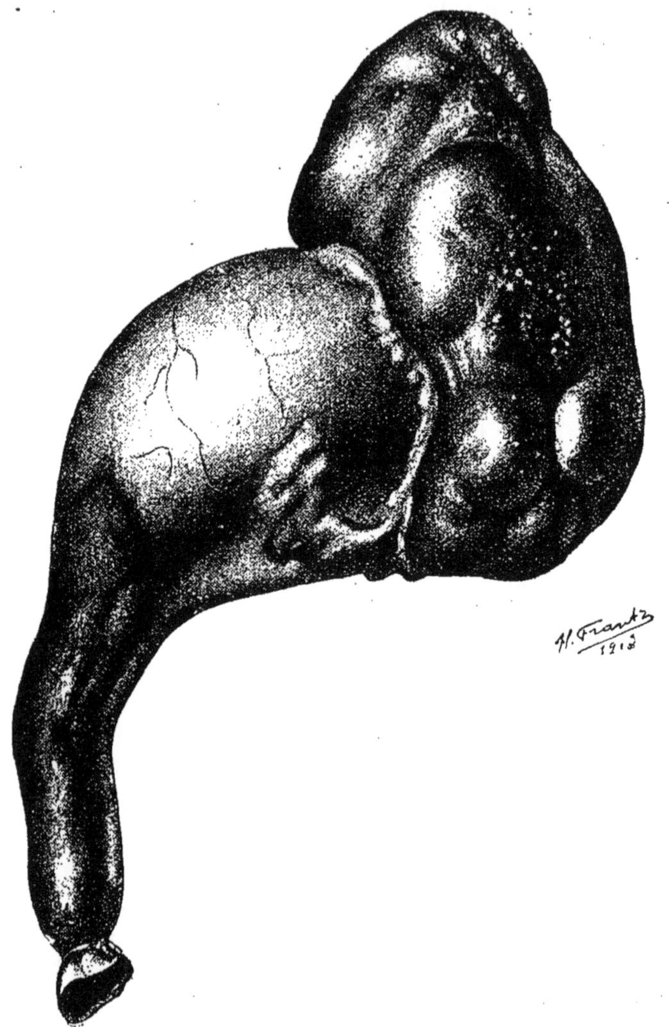

FIG. 164. — Énorme dilatation du bassinet (hydro-pyonéphrose droite).

qu'enfin et surtout, le rein gauche était bon et fournissait un excellent travail de dépuration urinaire.

Le cathétérisme urétéral fut tenté avec un cystoscope à prisme, pour tâcher de reconnaître l'état de l'uretère, et de savoir si un calcul engagé par hasard dans l'uretère n'avait pas obturé partiellemence conduit et déterminé les accidents d'hydronéphrose. Mais celui-ci fut impossible : la vessie avait une trop petite capacité, et le bas-fond vésical, couvert de fausses membranes, rendait la cystoscopie extrêmement difficile.

Le 11 novembre 1903, opération par M. le Dr Hartmann. Le rein droit ayant été mis à nu par la voie lombaire, présente un bassinet extrêmement dilaté. L'uretère qui lui fait suite présente également un volume considérable.

Une boutonnière est alors pratiquée dans l'uretère dilaté, à travers laquelle un cathéter est introduit; celui-ci parcourt librement toute la longueur de l'uretère, sans présenter d'obstacle.

L'uretère est alors sectionné complètement, et la néphrectomie du rein droit pratiquée. Le rein enlevé présente une énorme dilatation du bassinet. Lorsqu'on distend celui-ci par une injection de liquide par le bout de l'uretère, on peut constater que le volume du bassinet atteint presque celui du rein tout entier (Voir fig. 164).

Le 9 décembre 1903, la malade sort de l'hôpital complètement guérie.

Obs. III. — *Uronéphrose du rein gauche. Séparation des urines. Urétéro-pyélo-anastomose.*

J. J..., jeune fille de dix-huit ans, du service de M. le Dr Peyrot, à l'hôpital Lariboisière, présentait depuis plusieurs années des crises douloureuses, toujours situées dans l'hypocondre gauche, sans irradiations bien nettes du côté de l'aine. Les crises douloureuses survenaient en général tous les mois, mais depuis quelque temps elles étaient devenues plus fréquentes, et se manifestaient toutes les semaines environ.

Au palper, on sentait nettement dans l'hypocondre gauche une masse volumineuse semblant avoir d'une façon précise du ballottement rénal, mais cependant assez près de la ligne médiane.

Les urines avaient été toujours claires, la capacité vésicale était normale.

S'agissait-il d'une affection du rein ou d'une tumeur de la rate?

C'est pour résoudre cette question que M. le Dr Peyrot demanda la séparation des urines.

Une première application du Séparateur fut faite le 22 octobre 1903 par M. le Dr Luys.

Le Séparateur, introduit sans difficulté, fut facilement toléré pendant vingt minutes.

Pendant les dix premières minutes, on pouvait constater qu'il venait par le tube droit des éjaculations rythmiques d'urine limpide, tandis qu'à gauche il ne venait pas une goutte d'urine.

A ce moment un aide ayant soulevé la tumeur de l'hypocondre gauche, on vit immédiatement des gouttes de liquide qui venaient par la sonde gauche. Cette manœuvre répétée à plusieurs reprises amenait constamment le même résultat.

L'analyse chimique des produits séparés faite par M. Giraudeau donna le résultat suivant :

	REIN DROIT	REIN GAUCHE	VESSIE
Quantité. . . .	11^{cc}	6^{cc}	»
Couleur. . . .	Jaune clair.	Incolore.	Jaune clair.
Urée.	23^{gr},05	2^{gr},56	23^{gr},05
Albumine. . . .	Présence.	Présence.	Présence.
Dépôt.	Presque nul ; mucus.	Nul.	Presque nul ; mucus.

Une deuxième séparation fut faite deux jours après, le 24 octobre 1903 par M. le Dr Luys.

Le Séparateur ayant été mis en place sans difficulté, on put constater pendant sept à huit minutes environ, que rien ne coulait ni d'un côté ni de l'autre, bien que les sondes essayées quelques instants auparavant eussent été reconnues parfaitement perméables. Le Séparateur fut alors retiré, et une sonde ayant été introduite dans la vessie, permit de constater qu'il n'y avait alors dans le réservoir vésical qu'à peine quelques gouttes d'urine. La sécrétion urinaire ne se faisait donc pas.

La cause de ce phénomène venait de ce fait que bien que le visage de la malade fût rouge, congestionné, mais sans transpiration, au contraire, tout le corps de la malade était couvert d'une sueur abondante. Il suffit alors de la dévêtir et de remettre le Séparateur en place pour voir la sécrétion urinaire se rétablir d'une façon normale.

Pendant dix minutes on put alors remarquer que le tube droit donnait des éjaculations rythmiques et régulières tandis que du côté gauche il ne venait rien. Un aide ayant alors répété la manœuvre consistant à soulever la tumeur de l'hypocondre gauche vers le diaphragme, on constata alors que des gouttes de liquide venaient par cette sonde gauche.

L'analyse chimique des urines séparées de ce deuxième examen fut faite par M. Carrion avec le résultat suivant :

	REIN DROIT	REIN GAUCHE	VESSIE
Volume. . . .	$15^{cc},5$	8^{cc}	»
Urée.	$15^{gr},37$	$2^{gr},68$	$19^{gr},21$
Chlore.	15 33	2 04	14 04
Albumine. . . .	Peu.	Plus que le rein droit.	Peu.
Bacilles de Koch. .	o	o	o
Examen microsc.	Rares leucocytes ; pas d'hématie ; pas d'oxalate de chaux.	Quelques leucocytes ; quelques hématies ; oxalate de chaux (peu).	Quelques leucocytes ; rares hématies ; oxalate de chaux (peu).

En présence des résultats identiques de ces deux séparations, le diagnostic d'uronéphrose semblait évident.

Il fut pleinement confirmé par l'opération que fit M. le Dr Peyrot le 31 octobre 1903.

Une incision verticale puis recourbée en avant suivant la côte iliaque gauche, permet de mettre le rein à nu. Ce rein est bas situé, un peu plus petit que normalement, et un peu congestionné. Une artère anormale pénètre dans le rein par son pôle inférieur. Elle passe en arrière de l'uretère, et ne peut donc être cause de compressions ; elle est sectionnée.

La dissection du hile achevée, on voit une dilatation considérable du bassinet dont le volume atteint celui d'une petite mandarine. Le collet de l'uretère paraît extrêmement rétréci. Le bassinet est ponctionné et vidé par sa face antérieure ; l'orifice est bouché au catgut. On fait ensuite une incision sur la face postérieure et l'on voit alors que l'orifice de l'uretère est tout petit, presque filiforme. L'incision du bassinet est alors continuée sur l'uretère, qui est dilaté par l'introduction d'une sonde Nélaton. L'uretère est enfin suturé au bassinet.

Obs. IV. — *Rein flottant avec uronéphrose infectée à droite.*

Mme C..., âgée de quarante-deux ans, a depuis près de dix ans un rein flottant à droite. Depuis six mois, elle a des urines troubles et des crises douloureuses dans l'hypocondre droit. Les urines ne sont pas plus troubles après les crises douloureuses, mais ces crises deviennent de plus en plus fréquentes et pénibles.

Les urines sont troubles dans leur ensemble. Le rein droit est extrêmement abaissé; on peut le prendre tout entier entre les mains; il n'est pas volumineux, mais il est douloureux.

La capacité vésicale est de 150 grammes.

Le 13 décembre 1902, application du Séparateur sans douleur ni difficulté, pendant quarante minutes. Le résultat est d'abord :

A droite : Quelques gouttes d'urine trouble.

A gauche : Urine claire en quantité.

Comme le rein droit ne semblait presque rien donner, M. le Pr Berger, qui assistait à l'opération, souleva légèrement entre ses mains le rein droit, et aussitôt on vit un flot d'urine très trouble tomber dans le tube droit.

La différence entre les deux tubes était frappante :

A droite : Urine trouble.

A gauche : Urine claire.

L'*examen chimique* fait par M. Carrion donne :

	REIN DROIT	REIN GAUCHE	VESSIE
Volume.	$7^{cc},5$	16^{cc}	»
Urée.	$5^{gr},20$	$11^{gr},70$	$7^{gr},80$
Chlorures..	5 55	11 09	4 67
Examen micr. . . .	Leucocytes; cylindres granuleux.	Leucocytes peu abondants.	»

La malade s'étant refusée à toute intervention, fut alors soumise à des applications régulières de collargol. Sous cette influence, les crises douloureuses se sont amendées, mais les urines, revues un an après, sont toujours restées troubles.

SOINS POST-OPÉRATOIRES.

POUR LE MALADE. — La membrane ayant été détendue et le séparateur enlevé, il sera toujours bon de faire au malade un lavage soigné de la vessie à l'eau boriquée; on évitera ainsi toute complication possible.

Nous avons vu, en effet, ainsi que nous l'avons signalé

dans deux ou trois observations, le malade avoir un léger accès de fièvre, lorsque nous avions négligé ce détail.

On aura soin également de faire reposer le malade quelques instants après cette petite intervention.

Pour le séparateur.— Il faut démonter immédiatement l'instrument après s'être assuré, bien entendu, que la membrane est demeurée bien intacte pendant toute la séparation. Les sondes en devront être démontées de suite, nettoyées mécaniquement par injection d'eau très chaude dans leur intérieur ou, ainsi que l'indique le Dr Jeanbrau (de Montpellier), avec de la benzine. Lorsqu'on a eu à faire une séparation dans une vessie très infectée, il sera bon de porter les pièces métalliques démontées dans l'étuve sèche, afin d'en obtenir une stérilisation plus parfaite. Quoi qu'il en soit, l'instrument sera ensuite séché avec soin, recouvert même d'une légère couche de vaseline lorsque l'on n'en a pas l'usage très fréquent, et de cette façon l'instrument sera toujours prêt à servir lorsqu'on en aura besoin. Dans tous les cas, il ne faudra jamais laisser une chemise de caoutchouc sur l'armature métallique, car si l'on ne prend pas cette précaution, on peut être bien sûr que la chaîne se rouillera. Quant aux chemises de caoutchouc, on fera bien de les conserver au sec, dans une boîte contenant de la poudre de talc.

Pour les échantillons d'urines séparées. — Les divers échantillons d'urines séparées seront examinés :

Macroscopiquement.— On notera avec attention : *la quantité, la couleur, l'aspect* de chaque échantillon d'urine séparée et de son dépôt.

Chimiquement. — On commencera par voir d'abord la quantité respective des matériaux fixes (l'*urée* surtout, les *phosphates,* les *chlorures,* etc.). On notera ensuite la diminution de la concentration moléculaire, caractérisée par une élévation du point de congélation qui, normalement, oscille de — 1°,5 à — 2 degrés; puis les modifications dans la manière dont se fait l'élimination urinaire, après une injection sous-cutanée de 5 centigrammes de bleu de méthylène. Enfin, l'absence ou la présence de glycosurie temporaire, si l'on a fait, au préalable, une injection sous-cutanée de 5 centigrammes de phloridzine.

Microscopiquement. — Le dépôt obtenu après centrifugation de chaque tube d'urines séparées, sera traité par des colorations différentes suivant les cas, et examinées au microscope.

Ce chapitre indiqué seulement ici, est traité complètement plus loin par la plume autorisée de M. le Dr Mauté (voir p. 475).

RÉSULTATS EXPÉRIMENTAUX OBTENUS SUR LE CADAVRE AVEC LE SÉPARATEUR LUYS

Dès le début de mes travaux sur la séparation intra-vésicale des urines entrepris déjà depuis plus de sept ans, j'avais pensé que, ici comme partout, l'application du séparateur sur le vivant devait, avant tout, être précédée de son expérimentation attentive sur le cadavre.

L'objection qui a été faite par laquelle on prétend que les conditions d'expérimentation ne sont pas les mêmes sur le cadavre et sur le vivant, n'a ici aucune raison d'être. Nous avouerons, certes, que les conditions d'expériences sur le cadavre sont sûrement moins favorables que sur le vivant, puisque la contractilité vésicale n'existe plus et que l'on opère alors en vessie ouverte, condition dans laquelle ni la pression intra-abdominale ni la pression atmosphérique n'exercent leur action.

Les chances de réussite avec un instrument destiné à

séparer les urines dans la vessie se trouvent donc, de ce fait même, infiniment diminuées.

Il n'en est pas moins vrai que même si, dans ces conditions défavorables on obtient des résultats typiques et frappants, on en aura, certes, encore de meilleurs, lorsque d'une part la contractilité vésicale, d'autre part la pression intra-abdominale et atmosphérique viendront apporter des aides précieuses au succès de la parfaite étanchéité du séparateur.

En effet, lorsque ces trois conditions adjuvantes sont réunies, les parois vésicales se trouvent s'appliquer d'elles-mêmes sur l'instrument formant ainsi un cloisonnement encore plus parfait.

Pour une première expérience, on peut opérer de la manière suivante :

On prend un sujet homme sur lequel on pratique une double néphrotomie; les bassinets étant découverts, on place dans chacun d'eux une canule que l'on fixe solidement à l'origine des deux uretères. Ceci fait, avec une sonde, on vide complètement la vessie, et on la lave abondamment, jusqu'à ce que le liquide de lavage ressorte clair. Le séparateur est alors introduit dans la vessie, et la membrane est déployée. Le sujet est ensuite fixé par de solides liens en position assise, de manière que son siège vienne affleurer le bord d'une table. Puis, le séparateur est maintenu bien immobile à la main, de manière que la courbure repère bien exactement la partie inférieure du col, ce qu'on obtient par une légère traction sur le manche de l'instrument. Ceci fait, un aide injecte par la canule d'un rein — (le droit, par exemple), — une petite quantité d'eau pure, et aussitôt, on voit celle-ci ressortir par la sonde droite du séparateur, sans qu'une seule goutte de liquide passe par le tube de gauche.

La contre-épreuve est alors faite d'une manière saisissante, en injectant par la canule du rein opposé de l'eau colorée en rouge, et aussitôt on voit s'écouler dans le tube situé au-dessous de la sonde correspondante, le même liquide rouge.

Les deux tubes, si diversement colorés disent eux-mêmes, alors, la perfection de la séparation.

J'ai poursuivi, plus loin, mes recherches sur le cadavre avec mon séparateur, et me suis attaché à chercher dans quelles conditions l'étanchéité de la cloison était parfaite et dans quels cas le passage d'une loge vésicale à l'autre pouvait se faire.

J'ai d'abord voulu me rendre compte sur des sujets de *l'influence de la position assise ou couchée* sur l'étanchéité de mon appareil, et j'ai pu voir que cette influence était considérable.

Lorsque en effet on place un sujet couché horizontalement sur une table et que le séparateur étant en place on injecte du liquide par un uretère, la vessie ayant au préalable été ouverte et complètement séchée, on peut voir que le passage du liquide d'une loge vésicale à l'autre se fait presque aussitôt, mais que le passage a lieu toujours au même endroit, c'est-à-dire en arrière de la courbure du séparateur.

D'autre part, si l'on relève le tronc du sujet de manière à mettre celui-ci incliné et courbé en avant, on peut voir que le passage se fait aussi très rapidement mais qu'il a lieu, non pas en arrière au niveau de la courbure, mais en avant, au niveau du col, et par-dessus la cloison.

C'est donc dans la position intermédiaire, c'est-à-dire dans la position assise normale que l'étanchéité de mon appareil est complète, et cela *d'une façon absolue*. En effet, un sujet est mis en position assise, la vessie est ouverte par sa paroi supérieure et la cavité en est bien asséchée ; puis, une canule est mise dans un uretère.

Ceci fait, le séparateur est introduit dans la vessie, la cloison de caoutchouc déployée, et l'appareil est maintenu en bonne position.

Par l'uretère gauche on injecte avec une petite seringue 2 centimètres cubes, et l'on voit après quelques secondes une éjaculation rejeter par le tube gauche cette même quantité d'eau. Pas une seule goutte d'urine ne peut être constatée ni dans la loge vésicale droite, ni, à plus forte raison, dans le tube droit; chaque fois que l'on répète la même expérience, on a le même résultat.

Mais si maintenant, au lieu d'injecter 2 centimètres cubes à la fois on en injecte par l'uretère 5 ou 10 centimètres cubes, on voit toujours les deux sondes évacuer le liquide. Le passage d'une loge vésicale à l'autre s'est fait, et il s'est fait sous les yeux de l'observateur par le même endroit, qui est *au-dessus de la cloison, toujours au niveau du col.*

Jamais je n'ai pu voir une goutte de liquide passer au-dessous de ma cloison.

J'ai fait ensuite l'expérience suivante sur le même sujet. Après avoir bien asséché la vessie, au lieu d'injecter de l'eau par l'uretère, j'ai injecté par l'une des sondes 2 centimètres cubes d'eau, et j'ai pu constater que rien ne passait dans la loge vésicale opposée ; mais si j'injectais plus de 2 centimètres cubes, le passage se faisait.

Je ferai observer ici, que les sondes de mon séparateur ont une capacité qui ne dépasse pas 1 centimètre cube, car lorsqu'on place verticalement une des sondes du séparateur, et qu'on injecte par la partie inférieure, avec une petite seringue 1 centimètre cube d'eau on voit aussitôt l'eau affleurer au niveau du premier orifice de la sonde.

Il faut conclure de là que lorsqu'on voudra faire la même expérience sur le vivant, il suffira d'injecter un peu plus de 1 centimètre cube pour être sûr que le liquide injecté dans la vessie est bien passé dans la vessie. Ceci pour répondre à une objection que m'avait faite le Pr Casper, de Berlin. Chez un de ses malades de Berlin, le Pr Casper m'avait prié d'appliquer mon séparateur le 19 septembre 1902. Pour connaître l'étanchéité de mon appareil, il avait injecté un peu de liquide bleu par la sonde du côté gauche, et avait pu constater que l'urine du côté droit restait limpide et non colorée ; l'étanchéité était restée parfaite; mais il restait douteux que la quantité du liquide bleu injecté par la sonde ait pu pénétrer jusque dans la vessie, et ne fût pas seulement restée dans la sonde.

Les expériences que j'ai notées plus haut pourront, je l'espère, répondre à cette objection.

Les résultats de ces quelques recherches cadavériques m'amènent donc à conclure : *que la seule bonne position à donner au malade sur lequel on veut effectuer la séparation des urines est la position assise.*

Dans ces conditions, l'étanchéité de mon séparateur est pratiquement absolue.

RÉSULTATS DU SÉPARATEUR LUYS SUR LE VIVANT

Hartmann a bien résumé les bons résultats fournis par mon séparateur et la confiance absolue qu'on devait avoir dans les données fournies par mon instrument[1] :

« *La preuve de l'étanchéité parfaite de l'appareil* est fournie par l'examen de l'urine recueillie dans les hématuries ou les pyuries rénales unilatérales. Tandis que, d'un côté, on recueille une urine sanglante ou purulente, de l'autre, on trouve une urine absolument claire, où l'on ne peut pas retrouver la moindre hématie, le moindre globule de pus, même après centrifugation. Elle l'est encore par les

1. Hartmann. *Archives internat. de chir.* de Ch. Willems. Gand, 1903, vol. I, fasc. 2, p. 179.

résultats que donne l'application du séparateur, chez les malades néphrectomisés. La sonde correspondante au rein conservé laisse écouler l'urine par petites éjaculations rythmiques, celle du côté néphrectomisé ne donne pas une goutte de liquide.

« Le séparateur remplit donc bien son rôle ; il sépare très exactement les urines qui coulent de chacun des uretères, et remplit toutes les indications que seul le cathétérisme des uretères donnait autrefois. »

C'est aussi là l'opinion du Pr Cestan (de Toulouse) qui, après avoir utilisé le séparateur un grand nombre de fois, s'exprime ainsi[1] :

« Jamais, entre mes mains, le séparateur Luys n'a commis d'erreur, et ses résultats ont toujours admirablement cadré avec les constatations cliniques ou opératoires, si bien qu'en présence d'une contradiction apparente, je croirais plutôt le séparateur, que mes investigations cliniques. Mais il faut savoir appliquer le séparateur et le bon séparateur. Je répète que, pour moi, le plus simple, le plus robuste, le plus inoffensif et le meilleur, est celui de Luys. »

Mieux encore que toutes les appréciations, il nous semble que la lecture des deux cent dix observations de malades différents citées dans un travail antérieur[2] plaident en faveur des bons résultats obtenus avec mon séparateur.

—

Si le Séparateur est indispensable dans les maladies des reins proprement dites, il ne l'est pas moins non plus, dans les cas où il s'agit d'établir un diagnostic entre une affection rénale et une autre affection, de la rate, du foie, du pancréas, de l'ovaire ou de toute autre région voisine.

C'est par l'application de cet instrument, qu'ont pu sou-

1. *Archives médicales de Toulouse* (janvier 1907).
2. Luys. *La séparation de l'urine des deux reins.* Paris, Masson, 1904.

vent être levés les doutes pour le diagnostic, et qu'il a été possible de décider la nature de l'intervention.

Dans les *hydronéphroses,* le Séparateur est utile et donne lieu à des remarques intéressantes, non seulement au point de vue de la physiologie rénale, mais aussi et surtout au point de vue de la nature de l'intervention. On peut, de cette façon, arriver à savoir si la poche rénale se vide ou non dans la vessie. Lorsque, par exemple, au moment de la séparation, on soulève légèrement le rein malade vers le diaphragme, on peut parfois constater une abondante éjaculation d'urine de ce même côté, ce qui prouve que dans un cas semblable il y a une coudure de l'uretère, que le soulèvement du rein malade fait disparaître.

Dans des cas, plus rares il est vrai, de *fistules ou d'oblitérations urétérales,* le Séparateur montrera tout de suite quel est l'uretère lésé.

De même après les opérations de *néphrectomie,* on peut de suite savoir de quel côté le rein a été enlevé. Ainsi, dans un cas, un rein avait été extirpé quelque temps auparavant par voie transpéritonéale ; la malade ne portait qu'une cicatrice abdominale médiane, et il était impossible de savoir de quel côté la néphrectomie avait été faite. Le séparateur Luys, montrant que l'urine ne s'écoulait uniquement que par un tube, indiqua immédiatement que c'était le rein du côté opposé qui avait été enlevé.

Dans les *néphrites* en général, il y aura souvent grand avantage à rechercher par le Séparateur si l'un des deux reins n'est pas susceptible de recevoir une action chirurgicale.

L'emploi du Séparateur est très utile, au point de vue diagnostic, dans les *hématuries rénales,* pour connaître quel est le rein qui saigne. Bien souvent, en effet, comme des observations le prouvent, la clinique est absolument muette, et il est complètement impossible de dire si c'est le rein droit ou le rein gauche qui donne du sang. On se rendra facilement compte du grand service rendu par la séparation des urines lorsqu'on pourra constater d'un côté une urine claire, limpide sans un globule sanguin, de l'autre une urine sanglante. Cette dernière est alors d'une teinte plus foncée que celle des urines vésicales, car ici le sang mêlé à l'urine d'un seul rein aura nécessairement une teinte rouge plus marquée que lorsqu'il aura été dilué dans le produit des deux reins.

L'emploi du séparateur est dans ces cas d'hématurie rénale incontestablement supérieur à celui du cystoscope à prisme. En effet si l'hématurie est très intense, elle trouble de suite la transparence du milieu et ne permet pas de connaître la provenance du sang. Si au contraire elle est peu marquée, l'éjaculation urétérale peu colorée se différenciera mal d'une éjaculation normale et ne permettra pas de poser un diagnostic certain. Le séparateur au contraire supprime ces difficultés et donne d'un côté un tube rutilant indice de la lésion rénale, de l'autre un tube d'urine claire qui marque le rein sain.

Ce fait a pu être vérifié dernièrement, le 8 janvier 1907, d'une façon très nette, sur un malade du Dr Robert Proust. Il s'agissait d'un homme qui présentait une hématurie peu intense. Au cystoscope, on distinguait mal la différence entre l'une ou l'autre éjaculation urétérale, et on ne pouvait dire, en l'absence du reste de tout symptôme clinique net, si c'était le rein droit ou le rein gauche qui était l'origine de l'hématurie. Le séparateur introduit immédiatement après le cystoscope donna un résultat net, précis, indubitable : à droite le tube était rempli d'une urine sanglante, à gauche le tube contenait une urine absolument limpide et normale.

Dans les cas de *tuberculose rénale,* le Séparateur rend les plus signalés services, car chacun sait, en effet, que le diagnostic sûr de la tuberculose rénale unilatérale commande la néphrectomie immédiate.

Enfin le *Séparateur pourra être appliqué pendant les premiers mois de la grossesse* ce qui permettra de préciser le pronostic de la *pyélonéphrite compliquant la grossesse.*

En effet, dans un cas publié[1], il s'agissait de savoir si une femme enceinte de deux mois et demi, présentant tous les signes cliniques d'une pyélonéphrite gauche, avait au moins un autre rein susceptible de fournir tout le travail de la dépuration urinaire, ou si, au contraire, les deux reins étant malades, il n'importait pas d'interrompre le cours de la grossesse, pour préserver les jours de la malade.

L'application du séparateur en démontrant que le rein droit donnait 29^{gr},84 d'urée par litre, tandis que le rein gauche n'en donnait que 2^{gr},56 contribua à montrer, que si le rein gauche avait une fonction presque nulle, le rein droit, au contraire, était absolument suffisant, à assurer tout le travail de l'émonction urinaire.

CRITIQUE DU SÉPARATEUR LUYS

De toutes les critiques qui ont été faites sur le séparateur Luys, nous retiendrons surtout :

1° *La difficulté d'introduction chez l'homme.* — En réalité, l'introduction du séparateur est *des plus faciles,* si l'on prend soin de bien exécuter la manœuvre qui a été décrite plus haut, et qui consiste à n'effectuer l'introduction du séparateur que *le malade étant couché dans la position horizontale,* et d'avoir soin, à ce moment, *de bien abaisser le manche de l'instrument.* L'instrument passe absolument tout seul, sans qu'on ait besoin de déployer la moindre force ou de provoquer de la douleur.

Le Dr Suarez de Mendoza m'écrivait à ce sujet le 28 février 1904 (lettre manuscrite) : « Je me sers couramment de votre Séparateur, dont je suis très satisfait et je cher-

1. Luys. *La séparation de l'urine des deux reins.* Obs. 63.

che encore les terribles difficultés d'introduction dont on nous a parlé. »

Les chirurgiens, même non appliqués spécialement à la pratique des voies urinaires n'éprouvent pas de difficultés particulières à l'introduction du séparateur. Ainsi le Dr Dujon (de Moulins) qui est un chirurgien général, et non adonné spécialement aux maladies de l'appareil urinaire, écrivait au Dr Hartmann [1] :

« Mon malade, chez lequel on sentait les 2 reins, n'avait jamais été sondé, je n'avais jamais employé le séparateur. Il est entré comme une lettre à la poste, a été très bien toléré, n'a pas donné de complications. »

De même le Dr Cestan (de Toulouse) déclarait [2] : « En ce qui concerne le séparateur Luys, le seul dont je me serve et veuille me servir, je déclare hautement que les difficultés d'introduction, absolument nulles chez la femme, n'existent pas davantage chez l'homme, entre les mains d'un chirurgien sachant manier les instruments à petite courbure. Il suffit d'une anesthésie légère de la muqueuse avec une instillation urétrale de stovaïne à 1/100, anesthésie d'ailleurs non indispensable, puis d'un peu de doigté, pour introduire à fond l'instrument jusqu'au delà de sa courbure sans douleur ni saignement. »

Quoi qu'il en soit, sur les 210 observations de malades différents que j'ai publiées [3] (83 hommes, 122 femmes et 5 enfants), sept fois seulement mon séparateur n'a pu être introduit : quatre fois chez des femmes (grossesse, cancer utérin, annexite et prolapsus utérin). Trois fois chez des hommes, l'un présentant un urètre scléreux, l'autre du spasme, l'autre enfin un prolapsus du rectum extrêmement accentué.

1. Hartmann et Luys. *La séparation intra-vésicale de l'urine des deux reins*. Paris, Steinheil, éditeur, 1903, p. 146.

2. Cestan. *Archives médicales de Toulouse* (janvier 1907).

3. Luys. *La séparation de l'urine des deux reins*. Paris, Masson, 1904.

Nous n'insisterons pas, du reste, car sur les 210 observations d'individus différents qui ont été publiées, on trouve 83 hommes.

2° Il serait puéril de s'arrêter à une critique qui a été faite sur la *fixité et l'uniformité de la courbure du séparateur*. Cet instrument, en effet, est avant tout destiné à établir un barrage étanche depuis le milieu de l'espace compris entre les deux uretères, et l'orifice urétral. Or, chacun sait que ces trois points sont toujours anatomiquement fixes, et que la distance qui sépare les deux orifices urétéraux l'un de l'autre, de même que celle qui s'étend du milieu de l'espace interurétéral jusqu'à l'orifice urétral, sont toujours à peu de chose près, fixes et uniformes.

A ces données anatomiques fixes et uniformes, doit correspondre un instrument à mesures fixes et uniformes.

3° On a encore reproché au séparateur *de ne pouvoir être manœuvré aisément chez l'homme* une fois son introduction faite.

Nous répondrons que le séparateur est non pas un explorateur vésical, mais avant tout un instrument destiné à avoir une immobilité absolue une fois qu'il est placé dans la vessie.

Or, pour assurer son placement en bonne position, qu'y a-t-il de plus simple que de vérifier par le toucher rectal, que la courbure de l'instrument repère bien exactement la partie inférieure du col vésical, et qu'il n'existe entre elle et la prostate, aucun espace vide dans lequel pourrait se faire le mélange des urines ?

4° Le reproche qui a été fait sur la *rupture fréquente du manchon de caoutchouc* pendant la séparation, ne nous arrêtera pas non plus bien longtemps. Sur les 210 observations publiées, ce fait s'est produit trois ou quatre fois, au plus. Ces manchons de caoutchouc ne doivent servir que deux ou trois fois chacun, et en tous cas, il faut éviter avec le plus grand soin de les stériliser dans une solution de soude ou d'un sel de soude, ces substances altérant considérablement le caoutchouc. Ces manchons doivent toujours être soigneusement vérifiés avant leur emploi, au moyen de la tension de la chaîne, et s'ils présentent la moindre éraillure ou le moindre petit trou, ils doivent être aussitôt rejetés.

5° Dans les cas où, comme dans l'hypertrophie prostatique accentuée, cette introduction est accompagnée d'un *suintement sanguinolent,* qui teinte l'urine à son passage, certes, il s'agit là d'un petit inconvénient, mais en réalité, ce n'est pas la présence de cette minime quantité de sang qui pourra être un obstacle à l'examen chimique, histologique ou bactériologique. C'est, dans ces cas, qu'il sera bon, avant de recueillir l'urine, de faire un très abondant lavage des deux sondes avec de l'eau boriquée.

6° Quant à la critique qui a été faite sur la *douleur provoquée par le soulèvement de la membrane séparatrice,* nous n'y insisterons pas, car, cette douleur ne se produit jamais dans le modèle du séparateur que nous avons décrit. Il faudrait, pour que l'objection soulevée soit fondée, que l'opérateur soit assez maladroit pour tendre la membrane de caoutchouc lorsque la courbure du séparateur est encore dans l'urètre postérieur, et non pas dans la vessie.

7° Enfin, pour ce qui est de l'*impossibilité d'appliquer le séparateur dans des vessies atteintes de cystite* n'ayant qu'une capacité réduite, nous dirons que dans les vessies intolérantes, n'admettant même pas une sonde Nélaton, il serait insensé de songer à introduire un instrument, quel qu'il soit, mais lorsque la capacité vésicale est d'au moins 40 grammes, l'application de l'instrument peut parfaitement se faire.

8° Le *défaut d'étanchéité* a été aussi reproché à mon séparateur. La réponse à cette objection a été, je crois, surabondamment donnée par les expériences que chacun peut répéter et que j'ai décrites plus haut (page 439) et par la lecture des observations publiées.

Les conclusions de la thèse du Dr Duchenne (de Montpellier)[1], faite sous l'inspiration du Pr Forgue, de Montpellier abondent dans le même sens.

« L'instrument de Luys réalise la séparation des urines d'une façon absolument parfaite ; on peut avoir en lui une absolue sécurité. La preuve de cette étanchéité a été faite maintes fois par des injections d'une substance colorante dans la moitié de la vessie ; l'autre moitié est restée vierge de tout mélange ; par la séparation chez des malades nephrectomisés, du côté opéré, il n'y avait pas une goutte d'urine ; par l'hématurie unilatérale : le tube du côté hématurique était seul coloré.

« C'est un instrument simple et facilement maniable, capable de fournir des renseignements toujours utiles et quelquefois indispensables dans le minimum de temps et avec le minimum de danger. »

Pour terminer je n'insisterai que sur deux qualités essentielles de mon appareil.

La première, est le *contact large et solide de la courbe de mon séparateur avec la vessie.* Ce contact large me paraît être, en effet, une qualité de premier ordre. Provenant de l'union intime de la membrane séparatrice avec les sondes évacuatrices, cette disposition, qui rend solidaires ces différentes pièces, a été parfaitement prévue et voulue dans mon appareil : elle assure précisément la perfection de la séparation des urines avec mon séparateur.

La seconde, est la *disposition de ses larges sondes et de leurs orifices à la partie déclive du bas-fond, créé par la courbure de mon appareil.* Cette disposition, éminemment favorable à l'évacuation immédiate et complète de

1. Dr Duchenne. De la séparation des urines des deux reins par l'appareil de Luys. *Thèse*, Montpellier, avril 1903, p. 33.

l'urine éjaculée de l'uretère, sans stagnation des produits sécrétés, constitue certainement un des secrets les plus importants, pour l'établissement d'un bon séparateur.

Le fait de la non-stagnation de l'urine dans les bas-fonds créés dans la vessie par la courbe de mon séparateur, est, du reste, surabondamment prouvé par le fait suivant, que l'on peut constater toujours, dans tous les cas : si, à la fin d'une application du séparateur, et le séparateur étant enlevé, on met immédiatement après, une sonde dans la vessie, on peut s'apercevoir qu'il ne reste pas une goutte d'urine dans le réservoir vésical, et qu'il n'y a pas eu stagnation. Chacun peut facilement répéter cette expérience.

CHAPITRE VII

CHOIX DE LA METHODE DE SEPARATION DE L'URINE DES DEUX REINS

Ce chapitre devra forcément n'être qu'un résumé des exposés précédents; puisqu'après chacune des méthodes, après chaque appareil précédemment décrit, la critique a suivi immédiatement la description et le mode d'emploi.

Si nous jetons un regard d'ensemble sur toutes les méthodes destinées à séparer les urines des deux reins, nous voyons que :

La méthode de la compression unilatérale d'un uretère, ne permettant de recueillir que la sécrétion de l'autre rein, ne peut nous arrêter longtemps. Elle est, en effet, passible de l'objection capitale dont nous avons parlé plus haut, et qui est constituée par l'impossibilité de pouvoir recueillir les urines des deux reins, dans le même temps. Ce défaut capital ne permet pas de comparer utilement l'une avec l'autre, l'urine des deux reins, puisqu'on sait parfaitement que le fonctionnement rénal subit à chaque instant des variations importantes, et que le point essentiel est d'établir la comparaison entre le travail fourni par chaque rein dans le même temps.

Il ne nous reste donc, à proprement parler, qu'à discuter les deux seules méthodes en présence :

Le cathétérisme urétéral;

La séparation intra-vésicale des urines.

Mais encore, n'aurons-nous ici en vue, bien entendu, que la seule question qui nous intéresse seulement, qui est de savoir quel est le procédé le meilleur et le plus pratique pour obtenir la séparation des urines afin de connaître le fonctionnement du rein.

Il est certain que la seule méthode rigoureusement et absolument exacte pour étudier la sécrétion séparée de chaque rein, serait le *cathétérisme simultané des deux uretères effectué pendant 24 heures consécutives*. C'est là évidemment la solution théorique et idéale de la question de la séparation des urines des deux reins.

Mais en pratique, nous avons vu que la crainte du danger d'infecter un rein sain, doit prescrire au chirurgien de ne cathétériser que *l'uretère du côté malade*, et alors dans ce cas :

1° La méthode du cathétérisme de l'uretère n'est plus à l'abri du reproche d'infidélité qu'on lui a fait : nous rappellerons plus loin toutes les causes d'erreur qui peuvent lui être imputées ;

2° Les symptômes cliniques sur lesquels on est alors obligé de se baser pour savoir quel est l'uretère à cathétériser, sont aussi bien souvent eux-mêmes infidèles et trompeurs.

Effectué dans les conditions que nous venons d'indiquer, le cathétérisme urétéral destiné à nous renseigner sur la valeur fonctionnelle de chaque rein, ne donne pas un nombre de documents supérieur à celui fourni par la séparation intra-vésicale des urines.

Certes, il est absolument vrai que le cathétérisme urétéral est indispensable à pratiquer dans certaines conditions, et ses indications ont été suffisamment indiquées plus haut (voir page 277) pour qu'il soit nécessaire d'y revenir. Il est également bien certain qu'associé dans certains cas à la séparation intra-vésicale des urines, le cathétérisme urétéral pourra rendre le diagnostic plus net et les indications opératoires plus exactes.

Mais il n'en est pas moins vrai que *pour permettre un diagnostic rigoureusement précis de l'état fonctionnel des reins et poser l'indication opératoire, la méthode de la séparation intra-vésicale des urines est dans l'immense majorité des cas, absolument suffisante, et, que de plus, elle a sur la méthode du cathétérisme urétéral des avantages incontestables* sur lesquels nous reviendrons plus loin.

I. — CRITIQUE DE LA MÉTHODE DU CATHÉTÉRISME DES URETÈRES

De nombreux travaux ont été publiés sur cette question et les principales critiques à adresser à la méthode du cathétérisme de l'uretère peuvent se résumer ainsi :

1° L'infection d'un rein sain.

La sonde urétérale, amenée par un cystoscope à prisme dans une vessie infectée remplie de liquide peut en traversant ce milieu septique transporter jusque dans le bassinet des germes pathogènes et déterminer l'infection d'un rein primitivement sain.

C'est là un fait indéniable et certain, qui a été observé par de nombreux auteurs. Et cet accident peut se produire en dépit de multiples et répétés lavages de la vessie. Lorsqu'on a la pratique de la cystoscopie à prisme, on sait parfaitement que, lorsqu'on a lavé abondamment une vessie infectée et que même le liquide qui ressort de la sonde vésicale est absolument clair, on n'a pas pour cela purifié complètement la muqueuse vésicale. Il suffit pour s'en convaincre de regarder avec le cystoscope à prisme les innombrables impuretés qui flottent toujours encore dans le liquide vésical. On comprend alors que la sonde urétérale arrivant dans la vessie s'infecte au contact de ce liquide non seulement sur sa surface extérieure, mais aussi, et surtout ce qui est plus grave, par sa cavité. La sonde urétérale ainsi souillée d'impuretés, « intus et extra » constitue donc un parfait vecteur d'éléments microbiens susceptibles d'infecter le bassinet et le rein.

Ce fait est confirmé par un exemple bien typique rapporté par le Dr Rafin (de Lyon)[1], qui constata dans une observation que des *spermatozoïdes étaient évacués par une sonde placée dans un uretère*! « Chez un malade, dit le Dr Rafin, qui dut être anesthésié en raison de la faible capacité de sa vessie, je trouvai malgré un lavage préalable très soigné de cet organe, des spermatozoïdes dans l'urine fournie par la sonde urétérale. Il est probable que ce malade avait vidé par effort pendant la première période de l'anesthésie ses vésicules séminales, le sperme avait été refoulé par le cystoscope dans la vessie, et le liquide vésical, tenant en suspension une quanté assez considérable de spermatozoïdes avait rempli la sonde urétérale. »

Mais ce n'est pas tout :

Si, ainsi que nous venons de le voir, la sonde urétérale peut devenir un vecteur d'éléments microbiens susceptibles d'infecter directement le bassinet et le rein, il n'en est pas moins vrai que le cathétérisme de l'uretère peut aussi provoquer l'infection rénale d'une manière moins directe. En effet, la pénétration de la sonde dans l'uretère force la valvule urétérale « cette gardienne des uretères », et, l'infection peut se produire secondairement par une infection ascendante venue par ce fait que la valvule urétérale a été forcée.

Il peut y avoir, dans ce cas, reflux du liquide vésical

1. Rafin. Séparation endo-vésicale et cathétérisme urétéral, in *Lyon médical* du 12 février 1905.

infecté dans l'uretère. Marguliés s'exprime ainsi à ce sujet : « Nous avons parfois observé le reflux de l'eau boriquée de la vessie, dans l'uretère, et vu ensuite son élimination par le cathéter urétéral. Casper fut le premier qui attira l'attention sur ce fait et pour en faire la preuve il injecta dans la vessie des substances colorées. Immédiatement il vit les substances colorées s'éliminer par l'uretère[1]. »

Deschamps dit aussi dans sa thèse[2] :

« En effet les expériences de Lewin et Goldschmidt, de Courtade et F. Guyon ont montré qu'il pouvait se produire un reflux de l'urine de la vessie vers l'uretère, mais seulement à certains moments, lorsque la valvule s'entr'ouvre pour laisser sourdre le flot urétéral. — A l'état normal, ce reflux est, croyons-nous, une cause négligeable de l'infection ascendante, mais lorsqu'un uretère a été cathétérisé, lorsque la valvule a été forcée, il est possible que ce reflux se fasse bien plus facilement, la barrière ne doit plus clore hermétiquement l'ouverture, et la vessie doit pouvoir refouler ses germes infectants du côté de l'uretère ».

Israël[3] dans une étude critique du cathétérisme des uretères insiste sur ce danger d'infection ascendante. Il rapporte l'observation d'un médecin atteint d'urétrite ancienne avec cystite légère qui se fit cathétériser un uretère par Casper, parce qu'il souffrait dans la région lombaire ; l'urine recueillie par la sonde fut claire, et le malade se réjouit de ce que son rein était sain. Mais le soir même il

1. Margulies, cité par Keydel, in Beiträge zur funktionnellen Nierendiagnostik, in *Centralblatt für die Krankheiten der Harn und Sexualorgane*, XVI Band, Heft 5, ausgegeben am 25 mai 1905, p. 225.

2. Deschamps. Diagnostic des affections chirurgicales du rein, Paris, Steinheil, 1902.

3. Israël. Vas leistet der Ureterkatheterismus der Nierenchirurgie ? in *Berliner klinische Wochenschrift*, Januar 1899, n° 2.

fut pris de vomissements, de fièvre, de douleurs lombaires, de frissons et en même temps il urinait du pus. Cet état durait encore trois ans après, avec fièvre et polyurie trouble.

Le même auteur rapporte un cas d'abcès rénaux qu'il attribue à un cathétérisme urétéral fait quelques semaines avant la néphrectomie pour un rein néoplasique (Deschamps).

Hartmann[1] dit aussi :

« J'ai vu un malade qui depuis longtemps présentait des signes de pyélonéphrite droite, et qui, quelques semaines après un cathétérisme de l'uretère sain fait par un de mes collègues, a, pour la première fois, présenté des signes de pyélonéphrite gauche. Ces inoculations sont peut-être plus fréquentes qu'on le croit, parce qu'elles ne se manifestent qu'un certain temps après le cathétérisme. »

De même Sampson[2] a eu à John Hopkins Hospital à déplorer une mort suvenue par infection urétérale ascendante résultant de l'emploi d'un cathéter laissé à demeure comme guide au cours d'une hystérectomie pour cancer de l'utérus.

Nous mentionnerons encore ici les dangers du cathétérisme urétéral à demeure en citant une observation bien caractéristique de Legueu qui s'exprime ainsi[3] :

« Celui-ci (le cathétérisme urétéral à demeure) a l'inconvénient de réaliser presque à coup sûr l'infection de la poche.

« J'y ai eu recours sur un malade qui portait dans le

1. Hartmann, in *Thèse de Fontanilles*. Lyon, 1904, p. 56.

2. Rapporté par Vale, in *Annals of Surgery Philadelphie*, n° 145, janvier 1905, p. 96.

3. Legueu. A propos des opérations conservatrices dans les rétentions rénales, in *C. R. du XIIIe Congr. intern. de méd. de Paris 1900. Section de chirurgie urinaire*, séance du 3 août 1900, p. 45.

flanc gauche une énorme hydronéphrose ; le cathétérisme était facile, bien que l'opération, pratiquée plus tard, nous ait montré un rétrécissement large ; et par la sonde, j'évacuais jusqu'à 3 litres, et quelques 100 grammes d'urine. Après avoir répété à plusieurs reprises cette évacuation, je voulus laisser une sonde à demeure pour permettre à la poche de revenir sur elle-même. Mais au bout de trois jours les urines se troublèrent, la fièvre s'éleva, et je fus obligé de renoncer au cathétérisme, et de pratiquer l'urétéropyélostomie que j'aurais bien mieux fait de pratiquer de suite. L'opération eut lieu à travers le péritoine, par la voie transpéritonéale, et l'infection de la poche se propagea à la séreuse ouverte et le malade mourut de péritonite au bout de quelques jours. »

C'est aussi là l'opinion de Tuffier[1] lorsqu'il dit : « J'ai été consulté pour une malade de Genève soignée depuis longtemps à Paris, et atteinte de pyélite double. Le cathétérisme urétéral, fait dans un but de diagnostic, a, de son aveu, notablement aggravé son état. Je sais une autre malade des environs de Lille qui, simplement explorée dans le même but de diagnostic, est morte quelque quinze jours après cet examen. »

La réponse à cette objection capitale du danger de l'infection, a été faite en ne réservant le cathétérisme urétéral qu'à un rein supposé malade et déjà infecté ; tandis que l'on recueillait dans la vessie le produit de l'autre rein qui s'était écoulé pendant ce temps, directement par l'uretère dans la vessie.

Mais la clinique (nous en avons la preuve dans plusieurs observations) est parfois complètement en défaut, et ses données seules peuvent exposer à indiquer au cathétérisme urétéral un rein sain, faisant courir ainsi au malade les risques d'une infection, ainsi que nous venons de l'indi-

1. Tuffier. *Bull. et Mém. Soc. de chir.*, 1900, p. 585.

quer. En réalité, le meilleur moyen qui met à l'abri de l'infection d'un rein sain par la sonde urétérale paraît être de pratiquer le cathétérisme urétéral avec le cystoscope à vision directe (voir plus haut, IIIe partie, page 249).

2° L'Infidélité.

L'infidélité est la seconde critique à faire à la méthode du cathétérisme de l'uretère.

Les cinq principales causes d'erreur sont :

a. D'abord ce fait, qu'*il est impossible d'être certain que le calibre de la sonde urétérale ira bien s'adapter à celui de l'uretère.* Par suite, un peu d'urine va filtrer pendant ce temps entre les parois de la sonde et l'uretère, et se mélanger à celle de l'autre rein qui s'écoule directement dans la vessie, faussant ainsi les résultats.

Ce fait de l'écoulement d'une certaine quantité d'urine entre la sonde et les parois urétérales est en effet indéniable, et j'ai pu fréquemment l'observer au cours de lavages du bassinet, faits dans un but thérapeutique. En effet, le nitrate d'argent qui servait au lavage du bassinet passait le plus souvent dans la vessie et il était bien facile de s'en rendre compte lorsque après avoir effectué le lavage du bassinet, on recueillait avec une sonde le contenu vésical. Celui-ci présentait en effet, presque toujours, un précipité abondant de chlorure d'argent caractéristique, ce qui prouvait clairement que la solution du nitrate d'argent qui avait servi au lavage du rein avait suinté entre la sonde urétérale et l'uretère pour revenir dans la vessie.

La meilleure preuve que l'urine passe souvent entre la sonde et l'uretère, est de faire le cathétérisme double des deux uretères, et de le laisser quelque temps à demeure. Si de chaque sonde urétérale on est bien assuré de recueillir l'urine pure provenant du rein correspondant, il n'en n'est pas moins vrai que dans quelques cas, on trouve, avec une sonde Nélaton introduite dans la vessie, une certaine quantité de liquide dans le réservoir vésical, ce qui prouve surabondamment le filtrage de l'urine entre la sonde et l'un des deux uretères.

Nicolich[1] a publié un cas dont la vérification fut faite à l'autopsie, et où le cathétérisme urétéral l'avait complètement induit en erreur. « Il s'agissait dans ce cas d'une femme qui depuis longtemps avait l'urine purulente, et les mictions fréquentes et pénibles. Le rein droit était palpable et un peu douloureux ; on ne pouvait pas palper le rein gauche. Avec l'instrument de Downes, tenu à demeure pendant une demi-heure, seulement le tube droit donnait de l'urine purulente, tandis qu'à gauche il ne sortait pas une goutte d'urine. Le cathétérisme de l'uretère droit fit voir que dans le rein droit il y avait une rétention de pus ; après 12 heures de cathéter à demeure, on avait :

« Urine du cathéter, quantité : 400 centimètres cubes, trouble, purulente.

« Urine de la vessie, quantité : 180 centimètres cubes, trouble, purulente, hémorragique.

« Ce résultat pouvait faire croire que le rein gauche, quoique plus malade que le droit, fonctionnait aussi, tandis qu'il ne fonctionnait pas du tout, parce qu'il était complètement atrophié. »

Voilà donc ce qui se passe lorsque le cathéter urétéral a un trop faible calibre pour l'uretère.

Si l'on en prend un plus gros et que l'uretère soit trop serré, celui-ci sera exposé à saigner.

La réponse à cette critique a, il est vrai, été faite au Congrès de Madrid. En effet, le Pr Nitze, de Berlin, y a présenté de nouvelles sondes urétérales à double canalisation, l'une pour l'écoulement de l'urine, l'autre destinée par injection d'eau à gonfler un petit ballon de caout-

1. *C. R. du Congrès internat. de Madrid*, 1903. *Section d'urologie*, p. 71.

chouc dans l'uretère même s'appliquant contre les parois latérales. Ce dispositif pour l'auteur empêchait l'urine de s'écouler entre la sonde et l'uretère.

A la suite de cette présentation, le Pr Albarran a montré les inconvénients de cette sonde qui est d'un trop petit calibre pour le passage de l'urine d'où l'obturation possible par un caillot et de la rétention dans le bassinet. Il montra lui-même des sondes urétérales nos 7 ou 8 à biseau et à œil latéral qu'on ne fait entrer dans l'uretère que de quelques centimètres seulement, et qui possèdent un léger renflement au niveau du clapet urétéral empêchant tout écoulement d'urine entre la sonde et l'uretère. Il n'en est pas moins vrai, que cette modification se fait aux dépens du calibre intérieur de la sonde urétérale, qui devient alors trop étroite pour permettre le passage d'un pus un peu épais ou de petits caillots sanguins.

b. Une deuxième cause d'erreur provient *du passage même de la sonde dans l'uretère.* Celle-ci, en effet, même sans parler des lésions qu'elle peut produire dans les cas d'urétérite tuberculeuse par exemple, peut faire saigner ce conduit et faire croire à une hématurie qui n'existe pas.

c. La troisième cause d'erreur vient de ce fait que, étant donné qu'on ne doit absolument cathétériser que le rein malade, on est alors obligé de recueillir l'urine du rein sain dans la vessie. Or, les urines du rein supposé sain arrivent dans la vessie souvent infectée, *elles se mêlent au pus contenu dans le réservoir urinaire* ; et l'on se trouve alors dans l'impossibilité de dire si les éléments morbides proviennent de la vessie ou du rein supposé sain.

d. La quatrième cause d'erreur consiste dans ce fait qu'on n'est pas toujours absolument sûr avec le cystoscope à prisme que la sonde urétérale soit bien exactement placée dans l'uretère même.

En effet, afin d'éviter l'infection rénale, certains auteurs préconisent de n'introduire la sonde qu'à deux ou trois centimètres de profondeur dans l'uretère. Or, au moment où l'on enlève le cystoscope à prisme, pour ne laisser que la sonde urétérale, l'œil de l'observateur ne peut plus contrôler si le cathéter se trouve bien exactement encore dans l'uretère ou bien s'il s'est déplacé et n'occupe plus sa place. Le Dr Keydel (de Dresde) a bien insisté sur ce fait, et il ajoute que dans ces conditions, on ne peut être certain qu'il n'y a pas de fautes commises[1].

e. La cinquième cause d'erreur pourra enfin provenir de l'*excitation anormale du rein en expérience,* par le fait seul de la présence de la sonde urétérale dans l'uretère. La sécrétion de ce rein pourra être ainsi troublée ce qui faussera les résultats.

Des observations personnelles m'ont, en effet, permis de constater plusieurs fois, qu'au moment où l'on introduit la sonde dans l'uretère, il se produit une polyurie réflexe très nette, qui durait quelque temps, pour s'atténuer ensuite peu à peu.

Ce fait a été bien mis en lumière et démontré par le Dr Frank, de Berlin, au Congrès allemand de chirurgie de 1905.

« Je dois aussi dire, dit le Dr Frank, ainsi qu'Iraël en a fait la remarque, que très souvent par le fait de l'introduction d'une sonde dans l'uretère ou dans le bassinet, la quantité d'urine qui coule dans la vessie est tantôt augmentée tantôt diminée, de telle sorte que les résultats sont faussés. En effet, lorsqu'on met une sonde dans l'uretère ou le bassinet, on irrite naturellement les centres nerveux si sensibles qui commandent la sécrétion rénale. De cette façon, on obtient des résultats erronés sur l'appréciation du travail d'un rein dans une même unité de temps.

« Pour éclairer cette question, j'ai pratiqué des recher-

1. Keydel. Beiträge zur funktionnellen Nierendiagnostik, in *Centralblatt für die Krankheiten der Harn und Sexualorgane,* XVI Band, Heft 5, ausgegebe am 25 mai 1905, p. 225-274.

ches sur de mêmes individus, soumis à d'identiques conditions d'alimentation. J'ai d'abord fait le cathétérisme urétéral, puis, un peu plus tard et après les mêmes conditions d'alimentation, j'ai pratiqué la séparation. J'ai constaté que lorsqu'on pratique le cathétérisme urétéral, le travail du rein est beaucoup plus considérable que pendant la séparation... C'est ce qui ressort des quatre cas que j'ai particulièrement examinés en tenant compte aussi bien de la quantité, que du poids spécifique, de la teneur en sucre après injection du phloridzine et des oscillations de l'urée. Il s'agissait dans ces cas d'individus dont les reins ne présentaient aucun état pathologique.

« Dans un cas, le cathétérisme de l'uretère à l'inverse du séparateur a mis le rein dans un état spastique, dans l'autre cas, il a provoqué une abondante polyurie.

« Je n'ai utilisé dans ces cas que le séparateur Luys, le seul parmi les divers instruments qui ont été proposés, que je puisse désigner comme pratique[1]. »

C'est aussi l'opinion du Pr Pousson, de Bordeaux, lorsqu'il dit :

« A priori, le cathétérisme urétéral semble le moyen le plus sûr que nous ayons d'apprécier la valeur fonctionnelle de l'un et de l'autre rein, mais, pour cela, il faut que l'urine soit recueillie pendant un temps assez long afin que la perturbation apportée à la sécrétion urinaire par l'introduction de la sonde dans l'uretère ait cessé de faire sentir ses effets. La séparation endo-vésicale des urines n'a pas le même effet perturbateur. Je la crois supérieure pour cette raison et parce qu'elle est d'une technique incomparablement plus facile. Actuellement je n'emploie plus guère que ce moyen[2]. »

1. E. Frank de Berlin. Verhandlungen der Deutschen Gesellschaft für Chirurgie. *Vierunddrreissigter Congress abgehalten zu Berlin*, 26-29 April 1705, p. 72, 73 et 74.

2. Pousson, in *Thèse* Fontanilles. Lyon, 1904, p. 64.

C'est ce qu'a exprimé Legueu en disant :

« La séparation plus simple, plus facile, donne des résultats très suffisants sur lesquels je n'ai jamais été trompé. La division est supérieure au cathétérisme en ce que seule elle permet de savoir comment un rein se vide, c'est-à-dire quelle est sa valeur excrétoire[1]. »

Dr J. W. Keefe, à la Société d'Association d'Urologie d'Amérique, 8 juin 1904, répondant à une communication du Dr Kelly (in *The American Journal of Urology*, octobre 1904) rapporte 70 cas de cathétérisme urétéral. Dans 42 cas il fait les examens de l'urine avant que le cathéter soit passé pour déterminer l'étendue des dommages produits par le passage du cathéter. Dans seulement 3 cas il n'y a aucun dommage. Dans les autres cas, il y a eu des traces de sang et d'albumine : une partie du sang était due à la distension de l'uretère. Dans 13 cas, des cylindres hyalins furent trouvés et dans 1 cas seulement, les cylindres hyalins avaient été trouvés avant le passage du cathétérisme urétéral. Il considère le passage du cathétérisme urétéral comme dangereux même dans le cas où un cathéter tout à fait aseptique a été introduit.

3° Difficultés de la méthode du cathétérisme des uretères.

Ces difficultés sont de deux ordres. Les unes viennent de l'*opérateur*. Il est certain qu'il faut un apprentissage assez long, pour effectuer convenablement le cathétérisme de l'uretère. C'est une opération délicate, nécessitant un outillage et une éducation spéciales et ne pouvant être appliquée que par un petit nombre de chirurgiens, très habitués aux pratiques urinaires.

Les autres viennent *du malade*. Le cathétérisme urété-

1. Legueu, in *Thèse* Fantanilles. Lyon, 1904, p. 60.

ral est, en effet, bien souvent absolument impossible à appliquer même dans des vessies de bonne capacité avec le cystoscope à prisme, soit par suite de dispositions particulières de l'orifice urétéral, soit par suite de l'abondance d'une pyurie ou d'une hématurie, qui provenant de décharges rénales brusques et abondantes empêche d'obtenir un milieu vésical clair, indispensable à toute cystoscopie. Enfin, dans les vessies intolérantes n'admettant pas la quantité de liquide nécessaire pour la manœuvre du cystoscope dans la vessie, les difficultés deviennent infiniment plus considérables et même souvent insurmontables. Le bas-fond vésical enflammé présente des plaques rouges, des ulcérations, des élevures papillomateuses qui rendent fort difficile la détermination exacte du siège de l'orifice urétéral, et si parfois en tâtonnant au milieu de ces obstacles, on finit par apercevoir l'orifice uretéral, il n'en n'est pas moins vrai que bien souvent sa recherche est absolument impossible.

II. — CRITIQUE DE LA MÉTHODE DE LA SÉPARATION ENDO-VÉSICALE

Les principaux reproches que l'on peut adresser à la méthode de la séparation endovésicale des urines peuvent se résumer en trois groupes principaux :

1° La séparation endovésicale ne fournit pas l'urine rénale pure.

La critique la plus importante qu'on a opposée aux résultats fournis par le séparateur est que cet instrument *fournit non pas l'urine rénale pure, mais l'urine forcément mélangée avec les produits de la vessie* qu'elle a dû traverser. C'est là l'opinion de Rovsing par exemple[1] qui déclare qu'il ne fera jamais une séparation d'urine sans avoir au préalable pratiqué la cystoscopie. C'est aussi l'opinion de Rafin de Lyon qui l'a résumée dans une formule souvent répétée après lui : « La séparation endovésicale n'est ni microscopique, ni bactériologique. »

Ces termes contiennent assurément une part de vérité, mais ils sont peut-être un peu absolus, et susceptibles de recevoir quelques objections :

1° Tout d'abord le cathétérisme urétéral pratiqué dans l'uretère du côté malade, alors qu'on recueille l'urine du rein sain par une sonde placée dans la vessie, ne donne pas de renseignements plus exacts ; l'urine du rein du côté sain se souillant au contact de la vessie, infectée.

2° Ensuite dans une analyse d'urines séparées, pourquoi ne tenir compte que d'un seul élément d'appréciation ? la présence des bacilles ou du sang ? Il y a cependant d'autres éléments, — le volume des urines, le dosage de l'urée, le point cryoscopique, etc. — qui conservent ici toute leur valeur, et qui pourront servir de grands éléments d'appréciation pour connaître le bon ou mauvais fonctionnement d'un rein.

Nous pouvons citer à l'appui de cette assertion deux ou trois observations dans lesquelles le séparateur a permis d'affirmer que les produits des deux reins étant semblables, les reins étaient indemnes, et que la vessie était seule malade.

De plus, au *point de vue histologique,* il faut savoir, ainsi que l'ont bien indiqué MM. Tuffier et Mauté[2], que dans tout échantillon d'urine obtenue par le séparateur, il existe à l'état normal un sédiment important formé principalement d'éléments figurés qui sont :

1. Rovsing, in Verhandlungen der Deutschen Gesellschaft für Chirurgie. *Vierundreeissigter Congress abgehalten zu Berlin,* 26-29 April 1905, p. 85.

2. Tuffier et Mauté. *Annales génit.-urin.,* 1905, p. 418.

1° Des globules rouges en assez grand nombre et dont la présence est constante ;

2° Des leucocytes dans la proportion des leucocytes du sang ;

3° De très nombreuses cellules de la vessie appartenant aux couches superficielles de la vessie.

Il y a donc à tenir un grand compte de la présence presque constante de ces éléments dans tous les échantillons d'urine obtenus par le séparateur et savoir ne pas conclure, si l'on trouve des leucocytes dans les deux échantillons comparés ensemble, qu'il y a une pyurie bilatérale — mais bien plutôt pouvoir apprécier si d'un côté ces leucocytes se trouvent dans la proportion des leucocytes du sang — et de l'autre en nombre tout à fait anormal. Il faudra au contraire aussi savoir reconnaître dans l'examen du sédiment les petites cellules épithéliales arrondies, de la taille d'un leucocyte, qui si on les rencontre en grand nombre d'un côté seulement, pourront être attribuées presque sûrement au rein.

De même pour les cylindres. « Les cylindres localisés à un des reins acquièrent également de ce fait une importance particulière, et en présence d'une simple hématurie microscopique même si, comme c'est la règle, il existe des deux côtés du sang d'origine vésicale, on pourra affirmer une hématurie rénale du côté où l'on aura constaté des cylindres hématiques[1]. »

Si donc l'examen histologique du sédiment obtenu par séparation est, au contraire de ce qui a été dit, extrêmement important — par contre, nous serons les premiers à reconnaître que la séparation endo-vésicale ne nous donne pas, dans certains cas, des renseignements absolument précis au point de vue bactériologique.

En effet, il existe trop souvent dans la vessie des lésions

1. Tuffier et Mauté. *Annales génit.-urin.*, 1905, p. 419.

concomitantes et associées comme, par exemple, une tuberculose rénale gauche avec des ulcérations tuberculeuses vésicales droites. Soit que la vessie n'ait pas été suffisamment bien lavée, soit que, au moment de la mise en place du séparateur, il se fasse une éjaculation urétérale dans la vessie contenant des bacilles et provenant du rein malade on ne pourra jamais affirmer quand on constate des bacilles dans les deux tubes que ceux-ci proviennent bien des deux reins, et quand ils existeront seulement d'un côté que c'est le rein du même côté qui les aura fournis (Tuffier et Mauté).

C'est dans ces cas que je serai le premier à recommander de combiner avec la séparation endovésicale, soit la cystoscopie pour reconnaître l'état de la vessie, des orifices urétéraux, ou l'existence d'ulcérations vésicales, etc. — soit le cathétérisme de l'uretère pour recueillir l'urine pure venant du rein, sans contamination vésicale.

II° L'application du séparateur ne peut pas être prolongée aussi longtemps que celle du cathéter urétéral.

S'il est certain que l'application de la sonde urétérale est supportée plus facilement pendant un temps plus long que celle du séparateur, il n'en est pas moins vrai qu'on obtient après une demi-heure ou trois quarts d'heure d'application du séparateur des échantillons d'urine, qui fourniront des renseignements bien suffisants pour apprécier le fonctionnement des reins.

Cette question est du reste étudiée complètement plus loin par le Dr Mauté (voir page 481).

Mais, même en admettant qu'il soit utile d'étudier les urines rénales séparées pendant un temps très long, il semble qu'il soit bien plus sûr de faire à des jours ou à des semaines d'intervalle plusieurs applications du séparateur, ce qui constitue toujours un examen simple et bénin, plutôt que de soumettre le malade à un seul examen prolongé fait dans le même jour.

III° La séparation endovésicale ne peut renseigner sur l'existence d'une rétention rénale.

On a allégué l'impossibilité où l'on était de diagnostiquer par la séparation endovésicale une rétention rénale, mais s'il existe là une part de vérité, cela n'est pas absolu. En effet, si au cours de la séparation on a reconnu qu'un rein ne donnait que peu ou rien, il est toujours facile de le faire soulever vers le diaphragme par un aide. On voit aussitôt sous l'influence de cette manœuvre que, parfois, le tube correspondant se remplit d'une ondée claire, dans les cas d'uronéphrose, et d'un liquide trouble et purulent lorsqu'il s'agit d'une pyonéphrose avec dilatation du bassinet. Trois observations caractéristiques de cette nature ont été publiées plus haut (voir page 429). Cette manœuvre réussit constamment dans tous les cas où l'uretère a un calibre normal, et n'est pas fixé par des adhérences pathologiques. Par contre elle échoue dans les cas où l'uretère présente soit des coudures fixées par des adhérences soit un ou des rétrécissements. Mais alors dans ce dernier cas une sonde introduite dans l'uretère sera arrêtée au niveau du rétrécissement, et ne renseignera pas mieux sur l'existence ou l'absence d'une rétention rénale. Une observation de ce genre bien caractéristique a été citée plus haut.

Il n'en est pas moins vrai que pour permettre un diagnostic rigoureusement précis de l'état fonctionnel des reins et poser l'indication opératoire, la méthode de la séparation intra-vésicale des urines est dans l'immense majorité des cas, absolument suffisante, mais, que de plus, elle a sur la méthode du cathétérisme urétéral des avantages incontestables.

III. — SUPÉRIORITÉS DE LA MÉTHODE DE LA SÉPARATION ENDO-VÉSICALE DES URINES

Les principaux éléments de supériorité de la méthode de la séparation intra-vésicale des urines sur celle du cathétérisme des uretères, nous semblent être les suivants, qui peuvent être classés en trois groupes : physiques, physiologiques et mécaniques.

1° Supériorités d'ordre physique.

1° *La séparation intra-vésicale des urines est une méthode plus simple,* et peut être employée et appliquée par tout chirurgien un peu au courant des pratiques urinaires tandis que le cathétérisme des uretères est seulement à portée d'un petit nombre de chirurgiens spécialistes.

C'est là l'opinion d'un grand nombre de chirurgiens, et et elle a été bien exprimée par le Pr Kocher, de Berne[1], lorsqu'il disait : « Le séparateur est éminemment pratique pour le praticien, facile à appliquer dans la vessie, et donne des résultats d'une facon simple et facile. Nous l'avons très souvent employé, et avons dans bien des cas posé, sur ses indications, la décision d'une opération. »

2° *La séparation intra-vésicale des urines est absolument exempte des dangers* de la méthode du cathétérisme urétéral, et ne peut jamais, comme le cathétérisme urétéral, exposer à la contamination d'un rein primitivement sain, par une

1. Kocher, in Verhandlungen der Deutschen Gesellschaft für Chirurgie. *Vierunddreissigter Congress abgehalten zu Berlin,* 26-29 April 1905, p. 77.

sonde urétérale, passant dans un milieu vésical infecté.

« Je fais par contre la séparation des urines qui me paraît ne pas être dangereuse du tout et donner de bons renseignements », dit le Pr Roux (de Lausanne)[1].

Le Dr Suarez de Mendoza (de Madrid) écrit aussi :

« La séparation endo-vésicale me parait beaucoup supérieure au point de vue clinique. Sa technique est facile, et à la portée de tous ; ses résultats généralement suffisants, ses dangers nuls. De plus, elle est bien mieux tolérée par les malades que le cathétérisme urétéral[2]. »

3° Dans *les vessies à contenu trouble,* lorsqu'une hématurie ou une pyurie trop intense rendra la cystoscopie très difficile, la séparation intra-vésicale des urines l'emportera sur le cathétérisme urétéral.

C'est ce qu'exprime fort bien le Dr Cestan (de Toulouse) lorsqu'il dit[3] : « Dans les pyuries, ou les hématuries, il faut pour y voir clair, et pour conclure, que le sang ou le pus ne soient ni trop rares, ni trop abondants ; car dans le premier cas on ne distinguerait pas leur provenance, et dans le second, on ne verrait rien du tout, en raison du trouble du milieu vésical. Le séparateur supprime ces difficultés, et qu'il y ait peu ou beaucoup de pus ou de sang, il sépare quand même et toujours. »

4° La séparation intravésicale des urines renseigne de suite *sur le côté du rein malade,* lorsque, ainsi qu'on le voit souvent en pratique, aucun signe clinique ne permet de suspecter tel rein plutôt que l'autre. Le cathétérisme de l'uretère, au contraire, pour ne pas être fait « à l'aveugle » et être pratiqué sur l'uretère malade, doit s'aider de la clinique, qui bien souvent peut induire en erreur (V. page 331).

1. Roux, in *Thèse* Fontanilles, p. 65.
2. Suarez de Mendoza, in *Thèse* Fontanilles. Lyon, 1904, p. 65.
3. Cestan, *Archives médicales de Toulouse,* janvier 1907.

2° Supériorités d'ordre physiologique.

1° Dans les vessies d'adultes atteints de cystite, la cystoscopie ne donne souvent que des résultats imparfaits. On sait qu'il faut, en effet, une capacité vésicale d'un minimum de 80 grammes pour faire un cathétérisme de l'uretère avec le cystoscope à prisme, tandis qu'on peut facilement *faire la séparation intra-vésicale avec une capacité vésicale même encore plus réduite.*

2° *La séparation intra-vésicale des urines ne trouble pas le fonctionnement du rein,* ou si elle le trouble, son action s'exerce également sur les deux reins. Le cathétérisme urétéral, au contraire, ne provoque qu'une excitation du seul rein en expérience ; et même dans le cas de cathérisme double, les deux sondes introduites dans l'uretère, à des niveaux différents, peuvent produire des excitations dissemblables des reins.

3° Supériorités d'ordre mécanique.

1° *Chez l'enfant,* le gros calibre des cystoscopes généralement employés ne permet pas le cathétérisme urétéral. Mon séparateur, modèle d'enfant, sera, dans ce cas, seul utilisable.

2° Dans les vessies d'adultes, même saines, *lorsque le méat urétéral présente une étroitesse trop marquée* pour admettre l'engagement d'une sonde urétérale, seule la méthode de la séparation intra-vésicale des urines pourra être appliquée.

3° De même encore, et également dans les vessies saines d'adultes, lorsque par suite *d'une disposition spéciale du col vésical,* la sonde passe sur l'orifice urétéral sans y pénétrer.

Si l'on joint à cela les difficultés émanant soit de l'instrumentation spéciale, soit du malade, soit de l'observateur, on pourra de suite comprendre comment la simplicité de la méthode de la séparation intra-vésicale des urines, la facilité avec laquelle des résultats concluants peuvent être rapidement obtenus, sont autant de raisons qui ont frappé tous les chirurgiens qui se sont occupés de cette question.

CONCLUSIONS

La première conclusion à poser est, semble-t-il, de ne pas élever en rivales, l'une contre l'autre, les deux méthodes du cathétérisme des uretères et de la séparation endovésicale des urines. Chacune d'elles, en effet, doit avoir ses indications bien nettes et un rôle bien déterminé.

Le séparateur, plus simple à appliquer, exempt de dangers dans son utilisation, peut être employé dans des cas plus nombreux que le cathétérisme de l'uretère. Bien appliqué, il donne des résultats rigoureusement exacts et certains et une sécurité complète.

Mais, qu'un complément de diagnostic soit nécessaire, soit pour recueillir directement une urine rénale sans contamination de la vessie, soit qu'on veuille explorer l'uretère ou le bassinet, dans ce cas alors, le cathétérisme urétéral trouve son indication bien nette.

Quand cette exploration sera jugée nécessaire, il y aura un avantage considérable à la pratiquer avec le cystoscope à vision directe, car dans ce cas, les chances d'infection rénale seront certainement réduites à leur grand minimum [1].

En résumé, la séparation intra-vésicale des urines

1. Voir plus haut pour plus de détails sur cette question, troisième partie.

fournit sûrement tous les mêmes renseignements que pourrait donner le cathétérisme de l'uretère, dans l'appréciation de la valeur fonctionnelle des reins.

Mais de plus, la méthode de la séparation intra-vésicale des urines a sur le cathétérisme de l'uretère les immenses avantages suivants :

1° Elle est plus simple.

2° Elle peut être appliquée dans des cas plus nombreux que le cathétérisme de l'uretère ;

3° Elle est exempte de dangers.

4° Les renseignements donnés par le séparateur bien appliqué sont sinon meilleurs, du moins aussi rigoureusement exacts que ceux fournis par le cathétérisme de l'uretère.

Comme le dit si bien le Dr Cestan (de Toulouse) : « Pour tous ces motifs, simplicité, facilité de transport et d'application en tous cas et en tous lieux, bénignité, la séparation l'emporte pratiquement sur le cathétérisme urétéral et le remplacera de plus en plus. »

Quant à l'instrument à employer pour effectuer la séparation intra-vésicale des urines, je laisserai au lecteur le soin de voir si les 210 observations que j'ai publiées dans mon travail : « La Séparation de l'Urine des deux Reins » (Paris, Masson, 1903) et les innombrables observations recueillies par de multiples auteurs dans le monde entier, sont de nature à lui prouver le bon fonctionnement de mon séparateur.

On saisira aisément l'enthousiasme avec lequel fut acceptée l'idée de la séparation intra-vésicale des urines, lorsque le premier, en France, j'attirai l'attention sur cette intéressante question. Le public médical, tant français

1. Cestan, *Archives médicales de Toulouse*, janvier 1907.

qu'étranger, fut bien vite frappé par la simplicité et l'innocuité de la méthode, et ce sont ces deux grandes qualités qui, jointes aux bons résultats fournis par elle, lui rallièrent bientôt la presque unanimité des suffrages et la firent préférer à la méthode du cathétérisme de l'uretère qui était, jusqu'à mes premiers travaux, de beaucoup la plus employée, et régnait alors seule en maîtresse absolue.

Quoi qu'il en soit, ce qui m'importe, c'est d'avoir fait triompher la méthode de la séparation endo-vésicale des urines, en la rendant simple et pratique.

Celle-ci, malgré les tentatives antérieures, n'était pas arrivée à s'imposer jusqu'ici. Je serais trop heureux si j'avais pu contribuer à lui rallier la faveur médicale.

CHAPITRE VIII

LES URINES SÉPARÉES. — LEUR ÉTUDE HISTO-CHIMIQUE ET BACTÉRIOLOGIQUE.

Par le Dr A. Mauté,
Chef de laboratoire à l'Hôpital Beaujon.

Une fois en possession des urines de chaque rein obtenues par la séparation ou le cathétérisme de l'uretère, le chirurgien doit savoir dans quel sens il faut faire diriger les recherches au laboratoire pour obtenir le maximum d'indications et en présence du résultat de ces recherches quelles conclusions il peut et doit légitimement en tirer.

C'est ce que nous essaierons de montrer au cours de ce chapitre.

Avant tout il faut être bien pénétré de cette idée que les résultats de l'examen des urines séparées pendant un temps relativement court, ne doivent être considérés que comme des *résultats comparatifs*.

Ils ne peuvent donc nous donner que la valeur d'un rein comparée à celle de son congénère, mais ils ne nous permettent jamais d'apprécier cette valeur en elle-même.

C'est dire qu'avant de faire pratiquer l'examen des urines de chaque rein en particulier nous devons déjà être fixés sur la valeur de la fonction rénale globale. Les résultats de toute opération de ce genre, sous peine de ne pouvoir être interprétés avec fruit, doivent donc être accompagnés de l'examen des urines de 24 heures pratiqué pendant plusieurs jours de suite à l'aide des moyens actuellement en usage et sur lesquels nous n'avons pas à insister ici (analyse chimique, toxicité urinaire, élimination provoquée, cryoscopie).

Ainsi fixés sur l'ensemble de la dépuration urinaire, nous pourrons seulement demander à l'examen séparé des urines, dans quelles proportions y prennent part l'un et l'autre rein.

Toutefois, pour que nous soyons en droit d'en attendre une réponse, deux conditions doivent être réalisées :

1° *A l'état normal, l'un et l'autre rein doivent concourir d'une façon identique à la sécrétion urinaire quel que soit le moment considéré et le temps d'observation,* celui-ci variant de 30 à 45 minutes, temps moyen pendant lequel le séparateur peut être appliqué facilement ;

2° *A l'état pathologique, lorsque les deux reins possèdent une valeur fonctionnelle inégale, il est nécessaire que les variations que subit d'un moment à l'autre la sécrétion urinaire se fassent sentir d'une façon proportionnelle sur les deux reins, de telle sorte que le rapport de leur travail fonctionnel reste immuable.* Car, pour que la comparaison (unique objet de la séparation) garde sa valeur, il est nécessaire que les termes varient dans le même sens et dans les mêmes proportions quel que soit le moment considéré.

Si ces propositions étaient fausses, l'examen des urines séparées perdrait une grande partie de son intérêt.

Que faut-il en penser ? Sur le premier point, sécrétion de chaque rein à l'état normal, physiologistes et médecins sont arrivés à des résultats qui semblent tout à fait opposés. Pour les uns, comme Landois, Hermann, Frédericq et Noël, la sécrétion des deux reins n'est jamais symétrique. Il y a alternance dans l'hyperémie et l'activité des deux organes. Le rein droit et ensuite le rein gauche fournissent successivement plus d'urine, d'urée et de chlorure de sodium, de sorte que « cette alternance, dit Hermann, exclut l'hypothèse que l'inégalité serait due à une différence dans la structure des reins ». Dans des expériences plus récentes pratiquées sur des chiens chloralosés et où les auteurs ont cherché à se mettre à l'abri des causes d'erreur de leurs devanciers, Bardet et Frankel sont arrivés à des conclusions opposées. En notant seulement, il est vrai, le volume des urines, ils ont constaté qu'à l'état normal on observait des deux côtés un débit sensiblement égal pourvu que l'on se mette à l'abri des causes d'erreur.

Du côté des chirurgiens les divergences d'opinion ne sont pas moins sensibles. Casper et Richter[1], par le cathétérisme des uretères chez l'homme, en s'adressant, soit à des sujets sains, soit en tout cas à des sujets indemnes de lésion rénale, constatent que l'urine recueillie pendant 20 à 40 minutes est sensiblement égale des deux côtés et surtout que sa composition chimique et sa concentration moléculaire, mesurées par la cryoscopie, sont identiques. Les points de congélation varient à peine d'un côté à l'autre de 1 ou 2 centièmes de degré et dans quelques cas même le Δ est absolument égal des deux côtés.

Strauss est venu ensuite confirmer les recherches de Casper et Richter et a montré comme eux que, quand on compare les deux reins à l'état physiologique, le fonctionnement en est le même dans le même espace de temps. Albarran[2], au contraire, arrive à des résultats opposés et l'étude des rapports de la quantité et de la composition chimique des urines des deux reins, à des moments différents l'a conduit à penser que la valeur de la sécrétion comparée d'un rein par rapport à l'autre varie suivant le moment considéré. Il attribue à un défaut de technique dans le cathétérisme les résultats de Casper et Richter et de Strauss, et pense notamment que, dans les cas où le

1. Casper et Richter, *Funktionelle Nierendiagnostik*, Berlin, 1901.
2. Albarran, *Exploration des fonctions rénales*, Paris, 1905.

cathétérisme a été pratiqué seulement d'un seul côté, il a pu se faire qu'une partie de l'urine provenant du rein dont l'uretère était cathétérisé se soit écoulée dans la vessie le long de la sonde urétérale.

En réalité, si l'on se place au point de vue *physiologique et scientifique* pur, on voit que la sécrétion rénale est capable de subir des variations appréciables pour des causes si peu marquées, que, si l'on voulait faire une étude de la physiologie comparée de la sécrétion rénale, le cathétérisme bilatéral lui-même ne serait pas à l'abri de tout reproche. On pourrait toujours invoquer, pour expliquer tel ou tel résultat paradoxal, des conditions d'ordre mécanique d'origine urétérale ; à plus forte raison, si l'on se contente de cathétériser un des deux uretères et de recueillir dans la vessie l'urine de l'autre rein, comme cela a lieu dans la pratique du cathétérisme de l'uretère.

Ce qu'il faut retenir pour le bien fondé de la méthode, c'est que si l'on examine les urines obtenues séparément pour chaque rein pendant une demi-heure au moins chez des sujets indemnes de lésions rénales, on obtient des résultats *à peu près identiques,* soit que l'on considère isolément le volume ou la concentration moléculaire ou mieux encore le produit de ces deux facteurs (ΔV). Nous disons *à peu près identiques* parce qu'il résulte des séparations endovésicales que nous avons pratiquées chez des sujets sains que la valeur $\frac{\Delta V \text{ gauche}}{\Delta V \text{ droit}}$, qui peut être, dans certains cas, égale à 1, varie le plus souvent de 0,90 à 1,10, suivant le moment considéré.

Pratiquement ces résultats approximatifs sont suffisants. Du reste, on peut se demander si les écarts de 10 pour 100 en plus ou en moins ne sont pas dus à la façon de recueillir les urines séparées, car chez une femme que Tuffier et Mauté ont eu l'occasion d'observer et chez laquelle on pouvait recueillir les urines séparées des deux reins directement et sans aucune intervention instrumentale, les auteurs n'ont trouvé aucune différence, ni dans le volume, ni dans la composition chimique ou la concentration moléculaire de l'urine séparée examinée pendant plusieurs périodes successives d'une demi-heure.

De plus, même dans la plupart des néphrites médicales où il existe des lésions diffuses des deux reins, on trouve d'un côté à l'autre des différences peu marquées. C'est du moins ce qui résulte des observations d'Achard rapportées dans la thèse de Preciado y Nadal et de nos propres constatations.

Un premier point semble donc acquis, c'est que *dans la pratique et à l'état normal, si nous considérons pendant une période d'au moins une demi-heure la sécrétion rénale de l'un et l'autre rein, les résultats obtenus sont sensiblement les mêmes, quel que soit le moment considéré.*

A l'état pathologique, les conditions d'observation restent-elles les mêmes et notre deuxième proposition est-elle justifiée ?

Nous n'hésitons pas à l'affirmer. Toutefois, ici, il est nécessaire d'établir une distinction *suivant que le rein malade est plus ou moins altéré.*

Lorsque celui-ci a conservé une valeur fonctionnelle notable, les résultats obtenus sont comparables entre eux quel que soit le moment considéré. Les changements qui se produisent d'un moment à l'autre dans la sécrétion rénale s'accusent d'une *façon proportionnelle* du côté sain et du côté malade. En pratiquant plusieurs examens à des heures ou à des jours différents, on trouve un écart maximum de 10 à 15 pour 100.

Lorsque l'un des deux reins est *très malade,* au contraire, on pourrait obtenir, si l'on ne prenait certaines précautions, des écarts beaucoup plus considérables allant de 20 à 30 ou 40 pour 100, quelle que soit du reste la durée de l'examen. Cela se conçoit aisément. L'un des deux reins, fonctionnant peu, les changements qu'il présente d'un moment à l'autre sont peu sensibles. A mesure que la lésion rénale est plus marquée et que le travail fonctionnel du rein tend vers o, ce travail devient de plus en plus uniforme. Dès lors, les variations dans les termes du rapport $\frac{\Delta V \text{ malade}}{\Delta V \text{ sain}}$ sont dues surtout aux variations du rein sain et l'on sait que celles-ci, à l'état physiologique, oscillent d'un degré important suivant les besoins de l'organisme et par conséquent suivant l'heure de la journée à laquelle on les considère. En conséquence les résultats obtenus à des heures ou à des époques différentes seraient difficilement comparables entre eux.

Puisque la sécrétion du rein malade tend à s'uniformiser, pour remédier à cet inconvénient il faudrait arriver également à *uniformiser la sécrétion du rein sain*. Or, rien n'est plus facile, car, pour un sujet au repos, l'uniformité de l'élimination de la fonction rénale est normalement le corollaire de l'uniformité dans le fractionnement de l'alimentation et nous avons un aliment tout indiqué par la facilité avec laquelle on peut le fractionner, c'est le lait.

Il y a déjà plusieurs années, à propos du traitement des néphrites chroniques, Castelain avait remarqué qu'en faisant absorber toutes les demi-heures une quantité uniforme de lait et en recueillant ensuite au bout d'un certain temps l'urine de quart d'heure en quart d'heure, non seulement l'urine recueillie d'un moment à l'autre présentait un volume sensiblement égal, mais elle contenait chaque fois à peu près la même dose d'urée. Nous avons constaté le fait à différentes reprises en considérant pour chaque échantillon le volume, la composition chimique et la concentration moléculaire.

En conséquence, pour obtenir un *résultat moyen* comparable à plus ou moins long intervalle avec une autre détermination, il suffira de se placer chaque fois dans les mêmes conditions et de maintenir le malade au régime lacté fractionné pendant 4 à 5 heures avant chaque séparation. C'est ce que nous faisons dans les cas d'interprétation difficile.

Ces constatations suffisent pour montrer que l'examen des urines obtenues par la séparation endo-vésicale ou le cathétérisme de l'uretère est légitime. S'il en est ainsi, quels renseignements pouvons-nous lui demander?

Telle est la question que nous devons maintenant envisager.

En chirurgie urinaire deux choses très différentes sont à considérer :

1° *L'état fonctionnel du rein déterminé par les différentes méthodes d'examen de la sécrétion urinaire, en particulier par l'analyse chimique et la cryoscopie.*

2° *L'état anatomique de cet organe qui est déterminé par l'examen histo-bactériologique du sédiment (recherche du pus, des cylindres, du sang, des cellules épithéliales anormales et des micro-organismes).*

I. — RECHERCHE DE L'ÉTAT FONCTIONNEL COMPARÉ DES DEUX REINS[1].

Pour pouvoir tirer de la séparation des urines des renseignements sur l'état fonctionnel des reins, plusieurs conditions doivent être observées.

Il est nécessaire que la séparation soit faite pendant une demi-heure au moins et que la moindre quantité d'urine obtenue soit de 10 centimètres cubes.

En effet, dans certaines rétentions rénales, les éjaculations urétérales sont très espacées et l'observation pendant un temps trop court risquerait de fausser les résultats.

1. Voir aussi Tuffier et Mauté, La séparation endo-vésicale des urines. Sa valeur au point de vue du diagnostic de l'état anatomique et fonctionnel du rein. *Annales des maladies des organes génito-urinaires*, tome XXIII.

D'autre part la quantité de 10 centimètres cubes est le minimum nécessaire pour les diverses manipulations qui doivent servir à l'examen des urines. Quand on demande des renseignements à la division, on doit en effet être bien pénétré de ce principe que, sauf dans quelques exceptions comme l'abolition complète de la sécrétion rénale d'un côté, ces renseignements ne peuvent être tirés que *d'une analyse rationnelle et méthodique* des produits *obtenus*. La notion seule du *volume* de l'urine, même égal des deux côtés, n'a aucune valeur, car si nos connaissances sur la physiologie normale ou pathologique du rein sont encore indécises, nous savons du moins que la solidarité des fonctions rénales ne va pas sans permettre une dissociation de ces fonctions à l'état pathologique et que tel rein, qui sécrète beaucoup d'eau par exemple, peut être presque insignifiant au point de vue anatomique.

La notion du volume acquiert au contraire toute son importance si elle est combinée à l'examen physico-chimique de l'échantillon d'urine correspondant.

Aussi sera-t-elle notée avec soin. Il en sera de même *de la couleur*[1], *de l'aspect et de la réaction* de chaque échantillon remis. Ces premières constatations faites, chaque tube sera centrifugé avec soin et pendant le même temps. Le culot de centrifugation mis de côté pour les examens ultérieurs, l'urine décantée servira aux diverses recherches physiques ou chimiques. Hâtons-nous de noter que ces recherches, tout en restant très précises, doivent pouvoir être faites sur une petite quantité d'urine (10 centimètres cubes environ), quantité moyenne obtenue par la séparation. Après de nombreux examens d'urines faits dans ces conditions, celles qui nous ont paru donner le maximum d'indications sont parmi les méthodes physiques : la cryo-

1. On pourra se servir avec avantage pour apprécier les différences de coloration de l'appareil Albarran-Debains.

scopie et la recherche de l'indice de réfraction, et parmi les méthodes chimiques, le dosage de l'urée.

1° Recherche du point cryoscopique.

Parmi les renseignements *comparatifs,* qui, comme nous l'avons dit, nous sont seuls permis, celui que nous donne la recherche de la concentration moléculaire représentée par le point de congélation Δ nous paraît le plus important à considérer et le seul indispensable, parce qu'il tient compte de l'élimination rénale en bloc et ne laisse aucun « non dosé ». D'autre part la cryoscopie acquiert ici sa véritable importance. En effet, lorsqu'il s'agit d'urines séparées obtenues en même temps chez le même malade, les conditions de l'élaboration de l'urine, étrangères à l'état du rein, sont identiques pour le produit de chaque glande. Il est donc légitime d'admettre que des deux reins, celui qui fonctionne le mieux est celui qui élimine pendant le même temps le plus de matériaux solides. De la sorte le point cryoscopique de l'urine d'un côté qui, *pris isolément, n'aurait aucune valeur,* devient une indication précieuse, comparé à celui obtenu avec l'urine du côté opposé et si nous désignons par V le volume de l'urine obtenu en un temps donné, une demi-heure par exemple, et par Δ son point cryoscopique qui représente aussi le nombre de molécules dissoutes dans l'unité de volume de cette urine, le produit ΔV nous donnera le nombre de molécules éliminées par le rein pendant la demi-heure considérée, c'est-à-dire le travail du rein pendant le même temps. Dès lors le rapport $\frac{\Delta V \text{ droit}}{\Delta V \text{ gauche}}$ nous exprimera la valeur de l'état fonctionnel du rein en fonction de celui de son congénère.

Toutefois, si la valeur ΔV nous paraît être la plus importante à considérer, son exactitude est naturellement subordonnée à l'exactitude des facteurs Δ et V.

Nous pourrons être absolument sûrs de Δ puisque nous opérons sa recherche dans les mêmes conditions pour les deux urines. Les erreurs du thermomètre, si elles existaient, seraient ici négligeables. Quant à la valeur V, nous ne sommes absolument sûrs de son exactitude que si, après avoir retiré le séparateur, *il ne reste pas ou peu d'urine dans la vessie*; car dans le cas où il existerait un résidu important, rien ne nous prouverait qu'il s'est fait d'une façon proportionnelle de chaque côté de la membrane. L'opérateur devra donc avoir grand soin de noter cette circonstance.

Enfin il existe des cas dans lesquels *un rein malade peut fournir un travail fonctionnel évalué par* ΔV *égal ou même supérieur à celui de son congénère*. C'est lorsque ce rein est polyurique. Si l'on se contentait alors d'évaluer le travail d'un rein en fonction de l'autre lorsqu'il s'agit d'une polyurie à urine limpide, on arriverait à commettre une erreur grossière en prenant le rein sain pour le rein malade et réciproquement, quel que soit d'ailleurs le temps pendant lequel on aurait recueilli les urines séparées.

C'est pour essayer de résoudre les difficultés de cet ordre que Iliès et Kovesi, Albarran ont tenté, pour surprendre la défaillance du rein lésé, de le soumettre à une sorte de travail d'épreuve en faisant absorber au malade en observation une grande quantité de liquide (1^{lit},8 d'eau de Salvator) de façon à provoquer une polyurie artificielle. En étudiant en même temps le fonctionnement séparé des deux reins chez ces malades, ces auteurs ont en effet constaté que la polyurie qui suit l'ingestion du liquide tend au bout d'un certain temps à devenir plus marquée du côté sain que du côté malade.

La méthode d'Iliès et Kovesi ne constitue pas une recherche clinique, mais une véritable expérience, peut-être très intéressante au point de vue physiologique, mais qui en tous cas présente beaucoup moins de valeur au point de vue clinique.

D'ailleurs avec l'urine séparée d'une demi-heure ou de trois quarts d'heure, on peut déceler d'une façon certaine le côté polyurique. Lorsque les deux reins sont normaux, il peut exister entre la sécrétion rénale de l'un et de l'autre côté examinée au point de vue de la concentration moléculaire des différences de quelques centièmes de degré (10 à 15 centièmes au maximum). Ces différences sont, du reste, souvent compensées par une différence inverse dans le volume des urines émises, le rein qui sécrète le moins étant ordinairement celui qui fournit les urines les plus concentrées.

Au contraire, lorsque l'un des reins est polyurique, la concentration moléculaire de l'urine du côté malade est inférieure de un tiers et même souvent de moitié à celle du côté opposé, et cette différence est compensée par une augmentation du volume V, de sorte que le ΔV est sensiblement égal des deux côtés. Aussi de deux reins dont la sécrétion se présente dans ces conditions, celui dont *le Δ est le plus faible est polyurique et on peut affirmer qu'il existe de ce côté une infériorité anatomique,* bien que le travail utile fourni par l'un et l'autre rein soit sensiblement le même. On peut en outre ajouter, quand il s'agit d'urine obtenue par séparation intra-vésicale, que cette polyurie unilatérale est une *polyurie vraie.* Car si nous avons vu à différentes reprises chez des sujets sains une polyurie marquée suivre l'introduction du séparateur dans la vessie, *nous n'avons jamais constaté de polyurie unilatérale,* l'excitation réflexe à point de départ vésical se faisant sentir à la fois sur l'un et l'autre rein.

Du reste, cette polyurie bilatérale, quand elle a lieu, est toujours une circonstance fâcheuse pour apprécier l'état fonctionnel du rein et, *au lieu de la provoquer par l'ingestion de liquide, il faut tâcher de l'éviter.* En effet, les propriétés hydro-sécrétoires du rein sont loin d'être proportionnelles à sa valeur et sont généralement peu diminuées dans toute une classe de lésions très fréquentes et très graves, les scléroses rénales par exemple. En outre, en diminuant artificiellement la concentration des urines, on risque de masquer une polyurie vraie unilatérale et surtout on rend moins sensibles les différences entre le côté sain et le côté malade, ce qui va précisément à l'encontre du but lorsqu'il s'agit d'une méthode qui ne donne aucune valeur *absolue* mais seulement des *valeurs de comparaison*.

2° Recherche de l'indice de réfraction.

L'indice de réfraction nous donne ici des renseignements analogues à celui que nous donnerait la densité, mais, avec cet avantage qu'il le fait avec plus de précision et surtout que la recherche peut s'effectuer avec des quantités très petites d'urine, quelques gouttes au besoin. Là encore les chiffres obtenus n'ont qu'une valeur comparative, mais dans la circonstance c'est précisément ce qui nous intéresse. Toutefois cette recherche ne sera pas effectuée si les deux tubes ou seulement l'un des deux contenait une notable quantité de sang, car l'albumine du sérum fausserait les résultats[1].

3° Dosage de l'urée.

Comme l'urine qui nous a servi à rechercher le point de congélation et l'indice de réfraction nous reste inaltérée, nous pouvons l'utiliser pour doser de chaque côté l'*urée,* qui, parmi les différents matériaux de l'urine pris isolément, semble la plus importante à considérer. Nous n'insisterons pas ici sur la technique de ce dosage qui est

1. Nous nous servons pour cette recherche du réfractomètre à immersion de Zeiss. Cet instrument, grâce au prisme d'Amici, possède une ligne d'extinction nette et incolore qui permet de lire les degrés de l'échelle avec une grande précision.

indiqué partout et qui peut se faire très simplement avec l'appareil d'Yvon.

4° Dosage des autres produits.

Après le dosage de l'urée et les pertes inévitables qui résultent des transvasements par les manipulations précédentes, il reste généralement peu d'urine. D'ailleurs, les autres recherches chimiques peuvent être négligées sans inconvénient, sauf dans certains cas, où l'analyse chimique pratiquée antérieurement sur les urines des 24 heures, en aurait montré l'intérêt. L'*albumine* ne pourra être dosée que si on dispose d'une quantité d'urine suffisante. Si l'on se contente de la rechercher simplement, au point de vue qualitatif, on en trouvera presque toujours des traces, à cause de la présence presque inévitable d'une petite quantité de sang dans les urines obtenues par division ou cathétérisme de l'uretère. Enfin, si avant la séparation on a fait une *injection de bleu de méthylène* ou d'indigo on pourra en pratiquer le dosage, au moins approximatif. Cette recherche doit d'ailleurs être considérée dans le cas qui nous occupe, comme de second ordre. Car ce qui constitue ordinairement l'avantage de l'élimination provoquée sur les méthodes analytiques, c'est qu'elle permet de doser dans l'urine une substance existant dans l'organisme en quantité connue. Or comme il ne s'agit ici que d'une méthode de comparaison, à quoi bon comparer la perméabilité d'un rein par rapport à l'autre pour une substance étrangère, quand nous pouvons faire la même comparaison pour toutes les substances contenues normalement dans l'urine.

Tels sont les moyens que nous avons à notre disposition pour étudier l'état fonctionnel comparatif de chaque rein à l'aide de l'étude des urines séparées ; et après cela gardons-nous de demander à ces méthodes plus qu'elles ne peuvent nous donner. Dire qu'un rein, au moment où nous l'observons, présente une capacité fonctionnelle moindre que celle de son congénère n'équivaut pas du tout à dire qu'il est le siège d'une lésion durable. Aussi nous ne devons pas nous étonner que ces méthodes ne puissent *toujours* nous donner une réponse affirmative quand il s'agit par exemple de localiser une tumeur abdominale à siège incertain, foie ou rein, rate ou rein ? Car vouloir, *dans tous les cas,* résoudre le problème du siège rénal ou pararénal par la recherche de l'état fonctionnel du rein, c'est méconnaître la physiologie pathologique de cet organe. Il y a à cela deux raisons : la première, c'est qu'une lésion bien localisée d'un des reins peut laisser cet organe fonctionnellement valide par suppléance du parenchyme resté sain ; la seconde, qui se présente beaucoup plus souvent, c'est qu'il suffit d'une simple gêne, même très peu marquée dans la circulation d'un rein, déterminée par une tumeur pararénale, pour produire dans la sécrétion urinaire des modifications importantes pouvant aller jusqu'à l'albuminurie.

II. — RECHERCHE DE L'ÉTAT ANATOMIQUE COMPARÉ DES DEUX REINS[1].

Les constatations fournies par la séparation endo-vésicale sur l'état anatomique du rein sont généralement d'observation plus facile. Quelquefois même, la simple inspection des deux tubes permet de juger la question ; il existe d'un côté une urine limpide et de l'autre une urine d'aspect franchement hématique ou purulent. Le diagnostic d'hématurie ou de pyurie unilatérale s'impose. Il suffit de connaître les quelques causes d'erreur à éviter. C'est ainsi que nous avons vu des hématuries franchement unilaté-

1. Voir aussi Mauté. Examen histo-chimique du sédiment urinaire. *La Tribune Médicale,* janvier 1904.

rales dues au passage de l'urine sur un caillot d'origine vésicale accolé d'un côté de la membrane du séparateur. La simple inspection de la membrane à la sortie de l'appareil permettait d'en expliquer la nature. Un dépôt abondant de cellules épithéliales d'origine vésicale, dû à la mise en place du séparateur, peut dans certaines conditions en imposer pour un dépôt d'aspect purulent; nous avons vu le fait se produire grâce à l'abondance de ces éléments anatomiques par rapport à la petite quantité d'urine dans l'un des tubes. Ici encore l'*examen histologique* du dépôt eût permis de lever tous les doutes, et dans tous les cas cet examen doit être pratiqué avec soin. Afin de pouvoir en interpréter les résultats il faut savoir que, dans tout échantillon d'urine séparée obtenue par division vésicale ou cathétérisme de l'uretère, sauf exceptions très rares, il existe à l'*état normal* un sédiment important formé principalement d'éléments figurés qui sont:

1° Des globules rouges en assez grand nombre et dont la présence est constante ;

2° Des leucocytes dans la proportion des leucocytes du sang ;

3° De très nombreuses cellules de la vessie appartenant surtout aux couches superficielle et moyenne.

L'examen histologique du dépôt sera fait à l'aide du culot obtenu par centrifugation de chaque tube d'urine remise. L'examen portera :

1° Sur le sédiment non organisé ;

2° Sur les éléments figurés.

1° Étude du sédiment non organisé.

Il sera examiné directement entre lame et lamelle et l'on effectuera sous le microscope les principales réactions chimiques très simples qui achèveront de caractériser les divers sels.

Les *urates* se présentent sous forme de granulations jaunâtres ou rosées, qu'un léger chauffage fait disparaître ; l'*acide urique,* sous forme de tablettes losangiques réunies en étoiles ou en fuseaux, solubles dans une goutte d'alcali concentré, qu'il suffira de faire pénétrer par capillarité entre la lame et le couvre-objet. Les petits cristaux, en forme d'enveloppe de lettre, *d'oxalate de chaux,* sont assez caractéristiques par eux-mêmes et, du reste, une goutte d'acide chlorhydrique les dissout immédiatement.

Très caractéristiques également sont les aiguilles réfringentes en pinceau de *phosphate acide de chaux,* les gros prismes en forme de couvercle de cercueil de *phosphate ammoniaco-magnésien* ; enfin, le fait qu'ils sont solubles dans l'acide acétique achèvera de caractériser ces derniers sels.

Du reste, l'étude du sédiment salin est, en général, de peu d'importance. Ses modifications sont bien plutôt sous la dépendance d'une influence de régime ou de nutrition que d'une affection localisée aux voies urinaires.

2° Étude des éléments figurés.

Pour la recherche des éléments figurés, le sédiment sera examiné de la façon suivante :

1° *Sans coloration, ni réactifs,* entre lame et lamelle, à un faible, puis à un fort grossissement. Ce moyen permettra de se rendre compte immédiatement de l'importance du sédiment leucocytique, par rapport au sédiment épithélial. Les leucocytes apparaîtront en effet sous forme de petits corps arrondis, bourrés de granulations réfringentes *sans noyau apparent,* tandis que les cellules épithéliales présentent *un noyau visible* ;

2° Sans coloration, mais en ajoutant, à une goutte du sédiment, une goutte d'*acide acétique,* ou encore en faisant pénétrer l'acide par capillarité. Immédiatement, le protoplasma des leucocytes deviendra clair et bien limité, leur noyau très apparent; on pourra même, à un fort grossissement, juger de la forme et du nombre des noyaux;

3° En ajoutant à une goutte de sédiment une goutte de liquide de *Gram,* qui permettra de mieux voir la constititution des cellules épithéliales et colorera en jaune brun les cylindres, s'ils existent.

4° Enfin en ajoutant à une goutte de sédiment un égal volume de *picrocarmin* ou de *thionine*; c'est ce procédé de coloration qui nous a donné les meilleurs résultats et qui nous a paru, combiné avec l'examen sans coloration ni réactifs, donner le maximum d'indications.

Ces diverses préparations nous fourniront à peu près tous les renseignements qu'il est possible de tirer de l'étude histologique du sédiment. Les préparations sèches donnent le plus souvent de mauvais résultats ; mais, comme dans certains cas on obtient des colorations passables, le reste du dépôt servira à en préparer un certain nombre, qui, après fixation à l'alcool-éther, seront colorées, les unes au bleu de méthylène ou au bleu alcalin de Lœffler, les autres à l'hématoxyline-éosine. Il est difficile d'obtenir des colorations plus électives.

Lorsque l'on veut conserver le sédiment, soit comme démonstration, soit pour l'étude ultérieure, il faut employer la technique suivante, indiquée par Ogden :

Après centrifugation, le sédiment est lavé par décantation, à deux reprises, à l'aide d'une solution aqueuse saturée d'acide borique, et ensuite à trois reprises avec une solution aqueuse d'acétate de potasse (poids spécifique, 1,036), contenant un quart d'une solution de formol à 1 pour 100. Il est laissé dans cette dernière solution, où il se conserve très longtemps.

Le sédiment organisé que l'on rencontre ainsi dans l'urine comprend : 1° les cellules épithéliales ; 2° les leucocytes ; 3° les globules rouges ; 4° les cylindres ; 5° les cellules étrangères ou anormales.

Nous allons passer successivement en revue chacune de ces variétés, en indiquant, chemin faisant, leurs caractères, leur mode de recherches spécial et leur importance diagnostique.

1° **Cellules épithéliales.** — Étant donné la diversité de l'épithélium qui revêt les voies urinaires depuis le tube de Heidenhain jusqu'à l'urètre, il semblerait que l'examen microscopique du sédiment épithélial devrait permettre de localiser facilement les lésions inflammatoires ou néoplasiques qui s'y rattachent. Malheureusement l'étude en est rendue très difficile, car les cellules trouvées dans l'urine, celles du rein notamment, ne ressemblent souvent en rien à celles que l'on rencontre dans les préparations histologiques de ces organes. En effet, il s'agit presque toujours de cellules plus ou moins altérées et il suffit de faire séjourner pendant quelques heures dans l'urine des cellules normales du rein pour les rendre méconnaissables. Aussi, pour tirer d'un tel examen quelque profit, est-il nécessaire d'être familiarisé au préalable avec ces formes anormales.

Les cellules du rein peuvent se présenter de deux façons, soit isolément, soit agglomérées sous forme de cylindres épithéliaux. Les cylindres sont très caractéristiques. Il n'en est pas de même de ces cellules arrondies, de la taille d'un leucocyte, à noyau vivement coloré, à protoplasma plus ou moins abondant, qui représentent ordinairement l'épithélium rénal isolé. Certains auteurs décrivent plusieurs variétés de ces cellules à protoplasma plus ou moins abondant. En réalité, non seulement elles ne présentent aucun caractère particulier qui permette de les différencier entre elles, mais encore prises isolément, elles peuvent parfaitement être confondues avec certaines cellules provenant d'une autre partie des voies urinaires, de la couche profonde de la vessie, par exemple. Nous avons vérifié ce fait avec des cellules obtenues par raclages de reins sains et ayant séjourné pendant un certain temps dans l'urine. Elles peuvent même être confondues après coloration sur des préparations sèches, avec des leucocytes mononucléaires, car, si le plus souvent leur protoplasma est assez abondant par rapport au noyau, il n'est pas rare de le rencontrer déchiqueté, formant à peine une mince auréole au noyau bien conservé. Si l'on ajoute à cela que ces cellules sont souvent très altérées, vitreuses, graisseuses, à protoplasma vacuolaire, que dans les néphrites chirurgicales, notamment, elles sont perdues au milieu de nombreux leucocytes et d'épithéliums vésicaux, on comprendra que, prises isolément, elles soient d'un diagnostic bien incertain et que beaucoup d'analyses qui portent comme examen de sédiment : cellules du rein, sont susceptibles d'être entachées d'erreur.

Heureusement, ces cellules, lorsqu'elles existent, s'accompagnent souvent de cylindres auxquels elles peuvent être accolées, ou constituent elles-mêmes, par leur agencement, des cylindres épithéliaux, qui ont une tout autre valeur au point de vue de la localisation. Dès lors on ne pourrait guère les confondre (et encore à un examen superficiel) qu'avec les amas épithéliaux d'origine glandulaire que l'on rencontre chez les prostatiques.

Beaucoup plus caractéristiques sont les cellules de la *couche superficielle du bassinet.* Elles se présentent dans l'urine sous la forme d'éléments coudés dont le corps cellulaire est de la taille d'un leucocyte et dont la queue est souvent incurvée ou même bifurquée; leur noyau est très distinct. Groupées ou isolées, elles sont accompagnées de globules rouges dans les pyélo-néphrites aiguës. Dans les pyélites chroniques, on rencontre plutôt les cellules de la *couche moyenne,* celles-ci beaucoup moins caractéristiques. Ce sont de petites cellules rondes, difficiles à différencier des cellules du rein, et même des cellules de la couche profonde de la vessie.

Les *cellules de l'uretère* sont presque toujours perdues au milieu des autres éléments du dépôt. Elles gardent cependant une forme assez caractéristique; ce sont de petites cellules coudées, un peu plus volumineuses que celles du bassinet, et surtout possédant un noyau plus gros et plus saillant, ou des cellules en croissant, très allongées et très étroites, possédant un petit noyau. Ces deux formes cellulaires sont faciles à différencier par leur volume, des formes semblables de l'épithélium vésical. Elles se voient surtout, et leur diagnostic est alors rapidement fait, dans le cas où la muqueuse de l'uretère a subi une forte irritation à la suite du passage d'éléments cristallisés ou de petits calculs. Nous les avons trouvés ainsi, accompagnés de globules rouges, après une crise de coliques néphrétiques.

Quant aux *cellules de la couche superficielle de la vessie,* ce sont, de toutes, les plus caractéristiques; malheureusement leur existence est banale dans le sédiment urinaire. Ce sont de larges cellules à contours polygonaux, aplaties ou parfois partiellement repliées sur elles-mêmes, à protoplasma clair, à noyau très distinct. Celles qui avoisinent l'orifice des uretères ont ordinairement une forme circulaire.

Les cellules de la couche moyenne sont des cellules polymorphes, en fuseau, en raquette, mais plus grandes que celles que nous avons rencontrées jusqu'alors. Quant à celles de la *couche profonde,* ce sont de petites cellules polygonales ou arrondies qui ne peuvent guère servir à la localisation du processus morbide.

Du reste, vouloir localiser la lésion à l'aide du sédiment épithélial est presque toujours illusoire. Nous avons vu, il est vrai, que la plupart des cellules des couches superficielles présentaient des formes caractéristiques; mais malheureusement, outre qu'il s'agit ordinairement de localisations multiples, on n'observe souvent les malades qu'au moment où déjà la suppuration a envahi les couches profondes et ce qui domine alors, ce sont les cellules rondes, ou polygonales, qu'il est impossible de différencier.

2° **Leucocytes.** — Les leucocytes en petite quantité, surtout après centrifugation prolongée, peuvent exister dans les urines les plus normales. Dans les urines hématuriques, ils existent naturellement dans la proportion des globules blancs du sang.

Très abondants ils constituent la pyurie, que celle-ci soit décelable seulement par l'examen microscopique, si elle est peu intense ou qu'elle soit marquée par des modifications macroscopiques de l'urine, si le pus y est très abondant.

Rien n'est plus simple que de caractériser les urines purulentes et leur analogie avec les urines contenant des dépôts d'urate et de phosphate n'est qu'apparente. On sait, en effet, 1° que l'addition d'un alcali fort (soude, potasse ou ammoniaque) transforme le sédiment purulent en une masse visqueuse, gélatineuse, adhérente au verre qui la contient; 2° qu'une goutte de teinture de gaïac colore en bleu la surface du filtre, à travers lequel est passée l'urine suspecte.

Du reste, ces réactions sont sans intérêt puisqu'il suffit d'examiner sans coloration une goutte de sédiment pour constater la présence du pus. On verra les leucocytes se présenter sous forme d'éléments sphériques dont la taille varie de 7 à 10 μ, dont la masse plus ou moins réfringente paraît bourrée de granulations et dont le noyau reste invisible, contrairement à celui des cellules épithéliales qui apparaît de suite d'une façon très nette. Si on ajoute alors, suivant la technique que nous avons indiquée, une goutte d'acide acétique, la transformation s'effectue immédiatement : le corps cellulaire devient transparent, bien limité en même temps que se montrent un ou plusieurs noyaux. D'après Von Jack, traités par une solution d'iodure de potassium, les leucocytes prendraient une teinte brun acajou foncé, tandis que les cellules épithéliales apparaîtraient blanc jaunâtre. Nous avons cherché plusieurs fois à vérifier cette réaction, mais sans résultat. Du reste, l'examen direct, ou par le picrocarmin ou la thionine, suffit toujours à les différencier.

Le pus constitue un des éléments les plus communément trouvés dans le sédiment urinaire. Il peut provenir du rein, du bassinet, des uretères ou de la vessie, aussi y a-t-il grand intérêt à en préciser la source.

En dehors des procédés, tirés de l'examen local ou général du malade, dont nous n'avons pas à nous préoccuper dans ce chapitre, pouvons-nous trouver quelques indications dans l'examen de l'échantillon d'urine qui nous est soumis ?

Pouvons-nous chercher l'origine de la suppuration dans l'examen du sédiment épithélial qui l'accompagne ? C'est possible dans certains cas, mais dans beaucoup d'autres, comme nous l'avons vu en étudiant le sédiment épithélial, on sera forcé d'y renoncer sous peine de commettre une erreur grossière. Trouverons-nous des renseignements plus importants dans la recherche de la formule leucocytaire qui a donné, pour d'autres organes, des résultats si intéressants ? Ce que nous avons dit de la technique de coloration du sédiment urinaire nous fait déjà prévoir que cette recherche sera presque toujours infructueuse, les colorations donnant, dans la plupart des cas, des résultats qu'il est impossible d'interpréter. En tous cas, malgré d'assez nombreuses recherches, les résultats acquis dans cette voie sont actuellement insignifiants. Milian a signalé, il est vrai, dans un cas de tuberculose rénale, une lymphocytose marquée.

Léon Bernard aurait rencontré parfois, dans le même cas, des éosinophiles, mais d'une manière si inconstante, qu'ils n'auraient, d'après lui, aucune valeur diagnostique.

3° **Globules rouges.** — Bien que faisant partie du sédiment anormal de l'urine, on rencontre souvent, à l'état isolé, des globules rouges dans les urines des sujets indemnes de toute lésion des voies urinaires. Ils se trouvent, d'une façon constante, notamment dans le sédiment de l'urine obtenue par séparation endo-vésicale.

Leur présence est extrêmement facile à déceler, soit qu'ils se présentent sous leur aspect habituel de disques bi-concaves réguliers, limités et bien colorés, soit qu'ils aient la forme de cellules rétractées, à bords crénelés et plus ou moins dissous, soit qu'ils prennent la disposition de cylindres hématiques. Leur abondance varie depuis l'hématurie microscopique, décelable seulement après centrifugation, jusqu'à l'hématurie abondante qui se manifeste par des urines rouges, nettement sanglantes. Leur constatation suffit pour caractériser la présence du sang et il n'est point besoin d'avoir recours aux réactions chimiques, plus ou moins compliquées (réactions de Heller et de Teichmann) ni même au spectroscope.

Le sédiment hématique peut être pur, c'est-à-dire associé à des globules blancs dans les proportions du sang normal ou associé à des globules de pus et à des cellules épithéliales. Dans ce dernier cas, comme son abondance gênerait l'appréciation des autres éléments qui permettraient d'en préciser l'origine, on ajoutera au sédiment une goutte d'acide acétique dilué qui, après avoir dissous tous les globules sanguins, facilitera les recherches consécutives.

Du reste, on aura eu soin au préalable d'examiner le dépôt à l'œil nu, afin de voir s'il n'existe pas de caillots qui, par leur forme, pourraient fournir des indications pour la localisation de l'hémorragie.

En effet, constater la présence du sang est élémentaire, mais préciser le siège de l'hémorragie et sa cause est extrêmement difficile, au moins de par l'examen du sédiment lui-même. Deux constatations sont toutefois importantes à faire : la forme de certains caillots et la présence de cylindres hématiques. C'est ainsi que les caillots formés lentement dans l'uretère et le bassinet peuvent fournir un moule exact de ces cavités et indiquer ainsi la provenance rénale ou urétérale de l'hématurie. Quant aux cylindres formés de globules rouges, ils localisent sûrement l'hémorragie au niveau du rein, sans pouvoir, bien entendu, en préciser la cause.

A noter enfin que l'examen chimique de l'urine perd ici toute sa valeur: par suite de la présence du sérum sanguin, on constate toujours de l'albumine.

4° **Cylindres.** — Les cylindres sont les plus étudiés et les plus connus de tous les sédiments pathologiques de l'urine. Ils sont constitués essentiellement par une substance fondamentale amorphe, à laquelle s'ajoutent, dans certains cas, des éléments figurés divers. Nous n'insisterons pas ici sur leur description qui est faite partout. Les cylindres *hyalins* sont incolores, transparents, à extrémités généralement arrondies, de forme droite ou légèrement incurvée. Quelquefois minces, longs, onduleux, ils portent alors le nom de cylindroïdes de Rovida et Bizorrerro.

Les cylindres *cireux* sont moins transparents ; leurs contours sont nets, mais irréguliers, et portant des fissures ou même des dépressions angulaires.

Les cylindres *granuleux* sont constitués par une substance fondamentale à laquelle adhèrent, en plus ou moins grand nombre, soit des granulations albuminoïdes provenant de la désintégration des cellules épithéliales, soit des granulations graisseuses, ou encore des granulations pigmentaires (hématoïdine) ou même salines (urates, acide urique, oxalate de chaux).

Les cylindres *épithéliaux* sont constitués de la même façon ; mais, au lieu de détritus cellulaires, il s'agit ici de cellules bien conservées du revêtement épithélial des tubes du rein ; tantôt rares et disséminées, accompagnées ou non de granulations albuminoïdes, tantôt, au contraire, abondantes et formant de vrais moules épithéliaux.

Enfin il reste deux variétés de cylindres qui ne sont plus formés aux dépens de la paroi du tube urinifère, mais aux dépens de son contenu. Ce sont *les cylindres hématiques,* composés de globules rouges du sang, plus ou moins altérés, auxquels se joignent souvent des granulations pigmentaires d'hématoïdine et les cylindres fibrineux, qui coexistent avec les premiers.

Tous ces cylindres sont très fragiles et il est nécessaire de les examiner avec précaution. On les recherchera d'abord par examen direct, en ayant soin de déposer sur la lame une goutte de bonne dimension afin que les bords du liquide ne dépassent pas les bords de la lamelle couvre-objet. Lorsque, par ce procédé, on aura reconnu la présence des cylindres, on examinera leurs détails à un plus fort grossissement, après action de l'acide picrique ou du picrocarmin. Lorsqu'ils ne sont pas détruits, les cylindres sont toujours faciles à reconnaître et on ne les confondra pas avec certains amas leucocytiques formés dans la vessie et les pseudo-cylindres d'origine prostatique, qui ne prêtent guère à confusion. Du reste, leur étude tend de plus en plus à perdre de sa valeur et leur absence ne s'oppose nullement au diagnostic d'une lésion rénale. Une des affections du rein les plus profondes et les plus graves, la sclérose rénale, évolue presque toujours sans cylindres. En revanche la plupart d'entre eux peuvent exister sans lésions rénales ou avec des troubles circulatoires ou fonctionnels passagers. Il en est ainsi notamment des cylindres muqueux.

Kobler et Wallerstein ont même constaté la présence de cylindres hyalins ou granuleux dans le cas de simple constipation, datant de quelques jours.

Toutefois, lorsqu'ils existent, les cylindres permettent d'attirer l'attention sur le rein, et un certain nombre d'entre eux d'une façon spéciale. Il faut savoir notamment que les cylindres épithéliaux nombreux accompagnent souvent les inflammations suppuratives des bassinets et des calices, que les cylindres cireux abondants traduisent, en général, des lésions rénales profondes ou anciennes. Par contre, les cylindres leucocytiques n'ont aucune relation absolue avec les suppurations parenchymateuses du rein. Quant aux cylindres hématiques, ils permettent de localiser l'hématurie au niveau du rein et quand ils sont accompagnés de cylindres fibrineux vrais, ils sont le signe de véritables hémorragies intra-tubulaires.

Enfin les cylindres localisés à un des reins acquièrent également de ce fait une importance particulière, et en présence d'une simple hématurie microscopique, même s'il existe des deux côtés du sang d'origine vésicale, on pourra affirmer une hématurie rénale du côté où l'on aura constaté des cylindres hématiques. Toutefois, lorsqu'il s'agira de localiser une tumeur abdominale à siège douteux, la constatation de cylindres muqueux et même hyalisés du côté de la tumeur ne devra pas forcément emporter le diagnostic en faveur du siège rénal, car ceux-ci peuvent exister avec des troubles circulatoires ou fonctionnels passagers en rapport avec une tumeur pararénale.

5° **Débris de tissus organisés, cellules anormales.** — Dans tout examen histologique du sédiment urinaire, et surtout si l'on soupçonne un néoplasme, on aura soin de regarder le dépôt dans son ensemble, à l'œil nu ou à la loupe, afin de voir s'il n'existe pas de débris de tissu organisé. Dans ce cas ces fragments seront fixés à l'alcool absolu et montés au collodion ou à la paraffine, pour être coupés et examinés. Le fait est rare, il est vrai, pour le cancer du rein, mais existe dans certains cancers de l'uretère et de la vessie et dans certaines formes de tuberculose.

Il peut exister également des fragments plus petits, microscopiques, constitués par des amas de cellules épithéliales et dont la constatation est très importante au point de vue séméiologique.

Quant aux cellules isolées provenant de néoplasies épithéliales de la vessie ou du rein, elles sont difficiles à diagnostiquer des cellules épithéliales normales, sauf toutefois les cellules cornées des épithéliomas à globes épidermiques de la vessie qui ont une valeur pathognomonique. Du reste, dans le cancer du rein, on ne constate en général aucun sédiment spécial.

Même lorsque l'on se trouve en présence de cellules épithéliales paraissant normales, on devra soupçonner le néoplasme, si celles-ci sont très nombreuses, surtout si elles coexistent avec un sédiment purement hématique et ne sont pas accompagnées de leucocytes.

6° **Examen bactériologique.** — Beaucoup moins importantes à notre avis sont dans le cas particulier qui nous occupe les recherches bactériologiques. En effet, si l'on peut laver la vessie de façon à reconnaître que le pus contenu dans les tubes du séparateur, quand il existe, est bien d'origine rénale, il ne saurait en être de même en matière de bacilles. Soit qu'il existe une lésion vésicale concomitante, soit que la vessie traversée par une urine bacillifère venant de l'un des reins ait été incomplètement purifiée, soit qu'il se fasse une éjaculation contenant des bacilles et provenant du rein malade au moment de la mise en place de l'appareil (séparateur ou catéther), on ne pourra jamais affirmer quand on constate des micro-organismes dans les deux tubes que ceux-ci proviennent bien des deux reins, ou quand ils existeront seulement d'un côté, que c'est le rein du même côté qui les aura fournis. Aussi les recherches de cet ordre se borneront-elles aux examens directs sur lames d'une partie du dépôt, et dans la plupart des cas la recherche demandée sera celle du bacille de Koch.

On sait combien la recherche directe du bacille de Koch dans l'urine est difficile. L'innoculation peut seule, dans bien des cas, donner la clef du diagnostic, mais elle est généralement impossible à pratiquer à cause de la petite quantité d'urine remise. On devra donc se contenter de l'examen direct, mais les bacilles existent souvent dans les urines en si petite quantité que le fait de ne pas constater leur présence n'équivaut pas à dire qu'ils n'y existent pas. Quand on constate la présence de bacilles acido-résistants, malgré les affirmations classiques, un œil exercé pourra toujours les différencier et ne pas confondre par exemple les bacilles de Koch avec les bacilles du smegma, même avec les procédés de coloration ordinaire.

CHAPITRE IX

RADIOGRAPHIE DU REIN

Les rayons de Roentgen, appliqués au diagnostic des maladies du rein, sont venus ajouter une aide précieuse au diagnostic de ces maladies.

Ils peuvent être utilisés de trois façons différentes, d'abord par la radioscopie, puis par la radiographie, enfin par la stéréoradiographie.

1° *La radioscopie.* Il est en effet possible dans certaines circonstances, de voir sur un écran fluorescent, l'image de calculs situés dans le rein[1]. Mais en réalité, les cas dans lesquels la radioscopie donne des renseignements précis sont exceptionnels.

2° La *radiographie* du rein permet de faire, dans nombre de cas, le diagnostic précis de calcul du rein ; mais il faut se hâter d'ajouter que la précision de cette méthode n'est cependant pas absolue.

En effet, tout d'abord, la radiographie peut ne pas déceler la présence de calculs qui existent cependant. Ce fait peut s'observer dans plusieurs circonstances. Tout d'abord chez les sujets obèses où le pannicule adipeux très développé arrête les rayons. Aussi, convient-il, dans ces cas, de chercher à réduire le diamètre antéro-postérieur de l'abdomen à l'aide de sangles ou de planchettes

1. *Soc. Médicale des Hôp.* Séance du 13 février 1903.

compressives. Ensuite lorsqu'il s'agit de calculs de dimensions peu considérables, enfin, lorsque ces calculs sont constitués principalement par de l'acide urique pur ou des urates, car dans ce cas, ils ne peuvent pas être distingués des parties molles avoisinantes.

De plus, la radiographie peut faire croire qu'il existe dans le rein un ou des calculs qui, en réalité, n'existent pas. En effet, la tuberculose et certaines tumeurs du rein peuvent donner sur la plaque photographique des ombres qui pourraient être prises à tort, pour des calculs.

Le Dr Garceau, de Boston, a publié un cas semblable dans lequel une femme de 39 ans présentait des douleurs dans l'hypocondre gauche. L'examen des urines séparées avait montré la présence de sang dans l'urine peu abondante du rein gauche. La radiographie du rein gauche montra qu'il y avait plusieurs ombres sur la plaque, ce qui faisait penser à la présence de calculs. A l'opération, on trouva un très gros rein atteint d'hypernéphrose. Il n'y avait pas trace de calcul, et les ombres qui avaient été marquées sur la plaque étaient dues à des îlots séparés de tissu cancéreux [1].

Parfois enfin, c'est la présence de matières fécales qui, contenues dans l'intestin, ont pu induire en erreur dans l'interprétation d'une ombre placée sur une plaque photographique. Aussi, sera-t-il indiqué d'évacuer le contenu intestinal à l'aide d'une purgation donnée la veille de l'examen radiographique.

3° *La stéréoradiographie* a pour but d'obtenir successivement deux clichés radiographiques dans deux positions différentes de l'ampoule, convenablement choisie, de manière que lorsqu'on examine au stéréoscope les deux images obtenues, on puisse avoir une image unique mais possédant un relief bien marqué.

1. Garceau, Edgar. *The American Journal of Urology.* New-York, mars 1906, n° 6, p. 246.

Cette méthode de stéréoradiographie a des avantages marqués non seulement pour indiquer la situation en pro-

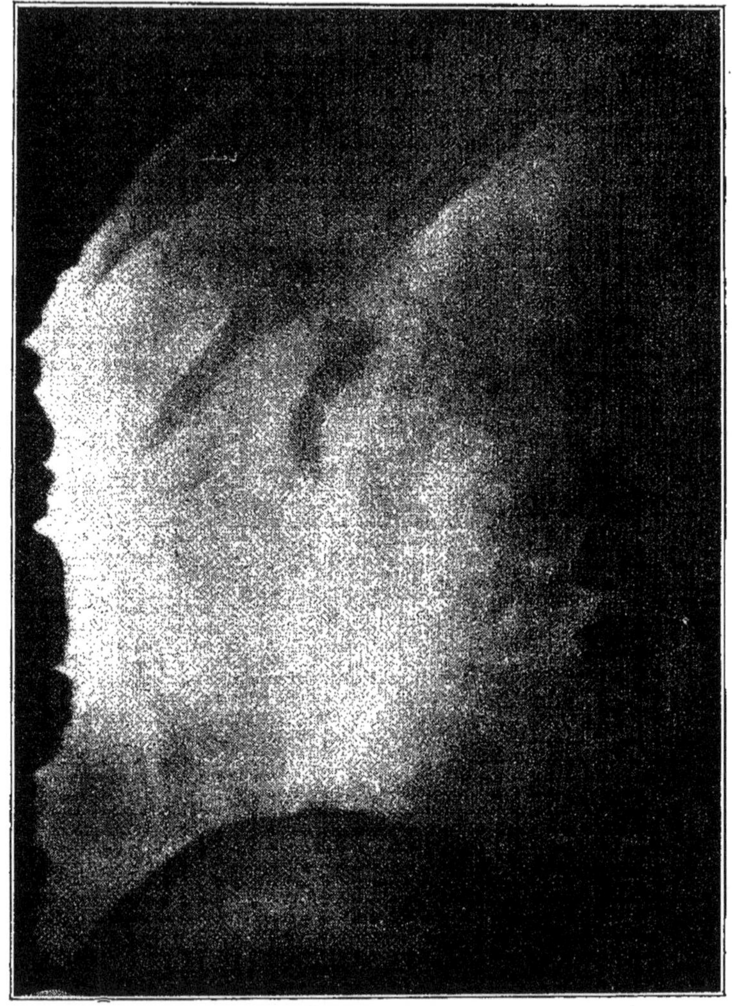

Fig. 165. — Radiographie d'un calcul du rein.

fondeur d'un calcul du rein mais aussi pour éliminer de nombreuses causes d'erreur. Lorsqu'en effet, on hésite entre une tache accidentelle et une tache révélatrice d'un calcul, si cette tache est reproduite avec le même siège, la même forme et les mêmes dimensions, sur les deux clichés différents, c'est qu'elle n'est évidemment pas due à une cause accidentelle.

Technique de la radiographie.

Cette technique a été étudiée par Béclère[1] et un récent travail des Drs Rafin et Arcelin (de Lyon)[2] donne sur ce sujet des détails intéressants :

Le malade doit, avant de subir la radiographie, avoir été largement purgé : de cette façon seront éliminées les causes d'erreur qui pourraient provenir de la stagnation de matières fécales dures dans le gros intestin. Le malade est ensuite couché horizontalement sur une table de telle manière que sa région lombaire soit le plus rapprochée possible d'un châssis placé sur la table et contenant une plaque photographique de la dimension de 24×30. L'application plus parfaite de la région lombaire contre la plaque sera obtenue en faisant plier les jambes du malade, car de cette façon l'ensellure lombaire sera diminuée.

Ceci fait, il convient d'immobiliser le rein, de déprimer la paroi abdominale, et de n'employer que des rayons de Roentgen peu pénétrants.

Pour réduire au minimum l'action du rayonnement secondaire si nuisible à la netteté des nuages on a recours à des diaphragmes spéciaux. Un des plus intéressants parmi ces instruments est le *diaphragme compresseur d'Albers-Schönberg*[3] qui d'une part ne permet

1 Béclère. Le radiodiagnostic des calculs urinaires, *Archives d'Electricité médicale de Bergonné*, n° 128, 15 août 1903.

2. Rafin et Arcelin. Calculs du rein et radiographie. *Comptes rendus de l'Ass. fr. d'urologie*, 1907, p. 481.

3. Albers-Schönberg. *Die Röntgentechnik* Hambourg, 1903.

l'admission que d'un petit nombre de rayons, émis par l'ampoule de Rœntgen et qui d'autre part s'applique sur la paroi abdominale en s'y enfonçant. Il a la forme d'un cylindre creux de 10 centimètres de diamètre et de 22 centimètres de longueur et est garni de plomb sur toute sa paroi intérieure, — l'ouverture supérieure se trouve réduite à un orifice de 3 centimètres de diamètre et porte l'ampoule de Rœntgen. L'ouverture inférieure garnie de caoutchouc durci s'applique sur la paroi abdominale, et grâce à des bras de leviers juxtaposés elle peut s'enfoncer plus ou moins dans l'abdomen en déprimant la paroi.

Albers-Schönberg pratique avec cet instrument trois ou quatre radiographies successives dans chacune des moitiés latérales de l'abdomen, en se plaçant dans des positions différentes, de manière à comparer entre elles les diverses épreuves et à contrôler les uns par les autres les résultats obtenus.

En opérant ainsi, on obtiendrait des données sûres, et Kümmel (de Hambourg) dit avoir obtenu de cette méthode, les meilleurs résultats [1].

La technique et l'instrumentation d'Albers-Schonberg donne certainement de bons résultats, mais la pression exercée sur la paroi abdominale est parfois mal supportée par les malades nerveux. Aussi, Béclère a-t-il proposé de ne déprimer la paroi abdominale qu'au moyen d'un ballon en caoutchouc gonflé d'air. Dans la pratique du Dr Arcelin ce ballon de caoutchouc est maintenu par une sangle en toile dont on peut augmenter ou diminuer la pression.

A chacune des extrémités de cette sangle se trouve un sac qui est rempli progressivement de sable fin. Le malade est comprimé ainsi lentement et sans douleur, grâce à

1. Kümmell. Die Bedeutung der Roentgenographie fur die Chirurgie, *Zeitschrift fur arztliche Forlbildung Zweiter Jahrgang*, 1905, n° 9.

l'intermédiaire du ballon de caoutchouc qui épouse très exactement les formes. On arrête la charge lorsque les mouvements respiratoires n'impriment plus de mouvement ni à la sangle ni au ballon : on peut alors considérer le rein comme immobilisé.

La source électrique la meilleure à employer est une machine statique à 12 plateaux construite par Drault. Les ampoules les plus pratiquées sont celles à osmo-régulateur.

Le temps de pose varie de 15 à 30 minutes, suivant l'épaisseur du sujet.

L'ampoule est maintenue par le porte-tube à diaphragme iris construit par Drault. Au-devant de l'ampoule se place un tube diaphragme qui permettra d'obtenir un faisceau de rayons X aussi homogènes que possible.

Pour bien disposer l'ampoule par rapport au malade et pour éviter le sternum et les côtes, on dirige le tube obliquement par rapport à la plaque et au sujet, de façon que le bord du tube diaphragme rase le bord inférieur du thorax. On obtient ainsi une projection oblique de la région rénale. Généralement on fait une seconde épreuve, et dans ce cas, on dispose le tube diaphragme dans une direction perpendiculaire à la plaque : on obtient alors une projection horizontale. On a ainsi deux images différentes ce qui a souvent un grand intérêt. En repérant les déplacements de l'ampoule et des ombres du calcul il devient facile de mesurer à quelle distance de la plaque se trouve le calcul, et de dire si le corps étranger répond à l'emplacement du rein.

Tout récemment, une nouvelle et très intéressante utilisation des rayons de Roentgen a été mise à profit, permettant de connaître d'une façon précise l'état de l'uretère et du bassinet. Pour atteindre ce but, les Drs Voelcker et Lichtenberg, assistants de la clinique du Pr Czerny, à Heidelberg, ont eu l'idée d'injecter en cathétérisant l'uretère, du collargol, dans le bassinet et l'uretère. Lorsque le bassinet et l'uretère ont été ainsi remplis, ils soumettent le sujet aux rayons de Roentgen, et peuvent ainsi obtenir une image très fidèle de l'uretère et du bassinet[1].

1. Voelcker et Lichtenberg. Pyélographie (Roentgenographie des Nierenbeckens nach Kollargolfüllung). Separatabdruck aus der *Münchener medizinischen Wochenschrift*, n° 35, 1906.

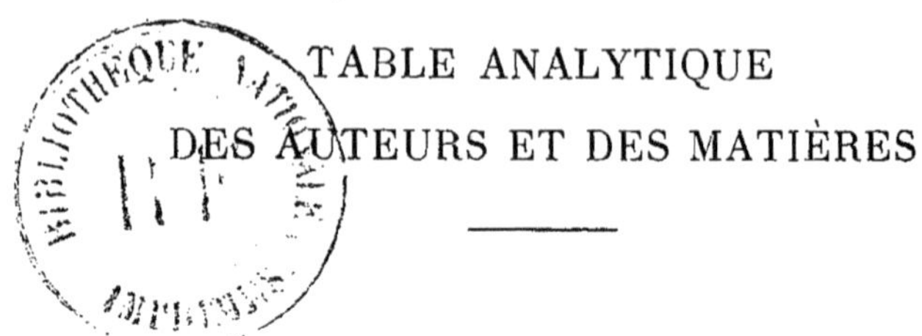

TABLE ANALYTIQUE DES AUTEURS ET DES MATIÈRES

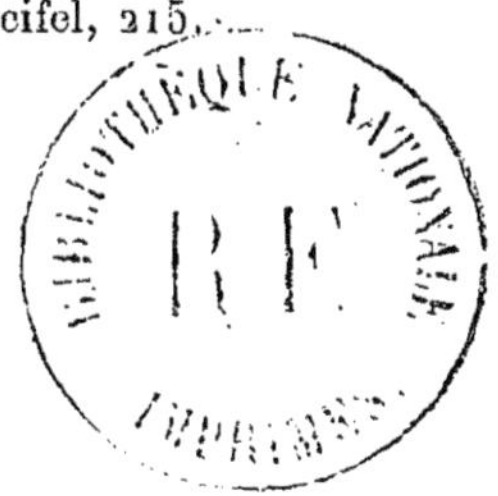

CHARTRES. — IMPRIMERIE DURAND, RUE FULBERT.

www.ingramcontent.com/pod-product-compliance
Ingram Content Group UK Ltd.
Pitfield, Milton Keynes, MK11 3LW, UK
UKHW020308200726
13857UKWH00001B/113